U0293542

腰腿痛的诊断与非手术治疗

YAOTUITONG DE ZHENDUAN YU
FEISHOUSHU ZHILIAO

第 4 版

主　编　张卫华　　安军明

副主编　寇久社　　史传道　　李银太
　　　　郭新荣　　曹　雪　　陆　健

编　者　（以姓氏笔画为序）
　　　　马星星　　王小玲　　王小刚
　　　　王家豪　　孔静渊　　刘　宁
　　　　李　昂　　李　悦　　李婉璐
　　　　杨　慧　　杨得振　　张　潞
　　　　张晓彤　　陆玉菲　　易　婧
　　　　屈艳伟　　侯俊峰　　唐浩程

河南科学技术出版社

· 郑州 ·

内容提要

本书在前 3 版的基础上修订而成,作者参考大量医学文献,结合自身丰富的临床经验,详细介绍了腰腿痛的基础知识、诊断要点和各种常见腰腿痛的非手术治疗方法。全书共 10 章,包括腰腿痛总论,腰部、骶尾部、髋部、臀部、股部、膝部、小腿部、踝足部疼痛和其他易致腰腿痛的常见疾病近 70 种,每种疾病包括基本概念、病因病机、临床表现、非手术治疗、功能锻炼、预防及典型病案举例等。本书的特点是基础与临床、中医与西医、治疗与预防紧密结合,重点介绍疗效显著、经济实惠的各种非手术治疗方法,且阐述简明,图文并茂,具有很强的实用性,适合临床医师、基层医务人员、医学院校师生和腰腿痛患者阅读参考。

图书在版编目(CIP)数据

腰腿痛的诊断与非手术治疗/张卫华,安军明主编. —4 版. —郑州:河南科学技术出版社,2021.4
ISBN 978-7-5725-0334-4

I.①腰… II.①张…②安… III.①腰腿痛—中西医结合—诊疗 IV.①R681.5

中国版本图书馆 CIP 数据核字(2021)第 039744 号

出版发行:河南科学技术出版社
北京名医世纪文化传媒有限公司
地址:北京市丰台区万丰路 316 号万开基地 B 座 1-115　邮编:100161
电话:010-63863186　010-63863168
责任编辑:杨磊石
文字编辑:杨永岐
责任审读:周晓洲
责任校对:龚利霞
封面设计:吴朝洪
版式设计:崔刚工作室
责任印制:苟小红
印　　刷:北京盛通印刷股份有限公司
经　　销:全国新华书店、医学书店、网店
开　　本:850 mm×1168 mm　1/32　印张:15.25　字数:390 千字
版　　次:2021 年 4 月第 4 版　2021 年 4 月第 1 次印刷
定　　价:58.00 元

如发现印、装质量问题,影响阅读,请与出版社联系并调换

第4版前言

腰腿痛是临床发生率极高的病症,是各级各类医院骨伤科、疼痛科、理疗科、针灸推拿科等科室门诊和病房及基层门诊部、诊所、社区服务站等医疗机构诊治极多的病症,大多数成年人,尤其是中老年人几乎都曾经或者正在遭受腰腿痛的折磨,因此编著、出版有效防治腰腿痛的书很有必要。

《腰腿痛的诊断与非手术治疗》一书的主编、副主编和编者均为多年从事腰腿痛临床诊疗工作的专家,积累了较为丰富的实践经验,2008 年 11 月第 1 版正式与读者见面。由于本书所列病种较为全面,主次清晰,治疗方法具体、实用,易于学习和掌握,临床应用后疗效较为肯定,所以,出版发行后来函、来电的读者较多,有的患者要求前来作者医院治疗,有的则通过电话、微信咨询,部分基层医师要求前来我们医院学习。本书出版有如此的反响,我们深感荣幸,这也是我们多次修订、再版的原因所在。

本次我们在第 3 版的基础上,对全书的内容做了 4 个方面的修订:①对文字再次做了校正,使语言更加顺畅;②删除了个别不常见病症的诊疗方法;③对治疗方法中针灸疗法的名称依据其具体内容均作了较为准确的修订,使文题一致;④在针刺治疗方法上,结合临床实际,增加了尺胫针疗法的相关内容,也是本次修订的重点。该疗法是第一主编张卫华教授十多年来发明的一种治疗躯体疼痛的新特疗法,曾获市级科技成果二等奖。该疗法的显著特点是:易于操作,刺激部位仅在尺部(肘关节到腕关节)和胫部(膝关节到踝关节)的皮下浅层,安全性更好,更为重要的是见效快

（下针即效），疗效好。

本书从临床出发，采用西医病名与诊断，中西医结合的治疗方法，其操作简明，尤其突出了推拿、针灸、中药内服和外用等特色，图文并茂，纲目清晰，语言简练，适合各级各类医师，特别是疼痛科、腰腿痛专科医师和科研人员及中西医院校学生、基层临床工作者阅读参考。

鉴于作者水平有限，疏漏、不妥之处，敬请同道批评指正。

张卫华

2020 年 9 月 15 日于陕西中医药大学第二附属医院

第 1 版前言

腰腿痛的发生率极高,是各医院骨伤、理疗、针灸、推拿等科室门诊最常见的主诉。我国约有80%的人一生中经受过腰腿痛的困扰,而中老年人几乎都曾经或正在遭受腰腿痛的折磨。

尽管引起腰腿痛的原因有先天性(脊柱侧弯畸形、先天性髋关节脱位等)、代谢性(痛风等)、肿瘤侵犯性(椎管内肿瘤、骨骼和内脏癌转移等)和尚未完全明了病因的类风湿关节炎、强直性脊柱炎等,但更为常见的原因则是损伤性、退变性、急慢性炎症性疾病。随着我国进入老龄化社会步伐的加快,全民健身运动的开展,重体力职业的大量存在和需长久固定一种姿势等工作方式的增多,以及市场经济竞争日益激烈、劳动强度的进一步加大,近年腰腿痛的发生率增高趋势明显,因而对其进行临床研究和总结十分必要。

我们在对痛证的长期诊疗实践中发现,临床医生对腰腿痛患者个体化诊疗方案的系统性研究和指导不够,患者对其防治知识的了解不多,"有病乱投医"的现象极为普遍,致使许多病痛得不到正确、有效的治疗。本书诸位作者通过多年对大量腰腿痛患者的疗效观察和长期随访,积累了较为丰富的实践经验,在中、西医理论指导下,历经数年编著成书,以期对解除广大腰腿痛患者的痛苦有所裨益。

本书第1章为腰腿痛总论,其余各章是按照腰腿痛发生的部位分为腰部疼痛、骶尾部疼痛、髋部疼痛、臀部疼痛、股部疼痛、膝部疼痛、小腿部疼痛、踝足部疼痛和其他易致腰腿痛的常见疾病共10章,每节专述一病,其主要内容包括基本概念、局部解剖与生理、病因病机、临床表现、治疗、功能锻炼、预防、典型病案举例诸方面。

全书从临床实用出发，采用西医病名及诊断，中、西医综合治疗，突出推拿手技、针刺等中医特色，介绍的治法多为一用即愈或即效之法；内容较为丰富，条理清晰，语言精练，图文并茂，方法具体，操作性强，每病下大多附有典型病案，以便效仿。

本书适用于各级医生，特别是疼痛科、腰腿痛专科医生、科研人员，以及中西医院校学生、基层临床工作者学习、使用。

由于引起腰腿痛的原因较多，有的病理机制错综复杂，许多问题还需今后进一步研究和探索，书中不妥及疏漏之处诚望同道斧正。

编　者

2008 年 4 月 25 日

目 录

第1章　总论…………………………………………………（1）

　第一节　疼痛的基本知识……………………………………（1）

　第二节　腰腿痛的发病情况 ………………………………（10）

　第三节　腰腿痛的分类 ……………………………………（21）

　第四节　腰腿痛的病史采集和临床检查……………………（25）

　第五节　中医学对腰腿痛的认识 …………………………（71）

　第六节　腰腿痛常用的非手术治疗方法……………………（83）

第2章　腰部疼痛……………………………………………（111）

　第一节　概述………………………………………………（111）

　第二节　急性腰扭伤………………………………………（127）

　第三节　腰肌劳损…………………………………………（137）

　第四节　第3腰椎横突综合征……………………………（144）

　第五节　急性腰椎后关节滑膜嵌顿………………………（148）

　第六节　腰椎小关节错缝…………………………………（152）

　第七节　棘上韧带劳损……………………………………（156）

　第八节　棘间韧带损伤……………………………………（159）

　第九节　腰肌筋膜炎………………………………………（164）

　第十节　腰椎间盘突出症…………………………………（170）

　第十一节　腰椎椎管狭窄症………………………………（191）

　第十二节　腰椎退行性脊柱炎……………………………（201）

　第十三节　强直性脊柱炎…………………………………（207）

第3章　骶尾部疼痛…………………………………………（214）

第一节　概述 ……………………………………………… (214)

第二节　骶髂关节急性扭伤 ……………………………… (217)

第三节　骶髂关节半脱位 ………………………………… (222)

第四节　致密性髂骨炎 …………………………………… (231)

第五节　骶髂关节结核 …………………………………… (232)

第六节　髂腰韧带损伤 …………………………………… (234)

第七节　骶结节韧带综合征 ……………………………… (238)

第4章　髋部疼痛………………………………………… (241)

第一节　概述 ……………………………………………… (241)

第二节　髋部急性损伤 …………………………………… (243)

第三节　髋关节一过性滑膜炎 …………………………… (246)

第四节　弹响髋 …………………………………………… (249)

第5章　臀部疼痛………………………………………… (251)

第一节　臀大肌劳损 ……………………………………… (251)

第二节　坐骨结节滑囊炎 ………………………………… (253)

第三节　髂胫束挛缩症 …………………………………… (255)

第四节　梨状肌综合征 …………………………………… (257)

第五节　股骨大转子滑囊炎 ……………………………… (262)

第六节　臀上皮神经炎 …………………………………… (265)

第6章　股部疼痛………………………………………… (269)

第一节　坐骨神经痛 ……………………………………… (270)

第二节　髂腹股沟神经疼痛综合征 ……………………… (278)

第三节　股二头肌损伤 …………………………………… (279)

第四节　股内收肌损伤综合征 …………………………… (280)

第五节　股直肌综合征 …………………………………… (282)

第六节　腘绳肌损伤 ……………………………………… (284)

第七节　闭孔神经卡压综合征 …………………………… (285)

第八节　股外侧皮神经炎 ………………………………… (287)

第7章　膝部疼痛………………………………………… (290)

第一节　膝关节解剖生理概述 ……………………………（290）

第二节　膝关节骨性关节炎 …………………………………（297）

第三节　膝关节错缝 …………………………………………（302）

第四节　膝内侧侧副韧带损伤 ………………………………（305）

第五节　膝外侧侧副韧带损伤 ………………………………（310）

第六节　膝关节半月板损伤 …………………………………（313）

第七节　膝关节交叉韧带损伤 ………………………………（318）

第八节　膝关节创伤性滑膜炎 ………………………………（322）

第九节　膝部滑囊炎 …………………………………………（326）

第十节　腘窝囊肿 ……………………………………………（335）

第十一节　髌下脂肪垫损伤 …………………………………（339）

第十二节　髌骨软骨软化症 …………………………………（344）

第8章　小腿部疼痛 ……………………………………………（350）

第一节　概述 …………………………………………………（350）

第二节　胫骨结节骨骺炎 ……………………………………（356）

第三节　小腿三头肌损伤 ……………………………………（360）

第四节　腓肠肌损伤 …………………………………………（362）

第五节　腓总神经卡压综合征 ………………………………（366）

第六节　腓浅神经卡压综合征 ………………………………（372）

第9章　踝足部疼痛 ……………………………………………（375）

第一节　概述 …………………………………………………（375）

第二节　踝关节扭伤 …………………………………………（384）

第三节　踝关节错缝 …………………………………………（393）

第四节　腓骨长、短肌腱鞘炎及滑脱症 ……………………（397）

第五节　跟腱下脂肪垫炎 ……………………………………（402）

第六节　跟腱炎及跟腱滑囊炎 ………………………………（404）

第七节　趾长伸肌腱腱鞘炎 …………………………………（409）

第八节　踝管综合征 …………………………………………（410）

第九节　跗骨窦综合征 ………………………………………（416）

第十节　前跗管综合征 ……………………………………（420）

第十一节　跟痛症 ……………………………………………（424）

第十二节　跖神经疼痛综合征 ………………………………（440）

第 10 章　其他易致腰腿痛的常见疾病 ……………………（445）

第一节　痛风 …………………………………………………（445）

第二节　风湿性关节炎 ………………………………………（451）

第三节　类风湿关节炎 ………………………………………（456）

第四节　骨质疏松综合征 ……………………………………（463）

参考文献 ……………………………………………………（471）

第1章 总 论

第一节 疼痛的基本知识

一、疼痛的基本含义

疼痛是机体遭受内、外伤害性刺激而产生的一种主观感觉。这种自我感觉受精神、心理、情绪和经验等因素的影响,同时产生一系列与心理反应有关的包括生理保护性反射在内的各种生理反应,是临床诸多疾病的症状之一,更是软组织病变的主要症状之一。根据对疼痛的不同反应,将人群分为3类:第一类是一般反应性人群,占大多数;第二类是无"疼痛"反应人群,即使给予强大的刺激,如刀割,他(她)们仍然没有疼痛的感觉,此种人数极少,他们因为感觉不到"疼痛"而苦恼;第三类是对疼痛反应特别强烈的人群,由于对疼痛反应强烈,有时可丧失工作、生活能力,甚至危及生命。

腰腿痛是指因先天性疾病、急慢性炎症、退变性疾病、急慢性软组织损伤、肿瘤侵犯、代谢障碍等和原因尚未完全明了的疾病,如风湿性关节炎、类风湿关节炎、强直性脊柱炎等引起的以腰部及下肢疼痛为主要症状的病症。

疼痛由痛觉和痛反应两部分组成。前者是个体的主观感觉,且不同个体之间差异较大,即使是同一个体,在不同时间、不同精神状态下,对等量的疼痛刺激,其感觉也不相同,即痛觉受精神情绪和生理等因素的影响。痛反应是机体接受疼痛刺激后的一系列反应,包括反射活动(反抗性、逃避躲闪行为)、生理反应(血压升高、肌肉收缩)、生化反应(化学成分变化)等,痛反应可表现为局部性的,也可为全身性的。

二、疼痛的分类

疼痛可发生在头颈、躯干及四肢的任何部位,其临床表现错综复杂,常常是一种疾病具有不同的症状,或相同的症状反映的却是不同的疾病。许多疼痛既是某些疾病的一组典型的症候群或综合征,又可随着疾病的发展、变化而改变,故目前临床对疼痛的分类尚无统一标准,中西医则差别更大。

西医对疼痛的分类主要依据引起疼痛的原因、病位、病程、疼痛的性质、疼痛的程度、疼痛的部位、疼痛的形式进行分类。另外,还有列表分类法,此法简便明了,临床可作为参考。

(一)按病因分类

1. **外伤性疼痛**　有明显的机械性创伤、物理性创伤、扭挫闪伤等病史。其疼痛特点为:①外伤病史确切;②外伤后突然发生疼痛;③疼痛较剧烈,多随时间的延长而减轻。

2. **病理性疼痛**　包括炎性疼痛和内源性疼痛。

(1)炎性疼痛:生物源性炎症和化学源性炎症所引起的疼痛。

(2)内源性疼痛:指机体内环境紊乱所致的疼痛。

①血供源性疼痛:血管痉挛、狭窄、栓塞闭阻或中断所致。

②免疫原性疼痛:自身免疫性疾病和变态反应性疾病所致。

③内分泌源性疼痛:疼痛症状由内分泌疾病所引起。

④代谢性病变引起的疼痛:钙、磷代谢障碍引起的骨性疼痛;嘌呤代谢引起的痛风等。

⑤神经源性疼痛:各种神经痛和综合征、症候群。

⑥心源性疼痛:常见的有炎症、缺血或破裂等所致的疼痛。

(二)按病位分类

西医按病位对疼痛分类,即是按系统分类。

1. 神经系统　脑血栓形成、脑梗死、脑出血和蛛网膜下腔出血、颅脑外伤后疼痛、流行性脑脊髓膜炎、头痛型癫痫等。

2. 循环系统　心绞痛、心肌梗死、急性心包炎、病毒性心肌炎及血栓闭塞性脉管炎等。

3. 血液系统　白血病、过敏性紫癜、淋巴瘤、血栓性疾病等。

4. 呼吸系统　大叶性肺炎、肺栓塞及结核性胸膜炎等。

5. 消化系统　急、慢性胃炎,胃及十二指肠溃疡,急、慢性胆囊炎和胰腺炎,胆道蛔虫及结石,机械性肠梗阻,溃疡性结肠炎等。

6. 泌尿系统　肾盂肾炎、肾结核、肾脓肿、肾积水、肾及输尿管结石等。

7. 内分泌系统　垂体瘤、甲状腺炎、甲状腺肿、嗜铬细胞瘤等。

8. 运动系统　风湿性关节炎、类风湿关节炎、老年性退行性关节炎等。

9. 生殖系统　痛经、子宫内膜异位症、盆腔炎、急性睾丸炎、附睾郁积症等。

10. 其他　如癌症晚期的疼痛,包括肝癌、胃癌、食管癌、胰腺癌、肺癌、大肠癌、肾癌、膀胱癌、脑肿瘤等。

(三)按病程分类

1. 短暂性疼痛　特点为呈一过性突然发作,随即消失。多为神经性或精神性疼痛。

2. 急性疼痛　发病紧急或渐发,疼痛由轻渐重,持续时间不超过 3 个月。其特点如下。

(1)与组织损伤有关,一般随着损伤组织的修复、愈合,疼痛逐渐消失。

(2)定位准确,保护意识或反应极强。

（3）组织损伤迹象明显。

（4）症状中常伴有交感神经兴奋的表现，如血压升高，心率、呼吸加快，出汗等。

3. **慢性疼痛**　发病缓慢，或由急性疼痛转变而来，持续时间一般在 3 个月以上，或间断发作。多见于慢性疾病。其特点如下。

（1）与组织损伤无关或有关，损伤组织愈合之后可持续一段时间。

（2）定位模糊、欠准确或定位清楚。

（3）症状中有抑郁、失望、活动减少，常伴有副交感神经兴奋，如皮肤干燥等表现。

(四)按疼痛的性质分类

按疼痛的性质，主要分为 12 类：①感染；②外伤；③化学损害；④物理损害；⑤风湿；⑥寄生虫；⑦自身免疫、变态反应；⑧医源性因素；⑨高血压；⑩肿瘤；⑪神经官能症；⑫中毒等。

(五)按疼痛的程度分类

由于疼痛是一种主观感觉和反应，目前尚缺乏较为客观的分级标准，故主要分为 4 类。

1. **微痛**　似痛非痛，常与其他感觉同时出现，如痒、麻、酸、沉、重等。

2. **轻痛**　疼痛局限，痛反应轻微。

3. **甚痛**　疼痛较著，痛反应出现。

4. **剧痛**　疼痛难忍，痛反应剧烈。

(六)按疼痛发生的部位分类

1. **四大类**

（1）躯体性疼痛

①表浅性疼痛：来源于皮肤或皮下组织，范围明确，固定，持续时间短。疼痛呈刀割、撕裂样。

②深部疼痛：来源于肌腱、韧带、血管、神经、骨骼损伤。呈钝痛样，定位不是非常明确，持续时间较长，如骨折、关节扭伤。

（2）内脏性疼痛：来源于自体脏器。呈钝痛样,定位差,持续时间长短不一,但一般较躯体痛时间长;多由牵拉、炎症、缺血引起;可致牵涉痛(痛源引起非痛源区或部位的疼痛),如胆囊炎等。

（3）神经源性疼痛：来源于周围或中枢神经系统中某部分损伤。损伤组织愈合后加重并持续疼痛,这种疼痛可持续数周或数月,常规镇痛药无效,常由非痛刺激诱发或加重,如触觉,无伤害性感受。

（4）心源性疼痛。

2. 十一个部位痛　包括头痛、颌面痛、颈项痛、肩背痛、胸痛、腹痛、上肢痛、腰骶痛、盆腔痛、髂髋痛和下肢痛。

（七）按疼痛的形式分类

主要有钻顶样痛、牵拉样痛、跳动样痛、爆裂样痛、撕裂样痛、压榨样痛。此外,临床还有 4 种疼痛也较为常见。

1. 放射性痛　疼痛由受累局部放射到该部位神经所支配的区域,临床常见于神经干、神经根受刺激时,如腰椎间盘突出症引起的腰部疼痛可引发坐骨神经痛。

2. 牵涉痛　内脏有病变时,除表现为该脏器局部疼痛之外,还存在远离该脏器的体表部位疼痛或深部组织疼痛。胆囊炎时痛源在胆囊,而出现右肩胛背部疼痛即为牵涉痛。

3. 幻肢痛　发生在已失去的身体某一部位的疼痛感觉现象,如被截断肢体部分的疼痛。

4. 扩散痛　神经干某一支受到刺激时,疼痛可扩散到其他分支,如三叉神经痛等。

三、疼痛的生理机制

（一）伤害性感受器

西医研究发现,疼痛的感受器主要来自分布于全身的伤害性感受器,这些感受器主要是无髓鞘神经纤维游离末梢。一方面当这些伤害性感受器接收了来自身体内、外的伤害性刺激(物理因素如压力、温度、电流；化学因素如氢离子、组胺、5-羟色胺、缓激肽、前列腺素、低氧、酸、碱）时，通过神经纤维将这种神经冲动传入到低级中枢——脊髓和高级中枢——脑，从而产生了疼痛的感觉和与疼痛有关的生理、病理活动。另一方面，当人体某一软组织发生急性或慢性损伤后，在局部形成了无菌性炎症，由于这种无菌性炎症发生物理（炎性渗出物的局部压迫）、化学（渗出液中的成分）变化刺激软组织内部的伤害性感受器而出现疼痛。同时，这种疼痛又可使疼痛局部的肌肉发生痉挛，从而加重无菌性炎症的程度，进而加重了伤害性感受器周围物理、化学因素的变化，导致疼痛进一步加重，如此形成恶性循环。此时，微小的刺激便可出现明显的疼痛。因而，及早诊断、正确治疗、消除紧张情绪显得尤为重要。感受器的类型与功能见图 1-1。

伤害性感受器（按所在部位的深浅）分为 3 个层次。

1. 表浅层伤害性感受器　位于皮肤、皮下和筋膜层，主要为 A-δ 纤维。

2. 深层伤害性感受器　分布于骨（无髓 C 纤维和 A-δ 纤维）、骨骼肌、肌腱（大部分为无髓纤维，小部分为 A-δ 纤维）、韧带（无髓 C 纤维和 A-δ 纤维）、关节、关节囊、深部组织的筋膜、血管壁、牙、角膜（无髓 C 纤维和 A-δ 纤维）等。

3. 内脏伤害性感受器　分布于内脏器官的被膜、腔室壁、组织间和内脏器官组织的血管壁上，这种感受器以无髓 C 纤维为主。

(二)周围神经的痛觉传导

依据神经纤维传导的速度和后电位的差异，将其分为 A、B、C 3 种类型，A 型又分为 α、β、γ、δ 4 个亚型。

将传入纤维分为 Ⅰ、Ⅱ、Ⅲ、Ⅳ 四类，其中 Ⅰ 类纤维又分为 Ⅰa、Ⅰb 两个类型。

与疼痛有关的神经纤维，目前认为主要为有髓 A-δ 神经纤维和无髓 C 神经纤维。神经纤维分类与功能见表 1-1。

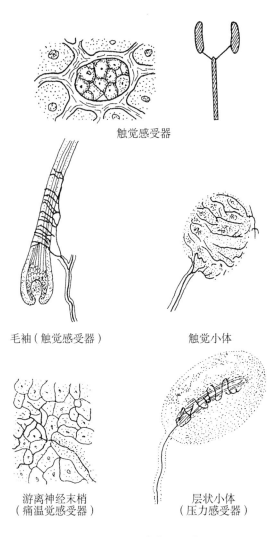

触觉感受器

毛袖（触觉感受器）　　　　触觉小体

游离神经末梢　　　　　　层状小体
（痛温觉感受器）　　　　（压力感受器）

图 1-1　感受器的类型与功能

表 1-1　神经纤维分类与功能

感觉和运动神经纤维	感觉神经纤维	最大标准直径（μm）	最快传导速度（m/s）	功能
Aα	Ⅰ$_a$	22	120	运动：支配肌梭的传出纤维
				感觉：初级肌梭传入纤维
Aα	Ⅱ$_b$	22	120	感觉：高尔基腱器官，触觉感受器
Aβ	Ⅱ	13	70	运动：支配肌梭内外肌传出纤维
				感觉：次肌梭传入纤维，皮肤触觉感受器
Aγ		8	40	运动：支配肌梭内肌传出纤维
Aδ	Ⅲ	5	15	感觉：小直径有髓神经纤维，触、压、痛、温觉传入纤维
B		3	14	运动：有髓自主神经节前纤维
C	Ⅳ	1	2	运动：自主神经节后纤维（均无髓纤维）
				感觉：无髓痛、温觉传入纤维

　　在痛觉传导路径上存在快速和慢速两种神经纤维，可使人体产生快痛和慢痛两种疼痛的感觉。快痛的特点是疼痛尖锐，定位清晰，刺激后立即被感知，去除刺激则立即消失，主要是 A-δ 纤维传导，兴奋阈较低；慢痛的特点是疼痛呈烧灼样，剧痛难忍，定位相对模糊，刺激后 0.5～1s 才可被感知，去除刺激后仍然持续数秒，并伴有情绪、心血管、呼吸方面的变化，主要是无髓 C 纤维传导，兴奋阈较高。

　　1. 头面部痛觉传导

$$刺激头面部 \rightarrow 伤害性感受器 \rightarrow \begin{cases} 三叉神经 \rightarrow 三叉神经感觉核 \\ 迷走神经 \\ 舌咽神经 \end{cases} \rightarrow 孤束核$$

　　2. 四肢、躯干部痛觉传导

　　刺激四肢、躯干部 → 伤害性感受器 → 脊神经相应节段后根 → 脊髓后角。

头面部、四肢和躯干部痛觉传导神经属躯体感觉神经。

3. 内脏痛觉传导 为交感神经完成。

致痛性刺激→内脏伤害性感受器→交感神经纤维（无髓 C 神经纤维）→椎管交感神经节→白交通支→脊髓后根→胸$_1$～腰$_3$节段脊髓后角

副交感神经：致痛性刺激→内脏伤害性感受器→副交感神经纤维（无髓 C 神经纤维）→腔壁层神经节处

交换神经元 $\begin{cases} \text{上部内脏神经纤维→迷走神经→迷走神经核} \\ \text{下部内脏神经纤维→腹部神经节换神经元} \end{cases}$

→骶$_{2-4}$副交感神经核

从脊髓各节段发出的腹腔内脏传入神经纤维先集中分布于内脏动脉起始部，形成与动脉同名的神经丛，再随各动脉的分支到达相应部位。胸$_5$一腰$_2$的 10 个脊髓节段的交感神经纤维汇合，组成与腹腔动脉、肠系膜上动脉、肠系膜下动脉、髂内动脉同行的四群神经。体表感觉是按皮节分布的，一个皮节为 2～3cm 宽的带状区域。

（三）痛觉冲动的中枢传入

来自于躯体、内脏的伤害性冲动信号传入脊髓后角，止于固有核，更换第二级神经元，发出纤维上升 2～3 节，经前连合交叉至对侧侧索上行，形成脊髓丘脑侧束，在延髓下部与脊髓丘脑前束合成脊髓丘脑系。此传入痛觉冲动定位特征明显，主要传入的是快痛。

同时，这种痛觉传入冲动可在脊髓内弥散上行，到达脑干网状结构、丘脑内侧部、边缘系统，此系统为旁中央上行系统。此传入痛觉冲动引起情绪反应，主要是慢痛。

人类疼痛中枢是多个部位神经中枢系统综合活动的结果，不是恒定、局部的中枢。脑干中线周围的第三脑室周围皮质、中脑导水管周围灰质、中缝核群、脑干网状结构等组织是与疼痛有关的中枢结构，大脑皮质为感知疼痛的最高中枢，其顶上叶与疼痛关系最为密切。

(四)疼痛的调节

传入脊髓后角的神经纤维既接受伤害性冲动,又接受非伤害性冲动,在脊髓后根神经节中,除无髓感觉纤维携带伤害性刺激冲动外,还有有髓传入纤维携带抑制性冲动进入后角,进入后角粗的有髓纤维减缓或抑制了经无髓C纤维传递的伤害性冲动,即经过有髓和无髓神经纤维传导的伤害性刺激被传到脊髓后角时,这些感觉在脊髓水平均必须经过调整,这一理论称为"闸门学说"。新的研究发现,这种调整是多层次、多水平的,除脊髓后角外,还有后根水平和中脑水平。

在体内还存在着调节疼痛的许多因素,即痛觉与中枢神经系统中的阿片类物质有关。阿片肽是内源性吗啡样物质,它与5-羟色胺(5-HT)是与镇痛有关的两类重要神经递质。这些内源性吗啡样物质由神经细胞合成,并存在于神经细胞内,具有麻醉、镇痛、催眠的作用。中枢神经系统通过下行纤维在脊髓内释放阿片肽等物质,抑制脊髓背角细胞对疼痛信号的传递。已知脑内阿片类物质主要有β-内啡肽、脑啡肽和强啡肽三类。β-内啡肽主要在脑内起镇痛作用,脑啡肽主要在脊髓水平起镇痛作用,强啡肽则是在脑和脊髓中均起镇痛作用,强啡肽比脑啡肽作用大700倍。

第二节　腰腿痛的发病情况

一、国内腰腿痛发病情况

腰腿痛是发病率极高的病症之一,在我国各医院的骨伤、理疗、针推(推拿)等科中,此症状是患者最为常见的主诉。我国约有80%的人一生中曾受过腰腿疼痛,而几乎每个中老年人都曾经或正在遭受腰腿痛的折磨。许多年轻人由于外伤或职业性体位的因素,也过早地患上了与年龄不相称的腰腿疼痛。腰腿疼痛对人们的影响主要包括:①以疼痛为主,甚至难以忍受的异常感觉;②腰、髋、膝、踝等部位不同程度的功能障碍;③因疼痛或局部功能障碍致使心理异常变化;④生活质量下降;⑤或对学习、工作产生不同程度的影响。

尽管引起腰腿痛的原因较多,但随着我国进入老龄化社会步伐的加快,我国 60 岁以上的老年人约有 1.4 亿,且今后数十年内将以每年 10% 的速度递增,重体力职业人群仍将持续存在,加之长时间低头、坐位、弯腰、站立等工作方式的不断增多及市场竞争的日益激烈,劳动强度的进一步加大,腰腿痛的发生率近年有明显增高的趋势。尽管及时得到治疗的患者不少,但因工作、经济等原因,许多患者并未真正治愈,而在病情尚未完全康复时便开始了生活和工作,一旦遇到气候变化、劳累、跌仆闪伤(即使是较轻微者),即可诱发或加重。故此病应得到广大医务工作者的高度重视。

关于腰腿痛在国内发病情况的调查与研究已有多年的历史。20 世纪 70 年代即有报道,随着对不同年龄、不同职业、不同地区患者的调查研究,人们对本病的发病情况已经有了一定的了解,这里仅列举部分研究结果,以便对其有一个简要的了解。

1. 综合性调查

(1)对煤矿、纺织工人的调查:1978 年,豫北医专、新密矿务局总医院、河南省纺织工业局医院等单位对煤矿、纺织工人和农民做了普查,结果为 1/5 的人患有颈腰腿痛,且发病与工种有密切关系,其中井下采煤工人发病率高达 75%。同时也报道了常规训练的 5021 名平均年龄为 19.2 岁的士兵的调查结果,其患腰背痛者达 60%~90%。

(2)对坐位工作者、冷库作业者及客车驾驶员的调查:国内有人对坐位工作者、冷库作业者、驾驶员等的职业调查结果显示,其患病率为 9.8%~66%。

2. 解放军官兵

(1)飞行员:有学者调查了 340 名飞行员,腰腿痛的患病率为 33.2%,其中运输机飞行员的患病率为 42.9%,以腰肌劳损和腰椎间盘突出症为主,分别占 20.2％和 7.1％。

有学者对 4068 例健康疗养飞行人员的体检结果中发现,患颈肩腰痛病症者 233 例,占 6.33％。其中腰腿痛患者 78 例,占发病人数的 36.5％,且随着年龄的增长,患病率也随之增高。78 例腰腿痛患者中主要病因为体育外伤和飞行损伤。本病为飞行员的常见病,由于飞行时姿势相对固定,常暴露于＋2～＋3Gz 环境中,训练时间长者易发生腰肌疲劳性损伤,或因活动不慎致腰部扭伤所致。

有学者调查分析了在疗养期间的飞行员患腰腿痛的情况,结果发现,腰腿痛的患病率以≥50 岁者最高($P<0.01$)。

(2)装甲兵:有学者采用问卷调查及实训现场调查方式,对长期驻防在海拔 2200m 左右的亚高原地区(空气较稀薄,气压变化大,夏季干燥、炽热,春秋季大风多,冬季时间长),夏季每日平均训练时间为 4h、冬季为 3h,每年在海拔 4000m 以上高寒区训练 1 个月,平均年龄 30 岁以下的青年男性官兵进行了调查,其中北方区728 人,南方区 639 人。结果 1367 人中患腰腿痛者 565 人,占 41.3％。

随着年龄、军龄的增长,检出率明显增高,且与不同工种有关,即同年龄、同军龄段的装甲乘员中装甲驾驶员的饮食和睡眠不规律、意外软组织损伤的检出率较高。

(3)坦克兵:有学者采用问卷调查、实地考察、物理检查、统计分析等方法,对高原地区坦克乘员中度腰痛情况进行横断面调查。结果显示:1041 名坦克乘员中腰痛患病率为 45.9％,各工种中驾驶员检出率高达 87.5％,为其最高($P<0.05$);腰痛的患病率随兵龄增加而明显升高,5 年以上的驾驶员患病率高达 87.5％;经多元回归分析,吸烟、反复高举重物、训练中反复弯腰 3 种因素与腰痛相关。

有学者对 552 名坦克专业干部、战士进行调查。结果显示:坦克乘员腰痛发病率达 73.17％,明显腰痛者达 48.14％。从事专业时间越长,发病率越高,程度越严重。其腰痛发病率与工作姿势、工作负荷、振动、工作环境、人车比例及技术熟练程度等因素有关。

(4)火箭兵:有学者对某部队 3467 名火箭兵的腰腿痛患病情况及相关因素进行了调查。结果显示:患病率为 12.5%,与性别、年龄、身高、体重无显著相关性,与训练强度大、训练工作时受寒、休息时间少、新兵体质差等因素有关。兵龄与发病率成负相关。

(5)舟桥兵:有学者以 1 年期间的诊断书、门诊登记为依据,对舟桥部队官兵的腰腿痛发病率进行了统计研究。结果显示:在调查的 1543 人中,发病者共 176 人,发病率为 11.4%;其中士兵发病率为 13.3%,军官与志愿兵发病率为 6.0%,具有士兵多于军官与志愿兵的发病特点。发病时间以每年的 3-5 月份和 10-12 月份为高峰。发病率还与职业工种关系密切,并与其训练强度大、水中作业受寒凉刺激、训练任务重、休息时间少和新兵体质差等因素有关。

3. 医院医务人员　有学者对龙岩市第一医院 713 名医务人员进行了腰痛流行病学调查。结果显示:医务人员腰痛总发病率为 65.52%,男性为 63.37%,女性为 66.57%,腰痛者以 20-40 岁居多,医生的腰痛发病率为 66.19%,护士的腰痛发病率为 61.13%,两者之间无差异($P>0.05$)。手术科室医生发病率为 69.90%,非手术科室医生发病率为 58.14%,检验科室医生发病率为 73.02%,药剂科医生发病率为 61.53%,各专业间腰痛发病率无明显差异($P>0.05$)。病床高度与护士腰背痛的发生有密切关系,病床高度为 65cm 的科室腰痛的发病率最高,其次为 90cm 和 50cm,病床高度为 80cm 时发病率最低,病床高度之间的比较差异十分显著($P<0.01$)。

有学者调查了 120 名三级甲等医院的各科护士,均为女性,年龄为 17-56 岁,平均为 27.4 岁。结果显示:有腰腿痛者 97 例,占 80.8%;调查近半年有腰背痛者 84 例,占 70.0%;反复发作性疼痛为 31.8%。首次出现腰背痛年龄最小者 14 岁,最大者 40

岁,平均 23 岁。护龄≥3 年患病率为 83.1%,护龄<3 年者为 57.1%,两者差异显著($P<0.01$)。同时发现精神紧张与腰痛关系密切,未发现腰背痛与家族史、腰伤史有关联。

4. 跳水运动员　有学者对广东省跳水队参加九运会决赛的 20 名队员做了检查。结果显示:15 名出现腰腿痛症状,占 75%; 15 名队员中仅 2 人的影像学检查能明确诊断腰椎间盘突出压迫硬膜囊和神经根,其余 13 人的影像学上未见明显腰椎间盘突出征象,主要表现为腰椎严重的退行性改变和多个椎间隙明显改变。该批队员腰腿痛的主要原因是腰椎长期过度负荷,导致腰椎间盘严重变性,纤维环出现小的破裂口,溢出的髓核液中所含的化学物质刺激神经根,产生化学性神经根炎而引起腰腿痛症状。

5. 汽车驾驶员　有学者调查了 264 名驻城区部队的汽车驾驶员腰腿痛的发生情况及其原因。结果显示:患腰腿痛者 96 例,占 36.14%,患病率与驾驶员驾龄和日均行车时间呈正相关;其中小轿车驾驶员患病率最高,达 50.15%。

6. 学生

(1)对中学生的调查:有学者对成都市某中学 1558 名学生进行腰背痛流行病学调查。结果显示:55.1% 的学生有腰背痛病史,患病率为 42.8%,患病率随年级增大而增高。腰背痛学生中,17.2% 因腰部疼痛影响上学或活动,6.6% 因腰背痛而就医。腰背痛的相关危险因素有腰伤史($OR=2.75$)、坐位时间≥10h($OR=1.60$)、坐姿不正确($OR=1.56$)、体质指数≥22($OR=1.45$)及睡眠用枕头数≥2 个($OR=1.32$)。

(2)军校学员:有学者对 1560 名军校学生的调查结果显示: 71.3% 有腰背痛史,其患病率为 66.9%,女生的患病率高于男生。其患病与父母患病史、腰伤史、心理和精神异常、长时间坐位有关。

7. 宾馆工作人员　有学者对星级宾馆的 1500 名工作人员进行调查,结果显示:533 例患有腰腿痛,患病率为 35.53%,患病与工作人员的性别、年龄、身高、体质和腹围无关,主要取决于既往腰肌劳损的状况、工作姿势、妇女的生理特点等因素。

8. 农民 有学者对豫西南某自然村(自然人群)16 岁以上的 3102 名居民进行了腰腿痛流行病学调查,结果显示:其患病率为 13.6%,其中 1636 名男性中患病者为 251 名,占 15.3%,1466 名女性中患病者为 172 名,占 11.7%,男女间差异性显著($P<0.01$)。劳损者 241 例,占 57%;寒冷者 136 例,占 32.6%;住地潮湿者 106 例,占 25.1%;受风引起者 60 例,占 14.2%;其他 78 例,占 18.4%。

9. 渔民 有学者等对年龄在 18 周岁以上的男性渔民进行了调查,采用按县、区分层整群抽样的方法,随机选取 6 个渔业村作为调查地点,共 1149 名,占全市捕捞作业渔民的 1.76%,其中年龄最大的是 78 岁,最小 18 岁,平均 42 岁。结果显示:1149 名被调查者中腰腿痛者为 506 例,患病率为 44.0%(高于航海人员、飞行人员的 35%),其中腰痛者 428 例,腿痛者 9 例,腰腿均痛者 69 例。这些患者既往病史中有骨折、脱位者 11 例,腰部扭伤者 429 例,椎间盘突出者 64 例,脊柱退变者 37 例,脊椎滑脱者 2 例,脊椎侧弯者 7 例,脊椎先天性隐性裂 1 例,腰肌筋膜炎 324 例。

有学者对 1149 名舟山海岛捕捞渔民进行了调查,结果显示:506 名渔民有腰腿痛史,其患病率为 44%;其影响因素除年龄因素所致退行性改变外,主要与渔民长期吸烟、海上作业时间长、劳动强度大、长期弯腰负重、环境和心理因素有密切关系。

10. 对腰腿痛病因的调查 有学者对 2148 例腰腿痛患者的病因进行了分析结果显示:临床诊治 5238 例疼痛性病人中以腰腿痛为主诉的有 2148 例,占 41.0%。其中脊柱病变中腰椎间盘突出症者 806 例,占 37.52%;腰椎管狭窄者 113 例,占 5.26%;骨质增生者 275 例,占 12.8%;骨质疏松症者 67 例,占 3.12%。软组织病变中腰肌劳损者 215 例,占 10.01%;肌筋膜炎者 123 例,占 5.73%;梨状肌综合征者 91 例,占 4.24%;其他有 133 例,占 6.19%。内脏病变中妇科疾病者 43 例,占 2%;泌尿科疾病者 28 例,占 1.3%;外科疾病者 21 例,占 0.98%;内科疾病者 6 例,占

0.28%；生理性者 39 例,占 1.82%；神经疾病者 3 例,占 0.14%。

11. 对腰腿痛发病病机的调查　有学者对有腰腿痛和无腰腿痛等自觉症状的 600 名干部、工人进行了腰椎 X 线、CT 检查,结果均有较严重的以腰椎间盘为主的腰退行性病变,有的出现脊髓、神经根、血管受到压迫和刺激。300 例有腰腿痛的患者与 300 例无腰腿痛的患者(后者即所谓的"正常人群")间无明显差别(P＞0.05),说明腰椎间盘退变是引起腰腿痛的重要原因之一,临床上无症状的"健康人"也同样存在腰椎间盘的退变,随时有可能引起腰腿疼痛。

综上所述,腰腿痛的发病率较高,尤其是老年人,在其统计的时间段内发病者占 30%～60%。男女性别之间差异不大;不同年龄之间存在一定差别,一般年龄小的发病者较少,年龄越大,发病者越多;职业之间差异较大,特别是部分工种如采煤工人、长期坐位的汽车驾驶员、工作台面位置低者发病率高;发病年龄与疾病有关,儿童以脊柱结核、椎体软骨炎多见,青年以急性腰损伤、类风湿关节炎多见。损伤是导致腰腿痛发病率最高的病因(不论是急性损伤还是慢性损伤),急性损伤往往由于治疗不及时或治疗方法不当,未彻底治愈或损伤当时治愈、后又遇到新的创伤,从而转化成慢性损伤。慢性损伤也可因长期姿势不正确、长期固定姿势、工作环境等因素所致;老年人以骨质疏松、退行性骨关节炎、腰椎间盘突出症、椎管狭窄等多见。同时,腰腿痛的复发或加重多与工作任务繁重、工作强度大、腰腿部受风寒及生活或工作环境潮湿等因素有关。此外,腰腿痛与精神紧张也有一定关系。

二、国外腰腿痛的发病简况

国外腰腿痛的流行病学情况与国内一样,发病率较高,位居第 2 位。国外对腰腿痛有较为全面、系统和深入的研究,国内学者也对其进行了综述,现将其简况介绍如下。

(一)国外总体研究简况

早在公元 15 世纪 Aurelianus 就曾明确描述了坐骨神经痛的症状,并阐述了坐骨神经痛的原因有隐匿和明显两种。研究统计表明,国外职业人群中近 70% 的人曾经患过腰背痛。据估计,一般人群的年患病率为 15%～20%。80% 的美国居民有不同程度的腰腿痛病史,而瑞典居民有 63% 在其工作期间患过腰腿痛。印度、印度尼西亚和泰国等东南亚国家职业人群腰腿痛的患病率为 30%～68%。职业性腰背痛和慢性化趋势明显,Korf 报道约 69% 的患者以前曾患有腰背痛,44% 的患者处于慢性期,疼痛持续超过 90d。以腰背痛病症就诊者仅占门诊人数的 2%,大多数患者(男性 79%,女性 89%)腰痛的原因不明。Andersson 对 40－47 岁的男性调查发现,下腰痛的发病率为 31%,其中有 40% 伴有坐骨神经痛,在 38－64 岁的女性患者中,腰背痛终身发病率为 66%,患者还表现出对工作不满意、高度忧虑和工作后疲劳等心理变化。有人调查了 1135 例成人的发病情况,其慢性腰背痛的发病率为 18%,这些患者中 80% 各项功能正常,明显活动受限的仅有 4%,女性多于男性;同时发现无种族差别,文化教育程度低的人腰痛的发病率为 39%,这些患者中永久性功能障碍者占 34%。

美国劳工部统计局统计的数据表明,1992 年腰背痛的登记患病率为 14.5%,1993 年为 16.2%,1994 年为 17.5%,1995 年为 16.5%。腰部损伤为 64 岁以下人群运动受限的常见疾病;对于 24－45 岁的人来说,致使劳动力下降的常见原因是腰背痛,据统计许多国家每 100 名患腰腿痛的患者中每年丧失劳动日平均为 30d(美国为 28.6d、英国为 32.6d、北欧国家为 36d),其中有 9d 为卧床休息。腰背痛也是造成工人提前退休的原因之一。北欧国家每年退休人员中约有 2.5% 与慢性腰背痛有关。在美国因职业性腰背痛而进行索赔者占职业病的 16%,索赔额占总数的 33%。腰背痛直接成本有医疗费用、因病缺勤费、暂时或长期丧失劳动力费、康复费,全美国为此年花费估计为 20 亿～50 亿美元,英国则为 20 亿英镑,间接费用则难以估量。有人对 412 例 40 岁以下腰痛病例进行 MRI 检查,发现与下腰痛关系最为密切的 MRI 异常为 Modic 退变(指椎体终板退变)和腰椎滑移。随着现代社会的发展,腰腿痛的发病率逐渐升高,由此引起的误工、医疗和残病补偿等方面的费用和社会问题逐年上升。

在美国,每年因背痛而导致缺勤者的数量仅次于上呼吸道疾病而居第 2 位。多数患者腰背痛发作时症状较轻,且为自限性,大约 90% 的患者在 1 个月内可恢复正常活动。20% 的患者在腰背痛发生后前去求医,有 10% 的患者因其腰背痛发生与所从事的职业有关而最终要求赔偿,每年因腰背痛而得到赔偿者占患者总数的 0.3%~3.3%。1989 年美国因腰背痛而进行赔偿的费用已达到 114 亿美元,如将间接费用也同时计入的话,其数目更大。坐骨神经痛、腰椎间盘突出症是引起腰背痛的主要病因,就其疼痛的严重程度,坐骨神经痛远远超过了腰背痛。

(二)国外有关腰腿痛危险因素的研究

有关腰腿痛危险因素的研究内容,主要涉及个人因素、职业因素和心理因素 3 个方面。

1. 个人因素

(1)年龄:有人统计,腰背痛在 7 岁以下儿童中的年流行率为 1%,在 10 岁以下儿童中为 6%,而在 14—16 岁青少年中则增加到 18%。Burton 等对 11 岁儿童进行了 4 年以上的随访,结果显示:年发病率由 12 岁时的 11.8% 增加至 15 岁时的 21.5%。Salminen 等也报道了对 15 岁腰背痛患者及对照组进行的 3 年随访结果,腰背痛患者中发生椎间盘退变的比例要明显高于对照组。研究表明,35—55 岁为腰背痛症状好发年龄,在 25—65 岁期间,症状持续时间及缺勤时间随年龄的增加而延长。

(2)性别:男性与女性的腰背痛流行率大致相等。

(3)社会和经济地位:腰背痛在地位低者常见,这与从事重体力劳动有关。

(4)体重与身高:多数研究并未发现体重、身高与腰背痛之间存在相关性。Han 等对 5887 名成年男性及 7018 名成年女性进行调查,发现腰围较大的女性其腰背痛的年流行率相对较高。

(5)健康状况:一般认为,身体健康状况良好者发生慢性腰背痛的危险性相对较小,恢复也相对较快;但身体健康状况与急性腰背痛似乎并无明确联系,而以往有腰背痛或坐骨神经痛病史者往往容易再次出现疼痛症状。有研究发现,以往生育及妊娠次数与腰背痛或坐骨神经痛有关,这可能系妊娠使盆腔韧带承受更大张力所致。还有报道表明,父母、兄弟姐妹及子女有腰背痛者首次发生腰背痛的平均年龄明显低于无腰背痛家族史者。

(6)肌力:Pope 在流行病学调查中证实,腰背痛患者躯干、伸肌群肌力均明显下降,但目前尚无法证实肌力降低是腰背痛的结果或原因。

(7)姿势性畸形:姿势性畸形如脊柱侧弯、后凸及下肢不等长等似乎与腰背痛并无明确联系。Kostuik 和 Bentivoglio 对 5000 名成人所做调查中发现脊柱侧弯 189 例,其中 94 例有腰背痛症状,占 59%,与正常人群中腰背痛所占比例相近。将腰背痛患者按严重程度分为轻、中、重 3 级,脊柱侧弯程度亦按 Cobb 角分为 $10°\sim24°$、$25°\sim44°$ 及 $45°$ 3 组,结果腰背痛严重程度与侧弯畸形程度呈正相关。但 Battie 等认为只有当 Cobb 角超过 $80°$ 时,脊柱侧弯畸形与腰背痛才存在明显相关性。

(8)吸烟:Deyo 等报道腰背痛的流行率随吸烟量增加而上升,在年吸烟量超过 50 包的人群中相对危险性为 1.4,而在 45 岁以下人群中相对危险性增至 2.33。Battie 等研究表明,吸烟者中腰背痛患者比例高于不吸烟者,其统计学差异非常显著($P=0.02$)。Frymoyer 等发现在无腰背痛人群、轻度腰背痛及重度腰背痛患者中,既往有吸烟史者分别占 67%、68.3% 和 79.6%,目前吸烟者则分别占 39.3%、43.8% 和 53%。最近对 29 424 对双胞胎的研究也证实了吸烟与腰背痛的关系。

2. 职业因素

（1）重体力劳动：腰背痛与重体力劳动呈正相关。Zwerling 等在一项调查中将被调查者按体力劳动强度分类，结果发现腰背痛的危险性随劳动强度的增加而明显上升，其统计学意义非常显著（$P < 0.001$）。Matsui 等对一家工厂 3042 名工人的调查证实，腰背痛的终身流行率与体力劳动的强度呈正相关。其中，从事办公室工作及轻、重体力劳动的男性腰背痛的流行率分别为 18.3%、27.1% 和 40.9%，女性则分别为 13.1%、24.8% 和 32.0%。在与腰背痛有关的重体力劳动中，一次提举重物与急性腰背痛的发作关系最为密切，而急性腰背痛的危险性又随所提举重物的增加而增大。有关反复提举重物与腰背痛的关系目前尚不十分清楚。

（2）工作体位：在要求长时间坐位或立位的职业中，腰背痛的发生率一般较高，而工作时如能经常变换体位者则发生率降低。

（3）振动：车辆驾驶员腰背痛发生率较高，这可能与脊柱遭受振动有关。Frymoyer 等发现，从事车辆驾驶职业者，其腰背痛发生率明显高于从事其他职业者。而 Malchaire 和 Masset 在一项研究中发现，在被调查的诸多与职业有关的因素中，仅每日驾驶车辆一项参数与腰背痛流行率相关。另一项调查发现腰背痛与驾驶车辆时全身振动及长期处于坐位有关。

3. 心理因素

（1）工作环境：工作环境造成的心理应激与腰背痛有关。Bigos 等在调查中发现，对所从事的职业不满意者腰背痛发生率要比对所从事职业满意者高 2.5 倍，与上司、同事的关系也与腰背痛的发病率明显相关。对此也有执不同看法者。研究证实，工作单调、工作时间长、注意力高度集中及责任重大、担心工作发生差错等因素都可能与腰背痛的发生有关。

（2）个体心理因素：包括人格特征、情感因素等，如抑郁可能与腰背痛有关，受教育时间越短，智商越低，则腰背痛发生率就越高。

目前心理因素在腰背痛流行病学的研究中已逐渐受到重视,心理检查常被作为腰椎功能检查的一个组成部分。

第三节　腰腿痛的分类

腰腿痛目前有两种分类方法,一种是病因分类法,另一种是1994 年史可任提出的表格分类法。前者全面、细微、具体,后者简明扼要,提纲挈领,一目了然。分作如下介绍。

一、病因分类法

腰腿痛按病因分为先天性、退变性、外伤和劳损性、炎症性、肿瘤性、内脏源性、心理性 7 种。

1. 先天性腰腿痛　腰骶部为人体好发先天性畸形的部位之一,占 15%～49%,其中以隐性脊椎裂、腰椎骶化、骶椎腰化、发育性椎管狭窄、椎体畸形、第 3 腰椎横突肥大、椎弓根融合不良、椎体后小关节畸形多见。据报道,先天性畸形椎弓峡部不连者占60%。这些腰骶部常见的先天性畸形,是该部位骨性结构的薄弱之处。尽管临床上由这些薄弱处直接引起腰腿痛等病症的病例不是很多,但随着 X 线、CT 和 MRI 的广泛使用,使诊断准确率大幅提高,对腰腿痛症状的产生与腰椎部畸形关系的探讨也不断深入,即原来认为两者无关的认识在现在看来并非如此,或过度夸大后者的作用也是不科学的,也就是说不能把先天性畸形绝对化。同时,也应注意其与周围结构的毗邻关系,对其进行全面了解,以确保临床正确诊断及治疗。需要提醒的是,这些畸形、薄弱处是外力最易被损伤的重要部位,且易发生椎间盘变性。

2. 退变性腰腿痛　当人体生长发育停止后,退变便开始了。青年人一般从 25 岁左右,负重关节便开始退变。在脊柱中,下颈椎和腰椎段退变发生最早,主要是椎间盘的纤维环和中央髓核的退变,表现为髓核含水量的减少和弹性的降低,纤维环弹性、韧性的降低,甚至随着髓核内压的变动而破裂,致使髓核膨出、突出或脱出,进而造成后方的小关节、前纵韧带和后纵韧带的退变,致其椎节松动、移位,引起韧带与骨膜下出血,随着血肿的机化、软骨化,钙盐沉积而形成骨刺。当病变侵及软骨下,可致骨小梁断裂而引起椎体的压缩、变形,从而加速退变。椎间盘的变性实际上包括了椎间隙变窄、椎体骨刺的形成和椎体上下软骨终板的硬化。骨刺最易发生的部位,一是椎体腹前面(尤其是胸腰段),这个部位的骨刺一般不产生症状;二是部分或全部椎体边缘,由此还可导致相应关节突关节半脱位、继发骨刺而产生腰腿痛等临床症状。由于人体负荷时有超负荷损伤、运动、疾病等现象的存在,使早期的髓核变性、突出发展到退行性变的脊柱肥大。有报道,成年人椎间盘变性率高达 45%,60 岁以上的老年人完全正常的腰椎椎间盘较少(X 线上)。当然,椎间盘变性率与某些职业有关,如手工、体力劳动者及煤矿工人等长时间弯腰工作,导致该病发生率较高。膝关节退变也与长期重体力持续超负荷劳动、生活和工作环境潮湿等因素有关。

3. 外伤、劳损性腰腿痛　各种直接、间接暴力或肌肉拉力均可引起脊柱、髋、膝、踝关节的失衡(因脊柱在动、静态平衡中,依靠椎体的功能单位——骨质的支撑、脊柱周围韧带、肌肉等组织的固定、协调),致使这些关节及附件等部位发生损伤、骨折和脱位。腰椎负荷过重、腰部活动范围较大时,脊柱为了维持其动、静态间的平衡,对周围软组织的要求量就大,因此极易造成急性或慢性无菌性损伤,表现为水肿、充血和炎性细胞的渗出,同时也有许多致痛物质的渗出。这些物质一方面可直接使局部肌肉发生痉挛,另一方面可通过神经反射而使肌肉痉挛,它们若长期存在,可反复刺激,形成粘连,成为牵涉痛的根源,久之,则局部肌肉发生一定程度的萎缩和关节功能活动受限。慢性劳损主要是因工作时的不良体位或被迫体位引起,或由于生活、学习姿势不正确而导致。这种损伤以椎体外、腰背、臀、膝部为多。

4. **炎症性腰腿痛** 炎症性者包括无菌性炎症、特异性炎症和非特异性炎症3种。

(1)无菌性炎症:由于寒冷、潮湿、推拿手法较重等所致。生活或工作环境寒冷、潮湿者多见,主要侵及软组织,导致肌纤维及其筋膜水肿、渗出、血液循环不畅,久之则形成慢性纤维组织炎或压迫神经。

(2)特异性炎症:由结核杆菌、伤寒杆菌、囊虫等特殊性感染原引起骨关节组织的生理、病理学改变,特别是结核杆菌导致腰腿髋痛的病例,近年又有明显上升趋势。

(3)非特异性炎症:由各种化脓菌(革兰阳性菌、阴性菌)对脊柱的侵犯所形成的脓性感染。

5. **肿瘤性腰腿痛** 相对来说肿瘤性腰腿痛临床较为少见,多由身体其他部位肿瘤转移所致,故临床应高度警惕。如肿瘤侵犯椎管,刺激或压迫脊髓、马尾神经等。临床应明确辨别肿瘤的良恶性质。

6. **内脏源性腰腿痛** 内脏由自主神经支配,在某些致病因素(运动异常、炎症、血液循环障碍等)的作用下,可导致内脏疼痛,其特点为定位不准确,持续时间长(因属无髓鞘的C纤维)。这种疼痛的兴奋刺激影响到同一神经节段的躯体感觉神经纤维,从而使体表一定部位产生了疼痛,即牵涉痛。如胰腺病可牵涉腰背部,泌尿系结石可牵涉下腹及下腰部等。

7. **心理性腰腿痛** 临床上有少数患者主诉腰腿痛(这种疼痛均不严重),但查体未发现与主诉有关的任何体征,此种情况多见于癔症、抑郁、焦虑症等患者。临床对此类患者的诊断,必须排除一切可能引起疼痛的器质性病因,对于确诊为心理性腰腿痛者,应做心理学检查、分析与治疗。

二、表格分类法

腰腿痛表格分类法见表1-2。

表 1-2　腰腿痛分类

病因	软组织性	骨关节性	椎管性
外伤	伸直型、屈曲型、旋转型、混合型软组织挫伤、掖伤	后关节嵌顿、椎体及附件损伤	脊柱骨折、外脱，外伤性蛛网膜下腔出血，外伤性急性椎管梗阻
劳损	原发性或继发性腰臀腿软组织劳损	腰椎间盘、腰骶关节、骶髂关节、髋膝关节 }退变	退变性椎管狭窄、黄韧带肥厚、椎体后缘增生
炎症	肌筋膜综合征、类风湿肌炎	病灶性骨关节炎、类风湿关节炎、强直性脊柱炎	蛛网膜炎、脊髓炎、神经根炎、椎管内粘连
压迫	腰背筋膜脂肪疝、炎性肿胀、粘连、瘢痕、肌间隔张力增高 }压迫神经	后关节增生、压迫神经根、神经根管和纤维管	腰椎间盘突出症、椎管狭窄、脊柱侧弯性瘫痪
不稳	肌瘫痪性脊柱侧弯，瘢痕性脊柱畸形、两下肢不等长	椎弓峡部不连、骨盆关节松弛、脊柱侧弯性关节畸形	腰椎椎体滑脱、脊柱损伤性不稳
血管病变	缺血性肌痉挛、栓塞性脉管炎	椎体骨骺炎、椎体血管瘤、股骨头缺血坏死	椎管内血管异常、缺血性脊髓软化
先天病变	腰肌发育不全	转移椎、水平骶椎椎弓椎板畸形	椎管畸形、隐性脊柱裂、脊膜膨出
远端病变	消化性溃疡、肝胆、妇科疾病、泌尿系、心血管疾病、内分泌疾病	下胸椎压缩、胸椎转移癌、扁平足	胸椎间盘突出、胸椎转移性病变、致椎管梗阻

第四节 腰腿痛的病史采集和临床检查

一、腰腿痛的病史采集

不论是门诊患者,还是住院患者,采集病史是临床医生诊断与治疗疾病的前提和依据,也是病历书写的重要内容,故病史采集应尽可能仔细、全面。

(一)一般项目

1. 性别　某些疾病男女发病有别,如妇女盆腔疾病引起的腰骶疼痛,先天性髋关节脱位多见于女性,骨质疏松症也多见于绝经后的妇女。

2. 年龄　应为实足年龄。有些疾病与年龄密切相关,如退行性骨关节炎多见于 40 岁以后的中老年人,青少年腰痛多为外伤、结核,中年人腰痛多为劳损、外伤、椎间盘突出症等。

3. 职业　腰腿痛与许多职业和工种有关。如搬运工易发生腰扭伤、腰肌劳损;汽车司机长时间坐位弯腰,且随车辆频繁地上下颠簸,患椎间盘突出症的概率较高;空降兵、运动员、杂技演员等发生各种扭伤、挫伤的可能性较大等。

4. 籍贯与生长地　某些疾病的发生与籍贯、生长地有关。如陕西省麟游县好发大骨节病,寒冷地区易患中医所言的风湿痹证等。

5. 地址、邮编、联系方式　均应详细、具体,以便日后对患者进行随访。

(二)病史

1. 主诉　略。

2. 现病史　在现病史中要注意以下内容。

(1)腰腿痛是如何发生的,疼痛的发展过程,包括原因、方式、出现的时间、发病的急缓、症状的演变过程,疼痛程度是否稳定、是否逐渐加重等。

（2）疼痛的性质，即患者感受到的疼痛用语言表达所用的词汇，如胀痛、酸痛、酸胀痛、酸麻痛、麻胀痛、绞痛、刺痛、针刺痛、坠痛、坠胀痛、跳痛、压痛、钻心痛、痉挛样（揪痛）、钝痛、放射痛、窜痛、烧灼痛、干痛、撕裂痛、牵拉痛、抽痛、锐痛、麻痛、痒痛、电击样痛、沉重打击样痛、冷痛、牵涉痛、饥饿样痛。

（3）疼痛的部位、范围（弥漫的、局部的、全身的、几处的），疼痛的深度（浅表痛、深部痛），疼痛部位是固定的还是变化的、向何处放射等。

（4）疼痛的强度。

（5）疼痛的时间，如持续的、阵发的、间断的、短暂的、反复的，规律与否等。

（6）疼痛是急性的还是慢性的等。

（7）疼痛的诱发因素。

（8）疼痛加重或减轻的因素。①加重的因素：体位的改变、活动（运动）、劳累、冷或热、呼吸、咳嗽、喷嚏、吞咽或按压；②减轻的因素：按压（压迫、推拿）、休息、热敷、冷敷、体位、制动等。

（9）疼痛的伴随症状。

（10）疼痛对日常生活、工作的影响情况，患者接受过的诊断、治疗方法和结果等。

（三）既往史与家族史

略。

（四）个人史

个人史包括出生地、生长地、生活习惯、嗜好、精神状态、药物过敏史；妇女应询问、记录月经与生育情况，包括月经初潮年龄、周期、行经期、经量、经色、经质、闭经（末次月经）时间、妊娠次数、生育次数及顺产否等。

记录时，主诉与现病史是其重点，应鲜明、全面、具体。

二、腰腿痛的体格检查

临床体格检查应在详细询问病史的基础上全面、系统地进行，主要包括视、触、叩、听、运动功能、神经检查、专项检查等方面内容。

(一)视诊

视诊主要是观察患者全身的一般状态、发育、营养、意识状态、面容、体型、体位(坐、立、蹲、卧位)、静止和活动时的姿势、活动速度、力量、步态与障碍及其障碍的程度，局部视诊可了解患者身体各部的具体情况，并应详细记录。

腰腿痛患者常见的病理性步态如下。

1. **保护性(或拘谨)步态**　由于存在疼痛性疾病，故呈现保护性跛行：患足着地后迅速更换健足而起步，患肢迈步小，健肢迈步较大，步态急促不稳。腰部板直或向一侧后凸，迈步缓慢、谨慎，或两手扶腰，或需人搀扶。常见于急性腰扭伤、腰椎间盘突出症或肌筋膜炎较重者。

2. **蹒跚步态**　行走时两腿僵硬，步态不稳似醉汉。见于脊髓病变，如肿瘤、椎管狭窄、脊髓型颈腰椎病等患者。

3. **傲慢步态**　挺胸凸腹，步履缓慢，上肢位置靠后、摆动小，常见于强直性脊柱炎或脊柱结核的患者。

4. **鸭步**　行走时躯干左右摇晃，见于婴儿瘫后遗症及先天性髋关节脱位者。

5. **剪刀步**　见于脑疾病。

6. **小儿麻痹后遗症步态**　由于病因或瘫痪肌肉的不同，而出现不同的病理步态。

(二)触诊

腰腿痛的触诊，主要是通过检查局部组织关系寻找压痛点、疼痛诱发点、肿块(部位、大小、数目、硬度、边界、波动和搏动的有无、移动度、压痛与否等)、摩擦感(如髌骨软骨软化症伸展关节时可触及摩擦感)与弹动(半月板损伤膝部可触及)、皮肤温度、湿度、肌肉张力和肌力等。下面就腰腿痛各部位的触诊略加叙述。

1. **腰骶髂臀部触诊** 常用触诊体位有站立位、俯卧位和仰卧位3种。

(1)站立位触诊:一般用示指、中指、环指3指并拢,微屈,必要时用拇指触搓或触压。从脊柱及两侧开始,由上向下,观察棘突是否在一条直线上,有无偏歪、肥厚、压痛,棘间隙有无增宽、变窄,两侧骶棘肌有无紧张、压痛、结节、条索状物等。

(2)仰、俯卧位触诊:主要是寻找压痛点。常见的压痛点有:棘突上压痛,多见于棘上韧带损伤、棘突滑膜炎、棘突骨折;压痛点在棘突之间者多见于棘间韧带损伤;如棘突间深压痛并向下肢(多向患肢)放射,见于椎间盘突出症;若棘突间压痛发生在腰骶之间,可能为腰骶关节损伤、游离棘突等;棘突旁压痛见于小关节损伤、错位;脊肋部压痛多见于骶棘肌损伤、腰椎横突骨折、肾疾病;腰横突处压痛见于腰横突综合征;髂腰角压痛见于髂腰韧带损伤;骶髂关节处压痛多见于骶髂关节损伤、骶髂关节半脱位、强直性脊柱炎、致密性髂骨炎等。

2. **髋、大腿部触诊** 触摸髋、大腿部主要是观察髋关节有无肿胀、肿块(大小、数量、硬度、边界、活动度、波动感及与周围组织的关系等)。

臀部存在紧张的束带可能系臀肌挛缩;股骨大粗隆处肌腱跳动常见于股骨大转子或腰大肌下滑囊;压痛点在髋关节前方见于大转子滑囊炎、髋关节结核;髋关节屈曲外旋时,小转子部位压痛见于髂腰肌止点病变;腹股沟韧带与髂骨之间压痛多见于腰大肌下滑囊炎。

3. **膝部触诊** 主要包括触摸膝部有无肿物和压痛两个方面。

髌上触及肿物见于髌上囊肿;髌前触及肿物见于髌前囊肿;腘窝触及肿物见于腘窝囊肿;伸膝时触及肿物,屈膝时肿物消失见于半月板囊肿或关节内游离体。

压痛位于膝关节前方多为髌骨滑囊炎和髌骨病变;压痛在内外膝眼处可能是盘状软骨损伤;压痛在髌骨尖深部系脂肪垫损伤;压痛在胫骨粗隆处多见于胫骨粗隆骨骺炎;压痛在股骨下端、腓胫骨上端应考虑内、外侧韧带损伤的可能。

4. 踝足部触诊　主要是检查踝部的压痛点。跟骨内、外侧压痛见于跟骨本身病变;跟腱处压痛见于跟腱炎或跟腱滑膜炎;跟腱止点压痛则可能为跟腱后滑囊炎;跟骨后下方压痛见于跟骨结节骨骺缺血性坏死;跟骨下方正中偏后压痛见于跟骨骨刺或脂肪垫;跖骨头下方压痛见于跖痛病、跖骨头软骨炎。

(三)叩诊

腰腿痛叩诊主要是在检查脊柱时,通过叩打来确定病变的深浅。深部骨关节病变压痛不明显而叩痛明显,如髋关节炎或骨折时,向上(向头部方向)叩击足底部,则髋关节处明显疼痛,脊柱有病时同法叩击,患者常能指出病变部位。

(四)听诊

听诊分直接听诊和间接听诊两种,前者是医生直接用耳听诊,后者是借助听诊器进行听诊。

关节病变如半月板撕裂、盘状软骨板、关节内游离体在关节伸屈时作响;关节周围的肌腱、韧带在骨的隆起部滑动时可产生弹响,如弹响髋;肩峰下滑囊炎在肩关节运动时可听到摩擦音;舟骨骨折、膝关节炎、三角软骨撕裂在膝关节活动时于髌骨及股骨下端有摩擦音。

(五)腰腿痛有关的运动功能检查

与腰腿痛有关的运动功能检查分为主动运动和被动运动两类,后者的运动范围比前者要大。正常情况下,各关节的运动方式与活动范围因部位、年龄、生活方式、锻炼程度的不同而不完全相同,一般关节有屈、伸、内收、外展、内旋、外旋等运动,并有解剖、生理和病程状态的区别。检查时先查主动运动,后查被动运动,如关节强直、畸形使运动受限时,其测量以角度表示。

1. **腰椎运动功能检查** 腰椎运动功能检查是检查腰部脊柱的前屈、后伸、侧屈和旋转运动。

(1)前屈、后伸运动:脊柱活动是多轴的整体运动,前屈的腰脊呈匀称弧形,背部脊柱间变平,髋关节参与运动。后伸时依靠脊柱、骶髂关节和髋关节的共同作用,有时也需膝关节的屈曲。

(2)侧屈运动:固定骨盆,双足并拢,观察侧屈侧,正常情况下侧屈一侧的指尖应达到膝关节以下,测量中立位与腰椎侧屈的度数。

(3)旋转运动:固定骨盆,两手叉腰,分别向左、右旋转,测量肘尖所指方向的角度(主要检查椎间关节)。

正常腰椎运动角度:前屈 90°,固定臀部则可前屈 45°;后伸 30°;左右侧屈各 20°~30°;旋转 30°(图 1-2)。临床有活动受限并伴疼痛者,常见于腰部急性损伤、腰肌劳损、棘间韧带损伤、腰椎间盘突出、腰椎增生性关节炎、腰肌纤维组织炎、腰椎滑脱、腰椎骨折等。

2. **髋关节运动功能检查** 髋关节运动功能检查是检查髋关节的前屈、后伸、内收、外展、旋内和旋外的运动。

(1)前屈运动:患者取仰卧位,医生一手握于踝上或足部,另一手握住膝部,髋膝关节同时屈曲,使股部尽可能向腹壁靠贴。正常髋关节可前屈 130°~140°(图 1-3A)。屈髋肌主要为髂腰肌、缝匠肌、股直肌、大收肌等。

(2)后伸运动:患者取俯卧位,医生一手按住骨盆,另一手握住踝部,将下肢尽可能地上提,直到骨盆开始从检查平面抬起。正常髋关节被动提伸可达 15°~30°(图 1-3B)。伸髋肌主要有臀大肌、臀中肌后方纤维、腘绳肌。

(3)内、外旋转运动:患者取仰卧位,医生将膝关节屈曲 90°,以小腿为杠杆做内旋、外旋动作。正常髋关节内旋可达 40°~50°,外旋可达 30°~40°(图 1-3C)。内旋肌主要有臀中肌、臀小肌、阔筋膜张肌;外旋肌主要有闭孔内肌、闭孔外肌、梨状肌、臀大肌下部。

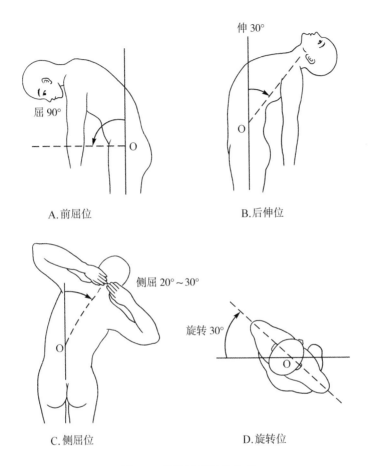

图 1-2 腰椎正常运动角度

（4）内收运动：患者取仰卧位，双下肢伸直，医生一手握住踝部，让患者做内收抗阻运动。正常髋关节内收可达 20°～30°（图 1-3D）。内收肌主要有内长收肌、内短收肌和内大收肌。

（5）外展运动：患者健侧卧位，患侧在上，医生一手按于膝外侧，让患者做抗阻力外展运动。正常髋关节外展可达 30°～45°（图

1-3D)。外展肌有臀中肌、臀小肌和阔筋膜张肌。

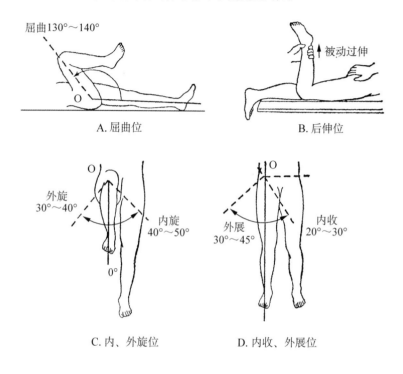

图 1-3　髋关节正常运动角度

3. 膝关节运动功能检查　膝关节的运动主要有屈曲、过伸、内旋和外旋 4 个功能。

（1）屈曲运动：患者取仰卧位，医生一手扶住患者髌骨，一手握于踝上，屈曲膝关节。正常膝关节可屈曲 120°～150°（图 1-4）。屈膝的肌肉主要有股三头肌、半腱肌、半膜肌、股薄肌、缝匠肌、腓肠肌。

（2）过伸运动：膝关节伸直角度为 0°，但可进行过伸运动，其过伸可达 5°～10°。方法是患者取仰卧位，被检查的下肢伸直，医生一手放于髌骨上下压,另一手握住踝上部,将小腿上抬即可(图1-4)。过伸的肌肉是股四头肌。

(3)内旋、外旋运动:患者体位同过伸运动,医生一手放于髌骨上,以固定膝关节,一手握踝部,将小腿内旋和外旋。正常膝关节内旋可达 10°,外旋可达 20°。内旋的肌肉有半腱肌、半膜肌、股薄肌、缝匠肌和腓肠肌。外旋的肌肉为股二头肌。

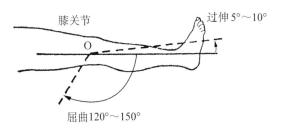

图 1-4 屈膝关节正常运动角度

4. 踝足部关节运动功能检查 踝关节有踝背伸、跖屈运动功能,足部关节有内翻、外翻、跖趾关节背伸和跖屈。

(1)踝关节运动

①踝背伸运动:患者仰卧或坐于床上,下肢伸直,医生用一手掌向足背方向轻推患者足心。正常踝关节背伸 20°~30°(图1-5)。踝背伸的肌肉为胫骨前肌、鉧长肌。

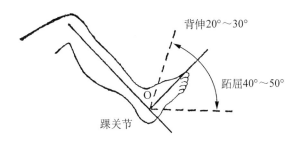

图 1-5 踝关节正常背伸、跖屈运动角度

②踝跖屈运动：患者体位同踝背伸运动，医生一手放于患者足背部靠前处，向足心轻推患足。正常踝关节跖屈 40°～50°（图 1-5）。踝跖屈的肌肉有踇长屈肌、胫骨后肌、腓骨长肌、腓骨短肌。

（2）足部关系

①足内翻：正常足内翻的角度为 30°（图 1-6）。足内翻的肌肉为胫骨前肌、胫骨后肌、踇长屈肌。

②足外翻：正常足外翻的角度为 30°～35°（图 1-6）。足外翻肌为腓骨长肌、腓骨短肌和趾长肌。

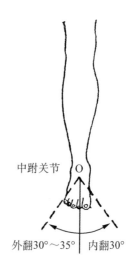

图 1-6　足正常内、外翻角度

③跖趾关节背伸：正常跖趾关节背伸 45°（图 1-7）。背伸肌有踇长伸肌、踇短伸肌、趾长伸肌、趾短伸肌。

④跖趾关节跖屈：正常跖趾关节跖屈为 30°～40°（图 1-7）。跖屈肌为趾长屈肌、趾短屈肌、骨间跖侧肌、足蚓状肌、踇长屈肌、踇短屈肌和小趾屈肌。

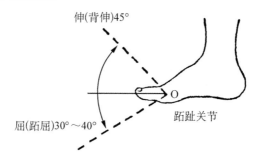

图 1-7　跖趾关节背伸、跖屈角度

（六）腰腿痛有关的专项检查

1. 腰背部专项检查

（1）拾物试验：在地上放一小而轻的物品，让患者拾起。正常为弯腰、屈髋、半屈膝位舒适协调地拾起。如发生腰痛时，患者为腰部僵硬挺直，一手扶膝，一手缓慢拾拿者，即为阳性。本试验主要适用于检查儿童的腰部活动情况。

（2）屈颈试验：患者取仰卧位，双下肢伸直，被动或主动做屈颈动作。正常时下颌骨下缘可触及胸骨而无不适感。如引起下肢放射痛者为阳性，为腰神经根受压、坐骨神经紧张所致。

（3）直腿抬高试验：患者取仰卧位，双下肢伸直。医生一手压住其膝部，另一手托住其足跟，将腿慢慢抬起。正常人可达70°（图1-8）。如抬高小于70°时出现腰痛及同侧下肢放射痛者为阳性，多见于腰椎间盘突出症。如抬至40°即出现者见于后侧型腰椎间盘突出症。同法检查健侧，如出现患肢痛则为严重的或中央型腰椎间盘突出症。

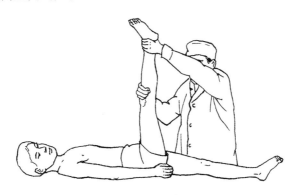

图1-8 直腿抬高试验

（4）直腿抬高加强试验：直腿抬高引起下肢放射痛时，将下肢降低少许，当到达疼痛刚要明显减轻或消失的高度时，用力背屈踝关节，如引起下肢放射痛则为阳性，说明神经根受压。

（5）健肢抬高试验：方法同患肢直腿抬高试验，只是上抬的是健肢，如患肢出现放射痛且定位定线不十分明确，属大面积的放射痛者，多为腋下的椎间盘突出症。

（6）仰卧挺腹试验：患者取仰卧位，屈髋屈膝，肘尖置于身体两侧并着床，用力抬起臀腰部，如患肢出现放射痛者为阳性，阳性者为椎间盘突出。

（7）股神经牵拉试验：患者取俯卧位，下肢伸直，医生一手按于臀部，一手从小腿的前面将下肢抬起，使髋关节过伸，如大腿前方疼痛即为阳性，阳性者为腰$_{2-3}$ 或腰$_{3-4}$ 椎间盘突出症。

（8）Milgram 征：患者取仰卧位，双下肢伸直并抬高，保持这一姿势 30s 以上。正常情况下无不适感，若下肢出现放射痛即为阳性，阳性者为腰椎间盘突出症（图 1-9）。

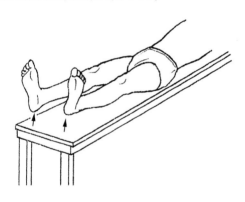

图 1-9 Milgram 征

（9）跟臀试验：患者取俯卧位，医生握住其踝部屈曲膝关节，使足跟贴紧臀部，使髋过伸，如大腿前方出现疼痛者为阳性，阳性为腰$_{2-3}$ 或腰$_{3-4}$ 椎间盘突出症（图 1-10）。

（10）轴位牵拉试验：患者取仰卧位，双上肢伸直，双手紧握床头的栏杆或由一助手将双手从病人腋下伸过以固定躯干。医生用

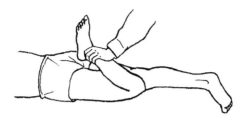

图 1-10 跟臀试验

肘夹住患者健侧下肢前向下牵引,同时让患者膝伸直抬高患侧下肢。注意观察抬高角度,并与不牵引时的抬高角度相比较,若抬高角度增加且疼痛弧消失者,提示腰椎间盘突出无粘连,可复位。

(11)棘突触诊直腿抬高试验:患者取仰卧位,双下肢伸直,医生一手触摸其腰椎棘突,另一手握其踝部抬高患侧下肢。在抬高的过程中,若未触到腰椎运动便出现疼痛,可能为骶髂关节炎或其韧带损伤;若疼痛发生在腰椎运动之后,则病变可能在腰骶关节;若分别抬高两侧下肢至同样高度时引起疼痛者,多系腰骶关节病变。

(12)直腿坐位试验:患者取仰卧位,医生一手压膝,使膝关节伸直平放床面,让患者坐起。这时如一侧下肢或双侧下肢出现放射痛者为阳性,阳性者为腰椎间盘突出症、腰椎强直、坐骨神经痛。

(13)背伸试验:患者取俯卧位,双下肢伸直并拢,双手合抱于项后。医生于其背部施压,让患者头、上身及下肢(膝部不能折弯)同时抬起,疼痛存在者为阳性,阳性者为腰肌和腰椎间盘病变。

(14)弓弦试验:患者坐于椅子上,手扶身体并伸直腰部,患肢被动伸直至小腿出现疼痛,再稍加屈膝以无痛为度,医生以膝夹住患者小腿部,用双手示指和中指在腘窝部按压坐骨神经,引起局部疼痛者为阳性,阳性者为椎间盘突出症的神经根压迫症状。检查对侧下肢而患侧下肢疼痛者,为椎间盘突出于神经分叉处。

（15）米诺（Minor）试验：患者由坐位改变为站位时须一手扶腰，且患膝屈曲即为阳性，阳性者为坐骨神经病变。

（16）鞠躬试验：患者取站立位，头部前屈如鞠躬状，若患肢出现放射痛即为阳性，阳性者为椎管内病变。

（17）背伸试验：患者取站立位，让患者腰部尽量背伸，如出现疼痛者为阳性，阳性者为椎管狭窄症或腰肌、关节突关节、棘上韧带、棘间韧带、黄韧带病变。

（18）颈静脉加压试验：患者站、坐位均可，医生站于患者背后，双手于颈部按住胸锁乳突肌前缘，用力按压双侧颈静脉，维持时间约 1min，同时让患者收腹、憋气，如出现下肢疼痛、放射痛或不适即为阳性，阳性者为腰椎间盘突出症（按压颈外静脉，使其回流受阻，脊髓腔内液体增多，压力增大，硬膜膨胀，神经根随之移位而间接受压）。

（19）屈髋屈膝试验：患者取仰卧位，屈髋屈膝（双侧），医生一手按其膝部，一手托于患者项后，并使其膝胸尽可能靠近，如腰骶部疼痛者即为阳性，阳性者为腰骶关节病变。

（20）骨盆回旋试验：患者取仰卧位，屈曲膝、髋关节，医生双手推膝并使膝髋关节尽量屈曲，臀部离床，此时腰骶部疼痛者为阳性（单侧屈膝屈髋亦可），阳性者为腰扭伤、腰椎椎间关节、腰骶关节、骶髂关节等病变（注：腰椎间盘突出者该试验为阴性）。

（21）梨状肌紧张试验：患者取仰卧位，患肢伸直，做内收、内旋动作，如出现坐骨神经通路疼痛，则立即外展、外旋患肢，疼痛即刻缓解者为阳性，阳性者为神经根受压所致。

（22）伸膝试验：患者取仰卧位，屈膝屈髋 $90°$，再伸膝关节，正常膝关节可伸 $135°$ 以上，如在伸膝过程中引起疼痛或不能伸膝者为阳性，阳性者为坐骨神经痛、骶髂关节病变。

（23）足背伸试验：患者取仰卧位，足尽可能背伸，医生双手再顺势推压，如小腿及足跟部疼痛者为阳性，阳性者为坐骨神经痛。

（24）踇趾背伸试验：患者取仰卧位，踇趾用力背伸，这时医生以一手指予以对抗,若背伸力减弱或消失者为阳性(两侧对比),阳性者为腰椎间盘突出症。

(25)髂腰肌征:患者取俯卧位,过伸髋部可引起背痛或腹痛,若旋转髋关节不痛即为阳性,阳性者为髂腰肌炎性病变。

(26)Lewin征:患者站立后弯腰,用手指触摸足趾,正常人可触及,若引起疼痛且膝部迅速弯曲者为阳性,阳性者见于腰骶、骶髂、臀部病变。

2. 骨盆部专项检查

(1)骨盆挤压与分离试验:患者取仰卧位,医生双手放于患者两侧髂翼上,向中线挤压,或嘱患者侧卧位,医生按压在上方的髂翼处,此方法为骨盆挤压试验。患者取仰卧位,医生双手交叉放在患者两侧髂前上棘处,向外下方稍用力下压,此方法称为骨盆分离试验。如产生疼痛者为阳性(两种方法意义相同),阳性者见于骨盆骨折、骶髂关节病变。

(2)"4"字试验:患者取仰卧位,健肢伸直,患侧屈髋屈膝,且髋关节外展外旋,将足外踝部搭在健侧大腿上,两腿外形成"4"字状,医生一手放在患者膝内侧下压,一手置于患者对侧髂翼上固定骨盆。如骶髂关节处疼痛者即属阳性,阳性者为骶髂关节病变(如骶髂关节半脱位、骶髂关节急性损伤、骶髂关节结核等)。

(3)骶髂关节扭转试验:也叫床边试验。患者取仰卧位,患肢放于床边外侧,健肢屈膝屈髋且双手抱之于胸前。医生一手按于健肢膝部(固定骨盆、脊柱),另一手按压患侧大腿(使髋关节过伸),此时骶髂关节处疼痛者为阳性,阳性者见于骶髂关节病变(图1-11)。

(4)斜扳试验:患者取仰卧位,患肢充分屈髋、屈膝、髋内收、内旋,医生一手按在患侧肩部(固定躯干),一手按在患侧膝部外侧向对侧推压,如骶髂关节处疼痛者为阳性,阳性者为骶髂关节病变(图1-12)。

(5)Compbell征:患者取站位或坐位,令其躯干前倾,如躯干

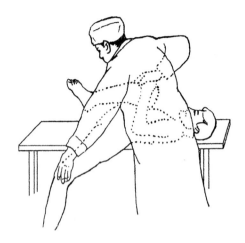

图 1-11 骶髂关节扭转试验

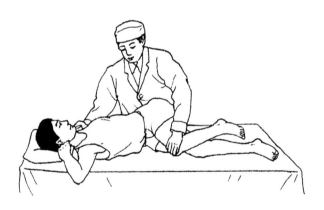

图 1-12 斜扳试验

与骨盆同时前倾者为腰骶关节病变；如躯干前倾，骨盆不动者则为骶髂关节病变。

（6）骨盆旋转试验：患者坐于凳子上，医生面对患者，用双腿夹住患者两膝（固定骨盆），用双手扶住患者双肩，将躯干左右旋转活动,若骶髂关节处疼痛者为阳性,阳性者为骶髂关节病变。

(7)单腿跳跃试验:做单腿跳跃动作,先健侧,后患侧,如不能跳起或跳跃时骶髂关节处疼痛者为阳性,阳性者在排除髋、膝、脊柱病变后,可考虑为骶髂关节病变。

(8)蹲坐试验:嘱患者坐在床边或板凳上,两手撑起躯干,再突然放下,如骶髂关节处疼痛者则为阳性,阳性者为骶髂关节病变。

(9)骶髂关节封闭试验:患者取俯卧位,医生于每侧骶髂关节处注射1%普鲁卡因注射液15～50ml,5～10min后,如注射局部原有的疼痛消失者为阳性,阳性者为骶髂关节损伤等疾病。

3. 髋关节专项检查

(1)托马斯征:患者取仰卧位,健侧髋关节屈曲,使大腿尽可能靠近腹壁,嘱患者患肢伸直,如患肢不能平放于床面或患肢放于床面时腰椎离开床面,出现代偿性前凸者为阳性,阳性者为髋关节畸形(图1-13)。

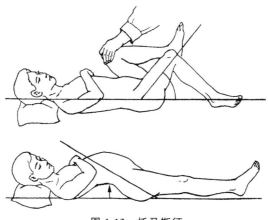

图1-13　托马斯征

(2)单腿站立试验:让患者先健侧单腿站立,患侧下肢抬起,患侧骨盆、臀皱襞随之上移者为阴性;若患侧单腿站立,健侧下肢抬起,健侧骨盆、臀皱襞下移者为阳性,阳性者为髋关节不稳或臀中肌、臀小肌无力（图 1-14）。

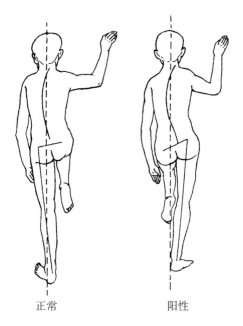

正常　　　　　　阳性

图 1-14　单腿站立试验

（3）套叠试验：患者取仰卧位，医生一手固定骨盆，一手握其右腿做来回推动动作，如有轴动或大粗隆随推拉而上下移动者为阳性，阳性者为小儿先天性髋关节脱位。

（4）Allis 征：患者取仰卧位，双膝双髋屈曲，双足跟并齐平放于床面，若两膝不等高则为阳性，阳性者为髋关节后脱位，股骨或胫骨短缩。

（5）髂胫束紧张试验：患者健侧卧位，且屈膝屈髋，医生站于患者背后，一手固定其骨盆，一手握住患肢髋部并屈膝 90°，再外展、伸直患侧大腿，使之与躯干在同一直线上。正常时立即松手后因阔筋膜张肌收缩，下肢稍上举后逐渐落下，若患肢不落下或强行内收时,可使腰椎弯向患侧,此为阳性,阳性者为髂胫束挛缩。

(6)双髋外展试验:将患儿平放于桌面上,医生手握患儿两侧膝部,将其双膝、双髋屈曲至90°,再外展、外旋髋关节各90°,正常时双膝外侧可触及桌面,先天性髋关节脱位者外展受限或膝外侧不能触及桌面者为阳性。

(7)弹响试验:患儿取仰卧位,医生一手固定其骨盆,一手握住患肢膝部,屈髋90°,逐渐外展大腿,先天性髋关节脱位时,股骨头从后面滑入髋臼时有一跳跃声,即为弹响试验阳性(注:本试验仅适用于婴儿)。

(8)弹入弹出征:患儿取仰卧位,医生先将其髋关节屈曲至90°,膝关节极度屈曲,医生双手握住其双下肢,中指顶在大粗隆处,拇指放于腹股沟处对着小粗隆,轻柔外展髋关节,并在大粗隆部加压,如脱位时可感到股骨头向前滑入髋臼内,若再用拇指于小粗隆部加压,又可感到股骨头向后滑出髋臼,提示脱位的髋关节易复位,但不固定(图1-15)。

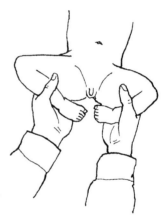

图 1-15　弹入弹出征

(9)Phelps试验:患者取俯卧位,屈曲膝关节,大腿尽量外展,医生握住患者踝部,将膝关节伸直,在伸膝过程中大腿发生内收即为阳性,阳性者为股薄肌痉挛。

(10)髋关节冲击试验:患者取仰卧位,患肢伸直,医生一手抬高患肢至45°,另一手握拿叩击患侧足跟部,若髋关节处因叩击而疼痛者为阳性,阳性者见于髋关节疾病。

(11)大腿滚动试验:患者取仰卧位,双下肢伸直,医生用手掌握搓患者大腿,使大腿向内、向外旋转,即呈滚动状,如髋关节运动受限伴疼痛,并有腹肌收缩者为阳性,阳性者为髋关节病变,系髋关节结核、炎症、股骨骨折及粗隆间骨折。

(12)Nelaton线:患者取侧卧位,患侧在上,屈髋45°,显露坐骨结节,在此结节与髂前上棘之间画1条线,此线为Nelaton线。正常情况下,髋关节屈曲135°时,此线经过大转子顶端,若此线低于大转子1cm,说明大转子向上移位,提示髋关节后脱位或股骨颈骨折。

4. 膝关节专项检查

(1)浮髌试验:患者取仰卧位,膝关节伸直,股四头肌完全放松,使髌骨可随意向两旁推动。医生一手压在髌上囊上,使积液进入关节腔,另一手示指尖轻按髌骨中央,若感到髌骨冲击股骨前面者则为阳性,阳性者说明关节腔内积液已超过10ml,若髌骨随手按压而出现浮沉现象,则说明关节腔内积液较多。

(2)髌骨摩擦试验:患者取仰卧位,下肢肌肉放松,医生一手握住其踝上部,一手放于髌骨上轻度下压,同时被动伸屈膝、髋关节,如感觉到或听到摩擦音(感)时,即为阳性,阳性者说明髌骨软骨退行性变。

(3)侧副韧带紧张试验(关节分离试验):患者取仰卧位,伸直膝关节,医生握住患肢踝关节上部,将小腿外展,另一手按住膝关节外侧,将膝向内侧推压,使内侧侧副韧带紧张,如出现疼痛或异常的外展运动为阳性,说明内侧侧副韧带松弛或断裂、损伤。如向相反方向施压,将小腿内收,可知外侧侧副韧带的损伤(图1-16)。

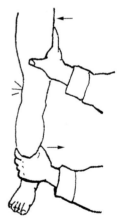

图1-16 侧副韧带紧张试验

(4)抽屉试验:患者取仰卧位,屈膝90°,足底放于床上,医生坐在患者足面上以做固定,双手握住患者小腿上端做前拉后推动作(如拉推抽屉样动作),如小腿有过度向前或向后移位者,则分别说明前十字(交叉)韧带或后十字(交叉)韧带损伤、松弛(图1-17)。

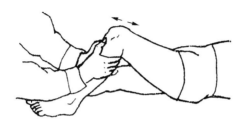

图1-17 抽屉试验

(5)膝过伸试验:患者取仰卧位或坐位,医生将患肢膝关节伸直,一手握住小腿,另一手按压在膝关节上方,使膝关节被动过伸,如膝关节部疼痛者为阳性,阳性者为半脱位、前角损伤、脂肪垫损伤或肥厚、股骨髁软骨损伤。

(6)重力试验:患者取侧卧位,患肢在上,于两膝关节处放一枕头或医生一手伸直,放于患者两膝关节之间使之夹住,嘱患者主动屈伸患侧膝关节,若膝关节处的弹响声减弱,说明半月板损伤或盘状变异在外侧,如弹响声增大,说明半月板损伤或盘状变异在内侧。如果患者取侧卧位,患肢在下,患者在主动屈伸膝关节时膝关节的弹响声减弱,说明半月板损伤或盘状变异在内侧,如弹响声增强,说明半月板损伤或盘状变异在外侧。注意,本试验对象为已明确半月板有损伤或存在盘状变异,膝关节已出现弹响,但不清楚此弹响声的来源,其目的在于鉴别弹响声是内侧还是外侧发出。

(7)半月板弹响试验:患者取仰卧位,医生一手握住患者踝部,将其膝关节尽可能地屈曲,后将其小腿放于不同轴位,再行屈膝关节伸屈活动,根据"弹响"声出现的时间,确定半月板软骨损伤的可能部位(图 1-18)。①小腿外展外旋,同时做膝关节伸屈活动,如存在弹响,提示外侧半月板软骨存在破裂的可能;②小腿内收外旋,同时做膝关节伸屈活动,如存在弹响,提示内侧半月板软骨存在破裂的可能;③膝关节在 90°左右发生弹响,提示半月板软骨中央破裂;④膝关节过度屈曲时发生弹响,提示半月板软骨后有破裂的可能。

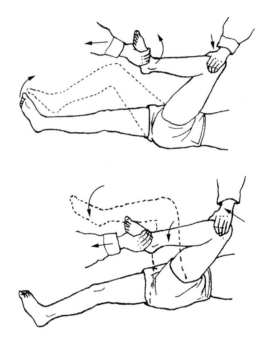

图 1-18　半月板弹响试验

(8)研磨试验:患者取俯卧位,医生将自己的膝部放于患者大腿后部以固定,双手握住患者足部(或医生一手固定患者大腿,一手握住患者足部)并下压,使力由患者小腿传至膝部,同时内旋或外旋患者足部,并做膝关节屈伸活动,如此时膝部出现疼痛者为阳性(图1-19),屈曲90°时疼痛者为中央破裂;屈曲最大限度时疼痛者为后角破裂;近伸直位时疼痛者为前角破裂。

(9)推髌试验:患者取仰卧位,下肢伸直,医生将拇指和示指张开成"八"字形,虎口对着髌骨底边(上缘)下推,并适当用力抵住,这时嘱患者突然用力上提股四头肌,如髌骨处发生剧痛则为阳性,阳性者为髌股关节炎(注意:正常人做此试验也有轻度疼痛,应予以区别)。

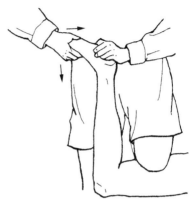

图 1-19 研磨试验

(10)髌骨拇指指甲检查:医生用自己的拇指指甲从患者髌骨的上部向下刮动,可作为检查髌骨有无轻微裂缝的一种方法。

(11)肌警觉性征:患者步行呈分段步态,即行走时稍有停滞和不连贯。此特征常提示膝关节结核的可能。

(12)透光试验:膝关节肿物存在明显波动感时,医生用手电筒直接照射该部位,如照射后呈透明或淡红色,则为血肿或实质性肿物。

5.踝足部专项检查

(1)踝关节背伸试验:当腓肠肌、比目鱼肌挛缩时,踝关节则不能背伸或伸膝时踝关节跖屈。让患者屈曲髋关节,腓肠肌便松弛,踝关节可背伸,当膝关节伸直时,踝关节便不能背伸,提示腓肠肌痉挛。若伸屈膝时,踝关节均不能背伸,提示比目鱼肌痉挛(因腓肠肌起点在膝关节线以上,比目鱼肌起点在膝关节线以下。注意:此试验专为区别腓肠肌和比目鱼肌挛缩而设)。

(2)跟腱偏斜征:患者取站立位,正常情况下,小腿正中线与足跟纵轴一致,若跟背轴线向小腿正中线外侧或内侧偏斜,说明存在足内翻或足外翻。

(3)足长轴与两踝连线的测量:患者取仰卧位,在足底面从跟骨正中引一轴线,正常情况下此线通过第1、2趾之间,此线为足长轴,足长轴与两踝连线相交,正常情况下长轴向胫侧倾斜5°,故此两线相交的外上角应为95°,若两线相交为直角,提示前足外展畸形,若大于95°,提示前足内收。

(4)Strunsky征:患者取仰卧位,医生握住患者足趾部,如使其屈曲产生疼痛即为阳性,阳性者为前足弓有炎症。

(5)跖骨头挤压试验:医生一手握住患者足跟部,另一手横行挤握5个跖骨头,如出现足前放射痛者为阳性,阳性者可能为跖痛病、跖骨头软骨炎、扁平足。

(6)跟骨叩击试验:患者取仰卧位或坐位,医生以拳叩击其跟背,若发生疼痛,提示踝关节损伤或跟骨骨折。

(7)提踵试验:患者取站立位,先做健侧提踵60°和30°动作,再以同法做患侧,若患侧可提踵60°而不能上提30°时,提示该跟腱断裂(跟腱只能做30°以下的动作,可使足尖站立,而60°动作是胫骨后肌和腓骨肌的协同之功)。

(七)感觉检查

人体的感觉有两类。一类是触觉、痛觉和温度觉,它们均属浅感觉;另一类是关节位置运动觉和震动觉,它们均属深感觉。

1. 浅感觉的检查

(1)触觉:用棉签在体表逐一检查,左右侧对比。

(2)痛觉:用针尖检查,用针下扎时用力应均匀一致,左右侧对比。

(3)温度觉:分别用0℃的凉水管和45℃的温水管在体表检查温度觉。

以上检查,应将感觉过敏区、减退区、消失区一一记录,最好以图表示。

2. 深感觉的检查

(1)位置运动觉:轻捏患者手指或足趾,分别做屈伸运动,让患者闭目,辨别所运动的手、趾及方向。

(2)震动觉:将震动的音叉放于骨突部,正常时应可感觉到其震动与停止,否则为异常。

(八)肌力检查

肌力共分为 6 级(0-5 级),具体检查如下。

0 级:肌力完全消失,无收缩功能。

1 级:肌肉有收缩,但不能移动关节。

2 级:肌肉有收缩,在不能对抗地心引力状态下可移动肢体关节。

3 级:能对抗地心引力(肢体重力)移动关节,但不能对抗阻力。

4 级:能对抗阻力移动肢体关节,但力量较弱。

5 级:肌力正常。

(九)反射检查

反射检查包括浅反射、深反射和病理反射 3 个方面的检查。

1. 浅反射检查 见表 1-3。

表 1-3 浅反射检查

反射	检查法	反应	肌肉	神经	节段定位
上腹壁反射	迅速轻划左右上腹部皮肤	上腹壁收缩	腹横肌	肋间神经	胸$_{7\text{-}8}$
中腹壁反射	迅速轻划左右脐区皮肤	中腹壁收缩	腹斜肌	肋间神经	胸$_{9\text{-}10}$
下腹壁反射	迅速轻划左右下腹部皮肤	下腹壁收缩	腹直肌	肋间神经	胸$_{11\text{-}12}$

（续　表）

反射	检查法	反应	肌肉	神经	节段定位
提睾反射	轻划大腿内上侧皮肤	睾丸上提	提睾肌	生殖神经	腰$_{1-2}$
肛门反射	轻划肛门周围皮肤	外括约肌收缩	肛门括约肌	肛尾神经	骶$_{4-5}$
正常跖反射	轻划足底外侧	足趾及足向跖面屈曲	屈趾肌等	坐骨神经	骶$_{1-2}$

2. 深反射检查　见表 1-4。

表 1-4　深反射检查

反射	检查法	反应	肌肉	神经	节段定位
肱二头肌反射	检查者的拇指置于患者肱二头肌腱上被叩击	肘关节屈曲	肱二头肌	肌皮神经	颈$_{5-6}$
肱三头肌反射	叩击鹰嘴上方的肱三头肌腱	肘关节伸展	肱三头肌	桡神经	颈$_{6-7}$
膝反射	叩击髌骨下股四头肌腱	膝关节伸直	股四头肌	股神经	腰$_{2-4}$
跟腱反射	叩击跟腱	足向跖面屈曲	腓肠肌	坐骨神经	骶$_{1-2}$

3. 病理反射检查　见表 1-5。

表 1-5 病理反射检查

反射	检查法	反应	节段定位
霍夫曼征 (Hoffmann 征)	快速弹压患者被夹住的 中指指甲	拇指及其他各指快速 屈曲者为阳性	锥体束
巴宾斯基征 (Babinski 征)	以针在足底外缘自后向 前划过	踇趾背伸,其余各趾呈 扇状散开者为阳性	
髌阵挛	用力向下猛推髌骨上缘	股四头肌发生节律性 收缩者为阳性	
踝阵挛	一手托膝,一手提足,阵发 性用力做足背屈动作	规律性足部抖动者为 阳性	

(十)脊髓损伤的检查

1. **脊髓休克** 脊髓的上、下行神经传导功能发生暂时性障碍,使受伤脊髓平面以下的所有生理功能发生障碍。初期的临床表现与脊髓横断完全相同,在伤后数小时内,功能可有一定恢复,1～2周后,生理反射逐渐恢复。

2. **脊髓完全横断** 脊髓颈$_5$-胸$_2$(颈膨大)以上受伤,致四肢瘫痪,其以下受伤,致下肢瘫痪(截瘫)。初期下肢呈弛缓性麻痹,膀胱和直肠麻痹。损伤节段以下平面对称的浅、深感觉丧失,全部反射消失。脊髓完全横断者1～2周后,脊髓受伤平面以下出现如下脊髓反射。

(1)全反射:截瘫区域内局部刺激可激发截瘫区产生强烈抽动。

(2)腱反射增强。

(3)痉挛性麻痹。

(4)锥体束征阳性。

(5)球海绵体反射阳性(轻捏龟头,可引起肛门收缩)。

(6)肛门反射阳性。

3. **脊髓不完全损伤** 半侧脊髓损害,表现为同侧肢体痉挛性麻痹,肌肉关节深感觉丧失,对侧痛、温觉消失。

4. 脊髓受压 引起脊髓受压的常见原因有:①椎间盘后突;②脊髓肿瘤;③脊椎骨折脱位;④脊椎结核。

(十一)神经根损伤的检查

神经根损伤的检查见表 1-6。

表 1-6 神经根损伤检查

损伤神经根	神经	肌肉
腰$_{1-3}$	股神经	髋屈肌
腰$_{2-4}$	闭孔神经	髋关节内收肌
腰$_{2-4}$	股神经	股四头肌
腰$_{4-5}$	腓深神经	胫骨前肌
腰$_{4-5}$	胫后神经	胫骨后肌
腰$_{4-5}$,骶$_1$	臀上神经	臀中肌
腰$_{4-5}$,骶$_1$	坐骨神经,胫神经一部	内侧腘绳肌
腰$_5$,骶$_1$	腓深神经	趾长伸肌
腰$_5$,骶$_1$	腓深神经	踇长伸肌
腰$_5$,骶$_{1-2}$	腓浅神经	腓骨肌
腰$_5$,骶$_{1-2}$	胫神经	小腿三头肌
腰$_5$,骶$_{1-2}$	坐骨神经、胫神经一部	外侧腘绳肌
腰$_5$,骶$_{1-2}$	臀下神经	臀大肌
骶$_{1-2}$	胫神经	踇长屈肌
骶$_{1-2}$	胫神经	趾长屈肌
骶$_{2-3}$	外侧、内侧足底神经	足内在肌
骶$_{2-4}$		会阴部

三、腰腿痛的检验学检查

检验学检查在腰腿痛的诊断中是不可缺少的,临床上应在掌握病史和体格检查后进行,且有针对性地选择应检验的项目。常做的检验项目如下。

（一）常规检查

1. 血常规

（1）腰腿痛伴发热：属革兰阳性菌感染时白细胞总数升高，以中性粒细胞为主；革兰阴性菌感染、病毒感染、自身免疫性疾病者往往白细胞总数正常或偏低。

（2）类风湿关节炎：该病活动期和病情较重者红细胞总数、血红蛋白可明显降低。

2. 血沉　活动性风湿热、风湿性关节炎、活动性结核者血沉增快，非活动性者血沉可正常。另外，恶性肿瘤者血沉可加快，或因手术、化疗、放疗较彻底可逐渐趋于正常，复发或转移者又可增快。

3. C-反应蛋白（CRP）　C-反应蛋白是急性反应物质中明显且最早的一类，与红细胞沉降率同类，属非特异性者，较为准确、敏感，有利于早期诊断与动态观察病情的变化和疗效的优劣。风湿热急性期和活动时、恶性肿瘤、机体炎症、类风湿、强直性脊柱炎等呈阳性，病毒感染多呈阴性。

4. 抗链球菌溶血素试验"O"（简称抗"O"试验、ASO）　测定值＞500U 为增高，临床抗"O"试验值＞500U，且血沉增快、白细胞总数增多、C-反应蛋白阳性者，为风湿活动期。

5. 类风湿因子凝集试验（RF）　临床用于类风湿关节炎的诊断，其阳性率高达 80%（指未经治疗患者的检出率）。

6. 出凝血时间　腰腿痛的患者在进行治疗时，特别是需要进行硬膜外腔置管、小针刀、局部注射等治疗时，有时会伤及血管，故很有必要对其进行出凝血时间的检查，以利于更为安全地进行治疗。

7. 血清碱性磷酸酶（ALP）　癌症、骨折恢复期患者 ALP 可升高（癌组织存在胎盘性 ALP 的产生，骨折时 ALP 生成亢进）。

8. 血清酸性磷酸酶　前列腺癌发生骨转移时血清酸性磷酸酶升高，正常值＜33nmol/（s·L）（布氏法＜2U），或 17～83nmol/

(s·L)(金氏法为 1~5U)。本项目的测定主要是用于排除原发性骨癌、前列腺癌、变形性骨炎等。

9.血浆尿酸测定　痛风(小关节突疼痛或慢性疼痛伴有结节)者升高明显。糖尿病患者血浆尿酸升高表明病情较重。

10.血浆尿素氮测定　晚期痛风患者血浆尿素氮升高提示慢性肾功能不全,其升高的程度与病情成正比,据此可作为判断病情和预后的指标。

11.血清肌酸磷酸激酶(CPK)　该指标临床主要用于骨骼肌疾病的诊断,心肌梗死时该酶活性显著增高。

12.血清肌酸磷酸激酶同工酶　该酶分为肌型(MM)、脑型(BB)和混合型(BM)3 型,骨骼肌疾病时只查 MM 型即可。

13.血清钙含量测定　临床主要用于确定腰腿痛患者是否患有骨质疏松症,以便对因治疗。

14.尿常规检查　肝脏损害者尿胆红素可呈阳性;胰腺炎者尿淀粉酶活性升高;因糖尿病引起的末梢神经炎患者尿糖测定量呈阳性;尿铅、砷、汞、氟定量测定可以帮助确诊中毒物的种类。

(二)特殊检查

疑为椎管内炎症、梗阻等时可进行脑脊液检查。抽取脑脊液的方法:患者取侧卧位,头侧部放置血压表袖带(头下),髋膝关节极度屈曲,选腰$_{3-4}$或腰$_{4-5}$棘突间,取 20~22 号腰穿针(已严格消毒者),局部麻醉下行蛛网膜下腔穿刺,确认无误后,抽出针芯,观察脑脊液的颜色等,按测压玻璃管测压。

蛛网膜下腔出血者,脑脊液表现为均匀的淡红色,若蛛网膜下腔属陈旧性出血或粘连梗阻,脑脊液呈黄色胶冻状;结核性脑膜炎者,脑脊液呈磨玻璃状,放置 1~2h 可见凝块,12~24h 有纤维网膜形成。在脑炎、肿瘤、出血、蛛网膜下腔梗阻时,脑脊液蛋白数量增加。

四、腰腿痛的肌电图检查

肌电图是利用有关电极引导肌肉神经生物电变化信号,并加以放大而描记成图,再通过对图形进行分析所查神经肌肉的功能状态,区别腰腿痛产生的原因,为临床诊断提供宏观依据。

(一)原理

运动单位(包括脊髓前角运动神经元与其支配的肌纤维)在静止状态时肌纤维呈现极化态,膜内与外存在电位差,当神经冲动到达肌纤维时,该肌纤维呈现去极化态,即产生了动作电位,并发生收缩,之后便恢复原极化态。因神经、肌肉的病变部位、性质差异很大,动作电位迥然有别,故用肌电图对它们的差异进行区别有助于疾病的诊断。

(二)正常肌电图

1. 插入电位 将导针插入肌肉时,因肌肉纤维、神经支受到刺激而引起短暂的电位变化,即为插入电位。这种电位变化在针极移动静止后便很快消失。

2. 电静息 正常肌肉完全松弛时无动作电位,在荧光显示屏上呈现一条直线者称为电静息。

3. 运动单位电位 正常肌肉轻微收缩时,肌电图上呈现的动作电位称为运动单位电位。此电位是导针接触运动单位内肌纤维动作电位的总和。由于肌肉收缩的大小相同,参与收缩的运动单位数量及每个单位发放频率的不同,出现的波形不一,其波形有单纯相、混合相和干扰相 3 种(图 1-20)。

(1)单纯相:肌肉轻度用力,只有一个运动单位收缩,肌电图上波形的振幅时相相同(图 1-20A)。

(2)混合相:肌肉中度用力,有较多的运动单位参与收缩,肌电图上有单个运动单位电位,也有许多混合的电位(图 1-20B)。

(3)干扰相:肌肉用力最大,参与运动单位收缩的数量很多,且频率高,运动单位的电位相互干扰,分不出单个运动单位,基线不

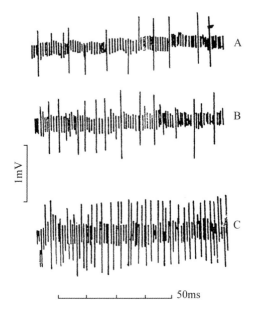

图 1-20　正常肌肉收缩的 3 种波形

A. 单纯相;B. 混合相;C. 干扰相

能辨别者(图 1-20C)。

频率多为每秒 5～10 次,最高可达每秒 50 次。电压(波幅的高度)正常时为 100～7000μV。此电压受运动单位的大小、肌肉用力收缩的程度、电极的放置距离、温度、氧供多少等因素的影响。运动单位电压的时限一般为 5.0～12.0ms,此与运动单位的大小、氧供、温度、肌肉疲劳程度、年龄等有关。

4. **诱发肌电图**　电刺激周围神经干致其支配的肌肉产生的综合动作电位。正常时程为 5～10ms,最高电压为 15～20mV,呈双相或三相波波形(图 1-21)。

5. **反射肌电图**

(1)H 反射:电刺激胫神经使其支配肌肉而诱发的电位为 M

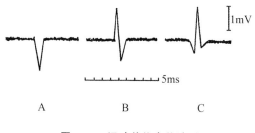

图 1-21　运动单位电位波形
A. 单相;B. 双相;C. 三相

波,此后经过一个潜伏期再出现第二个诱发电位者为 H 波,此为
Ⅰa 类纤维将冲动传入脊髓后产生的反射性肌肉收缩。

　　特征为:双相波,最大波幅为 6.5mV,潜伏期为 28～32ms。
上运动神经元损害时,M 反射亢进。

　　(2)肘部阻抗试验:做屈肘、伸肘活动时,肱二头肌和肱三头肌
受到牵拉,可诱导出单个动作电位。上运动神经元损害时,该反射
亢进。

　　(3)腱反射:正常叩击肌腱时可诱发出单个双向动作电位,叩
击停止即消失。上运动神经元病变时,停止叩击后仍有连续的动
作电位,提示腱反射亢进。

　　(三)异常肌电图

　　当神经或肌肉发生病变时,便有异常电位出现的异常肌电图
表现(图 1-22)。

　　1. 插入电位延长、减弱或消失　当电极插入肌肉时出现序列
电位,导针静止移动后,电位数量、频率逐渐减少,但仍然持续一段
时间才停止者为插入电位延长,反之称为减弱或消失。前者多见
于失神经支配肌肉,如肌强直症、皮肌炎、多发性肌炎等;后者多见
于周围性麻痹、重症进行性肌萎缩等。

　　2. 纤颤电位　将电极插入失神经支配的肌肉进行刺激,或静

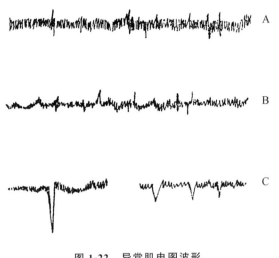

图 1-22　异常肌电图波形

A. 纤颤电位；B. 束颤电位；C. 正相电位

息时出现的短时限（0.5～4ms）、低电压、波幅 50～500μV（图 1-22A）。

3. 束颤电位　肌肉放松时出现的自发运动电位，电压 100～6000μV，频率为每秒 1～3 次，时限为 5～15ms（图 1-22B）。

4. 正相电位　自发出现的正相波形，常与束颤电位同时存在。电压 100μV，频率为每秒 4～10 次，时限为 10～100ms（图 1-22C）。

5. 单纯相　下运动神经元损害时用力收缩，运动单位不多，也不相互干扰（正常肌肉收缩时运动单位相互干扰）（图 1-20A）。

6. 多相电位　在部分失神经支配的肌肉收缩时，出现大量的多相运动单位电位，电压 100～1000μV，频率为每秒 2～20 次，持续 2～30ms。

7. 肌强直电位　是由于肌肉过度兴奋、收缩导致。

8. 群发电位　自发、有间隔的节律性发放的多相电位群，电压 3mV,频率为每秒 4～11 次,时限 50～100ms,多样型波形。肉眼可见肌群有不随意的收缩。见于舞蹈病、癫痫、帕金森病、手足徐动症等。

(四)肌电图在腰腿痛诊治中的应用价值

肌电图检查具有简便、安全、重复性能好、无任何不良反应、定位相对准确(准确率为 58%～100%)的特点,故可作为腰腿痛患者诊断和治疗效果判断的依据。

有报道腰腿痛患者肌电图的阳性率为 20.7%,疼痛轻者不出现失神经电位,反复发作、骶棘肌压痛明显者存在失神经电位,轻收缩出现增多的多相波可诊断神经损伤。腰$_4$至骶$_1$出现阳性定位,主要为腰椎间盘突出症、椎管狭窄、脊柱滑脱、腰骶神经根炎等。中度腰腿痛有少量失神经电位存在,疼痛较重者有明显的失神经电位。椎管狭窄脊髓受压时存在较多的失神经电位,疼痛经过治疗,神经根受刺激症状好转后,失神经电位明显减少。肌电图与手术的符合率为 85%。

这里要说明以下两点。

1. 肌电图与 X 线造影是两种不同的检查方法,结果可以互补,但不能代替,肌电图可检查出受累神经根的定位,但不能确定病变损害的部位与性质。两者对椎管诊断的阳性率接近,X 线造影对椎管狭窄的诊断率高,而肌电图对腰、骶病变诊断的阳性率高达 100%。

2. 部分腰腿痛患者肌电图会出现假阴性,系受损神经支配的肌纤维未查到所致,故应引起注意并加以区别。

五、腰腿痛的影像学检查

腰腿痛的影像学检查主要包括 X 线检查、CT 检查和磁共振检查(MRI)。随着科学技术的发展,影像学技术的不断提高,影像学在腰腿痛的诊断、确定手术指征和方案、治疗效果的判定和患者随访中均具有十分重要的意义。

(一)X线检查

1. X线摄片　X线摄片检查是腰腿痛患者最基本、最重要的检查方法,通过清晰、正确体位、对比性良好的X线片大多数腰腿痛可明确诊断。对于诸如腰椎间盘突出症、椎管狭窄等病症,X线虽不能明确诊断,但可为CT横断扫描提供整体节段纵轴情况和具体的部位;并可作为治疗前后对比和疗效制定的客观依据,阴性结果也有助于诊断和鉴别诊断。因此,腰部X线检查是腰腿痛患者的常规检查,医生必须掌握其有关知识。

腰部X线摄片的体位有正位、侧位、倾位片,必要时可拍过伸、过屈位片。

(1)腰椎正位片:正常腰椎正位片主要可看到如图1-23所示内容。

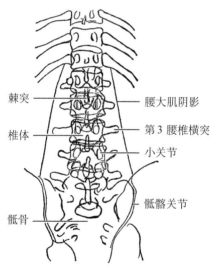

图1-23　腰椎正位片

①椎体:呈长方形,横径略大于上下径,轮廓清晰,左右两侧稍向内凹,上下缘平行,边缘呈双线影,上、下缘与两侧缘交界处呈钝

圆形。

②椎间隙:位于上下两个椎体之间,其密度低于骨质,左右两侧等宽,其宽度随年龄、椎节不同而略有差异。由于腰椎生理前凸之故,腰$_{3-4}$椎间隙略宽,而腰$_5$-骶$_1$明显变窄,甚至不明显。

③椎弓根、椎板、棘突、横突及小关节:双侧椎弓根位于椎体外上方,呈椭圆形,其内侧缘多清晰,外侧缘稍显模糊。两内侧缘间距为椎管管腔横径。椎板、棘突的轮廓清楚,棘突位于两侧椎板上下缘中部,呈水滴状卵圆形阴影,正常情况下可略偏离中线。小关节位于上、下两椎弓根之间,上关节突由椎弓根向上伸出,下关节突则由上一椎弓根向下突出,两关节突结合处有两条密度增加的阴影,中间为其密度减低的关节间隙。椎弓根水平面呈扁平状向两侧伸出者为横突,其形态、大小有别,第 3 腰椎横突较其他椎节长,第 4 腰椎横突最短,第 5 腰椎横突最大且多不规则,甚至与骶椎融合或构成假关节。

④骶骨:呈一尖端向下的三角形阴影,上方多与腰$_5$椎体下缘重叠,上端两侧呈耳状,与髂骨相对应的耳状面构成骶髂关节,中骶嵴位于中央,呈不规则状,其两侧有卵圆形骶孔,其上缘多较清楚,下缘较淡,一侧上下 4 个,两侧对称分布。

⑤腰大肌:位于腰椎两侧,呈较淡的三角形阴影。正常情况下两侧对称,脊柱结核等炎症时阴影增大且不对称。

在临床上,腰骶椎异常者相当普遍,尤其是先天性畸形,如腰椎骶化、骶椎腰化、胸椎腰化、腰椎胸化、隐性脊柱裂、第 3 腰椎横突过长、第 5 腰椎横突肥大、假关节形成、浮棘、吻棘、半椎体畸形、先天性腰椎融合等。这些先天性畸形是部分患者产生腰痛的直接原因。

(2)腰椎侧位片:腰椎正常侧位片主要可看到如图 1-24 所示结构。

①椎体:呈长方形,横径大于上下径,前后缘高度一致(注:腰$_1$前缘略大于后缘,呈楔形),四角呈直角,前方上、下角略圆。

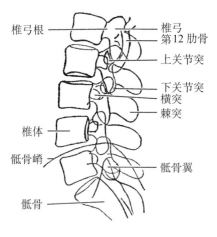

椎弓根 —— 椎弓
第12肋骨
上关节突
下关节突
横突
棘突
椎体
骶骨嵴
骶骨翼
骶骨

图1-24 腰椎侧位片

②椎间隙:前方较后方为宽,下部更为明显,随年龄的老化而变窄。

③椎弓根、椎板、棘突、横突及小关节:椎弓根、棘突清晰,椎板、横突及小关节因相互重叠轮廓模糊。由上、下椎弓根围成的椎间孔清晰,其边缘光滑,呈卵圆形。

④骶骨:为上宽下尖之弓,上缘与水平线成 30°～40°交角,此角即腰骶角,站立位 X 线摄片可增加 5°～10°,以致骶骨下方向后隆凸,末节骶椎下端连接尾椎。

(3)腰骶椎斜位片:腰骶椎左右前斜位 35°～45°摄片主要观察腰骶段疾病,椎间孔有无改变与改变的原因,椎弓根是否存在断裂的"项圈征",上、下关节突及两侧骶髂关节对称与否,有无骨质增生等(图 1-25)。

(4)过伸、过屈位片:过伸、过屈位功能性摄片,主要观察不同位置各腰骶椎不稳、椎体有无畸形及椎体骨赘等(图 1-26)。

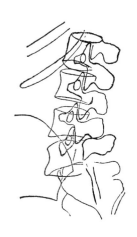

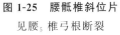

图 1-25　腰骶椎斜位片

见腰₅椎弓根断裂

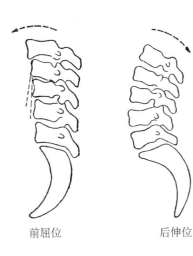

前屈位　　　　后伸位

图 1-26　下腰椎过伸、过屈位片

见腰椎松动、梯形变

①腰椎活动度:急性损伤者腰部活动度明显降低,主要是腰部肌肉痉挛所致。

②腰椎不稳:正常情况下,腰椎伸、屈活动是上一椎体的下面在下一椎体上面前后滑动,并受前纵韧带、椎间盘与小关节等制约,呈均匀、协调运动。当椎间隙松动时,人体前屈,可使上一椎体前下缘超过下一椎体前上缘;当仰伸时则结果相反,此为"梯形变",并有可能使移位的椎体或小关节椎管侧边缘压迫或刺激脊神经根、马尾或窦椎神经而引起一系列症状。如继续发展,椎体边缘骨质增生、韧带硬化、钙化并达到一定程度,则此种不稳便可消失。

2.X线造影检查　人体有些器官、组织与其周围的组织密度差别不大,其吸收 X 线能力的差别也不大,因此 X 线片上很难加以区别,对疾病的诊断造成了一定困难。要观察这些组织器官的情况就须采取给该组织、器官的周围或腔内注射一定量造影剂的方法,来改善它们的密度差别,以获取良好的对比,为诊断疾病提供客观依据。

造影剂分为两种,一种是阳性造影剂,另一种是阴性造影剂。前者吸收 X 线的能力强,主要有碘制剂;后者吸收 X 线的能力弱,如氧气、空气等。为了提高阳性率,有时将两种造影剂同时使用,即双重对比造影。

X 线造影主要检查某些软组织、软骨、关节囊等 X 线片上无法确诊的病变,目的是确定有无器质性病变及通过 X 线确定器质性病变的性质。

(1)造影前的准备:①清洁患者局部皮肤,皮肤有破损或炎症者需治愈后再行检查。②局麻,其药物为普鲁卡因。局麻前应先做普鲁卡因皮肤过敏试验,阴性者方可进行,若为阳性应改用其他麻醉药物。③应用阳性造影剂时,必须做碘过敏试验,阴性者方可进行造影检查。碘过敏试验的方法有皮内法(将 3% 造影剂 0.1ml 注入前臂皮内,再取等量蒸馏水在对侧相同部位注射作对照,观察 10~15min;阳性者见有红斑结节,大小约 1.5cm,如出现过敏反应则按药物过敏进行处理)。

(2)关节造影:关节造影采用的造影剂多是对关节滑膜刺激小的有机碘水溶剂或空气,主要检查膝关节、髋关节、肩关节和腕关节。

①膝关节造影:膝关节造影适用于半月板、关节软骨、关节滑膜的病变和关节韧带的损伤。

造影剂:空气,适用于对关节内游离体的检查,其阳性率显影效果好,剂量为 80~120ml;碘水以泛影葡胺为好,阳性率为 80%~90%,剂量为 10~15ml;双重对比造影,同时使用以上两种造影剂,效果更好,剂量为空气 20~60ml,碘水 4~8ml。

穿刺:髌骨中间的内或外侧均可,刺入 1cm;髌骨下缘髌韧带的内侧或外侧。

②髋关节造影:髋关节造影适用于早期诊断先天性髋关节脱

位和关节内游离体的诊断。穿刺点在腹股沟韧带下方,股动脉搏动处的外侧 1.5～2cm 处,垂直进针;或于股骨大粗隆上缘,沿股骨颈平行向内上方刺入,当刺入关节腔后,注入泛影葡胺(20%～35%)1～5ml。注射后活动肩关节,立即拍片。

(3)椎管硬膜外造影

①主要适应证:椎间盘突出症;椎管内肿瘤;椎管狭窄。

②优点:显影清晰,对其适应证的显影准确率为 98%;安全;对造影剂要求不高,60% 的碘他拉葡胺可用于颈、胸段硬膜外造影而不发生抽搐;操作简便;造影后反应小,无明显不良反应。

③禁忌证:高血压、慢性心肾疾病患者禁用;孕妇禁用;碘过敏者禁用,对其他药物过敏者也应谨慎使用。

④准备

a. 碘过敏试验:可采用碘水点眼法或上臂外侧皮试法。术前 3～5d 口服碘化钾溶液,一次 10ml,每日 3 次。造影当日碘水稀释,静脉注射。以上均为阴性者,方可使用。

b. 穿刺消毒包:20ml 注射器 1 个,5ml 注射器 2 个,塑料导管,3 根腰穿针,量杯,洞巾等。

c. 有关药品:0.9% 氯化钠溶液、0.25% 利多卡因溶液等。

d. 碘水:60% 泛影酸钠、60% 泛影葡胺。

⑤操作方法:上腰段采用后正中的棘间穿刺法,腰骶部多采用由骶骨裂孔穿入法。

(4)椎间盘造影

①主要适应证:确诊椎间盘有无髓核突出及其定位。

②禁忌证:脊柱肿瘤、结核、骨髓炎、椎间盘突出症合并马尾神经受压者。

③准备

a. 碘过敏试验:方法同椎管硬膜外造影。

b. 清洁灌肠。

c. 拍摄腰椎正、侧位 X 线片:观察腰骶椎有无先天性畸形,并排除引起腰痛的其他原因。

④操作方法:略。

(5)关节突关节造影

①主要适应证:腰痛中相当于小关节突关节间处压痛明显者;存在神经根管狭窄症者;X线片上显示关节突关节存在增生者。

②禁忌证:碘过敏试验阳性者。

③操作方法:患者取俯卧位,局部常规消毒。在棘突旁开3cm处进行局麻,然后在X线下将20号腰穿针刺入直达骨面,穿刺针倾斜30°~45°刺入关节突关节,正位摄片,确认刺入关节囊后,注入造影剂(30%~50%碘奥酮)0.5~1ml。立即拍片(正、侧、斜位片),再行诊断。

(6)腰骶神经根造影

①主要适应证:椎间盘突出症;椎间孔;神经根管狭窄症。

②准备:同椎管硬膜外及椎间盘造影;造影剂为60%碘他拉葡胺、碘卡明葡胺均可。

③操作方法:患者取俯卧位,局部常规消毒和局麻。穿刺针从腰椎横突上进入椎间孔,当触及神经根时,患者有触电样感向下肢放射,注入造影剂,剂量为2ml。拍片诊断。

(二)CT检查

1.CT检查的原理及优缺点　CT是运用电子计算机横断扫描摄影的X线成像技术,是X线束从多个方向沿着人体某一部位、某一选定断层进行照射,部分X线被组织吸收后由探测器接收而测得的通过X线数量,转换装置和电子计算机处理,再重建图像。CT的灵敏度及分辨率高,分辨率为一般X线的100倍,能够分辨各种密度相近的软组织,故使诊断率得到提高,同时可避免普通X线摄影的结构重叠,方法简便,被检查者无痛苦,目前已在临床上广泛应用。

近年来又有电子束CT、螺旋和多螺旋CT问世,使其分辨率进一步得到提升。但CT对组织空间分辨率不及X线,故临床上不能完全用 CT 检查代替 X 线检查。同时 CT 存在只能显示断面，缺乏整体性，对脊髓内结构平扫结果不理想，对瘢痕纤维组织与突出的椎间盘分辨不够理想时可造成误诊等不足。

2.CT 检查的意义

(1)直观显示病变：CT 检查可直观地显示有无椎间盘突出及椎间盘与硬膜囊、神经根鞘、神经的关系，即髓核对硬膜囊、神经根的压迫，突出的椎间盘有无钙化等情况(图 1-27，图 1-28)。

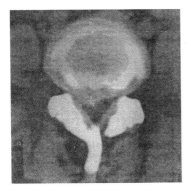

图 1-27　椎间盘中央偏左型突出　　图 1-28　椎间盘中央偏右巨大型突出

(2)CT 检查确定椎管的狭窄：在 CT 摄片上可观察椎管的形态，准确测量出椎管各径线的长度及椎管壁构成各骨组织、软组织的异常变化，如黄韧带与椎后韧带肥厚、钙化、椎骨隐裂与椎骨骨质增生、小关节综合征等病变引起的椎管狭窄(椎管内矢径在 1.0～1.2cm 者为相对狭窄，<1.0cm 为绝对狭窄)、侧隐窝狭窄(根管内矢径≤3mm)、椎间孔狭窄(与上、下其他椎间孔进行比较后确定)、椎板增厚(>4mm)、黄韧带肥厚(正常为 3～4mm，>5mm 者为增厚)、椎弓根变短(与两侧及上下椎体的椎弓根比较后确定)、骨质增生、小关节变形或肥大等。

(3)脊柱先天性畸形：CT 检查可确定其位置及形状等。如隐性脊柱裂,可观察到异常的结构,椎管内、外脂肪及脊膜膨出的情况。

(4)骨质破坏性疾病:CT 检查可确定肿瘤、结核、骨髓炎等发生的部位、大小、数量及其对骨质破坏的程度,并可以鉴别肿瘤的良恶性。

(三)增强 CT 检查

增强 CT 检查是将脊髓造影技术与 CT 结合以进一步提高 CT 分辨率的检查方法。这种方法将脊髓造影诊断符合率由 87.5% 提高到 96.9%,且对椎间盘突出、关节突肥大合并侧隐窝狭窄有较高的诊断价值。

增强 CT 检查时,由于蛛网膜下腔有造影剂,使组织间的对比度明显增强,从横断面上可清晰地显示骨质结构与软组织影的区别,特别是可区别硬膜囊与硬膜外组织,明确地显示腰椎间盘突出的部位、大小等,为诊断和治疗方案提供客观依据。

(四)磁共振(MRI)检查

磁共振检查是利用电荷沿一定导线运动或质子沿轴自旋产生磁场,而导线切割磁力线便可产生电流的原理研制的一种现代化医学影像学检查方法。

1. 原理　原子核中的质子或中子数若为奇数,或两者之和为奇数时,该原子核便具有自旋和带电的特性。带电原子核绕自旋轴做自旋运动便产生电流,并在其周围产生微磁场及磁矩。这样的原子核具有微磁性。

物质中的原子成群存在,各原子核自旋轴排列不规则,磁场作用彼此抵消。将物体置于稳定、均匀、强大的磁场内,各原子核在外磁场作用下调整方向,各自旋轴按静磁场平行的方向排列,此即原子核极化,是磁共振发生的基本条件。此时原子核只能顺外磁场或逆外磁场而自旋,大多数按顺磁场排列。

按一定的方向和序列,对极化原子核发射短暂的射频脉冲,将产生与静磁场成 $90°$ 或 $180°$ 交角的交变磁场。此时,极化原子核的自旋轴在交变磁场作用下发生偏转,离开与静磁场相平行的位置,采取新的自旋方向,并绕静磁场轴转动。当射频脉冲电流的频率与原子核转动频率一致时,原子核可吸收射频脉冲的能量;当射频脉冲停止,原子核又以电磁波形式将吸收的能量释放出来,此现象即为磁共振。

能量释放过程所经历的时间为弛豫时间。不同健康组织个体间,同一组织不同生理或病理状态下,弛豫时间是变化的。弛豫时间分为两种:T_1 是纵向弛豫时间,反映原子核与其周围环境的相互关系;T_2 是横向弛豫时间,反映邻近原子核间的相互关系。

磁共振可提供氢核质子 P,弛豫时间 T_1 及 T_2 等多种成像参数,磁共振成像技术就是将这些参数值经电子计算机运算处理后,进行图像重建,从而显示组织、器官和病变的影像。

2. MRI 特点

(1)优势:①属非侵袭性检查方法,无辐射损害;②成像参数多,诊断信息量大;③能进行横断面、矢状面、冠状面的多层扫描,三维成像,可同时观察多个节段;④对组织,特别是软组织的分辨率高,无骨质伪影,对各种解剖结构、组织均可清楚显示,故对全身各系统疾病具有较高的诊断价值,对中枢神经作用更为突出,对腰腿疾病也有较好的诊断意义。

(2)不足:①对骨骼系统病变、钙化灶的显示不如 X 线和 CT 检查;②对空间分辨能力不如 X 线和 CT 检查;③对不断运动的部位如消化道、肺周围及体内带有顺磁性金属(如起搏器、血管夹等)的患者不宜检查;④价格相对较贵。因此,临床上不能用 MRI 完全代替 X 线和 CT 检查,应针对具体情况而应用。

3. MRI 检查在腰腿痛疾病中的应用

(1)MRI 检查在骨及软组织中的应用:见表 1-7。

(2)MRI 检查在脊柱病变中的应用

表 1-7　骨及软组织正常 MRI 征象

	T_1	T_2
脂肪、肌间隔	白	淡灰
肌肉	灰	灰
空气、骨皮质	黑	黑
肌腱、韧带	黑	黑
纤维组织	黑	黑
软骨盘	黑	黑
黄骨髓	白	淡灰
关节软骨	灰	灰
神经	灰	灰
血管	黑	黑

①腰椎间盘病变

a. 腰椎间盘吸收表现为椎间盘极度变低,高度仅有 2～3mm;椎间盘脱水症,与正常比较 T_1、T_2 值变小;椎间盘信号不均,T_2 加权显示斑点状、裂纹状低信号和黑色真空变性像;神经根管宽度<3mm;上下椎体形成骨赘或骨桥。

b. 腰椎间盘突出表现为冠状面显示腰椎侧弯,矢状面可见生理前凸消失、椎间盘变薄且信号不均;椎间盘向后突出,硬膜囊或神经根受压;由于突出的髓核截断了椎管脂肪线,故硬脊膜外脂肪移位;因硬脊膜外静脉丛受压,血流变慢而见突出物上下存在纵行高信号;突出物与椎间盘无上下移位。

c. 椎间盘膨出表现为矢状面见椎间盘变薄,T_2 加权后信号变低或不均,纤维环后突但硬膜囊、脊髓未受压,存在静脉回流的高信号影;轴面上椎间盘范围超过椎体边缘。

d. 椎间盘脱出表现为髓核脱离椎间盘在椎管内上下可移动、可钙化。此游离的髓核压迫神经根或脊髓,症状同椎间盘突出症,可见游离块脱离椎间盘等征象。

②椎管狭窄、椎体滑脱及与硬膜囊的关系：了解其是否受压和受压的程度。

③脊髓、脊柱肿瘤：可明确肿瘤的具体部位，如脊髓肿瘤在脊髓内或外、硬膜囊内或外，明确肿瘤的大小、形态、与周围组织的关系及脊柱肿瘤对脊髓的压迫情况。

④先天性畸形：可显示脊神经畸形、椎骨融合、裂隙缺损等。

⑤脊髓外伤：可直接显示损伤的部位、出血、水肿、变性、坏死等形态征象和陈旧性脊髓损伤继发性病理改变（脊髓萎缩、空洞、纤维组织增生）等。

⑥椎体、椎间隙感染的早期发现。

⑦脊柱动、静脉畸形。

⑧脊柱疾病术后疼痛的原因，如术后粘连、椎间盘再突出、术后水肿等。

（3）其他：①腰腿部的骨和软组织肿瘤，可显示肿瘤的部位、形态、大小及与周围组织的关系等，对部分肿瘤还可定性；②股骨头坏死的诊断；③膝关节病变，如膝部损伤后移位之各韧带等的诊断。

第五节 中医学对腰腿痛的认识

在中医学中，腰腿痛属于身痛的范畴。人体是一个有机的整体，这一整体是由不同部分组成的，腰部与下肢（即腿）是组成人体的两个部分。由于腰为肾之府，肾属先天之本，藏精之处，为生命之根源，且临床发生疼痛性疾病者较多，故古代医籍和现行中医教科书中多将"腰痛"一病单列论述，而"腿痛"多并入痹证、伤筋、骨折等病中记述，单独作为一病载述者较少。

腰腿痛的病因、病机和临床症候错综复杂，常常表现为同证（症）异病，或同病异证（症），有时腰腿痛既是某些疾病的典型症候群，又随着疾病的发展而变化。中医从整体与局部两个方面结合考虑,全面探究疾病的病因、病机、病位、病性、正邪盛衰等因素,通过望、闻、问、切及现代科学检查手段收集临床资料,辨证遣方,选法治疗。

一、腰部、下肢与经络的关系

经络是联系人体上下、内外、前后、脏腑、肢体的系统,是运行气血、营养全身的路径,经脉是这一联系、营运系统的主要部分,其中以十二经脉为主体,十二经脉内连脏腑,外络肢节。在背腰部,十二经脉中的足太阳经分布于两侧,"其直者……循肩膊内,夹脊抵腰中,入循膂,络肾,属膀胱;其支者,从腰中下夹脊,贯臀,入腘中,其支者,从膊内左右别,下贯胛,夹脊内,过髀枢……",每侧分布 2 条,一条夹脊柱 1.5 寸,一条距后正中线 3 寸(图 1-29)。足太阳经为十二经脉的核心,其背部第一侧线的经脉循行中有五脏六腑之精气转输的背腧穴,其穴位与五脏六腑关系甚为密切,是脏腑功能活动表现于体表最明显的部位,在病理状态时又是反映病候的特殊部位,同时又是调节、治疗脏腑疾病最为有效的部位之一。

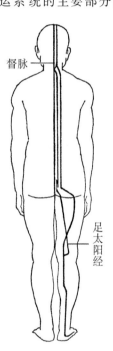

督脉
足太阳经

图 1-29 足太阳经在腰骶及下肢的循行

督脉为奇经八脉中的阳督之脉,起于小腹之内,下出会阴,向后行于脊里,布于人体后正中线,经腰骶部上行头部(图 1-30)。由于十二经脉中六条阳经皆通督脉,而六条阳经又与五脏六腑关系甚密(脏腑各背腧穴均能引出其经脉循行路线来,而各经均与所隶属的脏腑相联系,故腰背与十二经相通),因此,腰部有病,除多见于足太阳经和督脉外,也与其他经有关。

腿为下肢的简称,经络系统中循行于下肢的有十二经脉中的足三阳经(图 1-29,图 1-31,图 1-32)、足三阴经(图 1-33)及它们的络脉、经别、经筋与皮部。足太阴脾经行于足内侧、小腿内侧中间(内踝上 8 寸以下的部位)和前缘(内踝上 8 寸以上)、膝内侧及大腿内侧前缘。足厥阴肝经行于足背、小腿内侧前缘(内踝上 8 寸以下的部位)、小腿内侧中间、膝内侧和大腿内侧中间,足少阴肾经行于下肢的内侧后缘,足阳明经、足少阳经和足太阳经分别行于下肢外侧前缘、中间和后缘。这六条经各自的络脉、经别均随其本经而行,因各种原因导致循行于腰部和下肢的经络"不通""不荣",均可引起腰腿部疼痛。前者为疼痛的实证,后者为疼痛的虚证。当然,

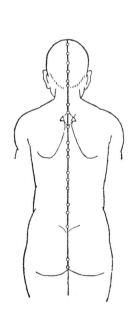

图 1-30 督脉在腰骶部的循行

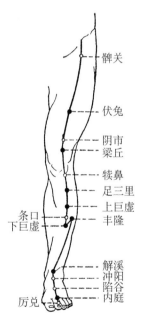

图 1-31 足阳明经在下肢
的循行路线

临床上多有因虚致实、因实致虚而表现为虚中夹实、实中夹虚的虚实并见证候。从经络学而言,除了各种原因致腰部和下肢经络病变(主在体表循行部位)外,还有内在的脏腑器官病变反映于或放射到相应经脉而出现经脉病变,临床据其体表部位-经络-脏腑相关理论进行分析,抓住相互联系、相互影响这一关键,必然达到纲目清晰,纲举目张之效。

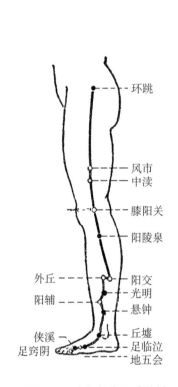

图 1-32　足少阳经在下肢的循
　　　　　行路线

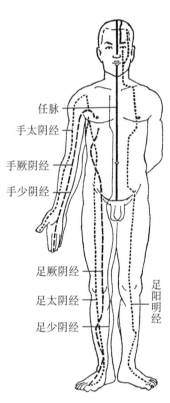

图 1-33　足三阴经在下肢的循行
　　　　　路线

二、中医学对腰腿痛病因病机的认识

中医学认为,腰腿痛的病因,主要有外感六淫、疫气内侵、七情所伤、外伤筋骨、瘀痰阻滞等。因其病因不同,则病理机制必然不同,但取其要害,莫过于"不通""不荣""心因"三个方面。所谓"不通",即腰腿部经脉或经脉所联属的脏腑、器官,因各种致病因素的作用,经脉中的气血津液运行阻滞不畅,则见"不通则痛"。人体各部分组织,均需气血津液等营养物质的供养,方可发挥各自应有的作用,如果因脏腑产生的营养物质缺乏,或因运输这些营养物质的途径——经络障碍,局部的正常功能难以维持,则见"不荣则痛"。"心因"即心理因素,腰腿痛的产生、加重和复发往往与精神情绪有关。

(一)经气不通,"不通则痛"

腰腿部经气以通为顺,通则气血运行畅达,腰可以屈,腿可以行,足可以立,即腰腿部功能正常,如因气滞、瘀血、寒凝、湿阻、热结、痰凝、外伤等导致腰腿部经气不通均可引起腰腿部疼痛,即"不通"是引起腰腿痛的主要病机之一,具体论述如下。

1. 气滞而痛 《医醇賸义·诸痛》:"或因于气,病名不同,而其为气凝血滞则一也。"说明气机郁滞是引起疼痛的重要机制。其致气滞者,肝气太过与不及均可使然,即"万病不离郁",或因忧思恼怒,所愿不达,情志不畅,肝气郁结,失于条达,气机郁阻;或肺阴不足,阳气偏亢,郁滞化火,上冲外泄。气机郁滞在内者,可致脏腑气机失调而见脏腑疼痛等,气机郁滞在躯体经络者,则见身体某一部位的疼痛,若滞郁在腰部及下肢者,必见其痛。

2. 瘀血而痛 瘀血乃指有形之瘀点、片状瘀斑、青紫斑块、肿块、离经之血、偏瘫等有形之瘀和无形之瘀(其病按活血化瘀法治疗有效),其产生有因情志不遂,暴怒伤肝,肝气郁滞,血行不畅而瘀生者;有因寒邪所客者,正常情况下血行脉中,有赖阳气的温煦和推动,寒邪客于腰腿,寒邪收敛,凝滞经脉,血行受阻而作瘀痛,如《素问·举痛论》所云:"寒气入经而稽迟,泣而不行,客于脉外则血少,客于脉中则不通,故卒然而痛";有因湿而瘀者,此乃住地或工作环境潮湿,或冒雨涉途,致湿邪侵体,湿为阴邪,重浊黏腻,易碍阳气,使阳气不得伸展,气机受阻,经络不利,《丹溪心法》:"有湿郁而周身走痛,或关节间痛";有因热而瘀者,《金匮要略》:"热之所过,血为之凝滞",热邪亢盛,壅塞不畅,血行受阻,热壅腰腿经络而见灼痛;有因痰而瘀者,因痰为津化,痰滞脉络,阻气碍血,瘀血渐成,且痰瘀互结,更阻脉络,如此恶性循环,使瘀血加重;有因虚而瘀者,此乃气虚无力推动血行,使血流迟缓,运行涩滞,"虚劳之气,精不化气,气不化精,先天之真元不足则周身之道路不通,阻碍气血不能营养经络而为痛也"(《不居集》);有久痛络瘀者,即"久病必入于络""积伤入络,气血皆瘀,则流行失司,所谓痛则不通也"(《临证指南医案》)。

总之,各因致瘀,脉络不通,不通则痛,如在于腰腿,则见其痛。

3. **寒凝而痛** 或因地处寒冷,或长期寒冷环境下作业,或衣棉不接,气候突变,寒冷之邪侵袭,更有阳虚之体遇寒益甚。寒为阴邪,性主凝收,其致病者"寒气客于脉外则脉寒,脉寒则缩踡,缩踡则脉绌急,绌急则外行小络,故卒然而痛"(《素问·痹论》)。又人之体表,太阳主之(伤寒论六经辨证),外感寒邪,或夹风、夹湿,太阳先受,卫表阳气阻遏,营血涩滞不达,阳气失于温煦、濡养,太阳经脉绌急、拘挛,皮肉、关节经气遏滞,不通而痛,"诸痹……风寒湿乘虚内袭,正气为邪所阻,不能宣行,因而留滞,气血凝涩,久而成痹"(《类证治裁·痹证》)。

4. **湿遏而痛** 以湿邪为主所致之腰腿痛者,其病机在于黏重、气阻两个方面。其黏,在于湿邪引起的腰腿疼痛,常伴酸楚不适,病程较长,缠绵难愈;言重,则是腰腿沉重、困重,如携重物或被物缠;言气阻,则是湿邪极易阻遏气机,导致气行不畅,血行受阻,经脉不通而痛。腰腿居一身之下,易受在下潮湿之地或湿邪较重的环境影响而发病。如《金匮要略》所云:"关节疼痛而烦,脉沉而细,此名湿痹""身劳汗出,衣里冷湿,久久得之,腰以下冷痛,腹重如带五千钱"。

5. **热结而痛** 热为温之极,凡外感温热之邪,或外感寒邪,素为阳亢之体,从阳从热而化,或因五志过极,化热生火,或用药过于温燥,阴伤阳热偏亢而生热。热为阳邪,可壅滞经脉,亦可迫血妄行,其性热炎上,或内扰心神。《金匮要略》云:"热之所过,血为之凝滞"。《丹溪心法》云:"痛甚者火多"。如热邪客于腰部肌肤,壅遏脉络气血,则见腰腹缠腰火丹之灼热疼痛等。

6. **外伤而痛** 凡因外伤、跌仆闪伤,扭挫动筋伤骨,均可致其腰腿疼痛。伤气则肿,伤血则痛。对此病因,《伤寒全生集》有详细记述:"凡跌仆损伤,或被人踢打,或物相撞,或致闪肭……有瘀血也。"对其病机,《圣济总录·伤折门》阐释:"颇确若因伤折,内动经络,血行之道不得宣通,瘀积不散,则为肿为痛。"

(二)脏腑经脉不荣,"不荣则痛"

腰腿部正常功能的发挥,赖以脏腑、经脉之阴阳、气血(精)津液等物质的湿润、濡养,如果正虚邪乘,或脏腑功能不足,致使人体阴阳、气血(精)津液等营养物质匮乏,腰腿部组织及与之相应的脏腑经络失养,便可产生因虚导致腰腿疼痛者,具体表现如下。

1. **气虚致痛** 气是构成人体的重要物质,具有推动气血运行的原动力,同时又有固摄血液、温煦脏腑肢体的功能。如正气不足,其推动、固摄、温煦功能下降,腰及下肢失于气血的温养而发生疼痛。如脾胃气虚健运失司,水谷精微不足,腰腿失于营养,必见倦怠疼痛。肾之阳气不足,腰腑失于温养,则见腰膝酸软,下肢痛凉。

2. **血虚致痛** 血为人体极为重要的营养物质,全身各部皆赖其养,内则脏腑,外则头面、四肢、筋骨、皮肉,无处不达,或因血液化源不足,或因失血过多,或因久病耗伤,或因忧思暗耗阴血,致使经脉、脏腑失于血之濡荣,"脉热则血虚,血虚则痛"(《素问·举痛论》)。如"肝血不足则为筋挛,为角弓……为少腹痛,为疝痛诸病,凡此皆肝血不荣也"(《质疑录·论肝血补法》)。肝主藏血、主筋，肝血虚，人体关节、肌肉、经筋失养，在下肢者，必有经筋挛急收缩而痛，或枯萎纵缓不收。

3. 阴虚致痛　阴具有滋养、润燥之功，临床因各种原因致其阴虚，则表现为脏腑阴虚，阴虚阳亢，燥热内生而痛。正如《不居集·卷二十四》中对肝肾阴亏见证之记述："水不养木则胁痛，精血衰少则腰痛，真阴竭绝而骨痛……骨髓空虚而脊背痛，三阴亏损而膝痛。此皆非外邪有余，实由肝肾不足所致也。""肾主骨，骨痛如折者，真阴败竭也。"(《不居集·卷二十四》)"多因水亏，所以虚火易动，火动则痛必兼烦热内热等证。"(《医宗必读》)"阴气竭，阳气未入，故卒然而痛。"(《素问·举痛论》)这些均为很好的说明。

（三）心因致痛

中医学中所说的"心"，主要指两方面，一是指心主宰血液在脉内运行，这一功能主要靠心气的推动作用而完成；二是主神志，即完成人的精神思维活动，也就是"心主神明"。人的精神思维活动靠心血、阴精、阳气推动和濡养，这样，精神振奋，神志清晰，思维敏捷，反应灵快，否则，人体脏腑、经络、上下、内外失和，神无所主，形神失位，必致气机紊乱，气血运行受阻而致疼痛。如果这种血气受阻于腰及下肢，也必然会引起腰及下肢部位的疼痛。如临床上常常见到暴怒之时突发胸胁乳房胀痛，或胸中闷、刺痛，均为心因致痛的典型代表。同时，在腰腿痛患者患病过程中，均伴有不同程度的精神心理变化，患者这些精神心理变化往往与病情的加重、缓解、复发有关，故在诊治腰腿痛患者的过程中，注重心理因素的作用是不可忽视的方面，医者应给予足够重视。即神定则气定，气定则经畅，神乱则气乱，气乱则脉滞，滞则不通，不通则痛。

三、腰腿痛的中医临床辨证施治与口服药物治疗

（一）腰痛的临床辨证与治疗

中医学认为，腰部上连背膂，下接尻尾，中为脊柱，分为左右，

中心平脐,其痛临床极为常见,其发病特点为:损伤机会多(急性损伤、慢性劳损)、涉及经脉多(十二经中的足部六条经脉,奇经八脉中的督脉、阴阳跷脉和阴阳维脉,以及络脉、经别和经筋),与职业和环境不无关系,涉及的部位广(背脊、尻尾、臀腿、脊柱、腹部)、涵盖的病种多(脊柱及其内结构的病变,内、外、妇、骨各科疾病)。在临床辨证方面应注意腰痛的部位、范围、性质、寒热虚实、疼痛特点、诱发、加重因素,并分析其病因,区别其标本缓急,中医辨证与西医辨病治疗结合,对因与对症(主要是缓解、消除疼痛)治疗结合,标病与本病治疗结合。还要注意病势的轻重缓急,腰痛轻者,仅感腰部微痛,不影响患者的情绪、工作和生活;较重者腰部疼痛明显,表情不展,腰部活动受限,常常伴有异常体位、步态和烦躁的情绪;重者患者烦躁不宁,情绪焦虑,行走、站立困难,一种姿势卧位时间较短,痛苦面容,甚或呻吟不止等。

1. 寒湿腰痛

(1)临床表现:腰部疼痛,发冷沉重,屈伸转动不利,每遇阴雨天或腰部受寒受湿发作或加重,痛处喜暖恶冷,或四肢欠温,腹胀食少,舌淡体胖,苔白腻,脉沉迟或沉紧。

(2)治疗法则:散寒除湿,温经止痛。

(3)方药:渗湿汤(《丹溪心法》)加味,干姜、丁香、苍术、白术、橘红、茯苓、甘草。

(4)方义:干姜、丁香、甘草散寒温中;苍术、白术、橘红除湿燥脾;茯苓健脾渗湿。

(5)加减:冷痛较剧,肢冷较甚,拘急不舒的寒甚者,加附子、肉桂以温阳散寒;关节肿胀、沉重的湿盛者加藿香、泽泻,并重用茯苓、苍术以除湿利水;若伴有风邪者(痛处游走不定),加独活、羌活、防风、桂枝以疏风散邪;患者伴有肾阳虚者,用独活桑生汤加减,或再加菟丝子、补骨脂、吴茱萸、巴戟天等。

2. 湿热腰痛

(1)临床表现:腰部红肿热痛,牵掣拘急,腰部活动不灵,恶热喜凉,每遇天热则痛增,伴口干渴但饮水不多,或欲饮水而不欲咽,小便短少而黄,或见午后潮热,舌红苔黄腻,脉濡数或弦数。

(2)治疗法则:清热利湿,活络止痛。

(3)方药:加味二妙散(《丹溪心法》),黄柏、苍术、当归、牛膝、防己、萆薢、龟甲。

(4)方义:黄柏、苍术辛开苦燥,清热化湿;防己、萆薢利化湿邪;当归养血活血;牛膝活血并引药下行;使药龟甲其性偏凉,善滋肾阴,遣之以防苦燥辛热之品过而伤阴。

(5)加减:为了加强疗效,本方加木瓜、土茯苓以舒筋利湿;热甚者加生石膏、知母、生栀子、忍冬藤等以清热利湿;如伴有游走性疼痛、咽喉肿痛等风邪者,加柴胡、僵蚕、忍冬藤等疏散风热;病久兼有阴伤者加二至丸(女贞子、墨旱莲)以滋补肾阴。

3.瘀血腰痛

(1)临床表现:腰痛痛处固定,或痛如针刺,或胀痛、刺痛并存,痛处拒按,或见瘀斑肿胀,昼轻夜重,腰部活动受限,病程日久,多有外伤或日久劳伤史。唇舌色暗,或有瘀点瘀斑,脉涩或弦涩。

(2)治疗法则:活血化瘀,通经止痛。

(3)方药:桃红四物汤(《医宗金鉴》),熟地黄、当归、川芎、赤芍、桃仁、红花。

(4)方义:桃仁、红花、赤芍、川芎活血化瘀;熟地黄、当归养血活血。

(5)加减:本方常可加入地龙、没药、延胡索以加强化瘀、行气、止痛之效。亦可加入鸡血藤、乳香以通络活血而止痛;加牛膝以引药下行于腰部,使药达病所。因外伤致其腰部肌肉、脊柱关节错位者,加青皮、豨莶草以行气活络;兼有肾虚者加桑寄生、续断、杜仲、牛膝以强腰补肾。

4.肾虚腰痛

(1)临床表现:腰部酸软疼痛,喜按喜揉,劳则加重,休息则减,时发时止,常伴有耳鸣耳聋,腿膝无力。偏阳虚者:面色㿠白,手足欠温,小便清长,大便溏薄,乏力,舌淡,体胖,脉沉弱。偏阴虚者,颧红潮热,口燥咽燥,五心烦热,盗汗,舌红少苔,脉细数。

(2)治疗法则:偏阳虚者宜于温补肾阳;偏阴虚者宜于滋补肾阴。

(3)方药:偏阳虚者用右归丸(《景岳全书》),熟地黄、山药、山茱萸、枸杞子、杜仲、菟丝子、附子、肉桂、当归、鹿角胶;偏阴虚者用左归丸(《景岳全书》),熟地黄、山药、山茱萸、菟丝子、枸杞子、川牛膝、鹿角胶、龟甲胶。

(4)方义:右归丸中熟地黄、山药、山茱萸、枸杞子补肾益精;杜仲、菟丝子、鹿角胶补肾阳而强腰;附子、肉桂温肾壮阳力量较峻;当归补血行血。左归丸中熟地黄、枸杞子、山茱萸、龟甲胶滋补肾阴;菟丝子、鹿角胶温补肾阳;山药补中养脾,牛膝强腰脊,益肝肾。

(5)加减:如兼有气虚者(身困,乏力,纳差,便溏),加炙黄芪、党参、白术等。

(二)腿痛的临床辨证与治疗

腿痛一症,中医多归入痹证范畴。凡肢体、关节闭阻不通的疼痛者均属于此。临床辨证时应抓住主证(肢体关节疼痛为主)、主邪(游走不定属风邪为主,冷痛者乃寒邪为主,重浊麻木属湿邪为主,红肿热痛属湿热为主)、病程暂久(突发者多属急性风寒湿热痹,久作不愈、关节肿大变形者多累及肝肾,反复发作者多气血虚弱而与痰瘀互结)及虚实属性。

1. 行痹(风痹)

(1)临床表现:肢体、关节酸楚疼痛,其痛游走不定,昼轻夜重,时见关节红肿灼热,可伴有恶风寒,苔白,脉浮紧。

(2)治疗法则:祛风通络,散寒祛湿。

(3)方药:防风汤(《宣明论》),防风、当归、赤茯苓、杏仁、黄芩、秦艽、葛根、麻黄、肉桂、生姜、甘草、大枣加减。

(4)方义:防风、秦艽祛风除湿;葛根解肌祛风;麻黄、杏仁宣散肌表之风寒;当归养血活血,通络止痛;黄芩、赤茯苓清热利湿;肉桂、生姜温通经络而止痛,大枣、甘草调和诸药。

(5)加减:肌肉、关节无热者去黄芩;关节肿胀明显者加蜂房、乌梢蛇等以活血通痹。

2.痛痹(寒痹)

(1)临床表现:肢体、关节冷痛,遇寒加重,得热稍减,屈伸不利,痛处无红肿热,苔白,脉弦紧或沉迟。

(2)治疗法则:温经散寒,祛风除湿。

(3)方药:乌头汤(《金匮要略》),乌头、麻黄、芍药、黄芪、甘草加减。

(4)方义:乌头(久煎)、麻黄温经散寒,祛风湿,定剧痛;黄芪益气固表,以防汗出表虚;芍药护摄营阴,甘草调和诸药。

(5)加减:上肢冷痛甚者,加羌活、姜黄以祛风通痹而止痛;下肢冷痛甚者,加木瓜、牛膝、独活通经祛湿而止痛;腰脊冷痛者,加杜仲、桑寄生、老鹳草以强腰壮骨,祛风而止痛。

3.着痹(湿痹)

(1)临床表现:肢体关节沉重、酸胀疼痛,肌肤麻木不仁,重则关节肿胀而无红热,活动不利,苔白腻,脉濡缓。

(2)治疗法则:除湿通络,祛风散寒。

(3)方药:薏苡仁汤(《类证治裁》),薏苡仁、川芎、当归、麻黄、桂枝、羌活、独活、防风、川乌、苍术、甘草、生姜加减。

(4)方义:薏苡仁、苍术健脾渗湿;羌活、独活、防风除湿祛风;川乌、麻黄、桂枝温经散寒;当归、川芎养血活血;生姜、甘草健脾和中。

(5)加减:肌肤麻木不仁者加海桐皮、豨莶草以祛风通络;手足发凉、麻木者加桑枝、肉桂、附子温经通脉;若湿邪兼热者加黄柏、苍术以祛湿清热。

4.热痹

(1)临床表现:肢体、关节红肿灼热疼痛,遇热加剧,遇冷疼痛稍减,屈伸不利,昼轻夜重,常伴有发热、口渴、烦闷、恶风、舌红苔黄,脉滑数。

（2）治疗法则：清热通络，疏风胜湿。

（3）方药：白虎加桂枝汤（《伤寒论》），石膏、知母、粳米、甘草、桂枝、白芍、生姜、大枣加减。

（4）方义：石膏性寒味甘，善于清热；知母、白芍清热养阴；桂枝疏风通络；甘草、粳米养胃和中。

（5）加减：临床中可加忍冬藤、连翘、黄柏以清热除湿；威灵仙、防己、木瓜、桑枝以祛风通络。如湿重于热而见头痛胸闷，苔黄腻，脉濡数者，加藿香、佩兰、枳壳清热化湿行气；如汗出口渴饮多，加大花粉、石斛以生津止渴。

5. 尪痹

（1）临床表现：肢体、关节疼痛，肿大变形，腰部屈伸不利或活动僵硬，不能伸屈或见肌肉萎缩，筋脉拘挛，舌质暗红，脉细涩。

（2）治疗法则：补肾祛寒，活血通络。

（3）方药：补肾祛寒治尪汤（《中医内科学》），附子、续断、补骨脂、骨碎补、淫羊藿、熟地黄、独活、威灵仙、桂枝、白芍。

（4）方义：附子温肾阳，除寒邪；熟地黄补肾精，养肝血；续断、骨碎补、补骨脂、淫羊藿补肝温肾，强壮筋骨；独活、威灵仙、桂枝散寒祛风除湿；白芍缓急筋脉。

（5）加减：关节肿大、变形、瘀阻明显者，加桃仁、红花、黄芪等益气活血，加乌梢蛇、全虫、白花蛇、地龙、土鳖虫、姜黄以搜经络之痰瘀。

第六节　腰腿痛常用的非手术治疗方法

截至目前，人们对于疼痛的发病机制还没有完全清楚，加之不同个体的痛阈差别较大，疼痛特别是慢性、顽固性腰腿痛患者的心理、生理变化，为治疗增添了许多难度，从而造成了治疗效果上的差异。由于腿腰痛在临床上十分常见，近年来人们在治疗方法上进行了许多探索，取得了一定的进展，下面对常用的非手术治疗腰腿痛的方法做简要介绍。

一、腰腿痛西医常用的非手术治疗方法

(一)神经阻滞疗法

1. 适应证　各种急性、慢性的腰腿部疼痛。

2. 禁忌证　①对所使用的麻醉药物过敏者;②自发性出血或损伤后出血不止等凝血机制障碍者;③注射阻滞药物的局部和深部组织有感染者;④血容量低者,不宜实施椎管、腹腔神经节、椎旁交感神经节阻滞;⑤伴有严重的心、肝、肾病患者和不合作者;⑥老年人、体质较差的患者慎用;⑦高血压、糖尿病、结核、活动性溃疡、妊娠妇女神经阻滞时慎用激素。

3. 作用机制　①阻断腰腿疼痛的传导通路和疼痛的恶性循环;②改善局部血液循环;③抗感染等。

4. 术前准备及操作注意事项

(1)术前准备:在行神经阻滞前,医患应进行良好的沟通,说明本治法的目的、方法、过程的感受、药物反应等,必要时应向家属说明,取得理解与支持。对于创伤较大、操作较难的神经阻滞,术前可适当给予镇静药(如口服地泮 $0.1\sim0.2mg/kg$),个别患者可给予一定量的血管活性药物和抗胆碱药。

(2)操作注意事项:熟悉神经阻滞处的解剖;根据不同情况、病种,选择正确的有利操作的神经阻滞体位;确定压痛点的部位、大小和深度(因属于神经阻滞的部位和取得疗效的重要部位);严格无菌观念进行操作;整个操作过程中医生注意力应高度集中,其目的一是保证安全,二是提高治疗效果。

5. 常用的神经阻滞药物和神经阻滞方法

(1)常用的神经阻滞药物:①局部麻醉药,0.25%盐酸,0.5%盐酸利多卡因,0.25%盐酸普鲁卡因,0.125%、0.25%和 0.5%丁哌卡因溶液。②B 族维生素类药,维生素 B_1、维生素 B_{12}。③激素类药,急性腰腿痛者多用地塞米松,剂量为 5mg,每周 2 次。④活血化瘀类药,丹参注射液、香丹注射液、川芎嗪注射液、当归注射液等。⑤其他,吗啡、哌替啶、曲马朵等。

(2)常用的神经阻滞方法:①单用局部麻醉药,用于痛点、神经丛、神经干和交感神经节的阻滞。②局部麻醉药、激素类药、维生素类药、活血化瘀类药,两类或三类药物合用,此种方法临床应用较多。

(二)内服药物

常用的治疗腰腿痛的内服药物有镇痛镇静药、激素、维生素、血管活性药物、利尿药、抗生素、抗痉挛药等。

1. **镇痛镇静药**　常用的有镇痛药、镇静药、催眠药,对于顽固性疼痛者可联合使用。疼痛伴有抑郁、恐惧、焦虑者,在使用这些药物的同时,可加用多塞平、阿米替林等抗精神药。治疗时应明确镇痛为治标之举,一定要标本兼顾,同时注意原发病的治疗。

2. **激素**　激素类药物有抗感染、抗毒素、抗过敏、消肿、免疫抑制等作用,国内医生应用较多,常与局麻药合用,似乎已成为治疗腰腿疼痛的必选配方。本类糖皮质激素有泼尼松龙混悬液、曲安奈德、倍他米松、地塞米松等。临床痛点局部、周围神经、关节腔内和硬膜外腔阻滞均较常用,病种上腰椎间盘突出症、腰椎及膝关节增生、风湿和类风湿关节炎、软组织炎、肌纤维炎、腱鞘炎、劳损均被广泛使用,且疗效较好。

3. **维生素**　常用的有维生素 B_1、维生素 B_{12},注射剂可局部或肌内注射,片剂可口服(因神经痛、周围神经炎、慢性腰腿痛患者常与维生素缺乏有关)。

4. **血管活性药物**　常用的有烟酸、地巴唑、山莨菪碱等,可改善血液循环,促进新陈代谢。

5. **抗生素**　对于局部疑有感染或腰腿痛合并其他部位感染时,可酌情选用。

6. **利尿药**　对于椎间盘突出、脊髓压迫等致急性神经根水肿、疼痛者,可加用呋塞米、甘露醇等利尿药(注意补钾)。

二、腰腿痛常用的中医治疗方法

(一)针刺疗法

针刺疗法治疗疼痛性疾病已有数千年的历史,它不但操作简便,安全性高,且取效迅速,疗效较好,价格低廉,受到古今中外医务工作者的肯定和广大患者的信赖。

1. 针刺对腰腿痛的作用

(1)止痛镇静:现代研究证实,针刺一方面能使致痛物质如血浆游离 5-羟色胺(5-HT)、缓激肽、慢反应物质等的含量显著下降,一方面可激发机体产生内源性吗啡样物质而参与镇痛。另外,华佗夹脊穴腧穴层次解剖显示,每穴下均有相应椎骨下方发出的脊神经后支分布,因此,针刺华佗夹脊穴能直接作用于病变部位的神经周围,调整神经功能,从而起到良好的镇痛作用。

(2)抗炎消肿:针刺能改善神经根周围、关节等部位的微循环和淋巴循环,促进炎性渗出物的吸收,同时抑制炎症病灶区血管通透性的增加,减轻炎症水肿。可控制炎症灶区的坏死面积,延缓其发生与发展,限制炎症灶区肉芽组织的生长,提高人体的免疫功能,减轻突出髓核的自身免疫刺激。故针刺能减轻或消除炎症对神经根和脊髓硬脊膜的化学刺激,减轻神经根组织间的粘连。

(3)调整肌肉、韧带状态:针刺具有双向的良性调整作用。在腰腿痛的急性期,针灸能缓解腰及下肢肌肉的紧张状态,相对增宽椎间隙,从而减轻其对神经根的机械压迫。在腰腿痛的缓解期,针灸能提高弛缓韧带、肌肉的兴奋性,增强其修复功能,尤其对腰及下肢的软组织和神经功能的调节确有作用,从而恢复脊柱和下肢的力学平衡,促进疾病的康复。

2. 针刺疗法的适应证　针刺疗法适用于各种原因引起的急、慢性腰腿痛。

3. 针刺体位、穴位配伍及操作

(1)针刺体位:常用的针刺体位有仰卧位(图 1-34),适用于头

面、胸腹部和上、下肢前面及部分侧面穴位的选取与操作;侧卧位
(图 1-35),适用于身体侧面和部分上、下肢穴位的选取与操作;俯
卧位(图 1-36),适用于头、颈、背、腰、骶部和下肢后面及部分侧面
穴位的选取与操作;仰靠坐位(图 1-37),适用于前头、颜面和颈前
等部位穴位的选取与操作;俯伏坐位(图 1-38),适用于头后、项、
背部穴位的选取与操作;侧伏坐位(图 1-39),适用于头部一侧、面
颊及耳前后部穴位的选取与操作。

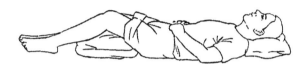

图 1-34　仰卧位

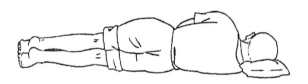

图 1-35　侧卧位

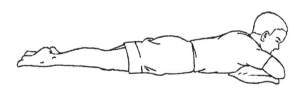

图 1-36　俯卧位

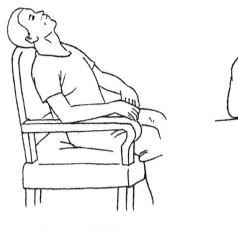

图 1-37　仰靠坐位

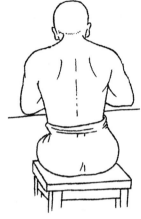

图 1-38　俯伏坐位

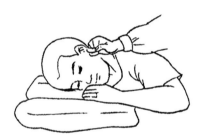

图 1-39　侧伏坐位

　　(2)穴位与配伍:穴位是脏腑经络之气传输于体表的部位,是体表部位与内在脏腑器官信息相通的点,是反映疾病的部位,同时又是针灸施术的部位。针灸疗法就是用不同的针具刺激这些穴位,通过经络系统而调节脏腑器官经络的功能活动,使之趋向或恢复正常。

　　人体内的穴位分为 3 类:一类是经穴,即分布于十四经脉上的腧穴,它们均有名称、固定的位置和归属的经脉,共 361 个;二类是奇穴,即对某些疾病有特殊治疗效果的穴位,它们均有名称、固定的位置,但没有归属之经脉,如阑尾穴、胆囊穴、牵正穴等;三类是阿是穴,它们是疾病的一些反应点、压痛点(软组织损伤病的损伤部位)、不定点,它们没有名称,没有固定位置,也没有归属之经脉。

此外,对于软组织损伤性疼痛,还有一些特定的部位,在这些部位进行针刺或按揉,可减轻或消除原阿是穴(多为损伤处)处的疼痛,这些部位称为"反阿是穴",其部位相对固定,如损伤在肌腹,反阿是穴多位于该损伤肌肉的起点、止点处,若损伤在肌肉的起点(止点)处,该穴位于该损伤肌肉的止点(起点)和肌腹处。该类穴位是 1 个或 2 个刺激点。

穴位的配伍是指治疗疾病选择的处方,目的在于加强疗效,即将作用相同或相近、具有协同作用的穴位相互配伍。历代医家非常重视,并总结了经临床反复验证而行之效佳的方法。这些方法有以下几种:①本经配穴法,某脏腑、经脉发生病变时,即取该病变经脉的穴位组成处方,如腰痛取肾俞配志室、环跳、委中;②表里经配穴法,以脏腑、经脉的阴阳表里配合为依据,即某一脏腑经脉有病时,除取病经穴外,配以病变经脉相表里经脉上的穴位,如脾失健运导致的水肿,取脾经三阴交、阴陵泉,配胃经足三里;③上下配穴法,腰以上穴位与腰以下穴位相配合,如治疗目疾,取眼部睛明,配下肢光明;④前后配穴法,胸腹部穴位与腰背部穴位相配,如治疗咳嗽,取胸上部的中府,配背部的肺俞;⑤左右配穴法,肢体左右两侧穴位配合使用,如面瘫,左右侧合谷同取,或取左侧合谷,配以右侧列缺。

在选配好穴位、体位后,应进行消毒,消毒包括针刺环境(治疗室及其用具)、针具、医师手指和施术部位(穴位)的消毒 4 个方面,应做到全面、仔细、严格。

(3)针刺操作:属针刺的基本技能,要求医师必须熟练掌握,针刺操作包括以下几个方面。

①进针:应依据不同部位的穴位,针具的粗细和长短、不同的疾病等因素选择相应的进针方法,进针方法有单手进针法(图 1-40)、双手进针法(指切、夹持、提捏、舒张四种,图 1-41 至图 1-44)和针管进针法。

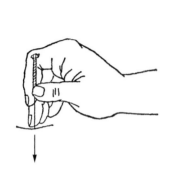

图 1-40　单手进针法

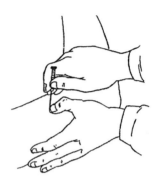

图 1-41　指切进针法

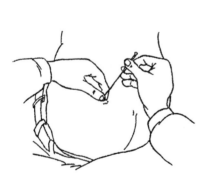

图 1-42　夹持进针法

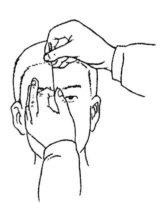

图 1-43　提捏进针法

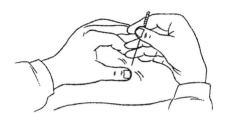

图 1-44 舒张进针法

②针刺的角度、深度:针刺的角度是指进针时针身与所刺皮肤形成的夹角。一般有直刺(夹角为 90°左右)、斜刺(夹角为 45°左右)和平刺(夹角为 15°左右),见图 1-45。

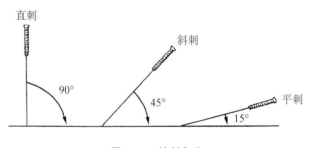

图 1-45 针刺角度

针刺深度是指针尖进入人体的长度。此深度与针刺部位、病情、体质、体形、年龄等有关,一般针刺部位皮肉较多者宜深刺,如上臂、臀部、股部等;皮肉浅薄者宜浅刺,如头面部、手足部等;阳证、表证、新病、体质差、瘦弱型、小儿和老年人宜浅刺;阴证、里证、久病、体质强壮、肥胖型、青中年人宜深刺。但深浅刺的原则是针刺得气而又不伤及重要脏器,即保证绝对安全的同时取得较好疗效。

③得气与补泻:得气是针刺达到应刺深度后局部的经气感应,表现为医者手下有沉紧感,患者局部有酸、麻、胀、重、抽等感觉,部

分患病这种感觉可沿一定路线和方向传导。临床上得气与疗效有密切关系,一般情况下,有得气就有疗效,无得气则无疗效,得气快疗效好,得气慢疗效差。因此,临床上针刺时一定要求得气,若不得气时,可行循法、摇法、提插法、弹法、震颤法等方法促使得气,加强针感,提高疗效。

关于针刺补泻,历代医家比较重视。凡是可使低下的功能状态恢复旺盛的针刺手法就是补法,相反的,能够使亢盛的功能状态恢复正常而采用的针刺手法就是泻法。临床上常用的针刺补泻手法有提插补泻、捻转补泻、呼吸补泻、迎随补泻、开阖补泻、疾除补泻、平针平泻、烧山火、透天凉等法(详见有关针灸专业书籍)。

4. 针刺异常情况 常见的针刺异常情况有晕针、滞针、弯针、断针、血肿等,临床只要严格检查、消毒针具,严格执行针刺操作规程,把握原则,这些针刺异常情况均不会出现,临床一旦出现或见其预兆,均应提早采取正确措施,一般不会出现不良后果。

(二)艾灸疗法

艾灸疗法是以艾绒或灸条等为燃料,熏灼、温熨人体体表部位,调节脏腑经络功能而防治疾病的方法。

1. 艾灸的作用

(1)温通:因艾性属温,燃灸有火,火性属阳为热,然而其热不峻,故可借温热而通经。

(2)散寒:寒性收引,主痛,艾灸生热,寒得热而散。

(3)扶阳固脱:临床上中气不足,阳气下陷或阳气欲脱均可用艾灸灸治,正如扁鹊云:"真气虚则人病,真气脱则人死,保命之法,灼艾第一。"

(4)化瘀散结:艾灸可通调气机,舒畅营卫而化瘀,瘀化则结散。

(5)保健强身:长期施灸,可激发人体正气,提高机体抗病能力,使人精神饱满,精力旺盛,少病延寿。

2. 灸法适应证 灸法适应证较为广泛,对于各种原因引起的腰腿痛均可使用,尤其擅长于因寒致痛,或其他原因中挟有寒邪者及因瘀致痛者。

3. 艾灸方法 艾灸常用的方法有艾炷灸、艾条灸、温针灸和器械灸四大类。

(1)艾炷灸:将艾绒放于体表部位点燃施灸者为直接灸(图 1-46),灸后起疱者为化脓灸,不起疱仅见潮红者为非化脓灸;在体表与艾绒间加隔一定的物质后施灸者为间接灸(图 1-47),后者因隔物的不同,又分为隔姜灸、隔盐灸、隔附子饼灸、隔蒜灸等。临床依照用途、适应证选用相应的灸法。

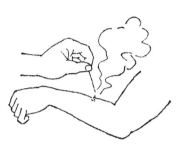

图 1-46 直接灸

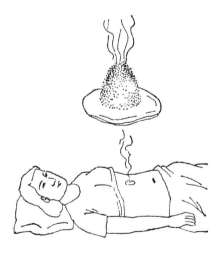

图 1-47 间接灸

(2)艾条灸:将自制或市售艾条的一端点燃,在体表部位施灸。点燃与施灸部位有一定距离者为悬起灸,本法有保持距离不变的温和灸（图1-48）、在施灸处上下、左右旋转的旋灸（图1-49）和一上一下如鸟啄食一样的雀啄灸（图1-50）。

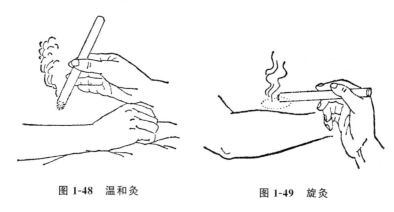

图1-48　温和灸　　　　　　　　图1-49　旋灸

另一种为实按灸，即在施灸处垫上几层布或数层纸，点燃艾条一端，将点燃端直接按到施术部位施灸，灭后再点再按灸（图1-51）。

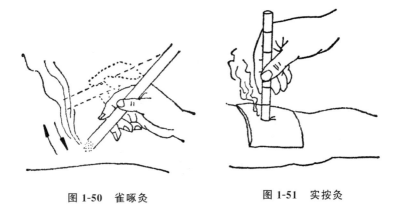

图1-50　雀啄灸　　　　　　　　图1-51　实按灸

（3）温针灸：即在针刺得气后，于针尾部放上少许艾绒或插入一段艾条点燃施灸，使热力通过针身传到针尖，发挥了针刺和艾灸的双重作用,起到了事半功倍之效果(图1-52)。

（4）温灸器灸:将艾绒放于特制的灸器内点燃,借灸器平面与皮肤接触而施灸。

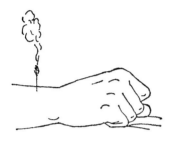

图1-52　温针灸

(三)尺胫针疗法

尺胫针疗法是张卫华教授依据经络皮部理论和标本上下理论,结合自己多年的临床实践而发明的一种新特针灸疗法。该疗法是将人体依照十二经脉所布和所辖范围划分为12个系统,当该系统发生痛症时取其相应经脉之尺部(肘关节-腕关节,痛在横膈线以上)和(或)胫部(膝关节-踝关节,痛在横膈线以下)之皮部区带浅刺治疗。经临床100例观察,该疗法愈显率达91.3%,总有效率为97.8%。120例急慢性软组织损伤患者针刺后即刻、留针15min、起针后即刻3个时间点结果表明,尺胫针组患者的疼痛、压痛积分及总评分改善,以及在针后15min时和起针后即刻的总有效率均优于腕踝针组($P<0.05$;$P<0.01$),对关节活动度的改善两组无差别($P>0.05$)。对120例肌劳损患者治疗结果表明,其愈显率为48.6%,明显优于腕踝针组($P<0.05$),总有效率90.3%,与对照组无差别($P>0.05$),疼痛和症状总积分改善尺胫针例腰组优于腕踝针组($P<0.05$),两组的压痛和关节功能活动障碍度无差别($P>0.05$),未发现不良反应和并发症。随访3个月疗效巩固,说明尺胫针疗法具有见效快(下针即效)、疗效佳、操作简便、安全性高的优势。

1. **进针点的确定** 尺胫针疗法进针点是通过定痛位、定病经、定尺胫、定区带确定的。①定痛位：就是临床对躯体软组织损伤性疾病，首先应明确疼痛所在的部位，即疼痛较明显处。②定病经：以十二经脉在人体的所布和所属为依据，确定该疼痛部位所属的经脉，该经脉就是病经。如急性腰扭伤，疼痛部位在第 4 腰椎棘突下旁开 3cm 处，该处为足太阳经所过，即为足太阳经病。③定尺胫：该疗法将人体分为上下两段，即横膈线以上为上，横膈线以下为下，其刺激点的选取原则是上病取尺部皮部，下病取胫部皮部。④定区带：尺部分布着手三阳经（外侧）和手三阴经（内侧），胫部分别分布着足三阳经（外侧）和足三阴经（内侧），各经脉之皮部均呈区带状分布，病痛在何经脉，即在该病变经脉所属之尺部（痛位在横膈线以上）和（或）胫部（痛位在横膈线以下）的皮部区带内针刺治疗。该法实际为循经取穴的一种变法，即为循病经取其相应尺胫部之皮部区带，其作用与循经取穴一致，均具有疏通经络，行气活血之功能，达到"通则不痛"之目的。

2. **进针与行针方法**

（1）针具与体位：选用 28～30 号 1 寸（最佳）或 1.5 寸不锈钢针。患者体位坐、仰卧均可，也可依据病情选择适宜之体位。

（2）进针：常规消毒后，左手拉紧已消毒的尺胫部皮肤，其拉的方向与针刺的方向相反，起固定作用。右手持针，针尖与皮肤呈 10°～15°夹角快速刺入皮肤达皮下，以刺入不痛为佳，其针刺方向指向病所；再将针身下压于皮肤相平行，将针身平行全部刺入皮下，整个针身与人体长轴相平行。

（3）针刺数量：尺胫针针刺的数量不以医者的臆断或患者的主观要求而决定，而是以针刺后患者疼痛消失或明显减轻为依据。有的患者进一针即可，有的患者针 3 针效果仍不明显，则需多针几针或至十数针，一般以 3～6 针为多见。针刺的数量常与病变范围的大小和患者的敏感度有关。痛位局限、痛点明确者一般针刺的数量较少,疼痛范围较大、痛点不是非常明确者,其针刺数量一般较多;针刺敏感者,一般针刺的数量较少,相反,针刺不很敏感者,针刺数量一般较多,可在同一区带内不同水平面多针刺。

（4）行针方法

①上抬下压法:医者将其右手示指置于患者皮肤与针柄之间,右手拇示二指捏持针柄,分别上抬 25°～30°。再下压恢复针柄,一上一下为 1 次,共 6 次。此时,患者局部往往有轻微胀感,此即为"得气"。

②左右摆动法:医者用其右手拇示二指捏持针尾的两侧,做左右各 25°～30°的摇摆动作,一左一右为 1 次,共 6 次。

③左右捻转法:医者将其右手示指置于患者皮肤与针柄之间,用拇示二指捏拿针柄,分别向左、向右捻转 180°～270°,一左一右为 1 次,共 6 次。

④环转法:医者用其右手拇示二指夹持针尾,将针尾上抬后再按顺、逆时针方向各环转 1 圈约 360°,环转一顺一逆为 1 次,共 6 次。此时,患者局部多有"得气"的微胀感。

3. 留针与出针

（1）留针:尺胫针的留针时间一般为 20～30 min,也可根据不同的病情适当延长留针时间,个别患者甚至可留 24～48h,以疼痛缓解为目的。留针期间行针数次,一般 2～3 次。同时,可让患者活动患部,还可加用电脉冲治疗。

（2）出针:左手固定进针部位,右手拇示指夹持针柄,向下（或上）抽出针体或左右摆动针身以增强刺激,提高疗效。最后用消毒的干棉球压迫针孔片刻即可。

4. 操作特点

（1）针刺的数量:针刺数量的多寡是以患者针刺后临床疼痛症状改善的程度而决定的,较为客观。本疗法正是基于此临床实际,以临床取效为唯一标准而决定针刺的数量。

（2）针刺的深度:尺胫针的针刺深度仅在皮下表浅处,这一部位为疏松结缔组织的浅筋膜和脂肪,富含淋巴管、血管、环层小体(感觉神经末梢,有感应压力和振动刺激的作用)、神经束(为有髓和部分无髓纤维形成的神经网)及梅克尔细胞(接受机械性刺激)。尺胫针的浅刺系通过梅克尔细胞传及浅筋膜,再经神经末梢的环层小体、化学及牵张感受器、血管和淋巴管等将刺激信号经脊、脑神经传入中枢而解除病灶处的痉挛,改善血液循环,缓解或消除疼痛。

(3)针刺的范围:尺胫针的刺激点即位于尺胫部的十二皮部,呈带状分布。

(4)点线面结合的手法:尺胫针进针处为点,将针身压倒与皮肤相平行便形成了线状刺激,其左右各 $25°\sim30°$ 的摆动则属扇形的面状刺激,而左右 $180°\sim270°$ 的捻转和约 $360°$ 的环转则是在点、线状刺激下形成的立体式刺激,这样增强了表皮基底层的梅克尔细胞和皮下组织中的神经末梢对压力、接受机械性刺激的感应能力。同时,大幅度增加了皮下机械波与化学波的波动,高效能地提高了病灶局部的离子通导率,从而积极地调动了体内神经-体液调节,促进了神经根周围微循环的改善、炎性递质的消除,以及对伤害性信息传导的抑制而达到了较好的镇痛作用。

(5)适宜的刺激量:尺胫针进针后实施了易于操作且较规范的行针手法,使患者针刺局部产生微胀的"得气"感,这种感觉较体针医者手下之沉紧感和患者针刺局部的酸麻胀重抽等感觉之"得气"明显为弱,而较腕踝针针刺后刺激局部无任何感觉明显较强。所以,这种特殊的"得气"感应是针刺镇痛的最适刺激量。

(四)三棱针疗法

三棱针疗法是用三棱针(图 1-53)刺破人体一定部位,放出少量血液而治疗疾病的方法。

1. 三棱针的作用　①通经活络;②消肿止痛;③开窍泻热。

2. 适应证　三棱针疗法主要应用于各种实证,尤其是瘀血和热证引起的急、慢性腰腿疼痛和麻木。

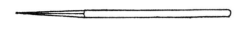

图 1-53 三棱针

3.操作方法 三棱针疗法在腰腿痛中的操作方法有3种。

(1)点刺法:施术部位消毒后,用左手拇、示指将其四周向中央推挤,在其中央速刺 3～5mm 深,疾出,挤压针孔,出血少许即可。

(2)散刺法:方法同点刺法,只是从施术部位的中心呈环状向周围分别刺入 10～20 针,适用于病位较大者。

(3)刺络法:用带子或橡皮管扎在施术部位近心端,消毒后用三棱针速刺静脉(刺破即可),出血少许。

(五)拔罐疗法

拔罐疗法是以罐为工具,利用火力或抽气法排出罐内空气,形成负压,使之吸附并刺激有关腧穴或体表部位,达到防治疾病的方法。

1.拔罐疗法的作用 ①局部机械牵拉、摩擦挤压等作用;②对腧穴、经脉的温热刺激作用。

2.适应证 拔罐疗法适用于除热邪以外的各种原因引起的腰腿疼痛。

3.拔罐方法

(1)火罐法:将点燃的纸片放入罐内,或用镊子夹住 95％乙醇棉球,点燃后放入罐内旋转 1～3 圈后迅速取出,将罐拔于有关部位;或在罐内贴上棉花或在施术部位放置盛有 95％的乙醇,点燃后拔上罐。

(2)抽气罐法:即用市售抽气罐拔罐。

(3)煮罐法:仅限于竹罐的使用。将罐放于水或药液中,煮沸1～2min,用镊子夹住罐底,甩掉罐内水液或药液,迅速按于施术部位上。

拔时可一个单独罐而拔(单罐),也可多罐成排而拔(排罐),可留而不动(留罐),也可在较大平坦的体表上下或左右来回滑动(走罐),还可将罐拔后取下,再拔上,如此反复进行(闪罐),或针刺留针期间在毫针上拔上罐(针罐),或用三棱针点刺出血后再拔上罐(刺血拔罐)。

(六)腕踝针疗法

腕踝针疗法是治疗疼痛,特别是软组织急性损伤疼痛最有效的方法之一。腰腿痛主要应用的是腕踝针疗法中的踝针疗法。

1. 腕踝针疗法的作用　腕踝针疗法具有极好的止痛效果,对于软组织损伤,特别是急性损伤,往往取效神速,只要病区与针区相对应,多可收到立竿见影之效果。其机制目前还不清楚,有待今后进一步探究。

2. 适应证　各种原因引起的腰腿疼痛,特别适用于急性软组织损伤的止痛。

3. 分区、进针点与操作方法

(1)分区

①头面躯干部:左右各分为6区和上下2段。

左右6区:以人体头顶、前后正中线为界,将人体分为左右两侧,每侧均分为以下6个区。

1区:前正中线至目内眦的垂线区域,包括额、鼻、舌、口、咽、喉、颈、气管、前胸、食管、心脏、腹部、子宫、膀胱、会阴。

2区:1区外侧至锁骨中线的垂直区域,包括颞前、面颊、后牙、下颌部、甲状腺、乳房、肺、季肋部、肝、胆、侧腹部。

3区:2区外侧至耳郭前缘、腋前线的垂直区域。

4区:3区外侧至耳垂、腋中线、髂前上棘的垂直区域。

5区:4区后侧至肩胛中线的垂直区域,包括颞后部、后项外侧、背部、腰部。该区与2区相对应。

6区:5区的内侧至后正中线,与1区相对应,包括头后、枕部、脊柱及其旁边、肛门。

上下两段:以横膈(以胸骨下端与两侧肋缘构成的三角形的顶

端为准,绕人体画一横线)为界,将人体分为上段和下段两部分。横膈以上的 6 个区分别为上 1～上 6,横膈以下的 6 个区分别为下 1～下 6,左右两侧相同,如左上 1、右下 5 等。

②四肢部:分为 6 个区,上肢下垂,掌心向内,拇指在前,小指在后,下肢立正姿势,内侧后、中、前各 1/3 的区域分别为 1 区、2 区和 3 区,外侧前、中、后各 1/3 的区域分别为 4 区、5 区和 6 区。上肢的 6 个区分别为上 1～上 6 区,下肢的 6 个区分别为下 1～下 6 区。

(2)进针点与主治

①腕部进针点与主治:腕部进针点在腕横纹上 2 寸,即相当于内关、外关穴一圈处,共有 6 个,分别为上 1～上 6,在腕横纹上 2 寸处掌面的尺侧、中间和桡侧各 1/3 的中点处分别为上 1、上 2 和上 3 进针点,位于腕部背面的桡侧、中间和尺侧各 1/3 的中点处分别为上 4、上 5 和上 6 进针点。上 1～上 6 进针点分别主治横膈以上相对应的头面、躯干及上肢的病变,如上 1 进针点主治头面和横膈以上的躯干 1 区及上肢 1 区的病变,余均相同。这里要说明的是:左上 1～上 6 主治左横膈以上相应区的病症,右上 1～上 6 主治右横膈以上相应区的病症。

②踝部进针点与主治:踝部进针点在内外踝连线水平的上 3 寸处,即相当于三阴交、悬钟穴一圈处,共有 6 个,分别为下 1～下 6,其位置在内外踝上 3 寸处确定,位于内侧面的后侧、中间和前面各 1/3 的中点处分别为下 1、下 2 和下 3 进针点,位于外侧面的前面、中间和后侧各 1/3 的中点处分别为下 4、下 5 和下 6 进针点。下 1～下 6 进针点分别主治横膈以下相对应的躯干和下肢的病变,如下 1 进针点主治横膈以下的躯干 1 区和下肢 1 区的病变,余均相同,同样,左下 1～下 6 区进针点只能治疗左侧相应区的病变,右下 1～下 6 区进针点只能治疗右侧相应区的病变。

(3)操作方法:选准进针点后,消毒针具、施术部位和医生手指,取 30～32 号 1.5 毫寸毫针,向心(如为手指、足趾病者,针刺方向向下)成 10°～30°夹角刺入皮下,长度为 1.2～1.5 寸,针刺部位以无任何感觉为度(包括腕关节、踝关节活动时)。若有针感或痛感时,均应对针体进行适当调整。腰腿痛患者主要进点针应为下 1～下 6 区,如进针点的选择和刺法运用得当,临床可收到立竿见影的效果。

(七)皮三针疗法

皮三针疗法是在疼痛部位的皮下针刺 3 根毫针治疗疾病的方法。本疗法是治疗软组织急性损伤最为有效的方法之一,由于操作简便、安全、有效,常被临床作为首选的方法或作为综合治疗中首选的方法。

1. 皮三针的作用　　皮三针的主要作用是通络止痛。其刺激的部位在皮部,皮部为"络脉之气布散之所在"。皮部与脏腑组织的联系,表现在纵向和横向两个方面。所谓纵向联系,即皮部—络脉—经脉—脏腑的相互联系与影响;所谓横向联系,就是皮部与所在部位深部的软组织器官、脏腑的相互联系与影响,即局部信息相互传递、转换、磁场相互作用与影响,皮三针就是利用这一原理影响其深部组织而起到止痛作用的。

2. 适应证　　各种疼痛性疾病,包括肢体痛、内脏痛、神经痛,尤其适用于急性软组织损伤痛。

3. 操作方法　　寻找致痛点、压痛点,如压痛范围较大时,应选择最痛点,取 1～1.5 寸毫针,消毒后,于痛点(或最痛点)处与该部经脉循行路线(主干)相垂直沿皮刺入(针身与皮肤表面成 10°～15°)一针,长度为 1～1.5 寸,再分别于该针的上和下沿皮刺入一针,长度为 1～1.5 寸。针刺入皮下后,要求无针感,活动局部和邻近关节时无痛感,留针 30～60min,有时也可用胶布固定针尾部,留针 1～2d。

(八)电针疗法

电针疗法是在针刺腧穴得气后,于毫针针柄上通以接近人体生物电的微量电流,以加强对穴位的刺激而产生调节作用,从而达到治疗目的的一种疗法。其优点是能够代替人工做较长时间的持续运针,节省人力,并且可比较客观地控制刺激量。临床上可用于治疗各种原因引起的腰腿疼痛。

1. 电针的作用　电针可调整人体的生理功能,有止痛镇静、促进血液循环、调整肌张力等作用。根据电流的波形、频率不同,其作用不同。

(1)密波:频率为每秒 50～100 次,为密波(高频),能降低神经应激功能,对感觉和运动神经产生抑制作用。常用于止痛镇静、缓解肌肉和血管痉挛及用于针刺麻醉等。

(2)疏波:频率为每秒 2～5 次,为疏波(低频),其刺激作用较强,能引起肌肉收缩,提高肌肉、韧带的张力,对感觉和运动神经的抑制较慢。常用于治疗痿证和各种肌肉、韧带、肌腱损伤性疾病等。

(3)疏密波:是疏波、密波交替出现的一种波形,疏、密交替持续的时间各约 1.5s,本波形能克服单一波形易产生耐受的缺点,治疗时兴奋效应占优势,能够增加机体内的物质代谢,促进血液循环,改善组织的营养状况,消除炎性水肿。常用于各种扭挫伤、关节炎、气血运行障碍、神经痛等的治疗。

(4)断续波:电流有节律地时断时续自动出现的波形。断时,在 1.5s 时间内无脉冲电输出;续时密波连续工作 1.5s。断续波能提高肌肉组织的兴奋性,对横纹肌有良好的收缩作用。常用于治疗痿证、瘫痪等。

(5)锯齿波:脉冲波波幅按锯齿形自动改变的起伏波,每分钟16～20 次或 20～25 次,其频率接近人体的呼吸频率,故可用于刺激膈神经做人工电动呼吸,抢救呼吸衰竭者,并有提高神经、肌肉兴奋性、调整经络、改善血液循环等作用。

对于腰腿痛的患者常用密波、疏波或密疏波以止痛和促进血液循环,促进炎症的吸收和疾病的康复。

2. 适应证　各种原因引起的腰腿痛。

3. 操作方法　电针疗法取穴原则与毫针刺法相同,只是选择两个以上的穴位,在针刺得气后,将电针仪的输出调至零位,负极接主穴,正极接配穴,然后打开电源开关,选好波形,慢慢调节至所需输出电流强度(以患者可耐受为度),通电时间一般为 15～20min,若需集中刺激某穴,增强其感应,则只取一个穴位,把一根导线接在针刺毫针的针柄上,另一根导线接在一块约 $25mm^2$ 大小的薄铝板上,外包几层湿纱布,平放在离针稍远的皮肤上用带子固定。

(九)封闭疗法与穴位注射疗法

封闭疗法与穴位注射疗法,是将某些对神经系统具有阻滞传导和对经络具有良性刺激作用的药物,注射到病变附近的神经周围、痛点及有关的经络穴位上,以达到治疗疾病的目的。根据封闭所用的药物种类、浓度及注射部位的不同,封闭疗法可分为神经封闭疗法与神经阻滞疗法两种,痛点与穴位注射的作用基本相同。

封闭药物的主要作用是阻滞神经传导,如较高浓度的盐酸普鲁卡因、利多卡因等局部麻醉药,将其注入病变区域的神经周围,则可阻断由病灶产生的病理冲动传入中枢神经系统,从而减缓或消除疼痛,使中枢神经的功能保持正常。另外一些封闭药物,如低浓度的盐酸普鲁卡因,除了具有阻滞传导的作用外,还能对神经产生一种良性刺激,主要是注射药液,含穴位注射的药液,注入局部后,局部的张力增大,使其产生类似针灸疗法对神经系统功能的调节作用一样,即通过神经对血液循环及淋巴回流等过程的影响,改善病变部位的新陈代谢和营养状况,减轻局部肿胀等炎症性变化。反复多次进行封闭、痛点及穴位注射,还可获得积累性治疗效果。

穴位注射疗法是将有关的液体药物注入穴位内,通过药物的药理作用和针刺的局部刺激作用激发经气、调整脏腑经络气血功能而达到治疗疾病的方法。既发挥了药物的药理作用,又发挥了药液张力(主要是内张力)和针刺对经络腧穴的机械刺激作用。

1. 封闭疗法与穴位注射疗法的主要作用

(1)阻止腰腿部病理反射过程的发生、发展,消除传向神经系统的病理性冲动。

(2)保护神经系统,恢复腰腿部的正常功能。

(3)消除腰腿部肌肉痉挛及其导致的疼痛。

(4)改善腰腿部肌肉的营养状况,促进局部血液循环。

(5)调节机体各部阴阳平衡,使之相互协调。

2. 封闭疗法与穴位注射疗法的适应证　各种原因引起的腰腿疼痛,包括腰腿部退行性变引起的疼痛、急慢性损伤后疼痛等,均可采用局部压痛点(阿是穴)或神经干封闭和穴位注射治疗。

3. 封闭疗法与穴位注射疗法药物的选择与配伍

(1)盐酸普鲁卡因:用途很广的局部麻醉药,可用于各种封闭治疗和神经阻滞麻醉。该药毒性小,可根据不同的部位选择 0.5%～1.0%的浓度。由于部分患者对此药物过敏,故注射前均应做皮肤试验,阴性者方可使用。

(2)利多卡因:局部麻醉药,比普鲁卡因扩散能力强,作用时间长,但毒性大 1 倍,一般多用于对普鲁卡因过敏者。常用 0.5%～1.0%的浓度,一次用量 1～15ml,最多不超过 20ml。也可与普鲁卡因、丁哌卡因混合应用,以增强其扩散作用。

(3)维生素:用于穴位注射的维生素 B_1、维生素 B_{12},它们均可用于腰椎间盘突出症造成的神经受压及炎性渗出物化学刺激腰部脊神经伴有的疼痛、麻木等表现者。本类药液还可以加入盐酸普鲁卡因、利多卡因和激素进行治疗。

(4)激素:常用的有地塞米松、泼尼松龙混悬液为 25～50mg,曲安奈德为 10～30mg。腰腿痛疾病合并有溃疡病、糖尿病、高血压等时应慎用。

(5)中药制剂:如当归注射液、川芎嗪注射液、丹参注射液、风湿宁注射液等具有活血化瘀、滋补肝肾、舒筋活络及祛风散寒的中药制成的注射液,多用作穴位或痛点注射。

(6)其他:如骨肽注射液、肌苷注射液、胎盘组织液、布桂嗪及透明质酸等药物,可根据患者的病情酌情选用。

4. 封闭疗法与穴位注射疗法的常选部位

(1)痛点注射:腰腿痛的压痛点多位于容易发生损伤和神经末梢比较丰富的筋膜、肌肉附着点、腱腹交界处和肌肉交错的部位。注射时只要将药物准确地注射到痛点,多可收到预期的效果。

(2)穴位注射:穴位注射点是辨证选穴和经络触诊的阳性反应点。后者是医生用指腹滑动、按揉、触压、推动等方法在经络上触及的各种结节、条索状物的敏感压痛点等。治疗中常选择足太阳膀胱经、督脉、华佗夹脊穴、手足少阳经及阳明经在下肢的穴位,还有部分阿是穴。注射时所选穴位不宜过多,一般每次 2～3 个穴位,可几组穴位交替使用。注射药量不宜过大,以每穴 0.5～2ml 为宜。隔日或 3 日 1 次,10 次为 1 个疗程。

(3)特殊部位注射:详见其他各病的治疗。

5. 封闭疗法与穴位注射疗法的禁忌证

(1)普鲁卡因过敏者。

(2)肝功能不全者(因为大量普鲁卡因进入人体后,迅速分解成对氨基苯甲酸和双乙烷氨基乙酯,其分解过程多在肝内进行)。

(3)肾功能不全者(由于普鲁卡因的分解产物最后要经过肾从尿中排出)。

(4)医师没有充分掌握封闭疗法和穴位注射疗法的作用、用法、治疗目的、操作过程及急救处理。

(5)封闭和穴位注射部位皮肤或深层组织内有化脓性感染病灶、活动性结核、全身急性感染性疾病者。

(6)合并溃疡病、糖尿病、高血压病及全身情况不佳、年老体弱者。

(7)诊断不明确者。

6. 封闭疗法与穴位注射疗法意外事故的处理

（1）封闭药物误入蛛网膜下腔：此为严重的意外事故（发生在颈部则更加危险）。尽管在临床上较为罕见，但在椎旁神经根、交感神经节或椎管硬膜外封闭时，有发生此种意外的可能性，故在侧方穿刺神经根时，宜将针尖稍向尾侧倾斜，避免针尖深入椎间孔内。注射药物前必须回抽，无脑脊液吸出时方可推药。一旦刺入脊髓腔内，注射器回抽即有脑脊液时，应立即出针，并将患者置于头高体位，在数小时内反复注入生理盐水（每次 10ml）。同时，应严密观察患者的病情变化，注意心肺功能，根据不同情况采取相应的急救措施，如抗休克、人工呼吸等。

笔者在对腰椎间盘突出症应用硬膜囊外注射时，曾有 10 余例患者发生过一次性眩晕，卧位休息 20min 后均恢复正常。更值得注意的是：进行此注射时，注射的速度一定要缓慢，注射后让患者继续卧床休息 20min 以上，如无特殊感觉，方可下床。同时，注射的剂量也应严格掌握，如为 2% 的盐酸利多卡因，每次最好控制在 2ml 以内，并且采用俯卧位注射法。

（2）损伤大血管：大血管损伤多发生于接近大血管部位的封闭或穴位注射的过程中及下肢神经干等的封闭。操作时应尽量避免损伤血管，以防产生血肿。注射前应回抽，无回血时方可缓慢注药并固定针头，以免针头发生移动而将药液注入血管内。

（3）封闭药物的过敏与中毒：由于封闭用药主要是低浓度的普鲁卡因，毒性小，用量少，注射前又做过过敏试验，因而发生药物中毒与过敏现象极为少见。如果患者在注药过程中出现头晕、颜面潮红、发热、恶心、呕吐、心悸、多语、谵妄、兴奋甚至惊厥，应立即停止注射，平卧休息，轻者口服糖水，休息片刻，多可自行恢复。一旦发生虚脱、发绀或惊厥等较严重的过敏反应时，则应立即将患者置于仰卧头高位，吸氧，静脉注射小剂量硫喷妥钠或异戊巴比妥钠（50～100mg），或麻黄碱（15mg）或肌内注射麻黄碱注射液 20～30mg，多可立即制止。若呼吸、心搏停止，应立即施行人工呼吸和心脏按压等复苏处理，并对症治疗。故在封闭时应由有一定临床经验的医生或麻醉师操作,以防不良事故的发生。

(十)皮内针疗法

皮内针疗法是将特制的麦粒形或图钉形针具固定于穴位内,给予较长时间的刺激治疗疾病的方法。

1. 皮内针的作用 刺激皮部及络脉,疏通经络,活血止痛。

2. 适应证 常用于需要针刺久留针的慢性、顽固性疾病和反复发作的疼痛性疾病。

3. 操作方法 皮内针有麦粒形和图钉形两种(图 1-54)。其操作方法为:先行皮内针、镊子、施术部位消毒,麦粒形者用消毒过的镊子夹住针柄,对准应刺部位,快速刺至皮下(其针尖方向可顺经、逆经或与经脉成 90°刺入),针身可刺入 0.5～0.8cm,针柄留于皮外,胶布固定;图钉形者用镊子夹住针圈,直刺应刺部位,胶布固定。一般春秋季节可固定 3～5d,夏季固定 1～2d,冬季可长达至 7d。留针期间每隔 3～4 小时用手按压 1～2min,以加大刺激,切忌针处见水而引起局部感染。

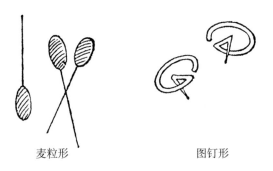

麦粒形　　　　　　　　　　图钉形

图 1-54　皮内针

(十一)推拿疗法

推拿疗法是在中医理论和经络学说的指导下,明确病位、病情和辨证后,选用相应穴位或经脉循行部位,运用一定手法调和气血,畅通经脉或纠正错位,恢复骨节、肌肉正常功能的方法,本疗法又称按摩疗法。本法是中医治疗腰腿痛的独特疗法,特别是对那些因骨骼错缝、关节脱位、肌肉被牵拉移位、滑膜嵌顿引起的疼痛,多可手到病愈或手到病减之效。

1. 推拿手法在腰腿痛中的治疗作用

(1)疏通腰腿部经络:腰主要分布着足太阳经、督脉,下肢主要分布着足三阳经和足三阴经,又有阴阳跷脉和阴阳维脉之布属,足三阳经又通于督脉,足三阴经通于任脉,十五络脉、十二经别和十二经筋中各有六条也分布于腰腿部,通过推拿手技的操作,刺激这些部位的有关经络系统和穴位,激发经气运行,从而起到疏通经络的作用。

(2)行气活血消肿:"气伤痛""形伤肿""因跌仆闪失,以致骨缝开错,气血凝滞,为肿为痛,按其经络,以通郁闭之气,摩其壅聚,以散瘀结之肿,其患可愈"(《医宗金鉴·正骨心法要旨》)。推拿可促进血液循环而起到活血化瘀、行气消肿之效。

(3)松解挛结筋肉:直接或间接腰腿部损伤,或失治误治,或长期过度用力,或姿势不当,均可使腰腿筋肉损伤,经脉拘紧不展,形成筋结、筋挛,或失去弹性,影响腰腿部各肌肉、关节的功能活动。通过对这些部位推拿手法的实施,可使挛缩、结聚的筋脉得以松解,僵硬的组织逐渐软化,受损的组织功能日渐恢复。

(4)整复错位骨骼:腰腿部,特别是腰髋部常因暴力、跌仆闪错及长期劳损或因椎间盘突出症腰椎代偿性失衡,使其在不平衡力的作用下,腰椎椎体、各椎间小关节错位、骶髂关节错缝、滑膜嵌顿、筋肉发生移位,通过推拿手法所产生的力学作用可使其得以纠正。

2. 适应证 推拿手法适用于各种类型的腰腿痛。

3. 推拿操作 根据病种不同,即使同一病种处在不同阶段,其推拿操作手法也不同。如椎管狭窄综合征可用揉、压、拿、摩、捏、搓、擦等手法,而禁用扳、摇等手法。一般一次推拿治疗 10～30min,1～2d 推拿 1 次。

(十二)内服中药治疗

见本章第五节中三、"腰腿痛的中医临床辨证施治与口服药物治疗"。

(十三)外用中药疗法

外用中药疗法是将中药粉或再加一定的介质,制成一定剂型外用治疗腰腿痛的方法。常用的如下。

1. 敷搽类

(1)外敷剂:将通经活络、活血止痛的药物放于布袋中,做成外敷药袋,置于病痛处,通过改善局部血液循环,达到温经通络、活血止痛的目的。

(2)外搽剂:将药物直接涂搽或喷洒于腰腿部,药物可直接被吸收,或经反复摩擦,促进局部血液循环,加速药物吸收,起到活血化瘀、改善局部血液循环,达到抗炎、消肿、止痛之效。

(3)湿热敷:将中药煎煮后的药渣装袋,趁热在腰、腿部热敷治疗。

(4)调敷剂:将中药(如川乌、草乌、乳香、没药、延胡索、独活、桃仁、红花等)研末,用乙醇或食醋调后敷于患处,以起止痛之效。

2. 膏贴类　将祛风散寒除湿、养血活血通络的药物提取或煎熬去渣后,或不经提取,仅以粉碎成末,或部分药物粉碎,部分药物提取后,加入适当的介质(如铅丹粉、甘松、凡士林、羊毛脂等),涂于布、纸上或放于盒、瓶内,贴敷或外涂于有关部位的皮肤上,使药物的有效成分被局部皮肤缓慢吸收而发挥治疗作用。

3. 熏蒸类

(1)中药袋熏蒸法:将有关中药粉碎,装入布袋,或将其粗粉与细沙子搅拌均匀,放入锅中蒸 30～60min,取出置于病痛处(注意勿烫伤),或外加固定,凉后取下,每日 1～2 次。

(2)中药熏洗:将有关中药煎汤后,倒入浴盆(或再加温水)熏洗或用毛巾蘸上药水擦洗痛处。熏洗病痛处以全身汗出为度,每日 1～2 次,每次 30～60min。

第2章 腰部疼痛

第一节 概 述

腰痛是以腰椎部及其周围软组织疼痛为主要特点的一类病症,可表现在腰部正中、一侧或两侧,也可牵涉上下左右各组织。由于腰部的解剖结构复杂,因此,腰痛是一种多病因的疾病,也是骨伤科、针灸推拿科及外科医师最常遇到的临床病症之一。尤其是慢性腰痛,因其发病率高,临床治疗疗程长,有时疗效还不是特别理想,致使患者长期遭受病痛的折磨,以至于影响正常的生活与工作,给患者及家属带来一定的痛苦和烦恼。即使在科学较为发达的今天,有 CT、MRI 等较为现代和精良的仪器检查设备,但由于腰痛的原因较多且复杂,有些诊断仍难以明确,因而发生"患者腰痛,医生头痛"的现象。

一、腰痛的发病简况、分类及常见疾病

(一)发病简况

大多数急性损伤所致的腰痛患者在较短的时间内疼痛症状即可缓解,而慢性腰痛的症状则至少持续 12 周。由于腰部生理结构的特点,腰部容易发生各种急、慢性损伤及退行性变化。引起腰部疼痛的原因较多,如负重时用力不当、保持不恰当姿势过久等,均可引起腰部肌肉急、慢性劳损而产生疼痛。同时,腰椎韧带及骨关节的退变,如腰椎骨关节炎、小关节紊乱、骨质疏松、椎管狭窄、黄韧带肥厚等,亦可影响腰部正常的生理结构,压迫神经产生疼痛。

此外,也不排除由创伤、肿瘤、其他炎症和先天性疾病引起的腰痛。

(二)分类

腰痛的病因多而复杂,为了便于诊断及治疗,必须加以分类。虽然国内外的分类方法很多并各有其特点,但多有概念混淆及使用不便的缺点,故在此不加赘述。现以发病的原因进行分类,常分为以下 4 类。

1. 脊椎疾病引起的腰痛,如增生性脊柱炎、强直性脊柱炎、感染性脊柱炎、腰椎间盘突出、脊椎骨折及脊柱的其他疾病。

2. 脊椎旁软组织疾病引起的腰痛,如腰肌劳损等。

3. 脊神经根及皮神经病损引起的腰痛,如脊髓压迫症等。

4. 内脏疾病引起的腰痛,如肾病、溃疡病等。

本章主要讨论腰部的伤筋及慢性炎症反应性腰痛。

(三)常见疾病

引起腰痛的常见疾病有急性和慢性腰扭伤、腰椎间盘突出症、腰椎管狭窄症、第 3 腰椎横突综合征、腰椎后关节嵌顿、腰椎小关节错缝、棘上韧带损伤、棘间韧带损伤、腰肌筋膜炎、侧隐窝狭窄症、腰椎退行性脊椎炎、下腰椎失稳症、强直性脊柱炎等。

二、腰部解剖生理概况

脊柱是由颈椎、胸椎、腰椎和骶椎组成。腰椎位于脊柱的下部,具有运动、负荷和保护功能。由于其上接胸椎,下连骶椎,其负荷和稳定功能尤为重要。腰椎前部由 5 节椎体借助椎间盘和纵韧带连接而成;后部由各椎节的椎弓、椎板、横突和棘突构成,其间借助关节突关节、韧带和肌肉等连接。腰椎的前后结构之间围成椎孔,各椎节依序列连成椎管,其间容纳脊髓下端、脊髓圆锥和马尾神经。现分别介绍腰椎骨性解剖、椎间盘、椎管内容物及其周围组织。

(一)椎骨

1. 腰椎椎体 　腰椎椎体为人体脊椎中最大的椎节,在横切层上呈肾形。椎体内为骨松质,外层为一薄层骨密质。椎体前外侧分布诸多滋养孔。椎体上下面较平坦,前端较后端略凹陷。椎体前部厚度自上而下逐渐增加,其高度为 2.2～2.5cm;后部高度自上而下逐渐减少,为 3.0～2.3cm。腰椎体横径大于矢状径,并自上而下逐渐增大,第 1 腰椎横径和矢状径最小,第 4、5 腰椎横径和矢状径最大,横径为 4.5～5cm,矢状径为 3～3.5cm(图 2-1)。

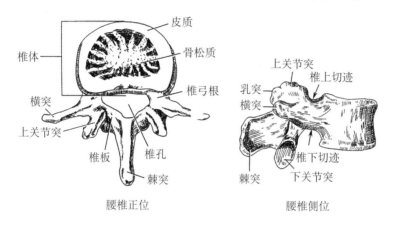

图 2-1　腰椎正、侧位

2. **腰椎椎弓**　自腰椎椎体后上方垂直发出,伸向后方,较为粗大。椎弓上切迹较椎弓下切迹浅而窄,相邻椎节的上下切迹构成椎间孔(图 2-2)。椎弓向后延伸形成椎板、上下关节突、横突和棘突。椎体后缘和椎弓围成椎孔(图 2-1)。

3. **腰椎椎弓根**　为椎弓起始部,在其上方为椎弓上切迹,该切迹较浅,其宽度为 5.0～8.0mm,自上而下逐节减少。下切迹远较上切迹为深,其宽度为 11～14mm。相邻椎节即构成上宽下窄、形同耳状的椎间孔。

4. **腰椎椎板**　系椎弓向后方连续所形成的短而宽并较厚的板状结构,是椎孔后部重要的解剖结构。椎板宽度小于椎体高度,

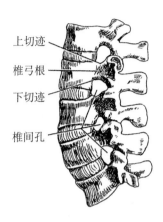

上切迹

椎弓根

下切迹

椎间孔

图 2-2　椎间孔

致两相邻椎板之间存着一定的间隙而不重叠,其间由黄韧带覆盖和连接。腰椎椎板并不平行于椎体纵轴,椎板向后下方呈斜行走向。正常椎板厚度自上而下有变薄的趋势(图 2-1)。

5. 腰椎关节突及关节突关节　腰椎关节突与颈椎、胸椎明显不同。上关节突自椎弓根后上方发出,扩大并斜向后外方,关节面凹向后内侧;下关节突由椎板下外方发出,凸隆,伸向前外方,与上关节突关节面相对应并构成关节突关节。在腰椎不同节段,关节突关节所处的位置和形态不完全一致,腰$_{1-2}$关节突关节间隙处于矢状面,上关节突形成前(内)至后(外)环状结构包绕着大部分下关节突,有很好的稳定性。腰椎关节突关节自上而下逐渐呈冠状位,腰$_5$最为典型。关节突关节具有完整滑膜和关节囊组织,并且两侧关节突关节的位置、大小和形态并非完全对称。关节突关节间隙与矢状轴的交角,自上而下逐渐增大,平均为 45°(图 2-3)。

6. 腰椎横突　为椎弓外后侧骨性突起,因系横向生长故称横突。腰椎横突前后位扁平且较薄,从第 2 腰椎起逐渐增长,第 3 腰椎横突最长,第 4 腰椎横突最小,第 5 腰椎横突通常两侧较为粗

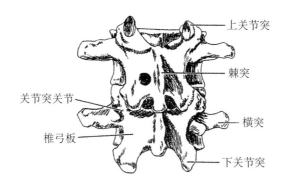

上关节突

棘突

关节突关节

横突

椎弓板

下关节突

图 2-3 脊柱突起后面观

大,或一侧粗大,而另一侧正常或变小,表现为两侧的不对称性及畸形。

7. 腰椎棘突 棘突基底部由两侧椎板在后中线交融而成。棘突为长方形、扁平板状向后方延伸,呈垂直样略向下方。上下缘较为肥厚,其末端呈圆弧状。腰椎棘突在发育过程中并非在同一纵轴上,约有 1/2 棘突左右偏斜。第 5 腰椎棘突常有畸形或发育异常,有时椎板骨化时未闭合,棘突缺如而成为隐裂,也可能游离棘突即浮棘,还可能浮棘合并隐裂。

8. 椎孔 从骨性结构来看,椎孔的形状空间横切层自上而下为椭圆形、三角形和三叶草形。同一椎节的椎孔不同切层上也有不同,在下腰椎椎孔两侧形成特殊解剖即侧隐窝。侧隐窝实为椎孔两侧方凹陷处,前方为椎体,后壁为关节突,外侧为椎弓根。

9. 第 5 腰椎 第 5 腰椎与上位 4 个腰椎不同,具有其固有的形态特点。

(1)椎体的体积最大,后部略薄于前端,椎体下端与骶骨底面借助椎间盘相连。

(2)椎弓根扁平而宽阔,但前后距离较短,椎板低平突向前方,以致椎孔变小。

（3）腰₅下关节突与骶₁上关节突构成腰骶关节突关节,变异较多。腰₅和骶₁融合称为腰椎骶化,如果第2骶椎与第1骶椎不融合则称为骶椎腰化。腰₅横突变异和畸形更为多见,第5腰椎变异和畸形是腰椎疾病多发的解剖学基础。

（二）椎间盘

椎间盘由透明软骨板、纤维环和髓核三部分组成(图2-4)。

1. 透明软骨板　透明软骨板又称软骨终板,作为髓核上下界,与相邻椎体分开(图2-5)。软骨板覆盖在椎体上下面,中央部较薄呈半透明状,低于四周的椎体骨骺环。透明软骨板平均厚度为1.0mm,软骨板具有软骨细胞。在生长发育时,软骨板有软骨源性生长作用,一旦发育成熟,纤维环附属其上成为固定的环状结构。

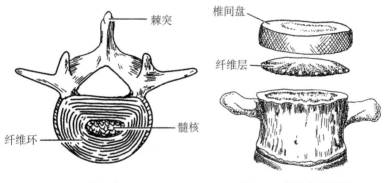

图2-4　椎间盘上面观　　　　图2-5　椎间盘软骨板

在椎骨发育过程中,椎体上下面各有一骨化中心,其周围成骨形成骨骺环,中心仍保留软骨,软骨板的大小和形状与上下的椎体相适应,但软骨板面积从上至下逐渐增大。软骨板无血管组织,但可承受压力;软骨板还具有半渗透膜作用,水分可以扩散入髓。

2. 纤维环　纤维环由胶原纤维及纤维软骨组成,围绕上下透

明软骨盘周围,属较坚强的纤维组织。纤维环是椎间盘最重要的
维持负重组织,与上下软骨盘及前纵韧带、后纵韧带相连紧密。

纤维环由外层、中层和内层纤维组成,其成分、排列方式有明
显差别。外层由胶原纤维构成,内层由纤维软骨带组成。细胞排
列与分层的纤维环方向一致,外层纤维环为梭形细胞,内层纤维环
为类软骨样圆形细胞。正常成人纤维环各层纤维都有各自走向,
但基本是每层纤维在相邻椎体间斜行,以 30°～60°与另一层纤维
交叉。这种纤维环纤维交叉排列,使两个相邻椎节成为一个运动
整体(图 2-6)。在向一侧旋转和倾斜时,某层纤维处于紧张状态,
而另一层纤维则松弛,既限制了过度活动,又有一定保护功能。纤
维环前部和两侧部分最厚,较后部厚 2 倍,椎间盘后部的纤维环最
薄。外层纤维在椎体表面的骺环之间,内层纤维在两个椎体软骨
板之间。外层和内层纤维通过 Sharpey 纤维与骺环相连。纤维环
以内层纤维为主附着在软骨板上。内层纤维的深层进入髓核并与
细胞间质相连。因此,深层纤维与髓核之间界限不明显。

纤维环前部由前纵韧带加强;相反,纤维环后部,虽有后纵韧
带加固,但其本身较为薄弱,远不如前部纤维结实。这种解剖学特
点与临床上椎间盘突出有直接关系。

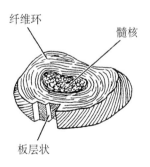

图 2-6　椎间盘纤维环

3. **髓核** 腰椎椎间盘的髓核位于中央偏后。髓核是一种富有弹韧性半液状的胶状物。它并不占据整个椎间隙，只占椎间盘横截面积的 1/2。髓核由分散于细胞间基质内的软骨样细胞组成，其间有胶原纤维网，覆以多糖蛋白质复合物。各层胶原纤维以黏多糖、硫酸软骨素来增强髓核与水分结合的能力，具有抗压和使髓核负荷重新分布的作用。

因此，椎间盘具有联合椎体、减轻震动的功能。随着年龄的增加，髓核内水分逐渐减少，其功能也逐渐减弱，并有可能出现一系列退行性改变的疾病。

（三）腰间韧带

腰椎椎节的连接，除椎间盘和关节突关节之外，即是各种类型的韧带，主要有前纵韧带、后纵韧带、黄韧带、关节囊韧带、棘上和棘间韧带、髂腰韧带及横突间韧带（图 2-7）。

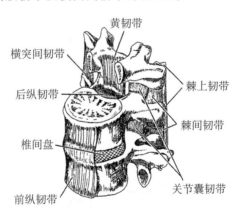

图 2-7 腰间主要韧带

1. **前纵韧带** 前纵韧带位于椎体前面，上端起自枕骨底部和前结节，向下韧带纤维延伸，途经各椎体前面，止于第 1 或第前纵韧带为人体最长的韧带，其宽度和厚度在各个差异，在颈椎、腰椎及其椎间盘部较阔，但略薄；而胸椎节段较窄且厚。前纵韧带系由浅层、中层和深层 3 层并列的纵形纤维组织而成。浅层纤维较长,通常跨越 3～4 个椎体;中层纤维略短,可跨越 2～3 个椎体;深层纤维最短,仅连接相邻两个椎体。

前纵韧带与椎体和椎间盘的关系在不同部位紧密程度也不尽相同。通常,前纵韧带在椎体水平与椎体之间较疏松,与椎体边缘和椎间盘连接紧密,紧贴其表面。3 层纤维共同作用维持着椎体前方的稳定性,具有较强的张应力。

2. 后纵韧带 后纵韧带位于椎体后面,细长但较坚韧。自第 1 颈椎椎体后面向上方移行于覆膜,向下方沿各椎节的椎体后缘,直达骶骨,并移行于骶尾后深韧带。后纵韧带的宽度和厚度在各节段不同,颈椎、上胸椎及其椎间盘部较宽阔;下胸椎和整个腰椎节段相对较窄。该韧带有三层之分和两层之分的两种观点,但通常将其分为两层。浅层纤维连续跨越 3～4 个椎节,而深层纤维呈"八"字形,仅连接相邻两个椎节,深层韧带纤维之边缘部分紧靠椎弓根。

后纵韧带通常在椎间盘水平与其纤维环紧贴,而在椎体水平则较疏松,其间有椎体静脉通过;韧带的中央部较厚,而两侧延展部较宽但薄弱,尤其是腰椎,这一解剖特点更明显。椎间盘变性后,髓核突出常常发生在后纵韧带的两侧,而在正中央部相对较少见。

3. 黄韧带(椎板间韧带、弓间韧带) 黄韧带(图 2-7,图 2-8)由黄色弹性纤维组成,故得此名。该韧带主要部分位于椎板间,故又称椎板间韧带或弓间韧带。黄韧带呈膜状,成节段性结构特征,上起上位椎板下缘(前面)下 2/3,下方附着于下位椎板上缘和背部。黄韧带前面凹陷、光滑,正中部有一裂隙,其间有少量脂肪组织,并伴有静脉通行。后中央部与棘间韧带相连,向外至关节突关节内侧缘,向外侧扩展部附着于横突根部,同时近关节处与关节囊相融合参与形成关节囊。

黄韧带厚度和宽度在不同部位也有差别。颈椎节段薄而宽，胸椎则厚而略窄，腰椎的黄韧带又厚又宽。在同一节段的黄韧带，上部较薄，下方较厚。退变的黄韧带因失去弹性可见明显增厚，可达 8～16mm。

黄韧带占据椎管背侧 3/4 面积。正常的黄韧带厚度为 2～3mm。自腰$_1$向下至腰$_5$其厚度逐渐增厚。以腰$_{4-5}$椎节间最厚，达 4.5～5.0mm。黄韧带具有弹性，可以在一定范围内伸展和短缩，对限制腰椎过度前屈有一定作用。

4. **棘间韧带**　棘间韧带位于相邻椎节的棘突之间，故名（图 2-8）。在同一节段水平，该韧带沿棘突基底到棘突尖，充盈棘突间。韧带的前部与黄韧带中央裂隙部相贴，后部逐渐移行于棘上韧带。颈椎和上胸椎棘间韧带发育欠佳，较松弛薄弱，腰椎棘间韧带厚而坚韧，发育相对较为完善。

棘间韧带和棘突位于腰背部中央，将腰背肌分为左右两部，形成对称结构。成年人的棘间韧带常存在裂隙或松弛现象，此可能与创伤和退变有关。

该韧带有限制腰椎运动单位过度屈曲之功能，也为椎板间隙和棘突间隙提供保护作用。损伤后，因其自身的修复功能较差一些，为持久性腰痛产生的可能原因之一。

5. **棘上韧带**　棘上韧带系由项韧带向下至第 7 颈椎棘突开始，为一细长、坚韧的条束状带，附着于椎节棘突尖部，止于骶骨的骶中嵴（图 2-8）。两侧与背部筋膜相连续，其前方与棘间韧带相吻合，界限很难分开。在不同脊柱节段上，棘上韧带的宽窄与厚度不尽相同。胸椎段呈条索状并较薄，腰椎宽厚坚韧。该韧带纤维可以分为浅层、中层和深层 3 层。浅层纤维通常跨越连续 3～4 个椎节的棘突尖，中层纤维可跨越 2～3 个椎节，而深层纤维仅连接两个椎节棘突之间。浅层纤维具有充足的弹性，强于中层和深层。成人腰椎的棘上韧带具有很强的张应力，其功能作用与棘间韧带及腰背筋膜相一致。其退变可能发生软骨化或有撕裂、囊性变，偶

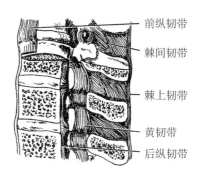

图 2-8　棘间韧带

尔缺如。

6. 关节囊韧带　关节囊韧带系指包绕相邻椎体间关节突关节囊外面的韧带。该韧带因有部分黄韧带参加,故为略带黄色的弹力纤维。关节囊韧带增强了关节突关节囊的保护作用,有时很坚韧。成人的关节囊韧带,随着关节突关节退变和变性而发生变化,容易松弛。

7. 横突间韧带　横突间韧带位于相邻两椎节的横突之间,外侧部呈扁平膜状束带编织,因该韧带非常薄弱,对脊椎连接和稳定功能无重要作用,第 4 和第 5 腰椎的横突间韧带与髂骨相连形成髂腰韧带。横突间韧带内侧部作腱弓排列,具有保护脊神经后支及其血管的作用(图 2-7)。

8. 髂腰韧带　髂腰韧带系连接腰$_{4-5}$和髂骨的韧带,通常可分为上、下两束。上束起自第 4 腰椎横突的尖部,其韧带纤维斜向外下方,向后侧止于髂骨嵴,形成较薄层筋膜;下束为较肥厚的坚韧韧带束,起自第 5 腰椎横突,纤维斜向下外方,呈弓形,止于髂嵴内唇。

(四)腰部肌肉

1. 后侧

(1)浅层肌:背浅层肌与腰椎有关的肌肉主要为背阔肌和下后

锯肌。

①背阔肌:该肌为全身最大的扁肌,位于腰背和胸后外侧皮下,为一直角三角肌,上方内侧被斜方肌所覆盖,以筋膜形式起自第 6 至第 12 胸椎棘突和全部腰椎棘突,骶正中嵴和骶嵴外侧唇后1/3。肌纤维斜向上外方,并逐渐集中,再经腋窝后壁、肱骨内侧,绕大圆肌下缘至其前面,并以扁腱形式止于肱骨小结节嵴。在两肌腱之间有一滑液囊,即背阔肌囊。背阔肌(图 2-9)主要接受来自颈$_{6-8}$和胸背神经的支配,具有收缩肱骨使之后伸、内旋和内收运动。

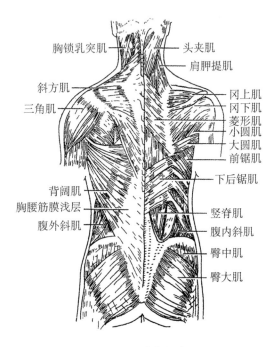

图 2-9　腰背部肌肉

②下后锯肌:该肌与上后锯肌形状相似,是菱形扁肌。位于背阔肌中部深面,较上后锯肌宽阔。借助薄膜起于胸$_{11-12}$和腰$_{1-2}$的棘突和棘上韧带。肌纤维斜向外下方,止于第9至第12肋骨角外侧。该肌受胸$_{9-12}$肋间神经支配,收缩时可牵拉肋骨向后并固定肋骨(图 2-9)。

(2)深层肌:与腰椎有关的背深层肌主要有骶棘肌、横突棘肌、棘突间肌及横突间肌。

①骶棘肌:骶棘肌(也称竖脊肌)是背肌中最强大的肌肉,对保护躯干直立具有重要作用(图 2-9)。该肌分布范围广,上端起自枕骨,下抵髂骨的长肌,肌束粗大,该肌位于背部深面,广布于棘突与肋角间的沟凹内,并以肌腱及肌束形式起自骶骨背面、腰椎棘突、髂嵴后部及腰背筋膜,并由腰背筋膜所包被。在腰椎共可分为3个纵形肌组:外侧为髂肋肌,中间是最长肌,内侧系棘肌。

②横突棘肌:横突棘肌是由多数斜行肌束构成,排列于骶骨至枕骨及整个项背部,位于骶棘肌深面。肌纤维起自下位脊椎横突,斜向上内方,止于上位椎节的横突。该肌是呈节段性分布的短肌,由浅至深又可分为3层。

③棘突间肌和横突间肌:该两肌在颈椎和腰椎较发达,胸椎缺如。棘突间肌起止于相邻脊椎椎节的棘突;横突间肌在颈椎较发达,而腰椎则较纤细,有时缺如。该肌主要功能为协助头颈伸直,侧屈动作。横突间肌系相对应的脊神经前支支配,其余为脊神经后支支配。

2. 外侧

(1)腰方肌:该肌在腰椎两侧方,呈长方形,上窄下宽。起自下方的髂嵴内缘后部和髂腰韧带,向上内斜行止于第12肋和腰$_{1-4}$的横突,逐渐变窄(图 2-10)。上方有腰肋外侧韧带增强。作为一个整体,腰方肌介于腰背筋膜中层与前层中间,前层已形成腰方肌筋膜。腰方肌与腰大肌相邻。

腰方肌筋膜与肾后筋膜间为腹膜后疏松结缔组织,属于腹膜后间隙的一部分。腰方肌与腰大肌之间有肋下神经、髂腹下神经及髂腹股沟神经等,自内斜向外下方。腰方肌接受胸$_{12}$、腰$_{1-2}$脊神经前支纤维支配,具有侧方运动和稳定躯干的功能。

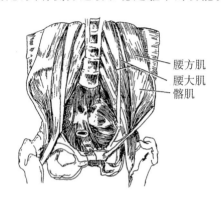

图 2-10　腰方肌

　　(2)腰大肌:腰大肌位于腰椎椎体与横突之间的凹陷窝内。上部分布于腰方肌内侧,其形若纺锤状,中部分布于髂肌之内侧。起始于第 12 胸椎椎体、全部腰椎椎体和椎间盘侧面、横突根部及腱弓。肌束逐渐下行,沿骨盆内面集中于髂肌内侧,移行成肌腱,穿越腹股沟韧带下方间隙,继续下行贴于髂耻隆起前部及髋关节前内侧,止于股骨小粗隆。约有 50% 的人,在腰大肌前方有腰小肌存在。腰小肌肌腹小,肌腱长呈梭形,在第 12 胸椎和第 1 腰椎椎体及椎间盘处,逐渐变细成腱止于髂耻隆起再至髂筋膜和耻骨梳韧带(图 2-10)。

　　腰大肌上端附着处与膈肌内侧有腰肋弓通过。内侧与腰椎椎体之间有交感神经链,后方与腰方肌之间分布有肋下神经等(前述)。骶丛神经则从其后方内侧进入骨盆。

　　(3)髂肌:髂肌位于髂窝内,为一扁平扇形肌。绝大多数髂肌肌束起自髂窝、部分起自髂筋膜,经髂前下棘和骶骨翼,肌束向下集中,部分肌纤维编入腰大肌,即所称髂腰肌。

腰大肌和髂肌组成髂腰肌。髂腰肌被髂腰肌筋膜所覆盖,而覆盖腰大肌部分可称之腰筋膜,较髂肌筋膜为薄弱。髂腰肌筋膜及其包绕的髂腰肌形成密闭腔隙。在腹股沟部为腹股沟韧带,后外侧是髂骨,内侧为髂耻骨梳韧带。腔隙内穿行股神经和股外侧皮神经。因此,髂腰肌损伤可伤及股神经,其筋膜内脓液可向下方流注,进入髋部。

髂腰肌具有屈髋和外旋股骨的作用。该肌主要接受胸$_{12}$—腰$_5$脊神经前支的支配。

3. 前侧

(1)腹直肌:该肌位于腹前壁正中线两侧并被腹直肌鞘包绕,为上宽下窄的带条状肌束。两侧对称,腹直肌内侧缘被白线分隔。白线在脐以上呈带状,脐以下为线形。两侧腹直肌上部距离较远,下方则贴近。两肌各起于第 5 至第 7 肋软骨前弓和剑突,肌纤维向下,止于耻骨上缘和耻骨联合前面。整个腹直肌被 3 个腱分割。最上方的腱划在胸骨剑突下方,最下方腱划在脐水平,中间腱划居二划中央。腱划与腹直肌鞘前壁紧密相融(图 2-11)。

腹直肌收缩使胸廓和骨盆相互接近即屈曲脊柱,并能协助维持腹压和呼吸。该肌接受胸$_{6-10}$肋间神经的支配。

(2)锥状肌:此肌为三角形小扁肌,位于脐与耻骨联合线中点之下,也居于腹直肌鞘内,腹直肌下端的前面。起始于耻骨上支前面,肌纤维斜向上内方止于腹白线,接受肋下神经的支配。有时该肌退化或见缺如。

(3)腹外斜肌:位于胸部下方和腹部外侧皮下。该肌为腹肌中最为宽大的阔肌,外侧 1/2 肌膜,呈长方形,内侧则为腱膜。胸廓下部和腹内斜肌即被该肌覆盖。本肌以 8 个肌齿起自第 5 至第 12 肋骨外面。上部肌齿与前锯肌肌齿相互交错,下部与背阔肌肌齿交错。肌纤维向前下方后下部的方向走行,止于髂嵴前外侧;前上部肌纤维向前下方,在半月线以内和髂前上棘水平移行为筋膜,

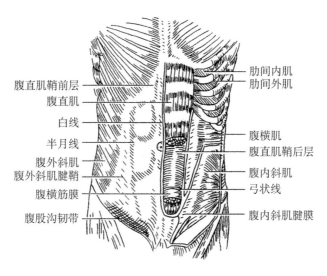

腹直肌鞘前层
腹直肌
白线
半月线
腹外斜肌
腹外斜肌腱鞘
腹横筋膜
腹股沟韧带

肋间内肌
肋间外肌
腹横肌
腹直肌鞘后层
腹内斜肌
弓状线
腹内斜肌腱膜

图 2-11　腹直肌

增厚即形成腹股沟韧带。在半月线以内和髂前上棘向内侧移行为腱膜,构成腹直肌前鞘,在中线呈对称性交织即为腹白线。腹外斜肌受第 7 至第 12 胸神经前支支配。

(4)腹内斜肌:除腰三角处之外,腹内斜肌被腹外斜肌掩盖。肌腹呈扇形,比腹外斜肌要厚。自后向前,起自腰背筋膜、髂嵴前和腹股沟韧带外侧。肌纤维方向与腹外斜肌肌纤维方向交叉。前部肌纤维斜向前上方,止于第 10 至第 12 肋软骨及肋骨下缘;中部肌纤维方向呈水平状;后部肌纤维在半月线处移行为前后两层腱膜,参与腹直肌鞘前后叶的构成,再向内止于白线;下部肌纤维斜向下内方,经过精索或子宫圆韧带前面移行为腱膜,并与腹横肌膜形成联合腱,即腹股沟镰。

(5)腹横肌:腹横肌为腹部阔肌中最深和最薄者,为腹内斜肌所掩盖,最上部的肌纤维被腹直肌遮盖。该肌起点广阔,自上而下起自第 7 至第 12 肋软骨的内面,腰背筋膜、髂嵴前线和腹股沟韧带外 1/3。肌纤维为横行移行腱膜,参加腹直肌后鞘形成,止于白线。腹横肌下部肌束参加提睾肌和联合腱的组成。该肌受第 7 至第 12 胸神经及第 1 腰神经前支支配。

(五)腰背筋膜

筋膜组织为皮肤深部组织,根据部位可分为浅筋膜和深筋膜。皮肤深层为浅筋膜,除有些部位外均富有脂肪组织。浅筋膜深部为深筋膜,或称为固有筋膜。深筋膜多附着于骨突处,并与其形成增厚部,类似韧带。深筋膜常与结缔组织形成板状结构,有的部位形成分隔肌肉的肌间隙。筋膜功能主要为减少肌肉摩擦,确保肌肉运动。腰背筋膜广布于腰背部,构成完整保护装置,增强并维持骨性结构的生理稳定状态。腰背筋膜既有一般筋膜的共性,又具有自身特点,分为浅层和深层。

1. 浅层筋膜　浅层筋膜位于骶棘肌和背深肌表面。在上部居于斜方肌、背阔肌和下后锯肌深面。上部较薄弱,越向下越发达。在腰部,由于背阔肌和下后锯肌始发腱而使筋膜明显增厚。向下至髂嵴和骶外侧嵴,向上移行于项筋膜,内侧附着于胸椎、腰椎的棘突和棘上韧带,外侧达胸背部并附着于肋骨角和肋间筋膜。在腰部与腹横肌起始的腱膜相融,并与骶棘肌外侧缘与腰背筋膜深层融合。在浅层上部,由于被菱形肌遮盖,较薄呈透明状,而腰部具有光泽,白色并呈腱膜状。

2. 深层筋膜　深层筋膜位于骶棘肌深面,向上附着于第 12 肋下缘,向下附着于髂嵴。内侧附着于腰椎横突,外侧与腰背筋膜浅层外侧融合,形成腹肌的起始腱膜。在其上方明显增厚,形成腰肋韧带。深浅两层腰背筋膜共同形成围绕骶棘肌的肌纤维鞘,增强该肌的保护功能。

第二节　急性腰扭伤

急性腰扭伤是腰部肌肉、筋膜、韧带和关节(包括椎间关节突关节、腰骶关节和骶髂关节)的急性损伤,俗称"闪腰""岔气"。多为搬运重物用力不当或体位不正等间接外力所致,也可因重物撞击引起。该病是临床上的常见疾病,易发生于下腰部,以青壮年和体力劳动者多见,亦可见于平素缺少体力劳动和锻炼的人偶然参加劳动时。急性腰扭伤发生后,若早期得到正确治疗,一般多能痊愈。若失治、误治,可致腰痛迁延而转成慢性。

【病因病机】

多因突然遭受外来间接暴力所致,致伤的原因较多,最常见的损伤原因有以下几种。

1. 动作失调 数人抬重物时动作不协调,或其中一人突然失足,患者瞬间处于姿势不当且毫无思想准备的状态下,身体为了保持平衡,反射性引起腰肌强烈收缩,导致腰肌及胸腰筋膜损伤。

2. 姿势不良 猛然搬提过重物体或搬物时姿势不正确,所提物体的重心离躯干的中轴线过远,致使腰部肌肉负荷过大,或腰肌收缩不协调,常可使腰骶部肌肉、筋膜受到过度的牵引或撕裂。

3. 重心失衡 不慎跌倒时,身体重心突然失去平衡,腰肌骤然收缩;跌倒时腰部屈曲,下肢伸展,造成腰骶部肌肉及筋膜损伤。

4. 外力撞击 外力直接作用于背部使腰部前屈,或腰部直接受外力挫伤,均可造成腰部肌肉筋膜韧带的损伤。此种损伤常较严重,多合并有骨折、脱位或神经损伤。

5. 腰部活动准备不足 日常生活中,如泼水、弯腰、起立,甚至咳嗽、喷嚏、打哈欠、伸腰等动作,在思想无准备的情况下,会使腰部肌肉骤然收缩而造成腰部肌肉和筋膜的损伤,即所谓之"闪腰"。

【临床表现】

1. 病史 多有搬取重物、滑倒等损伤病史。

2. 症状 腰部一侧或两侧疼痛剧烈,腰部活动、咳嗽、打喷嚏,甚至深呼吸时均可使疼痛加剧。轻者伤时疼痛不很明显,数小时后或次日症状加重。严重者腰部当即呈撕裂样疼痛,不能坐立、行走,疼痛有时可牵涉一侧或两侧臀部及大腿后侧。腰肌呈现紧张状态,常见一侧肌肉高于另一侧。有时可见脊柱腰段生理性前屈消失,甚至出现侧屈。

3.体征

(1)压痛点:扭伤早期,绝大多数患者有明显的局限性压痛,多位于腰骶关节,第3腰椎横突处或髂嵴后部,同时可扪及腰部明显紧张之肌肉。

(2)肌痉挛:主要发生于骶棘肌和臀大肌,多因疼痛刺激所引起,也是对疼痛的一种保护性反应,可单侧发病,也可双侧发病。

(3)脊柱生理性曲度的改变:肌肉、筋膜、韧带的撕裂可引起疼痛,疼痛可引起肌肉的保护性痉挛,不对称的肌痉挛从而引起脊柱生理性曲度的改变。

(4)特殊检查:直腿抬高试验阳性(图 2-12),但加强试验为阴性(图 2-13),拾物试验可呈阳性(图 2-14)。

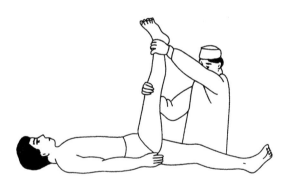

图 2-12 直腿抬高试验

4.辅助检查 X线检查一般无明显的病理性改变,有时可有脊柱腰段生理性前突消失或有轻度侧屈。

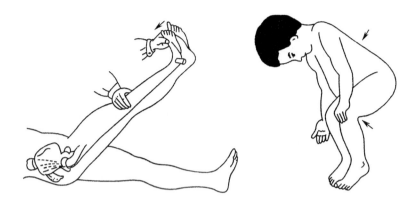

图 2-13　直腿抬高加强试验　　　　图 2-14　拾物试验

【治疗】

1. 推拿手技

（1）揉按法：患者俯卧于硬板床上，两腿伸直，胸部垫枕，术者站立患侧，先将两手大拇指或手掌放于背部，自第 1 胸椎棘突下旁开 1.5 寸的大杼穴开始由上而下至骶部，再经下肢的环跳、委中、承山、昆仑等穴，施行揉按手法，然后用手掌或大鱼际部揉按脊椎两旁肌肉，使气血流畅，筋络舒展（图 2-15）。

（2）推理腰肌：滚揉两侧腰肌，着重滚揉痉挛的一侧，由周围逐步向痛点推理，再于痛点上方将骶棘肌向外下方推理直至髂骨后上棘，如此反复操作 3～4 遍（图 2-16）。

（3）拿捏腰肌：以两手拇指和其余四指对合用力，捏拿腰肌。捏拿方向与肌腹垂直，从腰₁起至骶部臀肌，重点捏拿腰椎棘突两侧骶棘肌和压痛点最明显处，反复捏拿 2～5min（图 2-17）。

（4）扳腿按腰：用一手按患者腰部，另一手肘关节屈曲用前臂托住患者一侧小腿上段，并反手扣住大腿下段。双手配合，下按腰部及托提大腿相对用力，有节奏地使下肢起落数次，随后摇晃拔

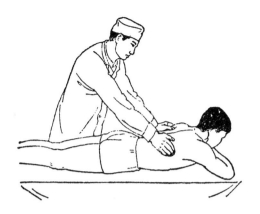

图 2-15 揉按法

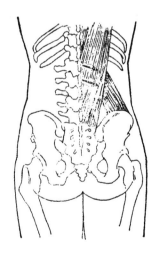

图 2-16 推理腰肌

伸,有时可闻及响声,两侧均做,每侧做 3～5 次(图 2-18)。

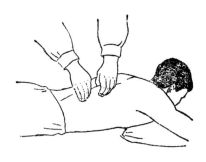

图 2-17　拿捏腰肌

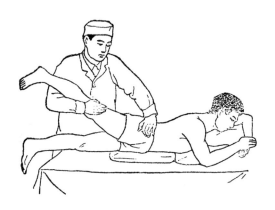

图 2-18　扳腿按腰

　　(5)揉摸舒筋:以掌根或小鱼际肌着力,在患者腰骶部行揉摸手法。以患侧及痛点处为主,边揉摸边滑动,反复进行 3～5 次,以局部感到微热为宜(图 2-19)。

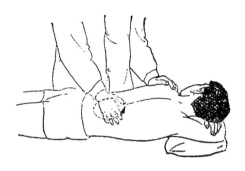

图 2-19　揉摸舒筋

2. 针灸疗法

(1)针灸:穴选肾俞、华佗夹脊、腰阳关、次髎、命门、志室、大肠俞、委中、足三里、阳陵泉、三阴交、人中、腰痛、后溪等针刺。伴有腿痛者配以环跳、秩边、承山等穴;若受寒时痛势加剧者,在针刺后可加艾灸,或应用温针灸法治疗。

(2)尺胫针疗法:取患侧胫部足太阳、少阳皮部,用1寸毫针针尖向上平刺,针身仅在皮下,行上抬下压、左右摆动、左右捻转和环转行针手法,留针 20~30min,每日 1 次,连续治疗 3~5 次。

(3)梅花针叩刺加火罐:先用梅花针叩击压痛点,后拔上火罐,留罐 10~15min,起罐后可外敷消炎止痛膏。

3. 局部注射治疗

(1)封闭疗法:急性期可用醋酸泼尼松龙 1~2ml(125mg/5ml),加 1% 盐酸普鲁卡因 2~4 ml 局部封闭(注意:皮试阴性者方可使用,每个部位注入 1~2ml 混合液,每次封闭部位不宜过多,一般一次 3~5 个部位),每隔 4~7 天注射 1 次,一般注射 3~5 次。本法有明显的镇痛消炎和松解粘连的作用,临床应用十分广泛。

(2)水针疗法:常用当归注射液、丹参注射液、红花注射液、川芎嗪注射液等中药制剂,或维生素 B_1 注射液、维生素 B_{12} 注射液、穴位或痛点(阿是穴)注射,每穴 0.5～1ml,每隔 2～3 天注射 1 次。

(3)硬膜外药物注射:于腰骶段硬膜外注入少量皮质激素(加入适量麻醉药)亦可改善腰肌痉挛状态而有利于局部血液循环,但实施时应注意安全,原则上由麻醉师操作。

4. 药物治疗

(1)内服药物

①中药煎剂:初期,宜活血化瘀、消炎止痛,可分别选用顺气活血汤、身痛逐瘀汤、活血止痛汤或舒筋活血汤等。中后期,治宜补益肝肾、强壮筋骨,可分别选用补肾壮筋汤、健步虎潜丸等。兼有寒湿痹痛者,治宜舒筋活络、祛湿散寒,可选用羌活汤、独活寄生汤等。

②中成药:七厘散、云南白药、百宝丹、跌打丸适量,活血止痛胶囊,按说明服用。

③西药:疼痛剧烈者可服索米痛片 1～2 片,每日 2 或 3 次,或吲哚美辛(消炎痛)25～50mg(1～2 片),每日 2 或 3 次。

(2)外用药物

①外敷药:损伤初期,局部瘀肿疼痛者,治宜活血化瘀、消炎止痛。可在局部外敷或在拔火罐以后外敷消炎止痛膏、消瘀止痛膏或速效跌打膏等。

②外擦药:可在局部周围软组织涂红花油、麝香风湿油等。

③热敷药:损伤 1～2d 以后,局部出血和渗血停止,组织开始修复之时,可用中药热敷或熏洗或用 25% 硫酸镁局部湿敷,每次 10min,每日 2 次,3d 为 1 个疗程。或用食醋 500ml,煮沸放温后擦洗患处,每日 1 次,共治 3 次。伴棘间韧带劳损时效果更佳。

5. 其他疗法

(1)物理疗法

①超短波、微波或高频电疗法:可以改善血液循环、消炎、止痛。初期常用小剂量(无热感),中后期可用大剂量(微热感)进行

治疗。于按摩前进行,可增强按摩效果;与手法复位配合治疗,可减轻复位后的组织反应。

②干扰电、间动电或其他脉冲电疗法:可以促进损伤组织的修复。适当的治疗剂量可使患者有一种明显的麻酥感或微细的有节律的敲击感,或抽动和揉动感。

③红外线、蜡疗等温热疗法:可在急性损伤 1～2d 后开始。急性损伤的当天,因疼痛剧烈,损伤的肌肉、韧带等软组织可能出现出血、渗血、肿胀等病理改变。此时应立即在损伤局部做冷敷或冰疗,以便收缩血管,减少出血、渗血,减轻肿胀和疼痛。

④中药离子穴位导入疗法:常用穴位有气海俞、肾俞、腰阳关、肓门、环跳、委中、阿是穴。常用的中药有透骨草、地龙、细辛、汉防己。初期可加赤芍、红花、大活血、川牛膝;中期可加补骨脂、淫羊藿、川杜仲、桑寄生;兼有寒湿者可加草乌、威灵仙、羌活、川芎、山柰等。

(2)传统点穴疗法

①主穴:a. 后心穴,于第 7 胸椎棘突(大椎穴)旁开 0.5cm。用碎点法或往外侧点推法。一次取一侧穴。b. 连排穴,第 7 颈椎至第 5 腰椎棘突旁开二横指。c. 腰点,肩胛骨内侧缘中下 1/3 交点。如单侧腰痛则取健侧穴,手法往内下方患侧方向点刮;双侧腰痛则取双侧穴,手法往同侧下方点刮。

②配穴:a. 肾筋穴,骶髂关节稍上方,手法向内上点按或点刮法。b. 棘点,第 5 腰椎棘突处,用往下点刮法。c. 脊点,第 12 肋骨下缘与第 1 腰椎水平交界处,手法用点按技法。

③手法的运用:a. 点按法,用示指或中指的指尖垂直点按穴位。b. 点推法,用指尖垂直在穴位上按压,同时朝一定方向推动几下(向患侧)。c. 点刮法,用指尖垂直在穴位按压,并朝一侧方向(向患处)刮,手法较点推法轻而快。d. 碎点法(即散点法),以指尖在穴位上行连续点按。

以上手法均用重点法先点主穴 2～3 穴,如果症状未尽消除,再点按患处痛点附近的配穴 1～2 个。每个穴位行手法 1～2min，反复 2～3 次。

【功能锻炼】

腰骶部功能锻炼，是防止脊柱损伤后形成慢性疼痛和增强脊柱稳定性的一种方便、安全、有效的方法。可按如下程序进行：前屈后伸→左右侧屈→左右旋转→左右环旋→仰卧拱桥(支撑)→俯卧飞燕点水。如属韧带断裂者，应在韧带愈合后再行腰背肌锻炼。腰骶部功能锻炼，应及早开始，且要持续半年以上。

【预防】

在此种损伤病例中，50％以上可以通过预防而避免发生，其主要措施包括以下内容。

1. **劳动前的准备工作** 不仅对不经常进行体力劳动者，而且对天天如此干活的工人，也应在正式劳动开始前适当活动腰部，以减少意外的发生率。

2. **掌握体育训练或锻炼中的要领** 任何一项运动项目均有其十分科学、合乎解剖生理要求的训练要领。实践证明，其不但能提高竞技能力，还可预防运动损伤，因此必须遵循要领进行训练。

3. **量力而行** 对各项劳动与运动，每人均应量力而行，切勿勉强，否则均易发生意外。

4. **腰部保护及形体锻炼** 对腰部肌力较弱或活动强度较大时，应预先用宽腰带将腰部保护起来，以增强腰部的肌力。

【典型病例】

例 1：患者，男，28 岁，工人，1990 年 10 月 26 日就诊。主诉：因搬抬食品姿势不当致腰部扭伤，当即感到腰部剧烈疼痛，难以俯仰及辗转，且逐渐加重。被人抬回家后，曾施以针灸、推拿治疗，诸症仍未减轻，历时 3d。时下腰部仍然剧痛，卧床不起，翻转艰难。查体：腰骶部和骶嵴部明显压痛，脊柱生理曲线改变，直腿抬高试验阳性。诊断：急性腰扭伤。治疗：针刺取腕踝针双下 5、6 点，进针各 1.5 寸深后，在针尾部行左右摆动各 10 次；在腰骶部压痛点处与脊柱长轴相垂直沿皮刺 3 针,针距约 0.5cm;再针百会及其左右旁开各约 0.3cm 处,3 点各 0.3 寸,大幅度捻转行针各 2min。这时让患者缓慢屈伸腰部,动作由慢逐渐变快,约 5min 后,则疼痛明显减轻,患者已可转身起立。再次行针后留针 10min,俯仰、行走自然,仅感腰骶部活动时尚有轻微酸痛感,功能基本恢复。为巩固疗效,每日 1 次,共针 7 次后劳动工作如常。

　　例 2:赵某,男,32 岁,农民,2013 年 5 月 2 日就诊。主诉:因务农浇灌田地,弯腰用力不当致腰部扭伤,当即感到腰部剧烈疼痛,难以俯仰及转侧。被人抬回家后经针灸、推拿及外贴敷膏药(具体不详)治疗,诸症未见明显减轻,历时 3d。现腰部仍然剧痛,动则痛甚,卧床不起,腰部屈伸、翻转艰难。查体:腰骶部压痛明显,脊柱生理曲线改变不明显,直腿抬高试验阳性。X 线检查:腰部未见明显异常。诊断:急性腰扭伤。治疗:①针刺:取尺胫针之胫部取双下肢足太阳膀胱经皮部,用 1 寸无菌针灸针,常规消毒,平行刺入皮下,将针身压于皮肤平行,进针长度约 0.8 寸后,在针尾部行左右摆动各 6 次;这时让病人缓慢屈伸腰部,动作由慢逐渐变快,约 5min 后,则疼痛明显减轻,病人已可转身起立,但活动时仍有疼痛,于第一针左右各 0.3 寸处再各刺一针,按照上述行针方法继续行针 3min,留针 20min 后,俯仰、行走自然,仅感腰骶部活动时尚有轻微酸痛感,功能基本恢复。②腰部肾俞、大肠俞、阿是穴拔罐,留罐 10min。为巩固疗效,每日 1 次,共针 3 次后一切如常病愈。

第三节　腰肌劳损

　　腰肌劳损是指腰部肌肉、韧带等软组织因积累性、机械性等慢性损伤或急性腰扭伤后,未获得及时有效的治疗,而转为慢性病变所引起的腰腿痛等一系列症状。临床以腰痛时轻时重,反复发作为特点。同时,该症又是慢性腰腿痛中最常见的原因之一。有些患者往往无明显外伤史,常在不知不觉中出现腰痛,发病无明显职业区别。

【病因病机】

1. 过度负重或姿势不良 腰肌劳损的原因多为腰部长期过度负重或长期腰部姿势不良,使腰部肌肉、韧带持久地处于高张力的紧张状态。如搬运工腰背部经常过度负重、过度疲劳,长期伏案工作者姿势不良,弯腰持续工作时间太长等。这种长期积累性劳损,引起腰肌及其附着点处的过度牵拉应力损伤,导致了腰部肌肉、韧带(常见于棘上韧带)慢性撕裂,出现局部炎症反应,以致腰痛持久难愈,造成原发性腰肌劳损。

2. 急性损伤失治 腰部急性扭伤后,局部肌肉、韧带等组织受损,若失治、误治使损伤未能完全恢复,迁延为慢性,使局部软组织对正常活动和负荷承受力下降,反复多次腰肌轻微损伤亦可导致腰肌劳损。

3. 先天畸形 腰椎先天性畸形的解剖缺陷,如腰椎骶化、骶椎腰化、椎弓根裂等,以及后天性损伤,如椎体压缩性骨折、脱位和腰椎间盘突出、腰椎滑脱等,这些都可造成腰部肌肉、韧带的平衡失常而引起慢性腰肌劳损。

4. 其他 气温过低或湿度太高的环境、受潮着凉,以及女性更年期内分泌紊乱、身体虚弱等都是易患本病的诱因。

【临床表现】

1. 病史 多有长期劳累或不同程度的外伤史。

2. 症状 患者疼痛的部位在腰部或腰骶部的一侧或两侧,疼痛的特点呈隐隐作痛,反复发作,劳累后加重,休息后缓解。常感到弯腰困难,稍有持久弯腰或活动过度则使疼痛加剧;适当活动或经常变换体位、做挺腰动作、用两手捶腰、热敷后及睡觉时用小枕垫于腰部均能减轻腰痛症状。劳累及气候变化常常是腰痛复发的诱因。

3. 体征 腰部外观多无异常,有时可见生理性前凸变直。单纯性腰肌劳损的压痛点常位于棘突两旁的骶棘肌处,或髂嵴后部或骶骨后面的腰背肌止点处。若伴有棘间、棘上韧带损伤,压痛点则位于棘间、棘突处。腰部活动功能多无障碍,严重者可稍有受限。直腿抬高试验阴性,神经系统检查无异常。

4. 辅助检查　X线检查多无异常,可有脊柱腰段的生理性弯曲改变,或有轻度侧弯。有时可发现先天性异常,如第 5 腰椎骶化、第 1 骶椎腰化、骶椎隐裂或见有骨质增生现象等。

【治疗】

尚无特效的治疗方法,根治比较困难且易复发,因此,本症也应属顽固性痛症之一。治疗的原则是采取综合治疗、行为治疗相结合的方法,调动患者的主观能动性,积极配合参与治疗,才能取得较好的效果。

1. 推拿手技　手法治疗的目的在于促进血液循环,理顺肌纤维,剥离粘连,加速炎症消退,缓解肌肉痉挛,减轻疼痛。可将点穴及按摩手法配合进行。

点按腰腿部腧穴,如肾俞、大肠俞、腰阳关、委中、承山、秩边及阿是穴等;然后,在患者两侧膀胱经用较重刺激的㨰法上下往返治疗 5～6 遍;再直擦腰背部两侧膀胱经,横擦腰骶部,均以透热为度;随后,㨰揉两侧骶棘肌推理腰部肌肉,推拿或弹拨腰肌和韧带;最后,拍击腰部、背部骶棘肌,以皮肤微红为度。必要时施以过度屈伸腰部或扳腰手法。注意施术时手法应轻快、柔和、灵活、稳妥,切忌用强劲暴力,以免加重损伤。

2. 针灸治疗

(1)体针加拔罐:取阿是穴、肾俞、腰阳关、委中、昆仑等穴,平补平泻法。亦可在压痛点及委中穴,用三棱针点刺出血,再配合痛点拔火罐法。

(2)灸法:取命门、志室、气海俞、夹脊、阿是穴,用艾卷灸,或隔附子饼灸,每日 1 次,每次 10～15min。

(3)尺胫针:取患侧胫部足太阳、少阳经皮部,用 1 寸毫针针尖向上平刺 0.8～0.9 寸,针身均在皮下,行上抬下压,左右摆动和捻转,以及环转手法,留针 20～30min,每日 1 次。

3. **注射治疗**

(1)局部注射:用醋酸泼尼松龙或醋酸氢化可的松 12.5～25mg,加 1%～2%盐酸普鲁卡因(皮试阴性者)或盐酸利多卡因 2～4ml,准确注入病变部位,每周 1 次,3 次为 1 个疗程。

(2)穴位注射:用当归注射液、丹参注射液或维生素 B_1 注射液、维生素 B_{12} 注射液 0.2～0.4ml 做穴位注射。每 2～3 日注射 1 次,6 次为 1 个疗程。采取循经或邻经取穴,可分为 2～3 组交替进行注射。或常规消毒后,选用 5 号针头垂直刺入命门穴,进针 0.8～1.2cm,出现酸胀感后,抽吸无回血,注入曲克芦丁 1～1.5ml。

4. **药物治疗**

(1)内服药物

①中医辨证治疗:本病疼痛,有内伤、外感之分,虚实之别。内伤之痛,其证多虚,起病缓慢,经久不愈,其痛隐隐而兼见双膝酸软,劳则加重;外感风寒湿邪之痛,其证多实,起病较急,有积劳损伤、血瘀气滞及感受风寒湿邪之不同。劳损血瘀气滞之痛,痛有定处,按之则痛剧,亦有痛如针刺刀割者。因此,痛分虚实,实证以"通"为主,重在祛邪通络;虚证以"补"为主,重在补益肝肾,强筋壮骨。

a. 劳伤积损,气血瘀滞型

主证:腰部刺痛或胀痛,痛有定处,或拘急板硬不舒,俯仰转侧不便,日轻夜重,痛处拒按,舌质紫暗或有瘀斑,脉涩。

治法:舒筋活血,行气止痛。

方药:调荣活络饮加减。当归 15g,赤芍 12g,桃仁 9g,红花 9g,大黄 6g,羌活 9g,川芎 10g,川牛膝 15g,桂枝 10g,青皮 10g。

加减:本方活血舒筋,通络止痛,兼有温经散寒,祛风除湿之功。若血瘀重者,加制乳香、制没药以增逐瘀通络之功;若筋脉拘急,僵硬不适,可加五加皮、伸筋草送服小活络丹,以舒筋活络,温化寒湿。

b. 风寒湿邪,痹阻经络型

主证:腰部冷痛重着,拘急不舒,转侧不利,阴雨天及夜卧则痛重,得热或揉按则痛减,舌质暗、苔白腻,脉沉迟或缓。

治法:温经散寒,祛风除湿,通络止痛。

方药:独活寄生汤加减。独活 12g,羌活 9g,桑寄生 15g,秦艽9g,细辛 3g,当归尾 15g,川芎 9g,白芍 9g,防风 10g,牛膝 15g,杜仲 15g,肉桂 9g,人参 9g,云苓 15g,续断 15g,威灵仙 15g,五加皮 15g。

加减:本方辛散温补并用,具有祛风除湿,温经散寒,通络止痛,补益肝肾之功。若寒重痛剧者,加制川乌、麻黄以增温经散寒之力;若湿重者,加苍术、薏苡仁、防己以除湿;若寒湿郁久化热者,加苍术、黄柏以燥湿清热;若久治不愈者,加全蝎、地龙、蜈蚣、穿山甲等以搜风通络。

c. 肝肾亏虚,气血虚弱型

主证:腰部酸痛,绵绵不已,喜揉喜按,腿膝无力,劳则加重,卧则痛减,常反复发作。偏阳虚者,伴有畏寒肢冷,少腹拘急,面色㿠白,舌淡,脉沉细;偏阴虚者,伴有心烦失眠,口干舌燥,手足心热,舌质红,脉细数。

治法:补益肝肾,强筋壮骨。

方药:补肾活血汤加减。熟地黄 12g,山茱萸 9g,枸杞子 12g,补骨脂 12g,菟丝子 15g,肉苁蓉 10g,当归尾 12g,制没药 9g,红花9g,独活 9g,杜仲 9g。

加减:本方补肝肾,益精血,通经络,以强筋壮骨,通络止痛见长。若偏肾阳虚者,可加附子、肉桂以温补肾阳;偏肾阴虚者可加知母、黄柏,配服健步虎潜丸以滋阴降火,强筋壮骨。

②西药治疗:a. 一般服用镇痛药,如安可春、布洛芬等制剂。b. 可同时辅助用泼尼松、地西泮等缓解肌肉痉挛。或用氯唑沙

宗,可改善肌肉局部血供,松解痉挛,缓解症状,减轻疼痛。

（2）外用药物

①热敷疗法:用坎离砂加醋搅拌后局部热敷。适用于风寒湿邪痹阻型。

②外擦:药用万花油、活络油、正骨水、骨友灵等擦腰脊两侧。

③敷贴疗法:用温经通络膏外敷。敷贴药制作方法为乳香、没药、麻黄、马钱子各等量,共为细末,备用。外敷时,根据要敷贴面积的大小,取温经通络膏药末适量,用蜂蜜调如膏状,敷于患处。适用于风寒湿邪痹阻型。

④中药外敷:热敷散。方药组成:独活、刘寄奴、防风、秦艽、透骨草各 12g、红花、艾叶、川芎、川椒、草乌、栀子各 9g,桑枝、生姜各 30g,五加皮、赤芍各 15g。

用法:将上述药用醋拌匀后,装入 2 个棉质布袋中,放入锅内熏蒸,后将药袋置于患处,两布袋交替进行,每次熏蒸 0.5h,每日 1 次(注意:熏蒸时勿损伤局部皮肤)。

5. 其他疗法

（1）物理治疗:用超短波、红外线、IDP(特定电磁波谱治疗器)等各种疗法,均可改善症状,有一定的治疗作用。临床常作为一种辅助治疗措施,能提高疗效。

（2）经皮电刺激疗法:用各种经皮电刺激治疗仪,均有促进局部血供的功效,有利于病变的恢复。治疗时,可选用两侧骶棘肌痛点,采用阿是穴及循经辨治取双侧肾俞、委中等穴,用高、低频振动,疏密波交替进行刺激。

（3）压痛点针灸疗法:宣蛰人称此疗法为"以针代刀",认为用此方法可替代传统的软组织松解术和针刺疗法。宣蛰人 1962 年独创此疗法,治疗各种软组织痛症,均取得满意效果,其中腰肌劳损也为该疗法的适应证之一。

具体操作方法是,选准压痛点(1 个或数个),先在进针点做皮内局麻(以防灸疗时皮肤疼痛),然后用特制的银质针灸刺,直达肌肉或筋膜在骨骼的附着处(压痛区),此时出现强烈的针感或痛感过敏则证明部位准确。即可在针尾点燃艾球进行灸疗,直待艾球熄灭,针体完全冷却后起针。针眼处以无菌棉球覆盖 3d,一般每隔 4～5 天重复此疗法 1 次,同一痛点需连续治疗 2～3 次。

【预防及调护】

消除病因,预防为主,"三分治,七分养"是治疗腰肌劳损和防止复发的基本原则。应对患者进行劳动卫生指导,注意劳动中的体位和姿势,对劳动强度大的工种之作业环境,应避免汗后受凉、受潮湿;对慢性腰肌劳损者,尤其是体质瘦弱、肌肉不发达的患者,应通过体疗增强腰部骶棘肌、腰大肌的肌力,指导其进行腰背肌锻炼,以"飞燕式"(图 2-20)为佳,坚持每日锻炼 3 次,并逐渐增加强度,并用腰围或宽腰带保护腰部;对病情严重或反复发作的患者应建议其调换工种或改变劳动体位和姿势。

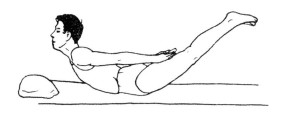

图 2-20 飞燕点水

【典型病例】

例 1:患者,女,25 岁,干部,2005 年 2 月 3 日就诊。主诉:腰部疼痛半年余,加重 1 周。其痛以困痛为主,劳累或久坐后加重,休息后减轻。查体:腰部外观无畸形,腰肌紧张发硬,脊柱正中无明显压痛,两边骶棘肌处压痛明显且压痛广泛,脊柱屈曲时疼痛减轻,背伸时疼痛加重;双下肢活动灵活,双下肢生理反射存在,病理反射未引出,且无明显皮肤感觉减退区,直腿抬高试验阴性。诊断:腰肌劳损。治疗:采用中药外敷法,方选"热敷散"。早期由于疼痛影响夜间休息,配合肛用吲哚美辛栓1枚,2d后停用。1周后,腰痛基本消失,此时配合腰背肌功能锻炼,3周后疼痛完全消失。

例2:王某,男,28岁,文员,2012年12月5日就诊。主诉:腰部疼痛1年余,加重3d。现病史:患者因工作原因需长时间久坐,于1年前腰部出现疼痛,以困痛为主,劳累或久坐后加重,休息后减轻,3d前因晚上加班腰部再次出现剧烈疼痛,活动受限。查体:腰部外观无畸形,腰肌紧张发硬,脊柱正中无明显压痛,两边骶棘肌压痛明显且广泛,脊柱屈曲时疼痛减轻,背伸时疼痛加重;双下肢活动灵活,双下肢生理反射存在,病理反射未引出,且无明显皮肤感觉减退区,直腿抬高试验阴性。诊断:腰肌劳损。治疗:①针刺,取尺胫针取双下肢足太阳膀胱经皮部,用1寸无菌针灸针,常规消毒,针尖穿过皮肤后压平针身,进针0.8寸左右,在针尾部行左右摆动、上抬下压各6次。②于腰部疼痛处及肾俞、大肠俞、气海俞拔火罐,火罐留置10min,留针30min。以上治疗每日1次。经治疗1周后,腰痛基本消失,腰部活动可。此时配合腰背肌功能锻炼,3周后随访病愈。

第四节　第3腰椎横突综合征

由于第3腰椎横突周围软组织损伤造成慢性腰痛,出现以第3腰椎横突处压痛为主要特征的疾病。本病称为第3腰椎横突周围炎或第3腰椎横突滑囊炎,因其可影响邻近的神经纤维,常伴有下肢疼痛,故又称第3腰椎横突综合征。本病多见于青壮年,尤以体力劳动者最为多见。

【病因病机】

第3腰椎位于腰椎的中心,处于腰椎生理弯曲前凸的顶点,为腰椎椎体的活动中心,其活动度大,其两侧的横突最长,是腰肌和腰方肌的起点,并有腹横肌、背阔肌的深部筋膜附着,故腰腹部肌肉弹力收缩时,此处受力最大,易使附着处撕裂致伤。第 3 腰椎横突部的组织损伤,缘于急性处理不当或慢性劳损,伤后局部发生炎性水肿、充血、渗出等病理变化,以后可发生骨膜、纤维组织、纤维软骨等增生,引起横突周围瘢痕粘连,筋膜增厚,肌腱痉挛等病理变化。

臀上皮神经发自腰$_{1-3}$脊神经后支的外侧支,穿横突间隙向后,再经过附着腰$_{1-4}$横突的腰背筋膜深层,分布于臀部及大腿后侧皮肤。故第 3 腰椎横突处周围组织损伤可刺激该神经纤维,日久神经纤维可发生变性,导致臀部及腿部疼痛,引起腰骶肌痉挛。

【临床表现】

1. 病史　有腰部扭伤或慢性劳损史。

2. 症状　主要表现为腰痛或腰臀部的弥漫性疼痛,可向大腿后侧至腘窝平面以上扩散,腰部活动不同程度受限,晨起或弯腰时疼痛加重,有时翻身及步行困难,受凉或劳累后症状加重。

3. 体征　第 3 腰椎横突处肌肉痉挛,压痛明显,可触及结节或条索状物,多于一侧,也可累及双侧,常可引起同侧下肢反射痛,某些患者可有腰椎侧弯。直腿抬高试验可为阳性,但加强试验为阴性。

4. 辅助检查　X 线检查除可见第 3 腰椎横突明显过长外,有时左右横突不对称或向后倾斜。

【治疗】

1. 推拿手技

(1)放松手法:患者俯卧,双下肢伸直,术者用双手手掌或大鱼际从第 10 胸椎平面起,自上而下以推、按、擦等手法作用于脊柱两侧的竖脊肌,直至骶骨背面或臀部的股骨大转子附近,并按揉腰腿部的膀胱经腧穴如委中穴、承山穴等。施术以患侧为主。

(2)双指封腰法:用拇指在第 3 腰椎横突处做与条索状硬块垂直方向弹拨,然后用拇指或肘尖在该处反复揉压。手法应由浅入深,由轻到重。

(3)肘揉环跳法:患者侧卧,患侧在上,患肢屈曲,健肢伸直。术者以肘尖压揉环跳及臀部条索状结节。

(4)侧扳法:患者侧卧位(患侧在上),医者面对患者站立,一肘屈曲,肘尖放在患者臀上部;另一肘亦屈曲,并放于患者肩部内侧,下方的肘关节向内旋用力,拇指指腹放在疼痛的腰$_3$横突处,上方的肘关节向外旋用力,两力同步进行,这时常可听到腰部"咯噔"一声,表示关节活动已被打开。

2. 针灸治疗 取阿是穴,进针深度为 $4\sim8cm$,留针 $10\sim15min$,每日 1 次,10 次为 1 个疗程,$1\sim2$ 个疗程后常有明显疗效。

3. 注射治疗 用醋酸泼尼松龙 0.5ml 加 2% 盐酸普鲁卡因(皮试阴性)2ml,在压痛点明显的第 3 腰椎横突处做骨膜及其周围组织浸润注射。每周 1 次,共 $2\sim3$ 次即可。

4. 药物治疗

(1)内治法:气滞血瘀者,宜行气止痛、活血化瘀,方用和营止痛汤加减;风寒湿邪腰痛者,宜祛风散寒、除湿通络,方用独活寄生汤加减;偏于肾阳虚者,宜温补肾阳,方用金匮肾气丸合青娥丸;偏阴虚者,治宜滋养肝肾,方选六味地黄丸加女贞子、菟丝子、枸杞子等。

(2)外治法:可外贴伤科膏药、伤湿止痛膏、狗皮膏、追风止痛膏等,或用中药热敷,方选伤科熏洗方。

5. 其他疗法

(1)手术治疗:经非手术疗法反复治疗无效者,且腰部长期疼痛无法正常工作和生活者,可考虑行手术治疗。在局麻或硬膜外麻醉下,行腰背筋膜松解加横突部软组织剥离术。必要时可行腰$_3$横突切除术。

(2)小针刀疗法:在发作期和缓解期均可用小针刀治疗,在第 3 腰椎横突尖部(即压痛点处)常规消毒,局部麻醉,以刀口线与人体纵轴线平行刺入,当针刀刀口接触骨面时,用横行剥离法,感觉肌肉和骨尖之间有松动感就出针,以棉球压迫针孔片刻。注意切勿将小针刀刺入腹腔内。2～3d后做弯腰背屈活动,如还有余痛,5～7d后再重复1次。

(3)其他:局部理疗、中药离子导入法。

【功能锻炼】

向前弯腰15次,向后伸腰15次,向侧旁弯腰左右各15次,环转扭腰顺逆各20次,练倒走5min。腰部锻炼与腿部锻炼的动作须相互配合,以上锻炼能放松腰部肌肉,增强韧带弹性及活动腰部关节。

【预防】

在训练和劳动中尽可能变换姿势,注意纠正不良的习惯性姿势,同时可用宽腰围或宽皮带束腰,使腰部肌肉、韧带、腰椎得到有效保护。注意腰部保温,宜睡硬板床。

【典型病例】

郭某,男,23岁,学生,2011年6月17日就诊。主诉:腰痛,腰部活动受限1周。现病史:1周前由于通宵上网而致腰痛,其痛休息后减轻,久坐、晨起前加重,并向左臀部放射,遂来就诊。查体:腰部呈平腰畸形,腰肌紧张,以左侧为甚,左侧第3腰椎横突处压痛明显,有轻度左侧臀部放射感。诊断:第3腰椎横突综合征(左侧)。治疗:①针刺,尺胫针取左下肢足太阳膀胱经皮部,用1寸无菌针灸针,常规消毒,针刺入皮肤后沿皮进入0.8寸长度,在针尾部行上抬下压、左右摆动、左右捻转、环转行针手法各6次,留针30min,其间于15min、出针前各行针1次。②局部推拿左侧第3腰椎横突,揉法配合拨法,手法宜轻,时间不宜过长,以5min左右为宜。③局部穴位注射,联合药物醋酸泼尼松龙1～2ml,地塞米松注射液1ml,2%利多卡因注射液1～2ml,丹参注射液4ml,常规注入局部阿是穴内,要求最好针尖触及第3腰椎横突处,在此处的外、上和下处各注射3ml左右的药液(注射前回抽无回血)。以上治疗每2日1次,5d为1个疗程。治疗1次,即有明显效果,共治疗 2 个疗程而愈。

第五节　急性腰椎后关节滑膜嵌顿

急性腰椎后关节滑膜嵌顿,又称腰椎后关节紊乱症或腰椎间小关节综合征。本病是临床上的一种常见病,是引起急性腰痛的常见原因之一。其发病年龄以 20－40 岁为多见,男性多于女性。本病多由于轻度的急性腰扭伤或弯腰猛然直立而引起,很可能由于关节突扭动使滑膜嵌插于关节内,从而导致脊柱活动受限。伤后腰部立即发生难以忍受的剧痛,其疼痛程度远远超过一般急性腰扭伤。以往由于对其发病机制的认识不是十分清楚,多被误诊为急性腰肌筋膜损伤或急性腰肌纤维组织炎,而延误治疗,导致慢性腰痛。

【病因病机】

腰椎后关节由上位椎骨的下关节突及下位椎骨的上关节突所构成。每个关节突面是互成直角的两个面。一呈冠状位,一呈矢状位,所以侧弯和前后屈伸运动的范围较大。至腰骶关节,则小关节面成为介于冠状和矢状之间的斜位,由直立面渐变为近似水平面,上下关节囊较宽松,可做屈伸和旋转各种活动,其活动范围更为增大。当腰部突然闪扭,或突然无准备地弯腰前屈和旋转,腰椎小关节后缘间隙张开,使关节内产生负压,吸入滑膜。此时,腰椎突然后伸时,滑膜就可能来不及退出而被嵌夹在关节面之间,形成腰椎后关节滑膜嵌顿,或关节突关节面的软骨相互错位,可引起腰部剧烈疼痛。若有先天性腰骶关节突不对称,当一侧关节突发生斜向运动时滑膜更易嵌入或发生关节突错位。

滑膜和关节囊有丰富的感觉和运动神经纤维,对于刺激和炎症反应极为敏感。当滑膜嵌顿后,滑膜可因关节的挤压而造成严重的损伤,必然导致充血和水肿,从而引起剧烈的疼痛和反射性腰肌痉挛。如不及时解除嵌顿,则会发生关节炎或粘连,形成慢性腰痛。

【临床表现】

1. **病史** 多有腰部扭伤、闪腰或弯腰后立即直腰的病史。

2. **症状** 伤后腰部立即发生难以忍受的剧烈疼痛,表情痛苦,不敢活动,特别惧怕他人的任何搬动,甚至轻轻移动下肢或轻整床褥时都可引起无法忍受的疼痛。全部腰肌处于紧张和僵硬状态,腰部的活动功能几乎完全丧失,多采取前屈位,站立时髋、膝关节常取半屈位,两手扶膝以支撑身体。

3. **体征** 腰部呈强直屈曲位,后伸活动明显受限,一般无神经根刺激性体征。触诊未发现患椎棘突偏歪,棘突间隙无变化,多在腰$_{4-5}$或腰$_5$-骶$_1$棘突间和椎旁有明显压痛。

4. **辅助检查** X线检查有时可显示后关节排列方向不对称,或有腰椎后突和侧弯,椎间隙左右宽窄不等。

【治疗】

1. **推拿手技** 手法有解除滑膜嵌顿,缓解腰肌痉挛,纠正小关节功能紊乱,迅速消除疼痛,恢复正常功能等作用。如果诊断明确,施行手法治疗可以使临床症状迅速得到消除或缓解。临床上除采用一般的行气活血、解痉止痛的腰部按摩手法外,可选用以下手法解除滑膜嵌顿。

(1)牵抖法:患者取俯卧位,术者先采用推、摩、擦、按等手法松弛腰背部及大小腿部的肌肉,再与助手合作,做 2～3 次腰骶部的持续对抗性牵引(10～20s),最后助手固定患者两腋部,术者握住患者双踝,抬起双腿,使其腰部、腹部离开床面,然后用力将下肢快速上下抖动数次,使牵引之力传递到腰部。必要时可令患者在此基础上仰卧,助手固定其双腋部,两名术者各用双手握住患者踝部,先使其自然屈髋屈膝,并同时使下肢外展约 30°,然后突然用力牵引。此法多可收到立竿见影的功效(图 2-21)。

(2)斜扳法:患者取侧卧位,患侧在上,患侧髋、膝关节屈曲,健侧膝关节伸直。术者立于背侧,一手扶臀,一手扳肩,两手相对用

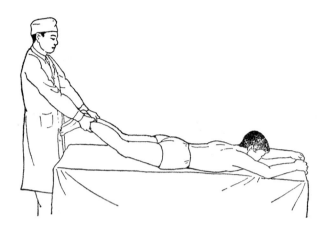

图 2-21　牵抖法

力,使上身旋后,骨盆旋前,令患者腰部放松,当活动至最大范围时,用力做一稳定的推扳动作。此时,往往可以听到清脆的弹响声,疼痛可随之缓解(图 2-22)。

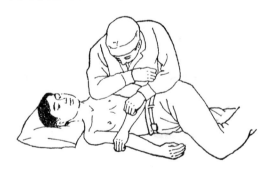

图 2-22　斜扳法

(3)人背法:患者取站立位。术者在其背侧,与患者背靠背站立,用两臂屈肘与患者分别做背向"挽臂",缓缓弯腰,将患者背起,使其双足离地;同时,术者用臀部抵住患者腰部或腰骶部,做"晃腰"动作。此时往往可听到或感觉到腰部的清脆的弹响声,疼痛亦随之缓解(图 2-23)。

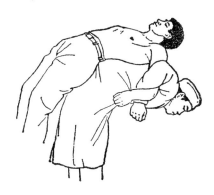

图 2-23 人背法

2. 针罐结合治疗　取阿是穴并在其邻近部位取穴,如肾俞、志室、气海俞、腰阳关等,针刺后可加拔火罐,以散瘀止痛,通经活络。

3. 尺胫针治疗　取患侧胫部足太阳经皮部,用 1 寸毫针针尖向上刺 0.8～0.9 寸,全部针身仅在皮下,行上抬下压、左右捻转、摆动和环转行针手法,留针 20～30min,每日 1 次。

4. 注射治疗　可用醋酸氢化可的松或泼尼松龙 25mg 加 1％～2％盐酸普鲁卡因(皮试阴性者)5～10ml 局部痛点注射。

5. 药物治疗

(1)内服药:急性期,治宜行气止痛,活血化瘀,可选用顺气活血汤、和营止痛汤。或选用中成药七厘散、三七片。后期,治宜补益肝肾,可选用补肾活血汤、补肾壮筋汤等。

(2)外用药:选用消瘀止痛的外用药,局部外敷双柏散、消炎散、舒筋止痛药贴。或外擦红花油、万花油、治伤水等。

6. 其他疗法　如理疗,患部用超声波透热、音频治疗或中药离子导入,每日 1 次,10 次为 1 个疗程。

【功能锻炼】

急性期应适当卧床休息 1～2 周,症状缓解后,工作时应用腰围或宽布带固定。急性症状解除后,锻炼腰背肌和腹肌,可适当下床活动。

【典型病例】

患者,男,40 岁,教师,1999 年 1 月 16 日就诊。主诉:腰痛伴活动受限半天。患者清晨起床,弯腰系鞋带起身时,闻及腰部"咔嗒"声响,即感腰部剧痛,活动障碍,抬送本市某院诊治。拍 X 线片排除腰椎部骨质损伤病症,按照"急性腰扭伤"处置。给予腰部推拿按摩后,嘱其回家卧床休息,休息后,腰痛反见加重,再次抬送来到我院。查体:表情痛苦,面色苍白,额汗如豆,双手撑腰,脊柱向左侧弯,腰部强直如板状,拒触按,腰$_{3-4}$棘突左旁深压痛,双下肢皮肤感觉及肌力正常,无神经根性放射痛。腰骶部拍片:腰椎骨质未见异常。诊断:急性腰椎后关节滑膜嵌顿症。治疗:常规针刺委中、气海俞、大肠俞、关元俞等穴,针用泻法(提插幅度大,捻转角度大,频率快,作用时间较长),以疏通经气解除痉挛。再施以腰部斜扳手法,闻及"咔嗒"声响,患者腰部疼痛顿松,翻身起坐自如,仅存腰间微微酸胀沉重,再予理筋按摩及腰部拔火罐局部调治 3d,症状完全消失,活动及行走如常人。

第六节　腰椎小关节错缝

腰椎小关节错缝系指腰椎与腰椎之间的上下小关节的接触面,因外力而发生微小错移,不能自行复位而引起疼痛和功能障碍者,是一种常见的损伤,多发生在第 4、5 腰椎,第 5 腰椎与第 1 骶椎,其次是第 3、4 腰椎。

【病因病机】

人体腰椎骨,前面是一个大致为圆柱形的椎体,后面附着半环形的椎弓。椎弓的两侧上下有狗耳形的关节突,即上位椎弓的下关节突和下位椎弓的上关节突,"根""尖"相抵,并排相靠,组成小关节。它与椎间盘、韧带和肌肉一起,将腰椎骨连接起来。比起人体的肩、肘等六大关节来,腰椎"小关节"的确很小。组成关节的"狗耳"关节面约为 $1cm^2$,关节间隙仅 $1\sim2mm$。然而,作为一个完整的关节,必需的结构应有尽有。外面像其他关节一样包着致密的关节囊,关节囊也分为两层。内层是能产生滑液营养、润滑关节软骨的滑膜,外层是纤维层。关节囊的周径约为 4cm。每个"小关节"的活动范围很有限,难以和大关节相比,但许多"小关节"一起活动,其幅度也很可观。当人体在负重状态(如挑、拾重物)下从事腰部屈伸、旋转等动作时,如果用力不当,失去平衡,"小关节"受力超过限度,可能发生异常的滑动、错位,甚至使关节囊内层的滑膜嵌入关节的缝隙中,这时患者常能听到腰部"咔嗒"一声,随即觉得一侧下腰部剧烈疼痛,动弹不得或难以动弹,走起路来,挺着腰,弓着腿,样子很勉强。以手指依次按压,可发现脊柱旁边有一两个压痛点。小关节受伤后,关节囊和周围组织可发生充血、水肿、积液、肥厚、粘连等病理变化,可影响附近的坐骨神经根。因此,部分患者除了腰痛外,还有臀部及下肢痛。

【临床表现】

1. 病史　有腰部闪挫、过度扭转等损伤史,伤时自觉腰部有响声。

2. 症状　伤后突然腰痛剧烈,不敢活动,或稍活动因不能控制而中止,行动时常用双手撑扶腰部,挺腰弓腿走路。

3. 体征　在第 4、5 腰椎,腰骶关节处有明显的压痛与叩击痛。腰肌紧张呈板状,活动明显受限,翻身转侧甚为困难。仔细触摸,可感到损伤部位椎体棘突偏歪。

4. 辅助检查　X 线检查一般无异常改变,少数病例有棘突偏移。

【治疗】

1. 推拿手技　先在损伤局部进行缓解软组织紧张、痉挛的揉、摩、拿、捏手法,然后选用下列复位方法之一种。

(1)患者站于床边,双手上举,面向术者。术者站于患者前方,双手扶住患者双肩左右旋转数次后,再用双手轻轻拍患者胸部,在患者不注意时,突然双手用力推患者髂骨前部,使患者坐于床上。

(2)患者正坐方凳上,两臂分开与肩等宽,术者正坐于患者侧后,一手自患者腋下伸向前上方,手掌压于颈后,手指扶住颈部;另一手放在损伤局部,拇指顶推偏歪棘突。助手面对患者站立,两腿夹住健侧大腿,并用双手压住大腿根部。然后,术者拉患者颈部,使身体先前屈约 90°,再旋转侧屈到一定程度时,按压偏歪棘突之拇指用力向健侧推顶,使其恢复正常。最后再将身体向后伸直扶正即可。

以上两法均适用于伤后腰前屈受限者。

(3)患者与术者背靠背站立,术者两手后伸,以肘弯挽住患者双上肢肘弯,以臀部抵住患者腰骶部。然后术者弯腰使患者双足离开地面,并左右摇晃数次,再颤抖数次即可。此法适用于伤后腰后伸受限者(图 2-23)。

2. 针刺加拔罐　取阿是穴、肾俞、志室、气海、腰阳关等,针刺后可加拔火罐,以散瘀止痛,通筋活络。

3. 尺胫针疗法　取患侧胫部足太阳经皮部,用 1 寸毫针针尖向上刺入 0.8~0.9 寸,行针后留针 20~30min,留针期间可让患者活动腰部,多有立即减轻或疼痛消失现象。一般每日治疗 1 次。

4. 注射局部治疗　可用醋酸氢化可的松或泼尼松龙 25mg 加 1%~2% 盐酸普鲁卡因(皮试阴性者)5~10ml 局部痛点注射。

5. 药物治疗

(1)内服药物:内服药物宜舒筋活血,化瘀止痛,如三七片、七厘散、骨折挫伤胶囊或复元活血汤等加减。后期,治宜补肝肾,可选用补肾健骨汤、补肾壮筋汤等。

(2)外用药物:外可敷贴麝香虎骨膏、风湿跌打膏,或外搽红花油、万应止痛膏等。

6. 其他疗法

(1)中药熏蒸:中药熏蒸采用电动熏蒸治疗床或直接用药布袋熏蒸局部。

药物组成:当归 30g,川芎 30g,透骨草 30g,桂枝 15g,红花 15g,土牛膝 15g,大活血(红藤)30g,川椒 15g,羌活 15g,独活 15g,白芷 15g,苏木 15g,威灵仙 15g,川乌 15g,草乌 15g。

患者平卧于熏蒸床上,上覆衣被,抽除腰部海绵块。将上药置于床下电热恒温锅内,加水煮沸后将温度控制在 48℃左右(可上下调节,以患者能够耐受为度)进行熏蒸治疗;或将上述药物中每味中药减半量,用醋拌匀后装入布袋,熏蒸中药布袋,热敷局部,每日 1 次,每次 30min,连熏 3~5d。

(2)理疗:患者用超短波透热、中药离子导入或音频治疗,每日 1 次,10 次为 1 个疗程。

【功能锻炼】

复位后,卧硬板床休息 4~5d,不需特殊功能锻炼,症状消失后即可开始活动。

【典型病例】

患者,25 岁,职员,2004 年 3 月 16 日就诊。主诉:扭伤致腰痛伴活动受限 1h。1h 前,患者在单位搞卫生时不慎扭伤腰部,伤后即感腰痛难忍,双手撑扶腰部,腰部活动明显受限,经休息后症状未见减轻,且有加重之势,即被送入我院。查体:腰部肌肉紧张,腰₄₋₅左侧椎旁及左侧腰骶关节处有明显的压痛与叩击痛,腰部活动明显受限,翻身转侧甚为困难。X 线检查:腰椎骨质未见异常,仅腰₄棘突向左略有偏移。诊断:腰椎小关节错缝。治疗:先用针刺治疗,取阿是穴及肾俞、气海、腰阳关等穴,针刺后腰痛明显减轻,腰能直立,但活动不能。根据中医辨证论治,认为该患者属气滞血瘀型,口服"三七伤药片",以取活血止血、消肿止痛之力。3d 后,患者复诊,腰痛已基本消失,活动尚可。3d 后再次复诊时,症状已完全消失,腰部活动灵活,停止口服药物。嘱咐其适当进行腰部功能锻炼,以免再次损伤。

第七节 棘上韧带劳损

棘上韧带劳损亦称棘上韧带炎,为韧带中最常见的慢性损伤性疾病。棘上韧带系由腰背筋膜、背阔肌、多裂肌的延伸部分组成。分为3层,深层连接相邻两个棘突,且与棘间韧带交织在一起;中层跨越2～3个棘突;浅层跨越3～4个棘突。棘上韧带起自第7颈椎棘突,止于第4腰椎棘突的占73%,止于第5腰椎棘突的占5%,在骶椎尚未发现有棘上韧带,它有限制脊柱过度前屈的作用。

本病多见于中年成人,常见的发病部位为胸腰段和腰段的棘上韧带,好发于长期弯腰工作而不注意劳动姿势的伏案工作者。

【病因病机】

棘上韧带自上而下附着于各棘突上,其纤维与棘突骨质密切相连。在脊柱屈曲时,骶棘肌松弛,由腰背部的韧带担负重量,棘上韧带在最外层,其承受的张力最大,当姿势不正或弯腰工作或屈曲暴力损伤时,棘上韧带最易受伤。

当韧带纤维发生退变,弹力减小,在长期弯腰负重而不注意工作姿势时,可使其韧带纤维撕裂或自骨质上轻微掀起,久之即发生剥离或断裂等损伤。亦有时原有先天性因素,韧带较为薄弱,再加之长期的弯腰负重,其韧带更易发生劳损。因韧带长期劳损而出现退变,局部发生少量渗液、出血,致气血凝滞、筋脉不和、经络阻闭,形成慢性腰痛。

【临床表现】

1. 病史 有慢性弯腰劳损病史。

2. 症状 腰背痛已数周或数月,多为酸痛,可向颈部或臀部放射,于断裂之局部多有剧烈疼痛,尤以前屈时更甚,后仰时可减轻,故患者喜采取"仰首挺腹"样姿势,卧床时疼痛减轻,劳累后症状加重,休息后症状减轻。腰部活动明显受限,尤以前屈、侧弯及旋转为明显。

3. **体征** 于断裂之棘间韧带处有明显压痛,对瘦型者检查时,当触及断裂之棘间隙处时,可有凹陷感。痛点常固定在1～2个棘突,压痛极为表浅,局限于棘突尖部,不红不肿,用指腹轻扪韧带并向两侧移动,如感有纤维束在棘突上滑动者,则韧带已从棘突剥脱,两侧椎旁肌肉多无压痛。

4. **辅助检查**

(1)封闭试验:用1%盐酸普鲁卡因(皮试阴性者)2～4ml对痛点行封闭后,上述症状迅速消失为阳性(但麻醉有效期过后又重复出现)。

(2)X线检查:腰部X线检查多无明显变化,有少数患者可能有骨质增生或脊柱畸形。

【治疗】

1. **推拿手技** 手法具有促进血液循环,剥离软组织粘连,加速病变部位水肿和炎症消退及缓解肌肉痉挛等功效。手法是揉压、弹拨棘突上压痛点,亦可两手拇指分别揉压两侧委中穴。要求手法轻快、温柔、灵活、稳妥,必要时施以过度屈腰、伸腰、扳腰手法,每日或隔日1次。

2. **针刺** 取阿是穴、肾俞、委中、昆仑等穴,每日1次,10次为1个疗程。

3. **局部注射治疗** 用醋酸泼尼松龙25mg加2%盐酸普鲁卡因(皮试阴性者)2ml或盐酸利多卡因2ml,进行痛点治疗,每周1次,3次为1个疗程。

4. **药物治疗**

(1)内服药物:气滞血瘀者,治宜行气止痛、活血化瘀,方用和营止痛汤加减;风寒湿邪腰痛者,治宜祛风散寒、除湿通络,方用独活寄生汤加减;湿热阻络者,治宜清热化湿、通络止痛,方用加味二妙汤加减;偏于肾虚者,治宜温补肾阳,方用青娥丸、右归饮加减。

(2)外用药物:可外贴伤科膏药、伤湿止痛膏、狗皮膏、追风止痛膏等。

5. 其他疗法

(1)小针刀疗法：患者取俯卧位，在离压痛点最近之棘突顶上进针刀，刀口线与脊柱纵轴平行，针体与背面成 90°，深度达棘突顶部骨面，将针体倾斜，若痛点在进针点棘突上缘，针体和下端脊柱成 45°；若疼痛在进针点棘突下缘，针体与上端脊柱成 45°，再斜刺约 4mm。先纵行剥离，而后沿脊柱纵轴移动针身，并与相反方向脊柱成 30°，在棘突顶的上下斜面骨面上纵行竖剥，然后在骨面上横剥一二下，刀下如果遇有韧性硬结，则纵行切开，出针。

(2)可选用理疗或中药离子导入等治疗。

【功能锻炼】

加强腰背肌的功能锻炼。急性疼痛期应适当卧床休息，起床后可用皮腰围固定。中后期采用"五点支撑""三点支撑""四点支撑"及"飞燕点水"等锻炼方式，进行腰背肌功能锻炼(图 2-24，图 2-20)。

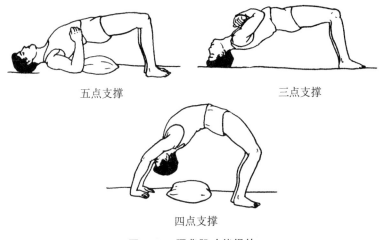

五点支撑 三点支撑

四点支撑

图 2-24　腰背肌功能锻炼

【预防】

长期埋头弯腰伏案工作者要注意劳逸结合,注意工作姿势,做工作操,积极参加体育活动,加强腰背肌的锻炼。

【典型病例】

患者,58 岁,农民,2000 年 4 月 7 日就诊。主诉:腰痛 1 年,加重 1 周。1 年前,劳累后出现腰部疼痛,其痛弯腰时加重,过伸时减轻,当时未曾在意,在家卧床休息及口服药物(具体用药不详)后症状减轻。此后,每遇劳累则腰痛再次出现,休息后减轻,得温痛减,遇冷加重。1 周前由于劳累腰痛再次出现,休息后症状减轻不明显,并向臀部放射,故来我院就诊。查体:腰部外观无畸形,皮色如常。压痛局限在腰$_{4-5}$棘间及腰$_5$-骶$_1$棘间,痛点较表浅,深压后疼痛反而减轻,未触及明显凹陷感。脊柱屈曲时疼痛加重,脊柱过伸时疼痛减轻。X 线检查:腰部骨质未见异常。诊断:棘上韧带损伤。治疗:痛点注射法治疗为将 2% 盐酸利多卡因 5ml 加醋酸泼尼松 12.5mg 注射于腰$_{4-5}$棘间及腰$_5$-骶$_1$棘间,进行局部封闭。根据患者病史较长及舌象、脉象判断,属于肾阳虚型,治宜温补肾阳,方用右归饮加减,1 周后腰痛基本消失,弯腰受限不著,连续服用中药 3 周。后经随访,患者腰痛未再发作。

第八节　棘间韧带损伤

棘间韧带损伤是基层医院门诊的常见病,多发生于长期从事弯腰负重的体力劳动者身上,严重影响人们的日常生活。棘间韧带损伤是由于相邻棘突间交叉排列的三层韧带纤维,在确保日常脊柱前屈后伸稳定的同时,造成纤维间相互机械性摩擦,日久组织变性或在外伤作用下的结果。

本病多见于青壮年体力劳动者,为多发病。以腰$_{4-5}$和腰$_5$-骶$_1$之间的棘间韧带损伤机会多。

【病因病机】

棘间韧带损伤是临床上常见的病症之一,多由暴力使脊柱过度屈曲时而造成棘间韧带部分或完全断裂。慢性累积性劳损、韧带纤维退变等亦可导致棘间韧带损伤,从而出现疼痛,可有棘间韧带完全断裂或损伤、棘间韧带炎或棘间韧带劳损等不同病理改变。

【临床表现】

1. 病史 多伴有明确外伤史。

2. 症状 反复下腰痛。患者发病后常诉腰痛无力,疼痛常向骶部或臀部扩散,直立位或腰椎过伸位疼痛较轻或无痛,弯腰位疼痛加重且感腰部无力,不能持久弯腰工作,不敢做旋转活动。

3. 体征 压痛部位处于棘间,较棘上韧带损伤深在。腰脊柱屈伸活动受限,病变腰椎棘突间深压痛,无放射痛,直腿抬高试验呈阴性。好发部位在腰$_{4-5}$、腰$_5$-骶$_1$。

4. 辅助检查 X线检查多无特征性改变。

【治疗】

1. 推拿手技 采用拇指点按(图 2-25)、点揉(图 2-26)的复合手法。手法由轻渐重,从竖脊肌逐步向棘突侧方深层组织按揉。当力达到棘间韧带时,使其作用于棘间韧带并向对侧深透,力量以局部酸胀,患者能忍耐为度。对于陈旧性棘间韧带损伤,最后施以腰椎定位斜扳法(图 2-27)。

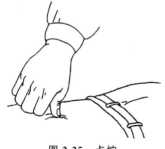

图 2-25 点按

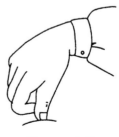

图 2-26 点揉

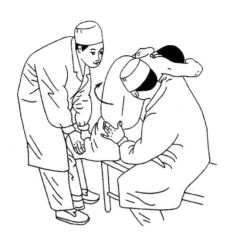

图 2-27　定位斜扳法

2. 针灸

(1)针刺:取闪腰穴、阿是穴、后溪、委中等穴,强刺激手法,留针 10min。

(2)手针治疗:刺激点在手背,第 2、3 和第 4、5 掌骨之间,背腕横纹与掌指关节间的中点处,一手两个点。取患侧手的两个刺激点,用 2 根 1.5 寸毫针,分别向上斜刺于伸指腱与掌骨之间,进针 5～8 分,用捻转、提插、强刺激手法,同时令患者做弯腰活动,腰痛缓解后即拔针。

3. 注射治疗

(1)局部注射

①以 5ml 针管接 7 号针头抽取康宁克通-A 40mg,人胎盘组织液 2ml,2% 利多卡因 1.5ml,取腰背部阿是穴刺入,进针 1.5～2cm,平补平泻手法。回抽无回血,然后将药液分多层次推入,由于推药时针感较为明显,故应缓慢推药。一般每周注射 1 次,共注射 3 次即可。

②当归注射液 2ml,每日 1 次注射于病变的棘间韧带处。方

法:患者取坐位,腰尽量前屈,增大棘突间隙以利注射。5ml 注射器接 7 号针头抽吸药物后注入病变的棘间韧带,进针深度约 3cm。10 次为 1 个疗程,一般 1 个疗程即可治愈。如疗效欠佳,患者休息 1 周后可进行第 2 个疗程。

(2)封闭疗法:用泼尼松龙注射液 1ml,0.5%～1%利多卡因注射液 5ml,行局部(棘间韧带处)封闭,每周 1 次,2 次为 1 个疗程。

4. 药物治疗

(1)内服药物:损伤早期,肿胀疼痛并见,属气滞血瘀之证,治疗宜活血化瘀、消肿止痛,方用活血止痛汤、复元活血汤、大成汤;后期肿胀消退,治疗宜补益肝肾、强壮筋骨,方用补肾活血汤、补肾壮筋汤、壮筋养血汤等。

(2)外用药物

①消肿止痛膏外敷治疗

方药:血竭 50g,乳香 25g,没药 25g,桃仁 15g,红花 20g,五灵脂 35g,鸡血藤 20g,威灵仙 20g,白胶香 45g,自然铜 30g,木鳖子 20g,川乌 25g,草乌 25g。

用法:中药按上述剂量配方研细后过 200 目筛备用。使用时取药末,以适量凡士林和蜂蜜调成膏状局部外敷,外用适量大小纱布覆盖,四周用胶布外贴固定,再用绷带固定,每天用白酒浸湿 4 次,每隔 3 天换药 1 次,5 次为 1 个疗程。

注意事项:敷药期间应避免弯腰及重体力劳动;药膏以现配现敷效果最好;部分患者可出现局部皮肤过敏、皮疹等,轻者局部涂以锌氧油等抗过敏药仍可继续使用,重者应暂停使用。

②中药熏洗:选用协定方剂"热敷散"外用,主要成分有桂枝、桑枝、艾叶、伸筋草、透骨草、制川乌、制草乌、木瓜、川芎等。将上述药共用食醋拌匀,装入两布袋中,放置蒸锅中熏蒸 15～20min,交替热敷患处,疗效颇佳。注意热敷时,将局部皮肤用毛巾保护,以免烫伤局部皮肤。

5. 其他疗法

(1)用 50％硫酸镁局部湿敷，每次 10min，每日 2 次，3d 为 1 个疗程。

(2)急性症状缓解后，可用理疗、磁疗、中药离子导入等方法继续治疗，防止转变为慢性。

【功能锻炼】

腰背肌锻炼以"飞燕点水式"为主，其他方法可酌情选用。腰背肌锻炼一般在接受治疗的第 3 天开始，每日 2 次，每次约 10min，以微微出汗为度。

【预防】

有研究表明，脊柱具有"前屈—放松现象"：当脊柱完全屈曲时，原来十分活跃的肌电活动几乎完全静止，机体对前屈的抵抗主要是韧带、椎间盘、被动拉伸的肌肉及上下交锁的关节抵抗，所以建议患者搬扛重物时最好采取屈髋屈膝，避免腰椎过度前屈，防止腰椎应力集中而造成韧带扭挫伤。

【典型病例】

患者，女，52 岁，家庭妇女，2007 年 10 月 9 日就诊。主诉：5d 前不慎扭伤腰部，当即剧烈疼痛，活动受限，平躺后翻身困难。口服中药(具体药物不详)及跌打丸后，病情未见减轻。2004 年曾因搬重物引起腰部剧烈疼痛，症状与本次发病相类似，当时经卧床休息、针灸及口服药物(具体药名不详)后，腰痛基本消失。现舌苔薄黄，脉弦。查体：平腰畸形，腰$_4$、腰$_5$棘间压痛（＋），痛点较深，在腰$_4$、腰$_5$棘间叩击痛（＋），未向下肢放射，直腿抬高试验左 70°，右 80°。腰椎活动度：前屈 30°，后伸 10°，左侧屈 20°，右侧屈 10°。X 线检查：腰椎曲度变直，腰椎骨质未见明显异常。诊断：急性棘间韧带损伤。治疗：①针刺，腰痛穴、后溪、肾俞、委中、阿是穴等，运用强刺激手法，留针 10min 后，患者腰痛明显减轻。②腰$_4$、腰$_5$棘间予以封闭，药用 2％盐酸利多卡因 5ml 加醋酸泼尼松 12.5mg 局部注射，其深度为 1.5～2cm。③中药离子导入，中药药酒自拟方剂。经治疗 3 次后,腰痛明显减轻,腰椎活动基本正常。连续治疗 10 次后,腰痛已完全消失,腰椎活动如常。

第九节　腰肌筋膜炎

腰肌筋膜炎又称腰肌筋膜纤维织炎,多因某种原因(寒冷、潮湿、慢性劳损等)导致腰部筋膜及肌组织出现水肿、渗出及纤维性变。此种不易被重视的疾病在我国东北、西北及华北等寒冷及沿海气候潮湿的地区较为多见,尤其是长期在野外作业的工种及各类人员,其发病率随着滞留时间的延长而成倍增长,因此必须加以重视。

【病因病机】

引起本病的发病机制较为复杂,且与多种因素有关,现选择其中常见的列述如下。

1. **寒冷**　为诸多原因中最常见的一种病因。患者常由于在寒冷地面、风口等处睡眠;或是在某一寒冷地停留较久而又无足够御寒衣物等原因而发病。尤以深秋、冬季及早春季节为多。由于寒冷主要引起腰背部血循环改变,包括血管收缩、缺血、瘀血及水肿等,以致局部纤维渗出形成纤维织炎。此类患者对气候变化十分敏感。

2. **潮湿**　为本病另一多见之原因,尤其与寒冷并存时更易发病。在空气潮湿的环境中,不仅精神情绪受到影响,而且由于皮肤代谢功能失调(尤其是排汗功能),以致皮下及筋膜处血循环易因血流减缓而引起微血管的充血、瘀血、渗出增加,进而形成纤维织炎。此外,与大气压的高低亦有关系。

3. **慢性损伤**　除各种较严重的损伤引起腰部筋膜、肌肉等纤维化改变,致使末梢神经受卡压从而表现出症状外,临床上大量出现的是由于各种慢性劳损性因素引起的腰背部软组织呈高张力状态,渐而出现微小的撕裂样损伤。此种"内源性损伤"最终将因纤维样组织增多,并随着其后期的收缩作用,致使局部的毛细血管及末梢神经受挤压而出现症状。此种损伤与职业关系较大,多见于腰背部呈屈曲状态持重物者。

4. 其他因素 包括某些病毒感染、风湿热时变态反应对腰肌筋膜的影响及痛风病时易伴发本病等,均表明腰肌筋膜可受多种因素影响而出现无菌性炎症状态。更进一步的病因学尚有待今后继续研究。

【临床表现】

1. 病史 患者发病多有明确的受凉、受潮及过度劳累病史。

2. 症状 患者多主诉腰部(有时包括臀部)弥漫性疼痛,以两侧腰部及髂嵴上方最为明显。其特点是晨起时痛剧,活动数分钟或半小时后即缓解,但至傍晚时,似乎因活动过多疼痛又复出现,休息后又好转。同时多伴有腰部僵硬、活动受限及肌肉紧张等。

3. 体征 患者多能用手指明确指出其痛点(一点或数点);按压时除局部疼痛外,尚可沿该痛点处分布的神经纤维末梢传导,该处邻近部位反射性地出现疼痛感。皮肤较薄者,尚可在痛点处深部触及结节样硬块,大小多在 5mm×5mm 以下,有时亦可触及直径 1cm 左右的"脂肪瘤"样结节(多伴有放射痛)。

4. 辅助检查

(1)X 线检查:可显示腰椎骨质退变性改变,但无其他特异性所见。

(2)实验室检查:临床上主要检测红细胞沉降率(ESR)、抗溶血性链球菌素"O"(抗"O")及类风湿性因子(RF)等。阳性结果者表明其病因属风湿性或类风湿病变;阴性者则用于其他类型的诊断或鉴别诊断。

【治疗】

1. 推拿手技 手法治疗的目的是舒筋活血、疏通经络、减轻疼痛、缓解肌肉痉挛、防止肌筋粘连。常用揉按松解手法为主。

(1)俯卧按压法:术者用双手拇指或手掌按压两侧骶棘肌,由上向下,由轻到重,使两侧腰肌筋膜和条索物松弛,局部达到气血流畅、筋络舒展的目的;仔细寻找触及激痛点,并在其内上方自棘突旁把竖脊肌向外下方推开,直至髂后上棘(图 2-28)。重复此操作 3~5 次。

(2)侧卧斜扳法:术者立于患者身后,以一肘放置肩前,另一肘放置髂后,先轻轻摇动,使腰部肌肉放松后,两肘同时用力旋转腰部(图 2-22)。

(3)俯卧腰肌后伸法:术者一手按住患者腰部,另一手从前方托提大腿下段,用力提拉使腰椎产生后伸和旋转力(图 2-29)。

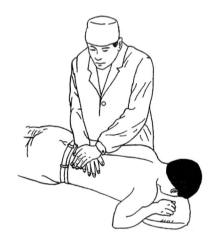

图 2-28　俯卧位按压法

(4)屈髋压膝摇腰法:患者取仰卧位,屈髋屈膝,双下肢并拢。术者站立其侧,一手固定患者膝部,另一手固定两踝部,环转摇动腰部(图 2-30)。

手法按摩每日 1 次,每次 30min,3 周为 1 个疗程。

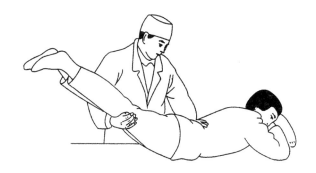

图 2-29 俯卧位腰肌后伸法

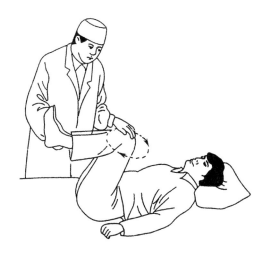

图 2-30 屈髋压膝摇腰法

2. 针刺

(1)体针:除阿是穴外,可加用委中、承山、后溪、曲池、合谷、肾俞等穴位,采用泻法,每日 1 次,每次 30min。

(2)尺胫针:取双侧胫部足太阳、足少阳经皮部,用 1 寸毫针针尖向上刺入 0.8～0.9 寸,针身仅在皮下,行上抬下压,左右捻转和摆动手法,留针 20～30min,每日 1 次。

3. 注射治疗

(1)胎盘组织液注射法:此药对消除纤维粘连及软化瘢痕组织疗效较佳。一般每日 1 次,每次 1 支,肌内注射,30d 为 1 个疗程,其中以未提取过丙种球蛋白的原液为佳。

(2)封闭疗法:用于痛点封闭,以 0.5%～1% 盐酸普鲁卡因(皮试阴性者)2～5ml 或 1% 盐酸利多卡因 5ml,加入醋酸泼尼松龙 0.5ml 注射。5～7d 治疗 1 次,4 次为 1 个疗程。

4. 药物治疗

(1)内服药物:中医辨证施治法治疗。

①风寒湿阻证:腰部疼痛板滞、转侧不利,疼痛牵及臀部、大腿后侧,阴雨天气疼痛加重,伴恶寒怕冷。舌淡苔白,脉弦紧。治宜祛风散寒除湿,方用独活寄生汤加减。寒湿重者,以祛寒除湿、温经通络为主,方用甘姜苓术汤加入牛膝、杜仲、桑寄生之类。

②气血凝滞证:晨起腰背部板硬刺痛,痛有定处,轻则俯仰不便,重则因痛剧而不能转侧,痛处拒按。若因跌仆闪挫所致者,则有外伤史。舌紫暗苔少,脉涩。治宜活血化瘀,行气止痛为主,方可用身痛逐瘀汤加减。

③肝肾亏虚证:腰部隐痛,绵绵不绝,腿膝酸软无力,遇劳更甚,休息后缓解。舌淡苔少,脉细弱。治宜补益肝肾,强壮筋骨,可选用补肾活血汤加减。

(2)外用药物

①中药外敷:以风寒砂(加醋)敷患处为佳,每包连用 3d,每天外敷 1～3 次,4～6 包为 1 个疗程。注意使用过程中防止烫伤。

②膏药外敷:可用寒痛乐外敷,或外贴伤湿止痛膏、狗皮膏、伤科膏药等。

5. 其他疗法

(1)理疗:可选用蜡疗、红外线照射,或用中药离子导入,可促进局部循环代谢。

（2）手术治疗：手术治疗仅适用于病情严重，痛苦甚剧，严重影响工作者。属单纯腰肌筋膜炎者，只需做腰部软组织松解术；有痛性筋结或痛性筋束者，应将其切除。

【功能锻炼】

1. 腰肌伸屈旋转法　患者取站立位，双足略分开，用双手触地数次，而后腰向后仰伸，做左倾、右倾动作，最后双手撑腰做左右旋转。

2. 腰背肌后伸法　患者可在床上做腰背肌后伸动作，如仰卧位的"拱桥式"和俯卧位的"飞燕点水式"，逐渐增加腰背肌肌力。

3. 医疗体育健身法　做一些医疗体育健身操和能增加腰背肌肌力的舞蹈。

【预防】

设法改善生活、工作及学习的基本条件，注意防潮保温，避免引起腰背部慢性劳损的体位。对野外工作者应给予医学保健指导。

【典型病例】

患者，43 岁，工人，2004 年 3 月 29 日就诊。主诉：腰背部疼痛半个月，加重 3d。病史：半个月前，由于受凉而致腰部疼痛，其痛得温则减，遇冷加重，晨起加重，活动后减轻，经理疗及口服药物（具体药名不详）后腰部疼痛减轻，但时常发作。3d 前，由于劳累而致腰痛再次发作，且有加重之势，故来我院就诊。查体：腰肌广泛紧张，压痛广泛，尤以腰$_4$椎旁右侧及右侧骶髂关节上缘压痛为著，叩击时向右臀部轻度放射。化验检查提示：风湿三项均为阴性；血常规化验提示：中性粒细胞略有偏高，余项正常。拍摄 X 线片示：腰椎小关节轻度变尖，余骨质未见异常。舌质淡、苔白，脉弦紧。诊断：腰肌筋膜炎。治疗：由于患者病程较短，根据舌象、脉象，经辨证分析后认为患者属风寒湿阻证，方选独活寄生汤加减，配合中药离子导入治疗，3d 后腰痛明显减轻，15d 后腰痛基本消失,腰部活动自如。继服中药 10 剂后,腰痛完全消失,经随访 2 年,腰痛未再发作。

第十节 腰椎间盘突出症

腰椎间盘突出症又称为腰椎间盘纤维环破裂髓核突出症,是临床上最常见的腰腿痛疾病之一,好发于 20－30 岁的青壮年,男多于女。发病部位以腰$_{4-5}$椎间盘多见,其次多发生在腰$_5$-骶$_1$。腰椎间盘突出症系腰椎间盘退变之后,在外力作用下,纤维环破裂,髓核突出刺激或压迫神经根、血管或脊髓等引起的以坐骨神经痛为主的症候群,本病的发生率占急性腰腿痛病例的 6％以上,其中 90％又发生在下腰部。

太原市康复医院李成兰对 20 年来收入院的腰腿痛患者中的腰椎间盘突出症进行的流行病学分析表明,本组腰腿痛患者共 3215 例,其中腰椎间盘突出症有 2989 例,占 93％。男 1798 例,女 1191 例,男性多于女性。最小年龄 16 岁,最大年龄 68 岁,20－50 岁居多,平均年龄 38.1 岁,说明本病以青壮年好发。

【病因病机】

椎间盘组织位于 2 个椎体之间(颈椎、胸椎、腰椎),均含有水分很高的胶状体,富有弹性,它除了使脊柱具有类似关节活动的作用外,还可以缓冲脊柱活动中产生的震荡。

1. 退变 腰椎间盘承受人体躯干和上肢的重量,同时腰椎又是躯干活动的枢纽,而所有的身体运动都在增加腰椎的负荷。随着年龄的增长、过度的活动及超负荷的承载,使椎间盘的退变进程加快。研究证明,接近 20 岁时的椎间盘已有退行性变,20－30 岁时有的已有明显的退变,纤维环出现裂痕,而 30 岁以上的人群椎间盘均有退变,退变包括以下 3 部分的内容。

(1)纤维环的退变:椎间盘纤维环各层成 45°倾斜角与椎体骺环附着,两层之间以 90°交叉。深浅层间互相交织,增强了纤维环的韧性和弹性,从而可以容纳含水约80%的髓核组织。随着年龄的增长,纤维环磨损,部分纤维环网状变性和玻璃样变性,失去原有的清楚层次和韧性,产生不同的裂痕。由于纤维环无血管供应,以致该纤维环最易发生变性。早期为纤维组织的透明变性,纤维增粗和排列紊乱,继而出现裂纹,甚至完全断裂。

(2)髓核的退变:髓核是富含水分、有小分子弹性黏蛋白的组织,内含软骨细胞和成纤维细胞,幼年时含水量可达90%以上。随着年龄的增长,其含水能力降低,中年时可达80%。椎间盘含水的多少决定了其内在的压力调节水平和弹性状态。髓核的退变多在骨关节、纤维环发生变性的基础上而发生变化。早期为水分脱失和吸水功能减退,使其体积减小;随着病程的进展,逐渐使其正常组织结构为纤维组织所取代。

(3)软骨终板的退变:软骨终板随着年龄的增长而变薄、钙化和不完整,并发生软骨囊性变及软骨细胞坏死,纤维环的附着点松弛,伴随髓核脱水,软骨终板不能再生修复。早期主要表现为功能的退变,作为体液营养交换的半透明膜作用减少;后期软骨板发生质的改变后,产生软骨囊性变和软骨细胞坏死。

2. 常见病因 腰椎间盘突出症好发于青壮年,特别是重体力劳动者,因下腰活动最多,负重也最大,所以腰$_{4-5}$、腰$_5$-骶$_1$的椎间盘突出机会较多。常见的病因有以下3个方面。

(1)机械力作用

①直接暴力:指直接作用于受伤部位的机械力,其对人体的损伤取决于动能的大小、作用时间的长短、作用面积的大小、受伤组织的弹性、可塑性和惯性。

②间接暴力:指通过肢体传递,作用于肢体应力集中点或薄弱点的机械力,引起纤维环破裂。

③肌肉收缩力:指肌肉不协调地快速收缩而导致肌肉本身、肌束间、肌组间、肌肉附着部损伤的机械力。如劳动强度大,使椎间盘受到挤压、牵拉与扭转的机会较多,从而引起临床症状。

④累积性力:指人体长期从事一种单一的活动或运动,部分组织受到反复的持续的机械力作用,使组织从细微的病变发展到明显的病变。如长期在弯腰姿势下工作,腰背肌经常处于紧张状态引起腰背肌的劳损与痉挛,这样椎间盘本身所承受的压力也增加,天长日久使椎间盘出现脱水、弹性降低等退行性改变。

(2)气候因素:外伤、劳损引起纤维环的破裂后,如遇风寒湿邪,引起肌肉张力增高,进而使椎间盘内压升高,因而成为腰椎间盘突出的又一原因。另外,寒邪侵袭容易导致体温降低过快,引起机体功能状态低下,产热不足,腰部软组织功能受损,而影响腰椎的功能,导致腰椎的退变。

(3)职业损伤:腰椎疾病常与职业有关,不同的职业常导致腰椎不同部位的损伤。长期从事弯腰工作的人群,由于腰背肌长期处于紧张状态,容易出现腰肌劳损现象。同样,长期伏案工作的人也容易出现腰肌劳损。但是同一职业的人群不一定都会发病,因此,职业因素只是一个诱发因素,发病还与患者的先天缺陷、体质、自我保护不力和缺乏锻炼有关。

3. 常见症型　腰椎间盘突出症的常见类型有以下 3 种。

(1)腰椎间盘膨出:是指由于腰椎间盘退变,纤维环和髓核产生向后的位移,纤维环出现局限性隆起,但此时纤维环仍保持完整,此型也称为幼稚型腰椎间盘突出症。如果膨出在相邻两个椎体骺环之间,一般可不引起症状;如果膨出在骺环之外,压迫神经根或因椎管狭窄而压迫刺激神经根时,才会出现相应神经根性症状。

(2)腰椎间盘突出:髓核已发生明显的向后移位,并突出于椎体之外,但又位于被严重损害而只有很少几层的纤维环之内,此型也称为成熟型。腰椎间盘突出可引起较为严重的临床症状,但临床症状不仅与突出物的大小有关,还与突出的方向、位置及椎管的大小和形状有关。

(3)腰椎间盘脱出:髓核已经穿过破裂的纤维环,位于后纵韧带之下或游离于椎管中,此型也称为死骨型。当脱出的髓核位于后纵韧带之下时,突入神经根的内外两侧,使神经根牵拉、紧张或直接压迫神经根;当髓核突破后纵韧带而完全游离于椎管内时,甚至可以进入椎间孔内,压迫神经根。当脱出物较大时,还可以压迫马尾神经而出现马尾神经综合征。

【临床表现】

1. **病史**　有急慢性劳损病史。

2. **症状**　腰椎间盘突出症的临床表现包括腰痛、坐骨神经痛和神经功能障碍,以及因此而引起的姿势改变和活动受限。这些表现可以在一次损伤后出现,亦可逐渐发生,或多次损伤后发生。在初次发病后,经数周或数月,其症状有可能逐渐减轻或消失。多有反复发作的历史,反复发作后症状可持续存在,严重影响患者的生活与工作。

(1)腰痛及坐骨神经痛:腰痛及坐骨神经痛是腰椎间盘突出症的主要的、具有诊断特征的症状。腰痛及坐骨神经痛两者可以同时出现;但是多数患者先有腰痛,次日、数日或数周后,才出现坐骨神经痛,此型约占 20%。由于 95% 的腰椎间盘突出症发生在腰$_{4-5}$及腰$_5$-骶$_1$椎间隙,故腰椎间盘突出症多有坐骨神经痛。坐骨神经痛是沿坐骨神经走行方向的放射性疼痛,自腰部或臀部,经大腿后方至小腿外后方,或下至外踝及足。多为一侧,如系中心型突出或多发性突出亦可为双侧。疼痛的程度与突出物的大小及对神经根压迫和炎症的轻重不同有关。突出物大、炎症重者,坐骨神经痛的程度亦较严重。疼痛轻者,患者可以忍受;重者痛如闪电状,患者稍一活动立即发生,以致患者不敢活动。当咳嗽、喷嚏、用力闭气和排便时疼痛加重,其原因是咳嗽、喷嚏、用力闭气和排便时腹压增高,增高的腹压影响下腔静脉血液回流,致使进入椎管内的静脉血流量增加,压迫和刺激神经根而致。当患者保持在一个特定的姿势下,使神经根受压的程度减轻,疼痛亦可相应地减轻。

(2)下肢麻木及异常感觉:因神经根受压,沿其分布区有感觉障碍,故有麻木感,在麻木区内,用手掐时疼痛等感觉降低或消失。腰$_4$神经根受压时,出现小腿内侧麻木;腰$_5$神经根受压时,出现小腿外侧及踇趾足背的麻木;骶$_1$神经根受压时,出现小腿后外侧及外侧第 3 足趾的足背麻木。在坐骨神经痛区内,常有冰凉感、灼热感或蚁行感等异常感觉。

(3)步行困难:一般因腰痛及坐骨神经痛而致患者行走困难,患者不敢迈步。少数患者步行较久后,患腿感到麻、胀、痛难忍,而须坐下或蹲下休息,发生与椎管狭窄症一样的神经性间歇性跛行。

(4)排尿不尽及性功能改变:排尿不尽及性功能改变较为少见。可发生于中央型突出,突出物较大而压迫马尾神经所致。有此症状时,须与马尾肿瘤相鉴别。

(5)功能受限:患者除步行困难外,为了减少对神经根的压迫,再加上因疼痛产生的保护性肌痉挛,患者常保持一个特定的姿势。站立位,身体倾向健侧,患侧骨盆上升,髋膝关节微屈,足掌着地,体重主要落在健侧。下蹲动作困难,不能自己系鞋带。喜侧卧,髋膝半屈曲。从椅子或从床上起来时,须用双手托腰部,动作较为迟缓。

3. 体征 腰椎间盘突出症的体征有 2 组,一组是腰部及脊柱体征;另一组是神经根体征,又叫根性体征。

(1)腰部及脊柱体征

①脊柱侧弯:患者脊柱多有侧弯,侧弯是使神经远离突出物,缓解压迫,减轻疼痛的保护性措施,此为坐骨神经痛性脊柱侧弯。侧弯可凸向患侧或健侧,一般认为凸的方向与突出物的位置有关。突出物在神经根前上方,侧弯凸向患侧(肩上型);突出物在神经根内下方,侧弯凸向健侧(腋下型);突出物在神经根正前方,侧弯有时凸向健侧,有时凸向患侧;中心型突出物,一般无侧弯。

②腰椎曲度改变:腰椎生理性前凸消失甚至可向后凸,检查时为平腰或腰后凸,这也是为了减轻疼痛的一种保护性措施。

③脊柱活动受限:脊柱各方向的活动,如后伸、前屈、侧弯及旋

转,均有不同程度限制。当某个方向的活动加重对神经的压迫,使疼痛加剧,则这个方向活动即明显受限。一般来说,脊柱后伸受限明显,因为后伸时,椎间隙前宽后窄突出物受挤容积增大;黄韧带松弛向前方膨出,椎管变小,直接挤压突出物及相应的神经根,使疼痛加重,故后伸受限。侧弯活动受限多与脊柱侧弯凸出的方向相对应。突出物在神经根前方者,腰椎前屈活动受限明显。

④压痛点:沿棘突自上而下地触按,在下腰段的棘突旁或棘突间有一深在的压痛点,重压或用叩诊锤叩击此点,还可出现沿坐骨神经方向的放射性疼痛。不论是坐位或俯卧位检查,腰椎轻度后伸及患侧屈曲,患侧骶棘肌松弛,容易查到压痛点。压痛点位置即表示突出物的部位,是一个有诊断意义的体征。

(2)神经根体征(根性体征)

①直腿抬高试验阳性:患肢直腿抬高受到限制,因在直腿抬高动作中牵动了坐骨神经根,引起坐骨神经痛。患肢直腿抬高试验阳性,抬高的角度一般为 $40°\sim60°$,重者仅为 $30°$,甚至 $0°$。有时抬高健腿时,亦可引起患腿放射性疼痛。直腿抬高试验时,抬高的角度与神经根受压的程度成反比。此项检查对诊断十分重要,但是常可出现假阳性结果,当腰臀部肌肉筋膜病变或坐骨神经干周围有病变时,此试验亦为阳性,故须注意区别。通常采用加强试验法确定,如为神经根病变,则当直腿抬高产生疼痛时,再将踝关节强力背伸(Braggard 征)及按压腘窝部(弓弦试验),则突然加重疼痛。一般将 Braggard 征及弓弦试验称为加强试验。

②股神经牵拉试验阳性:患者俯卧,膝处于微屈位,后伸髋关节,患者感到疼痛窜向大腿前方即为阳性,说明腰$_4$神经受到刺激,可能为腰$_{3-4}$间有椎间盘后突。

③伸踇肌力试验:伸踇肌力减弱,表明腰$_5$神经根受压。如腰$_4$神经根受压,股四头肌将有压痛。如骶$_1$神经根受压,则小腿后三头肌有压痛。

④抬头屈颈试验:患者仰卧,双下肢伸直平放,慢慢抬头屈颈,

此时出现下肢放射性痛即为阳性。原因是屈颈抬头时,脊髓拉向上方,腰骶神经根亦被拉紧,张力增加,遂出现疼痛。

⑤感觉障碍:被挤压的神经根支配区有感觉(包括痛觉、触觉及温度觉)障碍,应仔细检查并画出示意图,根据感觉障碍的节段不同,可推知突出的平面,对诊断定位有帮助。

⑥运动障碍:因每块肌肉都受多个神经节段的纤维支配,而腰椎间盘突出大都是一个神经根受累,故一般运动障碍不明显。有时可见肌肉萎缩,萎缩程度与神经根受压程度及病程有关。引起肌萎缩的原因是神经性营养障碍及长期失用的结果,因神经障碍使其支配的肌肉力量减弱,腰$_5$受累时踝关节及足踇背伸肌力弱,骶$_1$受累时跖屈肌力减弱。

⑦反射改变:一般应检查膝腱及跟腱反射。与健侧对比,反射可亢进、减弱或消失。检查时,除注意反射的有无及强度外,还应对比双侧反射出现的快慢。因膝腱反射弧由腰$_{3-4}$神经传导,跟腱反射弧由骶$_{1-2}$神经传导。故一般腰$_4$神经受累时,膝腱反射改变;骶$_1$神经受累时,跟腱反射改变;腰$_5$神经受累时,膝及跟腱反射均无改变。但实际上,临床检查并非全部如此。因突出物较大,影响了2个神经根,或解剖上反射弧变异,腰$_{4-5}$间突出亦可出现膝腱反射或跟腱反射改变。

4. 辅助检查

(1)X线检查:应常规拍摄X线正侧位片。有时正位片可显示腰椎侧弯,侧位片可见腰椎生理性前凸消失,病变的椎间隙可能变窄,相邻椎体边缘有骨赘增生。X线检查对腰椎间盘突出症的诊断只作参考,其重要性在于排除腰椎其他病变,如结核、肿瘤、骨折、腰骶先天畸形等。

(2)脊髓造影检查:①椎间盘造影;②蛛网膜下隙造影;③硬膜外造影;④硬膜外静脉造影。

(3)电子计算机断层扫描(CT):采用CT测定腰椎椎管的形态和管径,可以清楚地显示椎间盘突出的部位、大小、形态和神经根、硬脊膜囊受压移位等的形象,同时可显示椎板、黄韧带肥厚、小关节增生肥大、椎管及侧隐窝狭窄等情况。CT 对腰椎间盘突出症的正确诊断率为 90% 以上,对诊断腰椎间盘突出症有重要的价值。它可以形象地显示腰、骶神经根受嵌压的因素。通过 CT 的立体动力显示器还可展现出椎间盘突出的大小和相对部位。

(4)磁共振扫描(MRI):MRI 是一种无损伤性可以取得三维影像的检查方法。MRI 虽然对骨性组织的显影不如 CT 清楚,但对软组织的分辨率优于 CT 检查。它能较 CT 更清晰、全面地观察到突出的髓核与脊髓、马尾神经、脊神经根之间的关系。但 MRI 的断层间隔大,不如 CT 检查精细。

(5)肌电图检查:通过测定不同节段神经根所支配肌肉的肌电图,根据异常肌电位分布的范围,判定受损的神经根,再由神经根和椎间孔的关系推断神经受压的部位,故对腰椎间盘突出症的诊断具有一定的意义。

【治疗】

1. 推拿手技 推拿治疗的基本作用原理有 3 点:一是通过手法的生物力学原理,作用于人体一定的解剖部位(包括一些特定的穴位),纠正人体解剖关系的病理改变,恢复人体正常的解剖关系,以达到治疗的目的;二是通过推拿手法的实施,使突出的椎间盘及其相邻的组织产生一定的改变,或松动,或解除粘连,促进局部代谢,对改善局部炎症的吸收是有裨益的;三是使用手法于患者的经络及穴位(也包括一些特定的部位),通过对经络、穴位的作用,调整人体的气血、阴阳及脏腑功能。

中医手法治疗腰椎间盘突出症基于以上 3 种作用,使其临床疗效满意,方法安全,简便易行。手法的目的是使突出的椎间盘组织得以还纳,松解神经根的粘连,消瘀退肿,缓解腰臀腿肌肉痉挛。目前常用的手法如下。

(1)卧位推拿法

①揉摩法:患者俯卧,术者站于患者身旁,以双手拇指和手掌

自肩部起循脊椎两旁足太阳膀胱经路线自上而下,揉摩脊部和下肢经筋,在揉摩至承扶穴后改用揉捏,向下按揉至殷门、委中,再过承山穴,重复 3 次(图 2-31)。

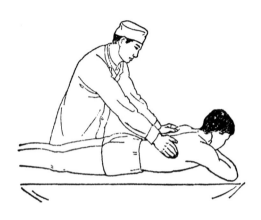

图 2-31　揉摩腰背部

②按压法:术者双手交叉,右手在上,左手在下,以手掌自第 1 胸椎开始,沿督脉向下按压至腰骶部,左手在按压时稍向足侧用力,反复 3 遍。再以拇指点按腰阳关、命门、肾俞、志室、居髎、环跳、承扶、委中等穴。

③擦法:术者于背部督脉和足太阳膀胱经,自上而下施行擦法,直至下肢承山穴以下,反复 3 次(图 2-32)。重点在下腰部可反复多次。

以上手法可以舒筋活络,调和气血,缓解肌肉痉挛,达到消瘀止痛的目的,为以下手法做好准备。

④牵引按压法:患者俯卧,两手把住床头,一助手在床前拉住患者腋部,一助手拉住两踝,向两端拔伸牵引约 10min,术者立于患者一侧用拇指或手掌按压椎旁压痛点,按压时力由轻变重。此法可使椎间隙增宽,对髓核还纳有一定的帮助(图 2-33)。

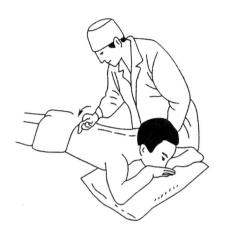

图 2-32　搓腰背部

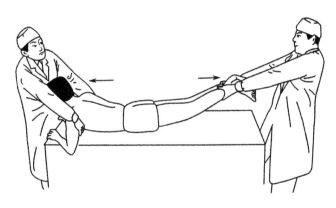

图 2-33　腰椎牵引

⑤抖法:患者俯卧,两手紧握床头,术者立于患者足侧,双手夹住患者双踝,在用力牵引的基础上,进行上下抖动,反复进行 2～3 次(图 2-34)。

⑥俯卧扳腿法:术者一手按住腰部,另一手托住患者对侧膝关

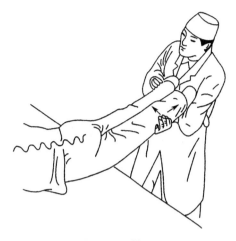

图 2-34　抖腰

节部,使该下肢尽量后伸,双手同时交替用力,时可听到弹响声,左右各做 1 次(图 2-35)。注意手法用力不宜过大,以防造成新的损伤。

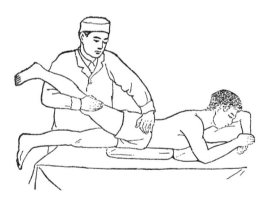

图 2-35　俯卧扳腿

⑦斜扳法:患者健侧卧位,健侧下肢伸直,患侧在上,并屈曲放在健侧小腿的上部。术者与患者面对而站,一手扶住患者髂骨后外缘,另一手扶住患者肩前方,同时拉肩向后,推髂骨向前,使腰部扭转,有时可听到或感受到"咔嗒"响声(图 2-22)。

⑧滚摇:患者仰卧,两髋、膝屈曲,使膝尽量靠近腹部。术者一手扶着两膝部,一手夹住两踝部,将腰部旋转滚动,再将双下肢用力牵拉,使之伸直。推拿按摩后患者多感到轻松舒适,症状减轻(图 2-30)。

以上手法应遵循辨证施治的原则,按患者的体质、年龄、病期、腰部活动受限的方位及手法过程中与手法后患者的感受情况等,灵活选用,不宜千篇一律。

(2)麻醉推拿法:以硬膜外麻醉较为安全,先行麻醉,后行下述推拿手技操作。

①患者仰卧,两助手分别握患者两足踝部及两侧腋窝部,做对抗拔伸,然后将患肢屈髋屈膝,顺时针旋转髋关节 3~4 圈后,再将患肢做直腿抬高试验,并在最高位置时用力将踝关节背伸,共做 3 次,健侧也做 3 次。

②患者侧卧,患侧在上,术者立于患者背后,以一侧手臂托起患侧大腿,另一手压住患侧腰部,先转动髋关节 2~3 圈,再将髋关节在外展位 30°位置下向后过伸 2 次,即拔腿。换体位做另一侧。

③患者俯卧,术者将患者两下肢摇动 2~3 圈,然后做腰部过伸动作,共做 2 次。

④患者俯卧,助手 2~3 人再做 1 次腰部拔伸,同时术者用掌根按压第 4、5 腰椎棘突部,共做 3 次,每次 1min。

在麻醉下实行手法的过程中,要注意麻醉反应。治疗当天可有腰痛、腹胀等反应。第 2 天起腰痛即逐渐减轻,一般须严格静卧硬板床 3 周。

(3)旋转复位法:患者端坐于方凳上,两足分开与肩同宽。施手法时,患者双足踏地,端坐且稳住不动。助手面对患者,用双腿夹着患者的一侧大腿,双手压住大腿根部,保持患者坐姿不动。以压痛点在右侧为例,术者立于患者的右后方,用左手拇指用力叩压在压痛部位的棘突右侧,右手经患者右腋下方用手掌压住患者颈后部。然后术者左手拇指顶推棘突,右手拉按患者颈部,使上半身前屈60°～90°,再继续向右侧弯,至最大侧弯时,使患者躯干向后内侧旋转。此时术者左手可感脊椎微有移动,若伴有"咔嗒"一响,表示手法治疗成功。然后按摩理顺脊柱两旁肌肉。压痛点在左侧者,手法方向相反(图 2-36)。

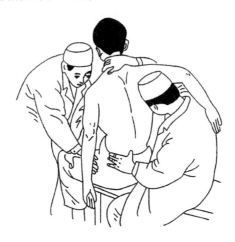

图 2-36 旋转复位法

2. 针灸疗法 针灸治疗是在中医基本理论指导下,运用针和灸的方法,对人体腧穴进行针刺和艾灸,通过经络的作用,达到治病的目的。针灸具有调和阴阳、疏通经络、扶正祛邪的作用。

针灸治疗腰椎间盘突出症,可缓解和消除疼痛,亦可促进神经根水肿和炎症的吸收。

(1)中央型腰椎间盘突出:一般中央型腰椎间盘突出时,腰腿部主要表现在双侧或双侧交替症状病变累及的经脉主要有足太阳膀胱经、足少阴肾经、足厥阴肝经和督脉。

取穴：膀胱经取肾俞、膀胱俞、大肠俞、病变椎体夹脊穴、殷门、委中；督脉取百会、印堂、人中等；肾经取阴谷、水泉、交信、筑宾等；肝经取曲泉、中封、太冲等。阿是穴（局部、循经压痛点、结节点）。

（2）侧突型腰椎间盘突出

①腰$_{3-4}$椎间盘突出：腰部症状主要表现在足太阳膀胱经循行部位，臀及下肢症状主要表现在足少阳胆经、足阳明胃经，小腿感觉和功能障碍与足少阴肾经、足厥阴肝经关系密切。

取穴：膀胱经、肾经、肝经取穴同中央型腰椎间盘突出症。胆经取居髎、环跳、悬钟、足窍阴等；胃经取髀关、伏兔、足三里、丰隆、内庭等。

②腰$_{4-5}$椎间盘突出：腰部症状主要表现在足太阳膀胱经循行部位，臀及下肢症状与足少阳胆经关系密切，足趾部症状与足厥阴肝经有关。

取穴参照腰$_{3-4}$和中央型循经取穴穴位。

③腰$_5$骶$_1$椎间盘突出：腰、臀、腿、足部症状主要表现在足太阳膀胱经和足少阳胆经。

取穴参照中央型、腰$_{3-4}$、腰$_{4-5}$循经取穴穴位。

注意：以上穴位每次选用 3～5 个，循经取穴、加华佗夹脊穴、加阿是穴。急性期每日针刺治疗 1 次，症状好转后改为隔日 1 次。

（3）灸法：取穴同上。临床常用的有艾条灸、艾炷灸、温针灸、温器灸，这些方法均可。每次选用 3～5 个穴位，每次灸 10～20min，每日 1 次，10d 为 1 个疗程，间隔 2～3d 行下一个疗程。

（4）尺胫针：取患侧胫部足太阳、足少阳经皮部，用 1 寸毫针针尖向上平刺 0.8～0.9 寸，行上抬下压，左右捻转和摆动及环转手法，留针每 20～30min，每日 1 次。

3. 注射治疗

（1）硬膜外封闭：方法完全同硬膜外麻醉，在硬膜外腔注射醋酸泼尼松龙 25mg 加 1％盐酸利多卡因 5ml。每周 1 次，3 次为 1

个疗程,效果较好。注射应严格在无菌操作下进行,勿将药液漏入硬脊膜腔内。

(2)穴位注射:用 0.5%盐酸普鲁卡因 5ml,维生素 B_{12} 500μg 等做穴位注射。

4. 药物治疗

(1)内服药物

①中药:初期宜舒筋活血,可用舒筋活血汤等。病程久者,体质多虚,宜补养肝肾,宣痹活络,内服补肾壮筋汤。兼有风寒者,宜祛风通络,方用独活寄生汤加减。兼有湿热者,宜清热化湿,方用加味二妙散为主方。

②西药:a. 秋水仙碱,适用于初次发作、疼痛较重的患者。0.6～1.2mg/d,口服,服药时间为 3 周～3 个月。b. 非甾体抗炎药,双氯芬酸,每次 50mg,每日 1 次,口服;美诺芬,每日 100～200mg,分两次服用;美洛昔康,每次 7.5～15mg,每日 1 次,口服。c. 肌松药,鲁南贝特,每次 1 片,每日 3 次,口服。d. 伴脊髓、神经损伤时,给予营养神经(施捷因,每次 20mg,每日 1 次,肌内注射;维生素 B_{12} 500μg,每日 1 次,肌内注射)、脱水(甘露醇,250～500ml,静脉注射,每日 1～2 次)及肾上腺皮质激素(氢化可的松,100～200mg 加入 500ml 生理盐水或 5%葡萄糖溶液中,静脉注射,每日 1 次;地塞米松 2～20mg,静脉注射,每日 1 次)治疗。

(2)外用药物:局部肿痛并见者,可外敷消瘀止痛药膏;寒湿者,可外敷温经通络膏,亦可外擦万花油、正红花油;此外,用热熨药热敷患部。

5. 其他疗法

(1)牵引疗法:牵引是一种非常重要的治疗手段,可以缓解腰部肌肉的痉挛,利于充血、水肿的吸收和消退,扩大腰椎间隙和椎间孔,拉紧腰椎后侧的韧带,降低突出间盘的内压,可产生负压吸引作用,以利于突出髓核的还纳,从而减轻对神经根的挤压。常用牵引方法如下。

①手法牵引:患者卧位,助手固定患者双肩,术者握住患者踝部,身体后靠对躯干进行牵引,使嵌顿的滑膜或突出小的椎间盘得以复位,从而达到治疗的目的。

②悬吊牵引:此法适用于青壮年患者。患者自行攀抓单杠或门框等,身体悬空,利用身体自身的重量进行牵引。注意牵引时身体尽量放松,以保证牵引效果。

③牵引床牵引:患者仰卧于牵引床上,在髂部骨盆处系一较宽的骨盆带,骨盆带两侧多系宽带固定于牵引床一端,再用一胸廓带将上身固定于牵引床另一端,启动电按钮(或手动操作),进行牵引。牵引重量每侧以 5~10kg 为宜,可酌情适当增加牵引重量至40kg。每日 1~2 次,每次 30min,一般连续牵引 20~30d。若采用 30~40kg 的大重量牵引,每次 10min,休息 5min,重复 3 遍。大多数患者可获得立竿见影的显著效果,疼痛迅速缓解。症状缓解后,可在腰围的保护下,适当地下床活动。

(2)物理疗法

①短波或超短波透热疗法:2 个板状电极对置在病变的腰部,或在腰骶部和患侧下肢大腿后部并置,使用温热量,每次 20~40min,每日 1 次,15~30 次为 1 个疗程。

②药物离子透入疗法:应用广泛,常配合手法治疗疗效显著。亦可根据情况,行穴位透入。多用中药川乌、草乌、洋金花、延胡索等药煎汁放在阳极导入,具有消炎止痛作用。

③红外线疗法:红外线用于腰骶部照射,亦适用于椎间盘外科手术后 24~48h 在手术部位照射(拆线后改用音频电疗)。可根据病情及病变深浅度来决定治疗量,每日 1 次,每次 24~40min,15~30 次为 1 个疗程。在家里可用电灯泡或电吹风烘烤患部。

④超声波疗法:在相应的腰骶节段旁及沿腰骶神经根分布区如股后侧、小腿后外侧等部位进行治疗。剂量为 1.0~2.0W/cm^2,用移动法。每次 10~15min,每日 1 次,15~20 次为 1 个疗程。

（3）石蜡疗法：用蜡饼法，敷于腰骶部和患侧下肢，每次 20～40min，每日 1 次，15～30 次为 1 个疗程。

（4）硬膜外腔注药疗法：主要用于治疗脊柱的退变性疾病、脊柱软组织损伤及某些脊柱骨关节疾病。其作用原理为：可以使药物直接或通过散布途径快速弥散到病变局部，迅速发挥治疗作用，同时可以避免全身应用该类药物的不便和不良反应及血药浓度低的缺点。

（5）针刀疗法：针刀疗法是根据人体解剖特点及生物力学原理操作，是最具中西医结合特点的一种疗法，由于其对某些慢性损伤性疼痛疾病，尤其是软组织粘连、瘢痕引起的疼痛性病症的治疗有独到之处，因此对于腰椎间盘突出症亦有疗效。

一般选择进针点为腰椎棘间韧带、棘上韧带、横突间韧带、夹脊穴、黄韧带、阿是穴等。注意：在针刀剥离黄韧带时切勿过深而伤及脊髓。

（6）髓核化学溶解法：是将一种酶或臭氧注入椎间盘内，以溶解病变的髓核组织，使其溶解吸收或纤维化以缩小体积，从而减轻对神经根的压迫。但这些药物有产生过敏反应的可能，因此未能普及。

（7）手术治疗：已确诊为椎间盘突出症的患者，症状严重影响工作和生活，经严格的非手术治疗无效，或有马尾神经受压者，可考虑行髓核摘除术。但手术亦存在椎间隙感染、血管、脊髓或神经根损伤及术后粘连症状复发等并发症，故应严格掌握手术指征及提高手术操作技术。

【功能锻炼】

腰椎间盘突出症经治疗后，症状和体征可获缓解或消失，但容易复发，于劳累、外伤或不经意的弯腰扭身动作之后，往往出现原来的症状。因此，循序渐进并持之以恒地进行腰背肌功能锻炼至关重要。腰骶部功能锻炼应在腰围保护下尽早开始，一般在症状基本缓解或于复位手法后第 3 天开始进行为宜。当病情稳定之后及手术 2 个月后增加脊柱侧屈、后伸和旋转等主动运动范围。手法或手术第 3 个月以后,开始脊柱前屈活动,这时可按"前屈后伸→左右侧屈→左右旋转→左右环旋→仰卧拱桥(支撑)→俯卧飞燕"的程序坚持锻炼 1 年以上。注意:在手法复位和手术治疗后短期内,可行仰卧拱桥或俯卧飞燕动作,尽量少做或不做大幅度的屈、伸、旋转和环旋动作。如有臀腿部肌肉萎缩和坐骨神经窜痛不适,可配合臀腿部运动疗法。

【预防】

1. 急性症状缓解之后,可起床活动,自理生活,但必须佩戴腰围,保护腰部 3～4 周,以防止复发。

2. 开展技术革新,改进劳动方式,改善劳动条件,减轻劳动强度。经常更换劳动体位,减轻腰肌劳损。

3. 平时积极进行锻炼,在运动之前要做好腰部准备活动。平时应注意随时防护,不可冒失争斗或强行搬运重物,需要弯腰搬运重物时,应采取屈髋、屈膝、弯腰姿势,绝对避免屈髋、伸膝、弯腰负重。

4. 本病预后较好,有 30％左右的复发率,70％以上能恢复原来的工作,仅 10％～15％有不同程度的后遗症,对工作和劳动有所影响,造成严重残疾者极少。

【典型病例】

例 1:患者,43 岁,工人,2007 年 3 月 25 日就诊。主诉:腰痛 3 周,加重 2d。病史:3 周前,无明显诱因,患者自感腰痛伴右下肢抽痛,当时未予重视,亦未做任何治疗。经休息后,疼痛稍有缓解。2d 前,患者因劳累后,上症加重。查体:腰椎生理曲度存在,未见畸形。腰$_{3-4}$、腰$_{4-5}$、腰$_5$-骶$_1$ 棘突间压痛(＋),棘突右侧旁压痛(＋),叩击痛(＋),且右下肢放射痛(＋),腰椎活动功能欠佳,右髋关节前屈、内收、外展均受限。直腿抬高试验左约 70°,右约 50°,右侧加强试验(＋)。右侧"4"字试验(＋),左侧(－)。屈颈试验(＋),闭气试验(＋),挺腹试验(＋)。右侧股四头肌肌力、跗背伸肌肌力均为Ⅳ级。右侧膝腱、跟腱反射存在。右小腿外侧、足背皮肤浅感觉减退,余处感觉正常。双下肢肌张力正常。双侧巴宾斯基征(一)。CT示腰$_{3-4}$、腰$_5$-骶$_1$椎间盘膨出;腰$_{4-5}$椎间盘膨出并突出;腰$_3$-骶$_1$椎体骨质增生。诊断:①腰椎间盘膨出;②腰椎骨质增生。治疗:①牵引床牵引。腰椎牵引、按摩,每日1次,每次牵引30min,按摩20min。②中药内服。该患者病程较短,属于疾病初期,宜舒筋活血,用舒筋活血汤加减。经用上述方法治疗后,第1天即感腰痛较前有所减轻,1周后,腰痛明显缓解,继续坚持治疗20次后,腰痛完全消失。出院后嘱其进行腰背肌功能锻炼,每日2次,每次使患者微微出汗为宜。此后随访,患者以上症状未再复发。

例2:患者,52岁,农民,2007年3月18日就诊。主诉:左小腿疼痛、麻木半年。病史:患者1年前无明显原因出现腰部疼痛,休息后缓解,劳累后加重,一直未予重视。半年来,逐渐出现左小腿疼痛、麻木,曾到当地医院对症治疗后缓解(所用药物及治疗过程不详)。近1个月来,上述症状又复出现,且较前加重。查体:腰椎生理曲度存在,腰$_3$-骶$_1$棘突及棘间轻度压痛,轻度叩击痛,叩击时左侧有放射痛,右侧放射痛不明显。腰椎活动明显受限,直腿抬高试验左40°,右70°。左下肢膝腱反射、跟腱反射减弱,右下肢膝腱反射、跟腱反射未见异常。左下肢股四头肌、踇背伸肌肌力Ⅳ级,右下肢股四头肌、踇背伸肌肌力Ⅴ级。左小腿外侧、后侧皮肤浅感觉减退,右下肢皮肤浅感觉未见异常。左下肢可见明显肌肉萎缩,髌骨上10cm处,左下肢周径较右下肢周径短缩2cm,余肢未见异常。现饮食、睡眠、大小便均正常。CT示腰$_{3-4}$椎间盘膨出;腰$_{4-5}$椎间盘突出(中央偏左型)。诊断:腰$_{4-5}$椎间盘突出症。治疗:经我院行常规非手术治疗后(腰椎牵引床牵引、手法按摩)症状改善不明显,考虑到患者病史较长,立即更改治疗方案,采用硬膜外腔注药疗法,配合中药内服,方选独活寄生汤加减,每日1剂,煎汤内服。经治1次后,症状有所加重,继用原方案治疗第2次时,症状减轻。治疗 10 次后,症状改善 85%。拔除硬膜外管,3d后,外治采用腰部中药热敷(方选我院自拟方剂"热敷散"),内治继续口服中药。8d 后症状完全消失,休息 2d 后,继用原方案治疗 1周,患者出院。出院嘱其进行腰背肌功能锻炼。随访 2 年,未见复发。

例 3:患者,42 岁,农民,2006 年 2 月 22 日就诊。主诉:腰痛不适 1 周,加重 2d。病史:1 周前,患者从事重体力劳动后出现腰痛,其痛休息后减轻,劳累后加重,经简单民间方法(具体治法不详)治疗后,症状未见改善。近 2d 来,上述症状加重并伴双下肢抽痛。遂于今日前来我院求治。查体:平腰畸形,腰$_{4-5}$棘旁及棘间压痛(+),椎旁右侧压痛较明显,椎旁双侧叩击痛(+),且向双侧臀部放射,直腿抬高右 40°,左 70°,右侧髌腱、膝腱反射减弱,右下肢肌力Ⅳ级,左下肢Ⅴ级。蹈背伸肌肌力右Ⅳ级,左Ⅴ级,双下肢皮肤感觉未见明显异常。腰椎活动受限。腰椎 CT 检查示腰$_{3-4}$椎间盘突出(中央型);腰$_{4-5}$椎间盘突出(中央偏右型)。诊断:腰椎间盘突出症。治疗:①首先进行腰部牵引床牵引,每日 1 次,每次20min,然后采用手法治疗,综合运用揉、按、滚、侧扳、牵抖等手法;经治疗 7d 后,症状明显缓解。②1 周后停用手法治疗,腰部采用中药离子导入,每日 1 次,每次 30min。1 周后,腰痛及双下肢抽痛基本消失。出院时查体见:腰部压痛消失,叩击痛消失,腰部活动仅后伸略受限,双下肢直腿抬高右 70°,左 90°。出院后,嘱其进行腰背肌功能锻炼,并口服中药,方剂以舒筋活血汤加减。随访2 年,患者未再复发。

例 4:患者,27 岁,农民,2004 年 9 月 17 日就诊。主诉:腰痛伴左下肢抽痛 2 月余,加重 5d。病史:2 个月前,无明显诱因,患者自感腰痛伴左下肢抽痛,当时未予重视,亦未做任何治疗。经休息后,疼痛稍有缓解。5d 前,患者因劳累后,上症加重。当地医院给予局部叩击治疗后,症状未见明显改善。故入我院治疗。检查:腰椎生理曲度存在,未见畸形,局部肌肉紧张。腰$_{4-5}$棘突间及棘突旁压痛(＋),叩击痛(＋),左下肢放射痛(＋)。腰椎活动功能欠佳,髋关节前屈、内收、外展均受限。直腿抬高试验左约 $60°$,右约 $70°$。屈颈试验(＋),闭气试验(－),挺腹试验(＋)。左侧"4"字试验(＋)。左侧股四头肌肌力、踇背伸肌肌力均约为Ⅳ级。左侧膝腱、跟腱反射正常。左小腿外侧、足背皮肤浅感觉稍减退,余处感觉正常。双下肢肌张力正常。双侧巴宾斯基征(－)。CT 示腰$_{4-5}$ 椎间盘突出。诊断:腰椎间盘突出症。治疗:①患者入院后,给予腰部超短波透热治疗,使用温热量,每次 20 ~40min,每日 1 次。②腰部推拿按摩(综合运用手法)治疗,每日 1 次,每次 25min。

经过 2 次治疗后,患者症状已有好转;7d 后,下肢抽痛已经消失,腰痛仍然存在,但较前减轻;继续治疗 7d 后,腰痛也基本消失。共治疗 20 次,腰痛、腿痛完全消失。后期巩固治疗时,加强腰背肌功能锻炼,此后,经随访未再复发。

例5:患者,57 岁,工人,2008 年 2 月 7 日就诊。主诉:腰部持续性疼痛 1d。病史:患者 1d 前由于扭伤腰部而出现腰部疼痛,休息后缓解,劳累或活动后加重,未予重视。近几小时来,腰部疼痛逐渐加重,腰部涂搽红花油后,症状不能缓解反而加重,为求进一步治疗,来我院门诊,门诊以"腰椎间盘突出症"之诊断收住入院。检查:平腰畸形,腰$_3$-骶$_1$ 棘突及棘间压痛明显,叩击痛明显,双侧放射痛(＋),向双大腿后侧放射。腰椎活动受限,直腿抬高试验(＋),左 $40°$,右 $70°$。双下肢膝腱反射、跟腱反射减弱,双下肢股四头肌、踇背伸肌肌力均为Ⅳ级。双下肢皮肤浅感觉未见异常,余肢未见异常。CT 示腰$_{3-4}$、腰$_{4-5}$、腰$_5$-骶$_1$ 椎间盘突出。诊断:腰椎间盘突出症。治疗:腰部急诊选用肾俞、白环俞、腰俞、承扶、委中、足三里、腰阳关、悬钟、足临泣、阿是穴等穴位,进行针刺治疗,达到镇痛之目的。此后选用腰部中药离子导入疗法,达到消除神经根水肿,减轻疼痛刺激的目的;1 周后,水肿消退,配合手法治疗,分别采用㨰、揉、侧扳、牵抖及整理之手法,以理顺筋骨脉络,调和气血。共治疗 2 周,疗效满意。

第十一节　腰椎椎管狭窄症

　　腰椎椎管狭窄症是腰椎的管腔(包括椎管、侧隐窝及椎间孔管),因某种原因发生骨性(如腰椎骨质增生、小关节突肥大等)和(或)纤维性结构异常(椎间盘后突、黄韧带肥厚等),导致一个或多个节段的一处或多处管腔变窄,卡压了马尾或神经根而产生症状。本症是一个综合征,所以又称为腰椎椎管狭窄综合征。因为狭窄的部位不止一处,造成狭窄的原因不止一种,应理解为腰椎管腔狭窄,单叫椎管狭窄症并不恰当,只是已成为习惯,故仍沿用此名。

　　腰椎的管腔在解剖上是一个隐在的部位,因其狭窄而引起的症状在过去长期未被认识,以致有些重症腰腿痛患者休息后症状消失又缺少阳性体征,有时被误认为是思想问题或癔症。近年来,人们对此症有了认识,通过治疗解除了一部分患者的痛苦,恢复了腰椎的功能,这在腰腿痛的防治上是一个进步。

　　【病因病机】

　　1. 病因

　　(1)先天发育性原因:如特发性、软骨发育不全性腰椎椎管狭窄(先天性椎管狭窄临床上少见)。

　　(2)后天获得性原因:如退行性改变(骨赘、黄韧带肥厚、椎间盘退变及椎间小关节紊乱)、损伤(包括医源性损伤)所致的粘连及骨病等。根据国内文献报道,此症常见的原因是退行性改变所引起,其次是损伤。椎管较小者,在发育过程中亦可完全适应而不产生症状。只有再加上退行性改变、损伤性炎症、粘连或其他因素之后,方才出现症状。

　　2. 病理　腰椎的管腔是骨纤维的管腔,造成管腔狭窄的因素可以是单纯骨性因素,也可以是单纯纤维性的因素所致,但是绝大多数是兼有骨性及纤维性因素。骨性因素中,以椎板增厚最为多见。另外,椎板变垂直、椎体后缘或关节突骨赘、关节突肥大及关节突向内倾斜等骨性因素并不少见。纤维性因素中,以黄韧带肥厚及椎管内硬膜外粘连为多见。据 Yamada 报道正常黄韧带厚度平均为 4.6mm;Spurling 报道在正中线为 4mm,侧方为 2mm。一般认为超过 4mm 即为肥厚。在椎管狭窄的病例中,黄韧带的厚度均超过 5mm,个别可厚达 30mm。肥厚的黄韧带可突向椎管,伸腰时尤为明显,可占据椎管空间的 1/3 而使管腔变窄。

椎管内硬膜外粘连呈片状或束带状,在神经根鞘周围较常见。由于粘连而使硬膜囊和神经根鞘固定,不能随腰椎活动而移动。造成粘连的原因有二:一为腰部损伤后炎性渗出,二为狭窄的管腔造成静脉回流受阻产生渗出,渗出液纤维化而形成粘连。纤维性因素中,还可见到椎间盘纤维环膨出,少数病例可合并椎间盘突出。另外,在椎管狭窄区还可见到静脉扩张或水肿。病变的范围可仅限于 1 个节段,多在腰$_{4-5}$间,可能因此处活动多,易受伤及退变之故;亦可发生于多个节段。少数病例脊柱的椎管可呈普遍性狭窄,如软骨发育不良症及氟骨症所致的狭窄。病变的部位可以局限于椎管、侧隐窝或椎间孔管,但常常有多处狭窄。

【临床表现】

1. 病史 腰椎椎管狭窄症多发生于 40 岁以上,平均年龄为 45 岁,30 岁以下者少见。男多于女。各种职业均可得此病,以体力劳动者多见。此症起病缓慢,绝大多数患者先有慢性腰痛病史,有的可达 10～20 年。腰痛程度较轻,一般皆能忍受。当一次损伤或多次劳累之后,出现腰椎椎管狭窄的症状,随病程延长,症状逐渐加重。

2. 症状 根据其主要症状可分为神经性间歇性跛行型和持续性坐骨神经痛型两型。

(1)神经性间歇性跛行型:表现为步行久后,感到一侧或两侧下肢麻、胀、痛及下肢乏力,以麻胀感最为突出。早期限于臀部,以后向股部及小腿逐渐发展,以致步行数十米至 200 余米后,不能再走,而须蹲下或坐下休息片刻,待症状缓解或消失后,方可再走。但是患者可骑自行车数十里而无任何痛苦,故可形容为"可骑车十里,难步行百米"。患者在诊疗室就诊时,往往症状全部消失。此种症状因系马尾或神经根受压所产生,故称神经性间歇性跛行。下肢麻、胀、痛的现象除了在过久步行时出现外,当患者伸腰、久站或仰卧双腿伸直时亦可出现。

(2)持续性坐骨神经痛型:主要表现为坐骨神经痛,有的疼痛剧烈,影响患者活动。因疼痛剧烈亦不能多走,休息后可以缓解,但不消失。咳嗽、喷嚏、闭气用力或腰部活动时,均可致疼痛加重。

3. 体征 常见体征如下。

(1)激痛点:在狭窄区的棘突旁用力按压可出现局部压痛,并同时感到下肢麻、胀、痛与自觉症状相似。

(2)腰椎屈伸试验:站立位,腰椎先尽量前屈,再尽量后伸。常常在尽量后伸时,下肢出现麻、胀、痛;少数患者腰椎前屈时,亦可出现症状。

(3)直腿抬高试验:试验阳性者为数不少。

(4)神经障碍:主要表现为节段性感觉障碍和腱反射改变。以腰$_5$脊神经支配区感觉障碍和膝反射迟钝或消失为多见,骶$_1$少见。腰$_5$或骶$_1$脊神经支配区感觉障碍及跟腱反射改变。多个节段的神经障碍并不少见,但肌萎缩和运动障碍者少见。

4. 辅助检查

(1)X线检查:此症者应做 X 线片检查,摄腰椎正位、侧位及左右斜位片;并根据 X 线片做椎管管径测量。X 线片检查可以排除腰椎其他的骨关节疾病,如骨折、结核、肿瘤及脊椎滑脱症等。当 X 线片显示下列征象,如椎板密度增高、椎间隙窄、椎体后缘或关节突骨赘、关节突肥大或关节突位置内移、假性椎体滑脱,可作为诊断参考。若 X 线片上无任何发现,亦不能排除此症。

(2)椎管造影检查:椎管造影是诊断腰椎椎管狭窄症的一种比较可靠的方法。根据造影剂(有油剂和水溶剂两种)充填缺损,可以显示其有无狭窄及狭窄的平面和范围。但是对神经根管狭窄及侧隐窝狭窄却不能显示,此为其不足之处。

(3)CT检查:CT检查可准确测定椎管的形态和管径,对诊断腰椎椎管狭窄症有重要价值。它可清楚显示椎管前后径和横径的大小、侧隐窝及神经根管的情况,可见椎体后缘、关节突骨赘及黄韧带肥厚等。

(4)MRI检查:MRI检查图像清晰,可进行三维成像,立体感强,能确定狭窄的部位,可显示对脊髓压迫的程度,了解脊髓有无萎缩变性,还可显示神经根周围脂肪消失,提示神经根已受压。

【治疗】

1. 推拿手技　一般首先采用非手术疗法,卧硬板床休息2～3周。常用手法有腰臀部揉按法、穴位点压法、滚法、提捏法等。由于其简便易行,疗效较好,常作为本病的首选疗法。但应注意,手法操作应轻柔,不宜使用强力压脊及脊柱旋转手法和俯卧位扳腿等脊柱后伸手法。根据病情和患者体质情况,还可选用以下手法进行治疗。

(1)滚揉法:患者俯卧,术者沿患者脊柱两侧骶棘肌从上到下至腰骶部施以按压、滚揉法。反复3～5次,手法用力宜轻柔,旨在放松紧张的腰部肌肉。

(2)蹬腿牵引法:患者仰卧,术者一手托住患肢踝关节前方,另一手握住小腿后方,使膝关节屈曲,双手配合。使膝关节做被动顺时针或逆时针方向的旋转活动各3～5周,然后嘱患者配合用力,迅速向前上做蹬腿运动,此时术者顺着蹬腿的方向用力向前上方牵引患肢,操作3～5次(图2-37)。

(3)腰部按抖法:患者俯卧,一助手握住患者腋下部,另一助手握住患者踝部,两人做对抗牵引,术者双手重叠在第4、5腰椎处进行按压抖动,抖动20～30次。

(4)直腿屈腰法:患者仰卧或两腿伸直端坐床上,双足朝向床头。术者面对患者,尽量用两大腿前侧抵住患者两足底部,而后以

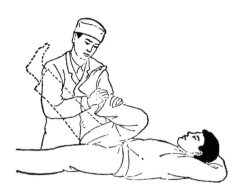

图 2-37　蹬腿牵引法

双手握住患者的双手和前臂,用力将患者向前拉,再放松回到原位,可重复操作 8～12 次(图 2-38)。

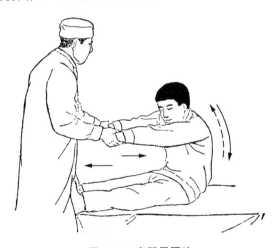

图 2-38　直腿屈腰法

2. 针灸治疗

(1)艾灸治疗:取阿是穴、胸$_{2-5}$夹脊、八髎。有下肢症状者加配足三里、秩边、阳陵泉、昆仑。操作方法如下。

①按照艾卷直接灸法常规施术:每次选用 3～5 个穴位,每个穴位灸治 15min,每日 1 次,10 次为 1 个疗程,2 个疗程间隔 5d。

②按照温和灸法程序操作:每次选用 3～5 个穴位,把温灸的盒子放于所选定部位的中央,点燃一个长度约为 4cm 的艾卷,对准穴位放在铁纱上,盖好即可。每次实施灸法 10～20min,每日灸法治疗 1 次,7～10 次为 1 个疗程,2 个疗程间隔 3～5d。

③按照敷灸法常规操作:乳香 12g,没药 12g,麻黄 10g,马钱子 6g,生草乌 6g,生川乌 6g,骨碎补 20g,自然铜 10g,杜仲 12g。将上述药物炼制成膏剂备用。取适量药物敷贴于患处,每日 1 次,10d 为 1 个疗程。

实施灸法后,应该配合其他疗法共同治疗,可以在阿是穴处拔火罐或用药物热熨,以期取得最好疗效。

在实施灸法期间,注意患者下肢、腰部均应做好保温工作,尽量避免风寒湿等外邪的不良刺激。

(2)针刺疗法:针刺肾俞、志室、命门、腰阳关、环跳、委中等穴位,每日 1 次,10 次为 1 个疗程。

3. 注射治疗

(1)封闭疗法:可进行硬膜外封闭,能消除肿胀、松解粘连、缓解症状,常用醋酸泼尼松龙 12.5mg 加 1% 盐酸普鲁卡因 10～20ml,每周 1 次,3 次为 1 个疗程。此法借休息及药物作用促使狭窄区炎症消退,促进循环,解除狭窄区对神经根或马尾的卡压刺激,使症状消失。注意:不可注入蛛网膜下腔。

(2)水针疗法:可选用复方当归注射液 2ml,维生素 B_1 100mg,维生素 B_{12} 500μg 穴位注射或痛点注射,每日或隔日 1 次,每周为 1 个疗程,可进行 2～3 周。

4.内服药物

(1)中药治疗:本病主要是由肾气亏虚、真阴不足、劳损久伤或外邪侵袭,以致风寒湿邪瘀积不散所致。

①肾气亏虚者:宜补肾益精,又复感风寒湿三邪者,宜祛邪通络,但应兼以益肾养血的药物。

②肾虚型:偏于肾阳虚者,宜温补肾阳,可用青娥丸、右归丸或补肾壮阳汤加减;偏于肾阴虚者,宜滋补肾阴,可用左归丸、大补阴丸。

③外邪侵袭:属寒湿腰痛型者,治宜祛寒除湿,温经通络;风湿甚者,以独活寄生汤为主;寒邪重者,以麻桂温经汤为主;湿邪偏重者,以加味术附汤为主;属湿热型者,治宜清热化湿,方用加味二妙汤为主。

(2)西药治疗:选用消炎镇痛药:双氯芬酸,每次 25mg,每日 3次,口服;或迪克乐克,每次 75mg,每日 1 次,口服;或鲁南贝特,每次 1 片,每日 2 次,口服;或曲马朵控释片,每次 50mg,每 12 小时 1 次,口服。

5.其他疗法

(1)拔罐治疗:可选取以下穴位和操作方法。

①肾俞、腰阳关。操作方法:用闪罐法,留罐 5～15min,或用闪罐法反复吸拔,至皮肤潮红为止。或者取患侧背部膀胱经腧穴,用走罐法。每日 1 次,10d 为 1 个疗程。

②阿是穴、肾俞、命门、腰阳关、腰俞、白环俞、环跳、殷门、阳陵泉、飞扬。操作方法:每次选用 3～4 个穴位,采用煮药罐(独活、五加皮、豆豉各 50g,生姜 500g,煎取 500ml 药液煮药罐),留罐 15min。隔日 1 次,10 次为 1 个疗程,每个疗程间隔 7d。

③肾俞、气海俞、腰眼、带脉。操作方法:针刺后闪火拔罐 5～10min,属寒湿或虚寒型者起罐后加艾灸。3d 治疗 1 次。

④取穴:在第 5 腰椎棘突与骶骨间旁约 1.5 寸明显压痛处。操作方法:用梅花针叩至皮肤微微出血为度,然后用闪火法拔罐 10～15min,以拔出紫色瘀血为度。隔日 1 次,5 次为 1 个疗程。

(2)耳穴贴压治疗:①取穴:腰痛点、腰骶椎、坐骨神经、臀。②操作方法:将王不留行籽贴敷在 0.5cm×0.5cm 大小胶布中央,用镊子夹住贴敷在选用的耳穴表面。患者每日每穴自行按压 3～4 次,每次每穴按压 0.5～1min。3～5d 更换 1 次,5～10 次为 1 个疗程。双耳交替。

(3)药膳治疗:腰椎椎管狭窄症的药膳疗法以益气补肾为主,佐以祛风活血。以间歇性跛行为主要表现者,可选用猪蹄筋、鹿筋、牛筋、牛肉、补骨脂等补肝肾养筋之品;急性期以祛风通络,止痛软坚为主,可选用食蟹、丝瓜、紫菜、茄子等;缓解期以补肾软坚,散结通络为主,可选栗子、核桃肉、芝麻、蚕豆、刀豆、番瓜等。少量饮用黄酒或药酒,有利于活血行气,但不宜过多。

①牛膝蹄筋汤:猪蹄半只,猪蹄筋、猪肉各 50g,怀牛膝、当归片各 5g,生地黄、五加皮各 12g,黄酒适量,炖汤,喝汤吃肉。具有养血、强健筋骨之功,适用于腰椎椎管狭窄症之腰腿乏力者。

②蜜炙山药:山药 125g,黄酒 750ml,蜂蜜适量。将山药去皮,洗净。黄酒 250ml 于锅内,用小火煮沸后,放入山药,一边煮一边加入黄酒,直到黄酒被吸尽,山药熟后取出,再加蜂蜜,拌匀即可。每日早、晚各服 1 次,每次 30g。具有健脾补肾之功,适用于腰椎椎管狭窄症之腰腿顽病、无力者。

③五加皮酒:刺五加皮 150g,浸泡在白酒 500ml 内,半月后饮用,每日不超过 30ml。具有祛风湿、健筋骨之功,适用于中老年腰椎椎管狭窄症之腰足软弱无力者。

④黄芪乌骨鸡:黄芪 30g,乌骨鸡 1 只。将黄芪洗净,切片,乌骨鸡去毛及内脏后,置入黄芪,加入适量水,隔水炖煮,加入适量食盐和味精,喝汤吃肉。具有益气养血之功,适用于妇女、年老体弱的腰椎椎管狭窄症患者。

(4)敷药治疗

①处方 1:生草乌 30g,生川乌 30g,桂枝 30g,当归 15g,两面针 30g,鸡骨香 30g。炒热后,用布包热敷患处,每日 2 次,2 周为 1

个疗程。

②处方 2:白芥子 30g,菟丝子 30g,吴茱萸 30g,苏子 30g,生盐 1000g。炒热后,用布包热敷患处,每日 2 次,2 周为 1 个疗程。

(5)理疗:可采用醋离子或中药离子局部导入。

(6)手术治疗:手术治疗的目的是解除神经组织和血管在椎管内、神经根管内或椎间孔内所受的压迫。手术指征是疼痛剧烈,影响日常生活,行走或站立时间不断缩短,有明显的神经根传导功能障碍,尤其是某些肌肉无力或萎缩。常用的术式是椎板切除、神经根减压术。

【功能锻炼】

病情缓解后,应加强腹肌锻炼,缓解腰肌的紧张,使腰骶角减小,恢复正常姿势,还可练习蹬空增力,侧卧外摆等动作,以增强腿部肌力。

【预防】

积极参加体育运动,可选练太极拳等。清心寡欲,固肾保精,节制性生活。注意腰部取暖,切勿当风而卧,或睡卧湿地、水泥地,湿衣应及时更换。积极防治急慢性损伤。

【典型病例】

例 1:患者,女,58 岁,2004 年 4 月 29 日就诊。主诉:腰痛、右下肢抽痛 4 年余,加重伴行走跛行半个月。病史:4 年前,无明显诱因,患者自感腰痛、右下肢抽痛,遂在当地医院求治,诊断为"腰椎间盘突出症",给予"腰椎硬膜外椎管插管"治疗后,疼痛明显缓解。此后,腰痛偶有发作。半个月前,患者因劳累后,上述症状加重且伴右下肢行走跛行,即在当地某医院求治(具体治疗及用药不详)后,症状未见明显改善,为求进一步诊治,故来我院。查体:一般情况可,心肺腹未见明显异常。专科检查:腰椎呈平腰畸形,局部肌肉紧张,腰$_{3-4}$、腰$_{4-5}$、腰$_5$-骶$_1$棘突间及右侧棘突旁压痛(＋),叩击痛(＋),右下肢放射痛(＋)。腰椎活动功能欠佳,髋关节前屈、内收、外展稍有受限。直腿抬高试验左约 70°,右约 60°。屈颈试验(一),闭气试验(一),挺腹试验(十)。右侧"4"字试验(十)。右侧股四头肌肌力约为Ⅳ级、蹬背伸肌肌力约为Ⅱ级。右侧膝腱、跟腱反射正常。右小腿外侧、足背、足底皮肤浅感觉减退,余处感觉正常。双下肢肌张力正常。双侧巴宾斯基征(一)。舌质淡,苔薄白,脉弦。MRI 示:腰$_{3-4}$、腰$_{4-5}$、腰$_5$-骶$_1$ 椎间盘突出,继发相应水平椎管狭窄。诊断:腰椎椎管狭窄症。治疗:①中药治疗。本病主要是由肾气亏虚、真阴不足所致。"腰为肾之府",依舌脉患者偏于肾阳虚,方选补肾壮阳汤加减。②拔罐治疗。取穴在第 5 腰椎棘突与骶骨间旁约 1.5 寸明显压痛处。用梅花针叩至皮肤微微出血为度,然后用闪火法拔罐 10~15min,以拔出紫色瘀血为度。隔日 1 次,5 次为 1 个疗程。经治疗 10d 后,患者腰痛症状明显减轻。此后停用拔罐疗法,改用推拿手技,10d 后患者腰痛及下肢抽痛基本消失。出院后,继续服用中药 10 剂,并适量进行腰背肌功能锻炼。此后随访,虽有复发,但复发后症状较前明显减轻。

例 2:患者,腰腿疼痛 1 年余,行走 10 步须弯腰下蹲 1 次,休息 5min 以上症状才见缓解,曾到某医院住院治疗半年,先后用针灸、按摩、理疗等治疗无效。查体:患者体实气壮,脊柱腰段侧弯,左下肢直腿抬高试验(十),加强试验(十),挺腹试验(十),颈静脉压迫试验(十),腰椎过伸试验(十)。左下肢触觉减退,马鞍区麻木,小腿三头肌张力减低,肌力正常,腱反射正常。CT 检查提示腰椎后纵韧带钙化,黄韧带肥厚,椎管管径变窄,脊髓受压。患者口渴喜饮,舌红少苔,脉弦细。诊断:腰椎管狭窄症。治疗:通督活血汤(当归、苏木、泽兰叶、赤芍、丹参、地龙、金毛犬脊、杜仲各 9g,鹿角片 18g,黄芪 15g,乌药 6g)。去赤芍加乌药 9g,三七(冲服)4g,木瓜 9g,黄柏 9g,每日 1 剂,水煎分 2 次温服,并嘱患者卧床休息,用药 30 剂,诸证悉除,随访 2 年未复发。

第十二节　腰椎退行性脊柱炎

腰椎退行性脊柱炎亦称腰椎肥大性脊柱炎、腰椎骨质增生症、腰椎老年性脊柱炎和腰椎骨关节病等,指椎间盘退化,脊椎椎体边缘退化增生及小关节因退化而形成的骨关节病变,其中以椎体边缘增生和小关节肥大变化为其主要特征。

本病好发于中年以后,男性多于女性,长期劳动者如搬运工人、建筑工人、挑担工人等最易患此病。该病是一种生理性保护性改变,可以增加脊柱的稳定性,代替软组织限制椎间盘的突出,所以一般无临床症状。但有的患者可出现慢性腰痛,多是由于脊椎的退行性变使各椎骨之间稳定性受到破坏,造成韧带、关节囊和神经纤维组织受到过度牵拉或挤压。多年以来在临床上,患者对本病的恐惧和心理影响,远远超过了疾病的本身,本病症亦是中老年人引起腰腿疼痛的常见原因之一。

【病因病机】

1. 原发性因素　主要为中老年人的生理性退行性变。患者大多在 40 岁以上,椎体边缘骨刺形成与椎间盘退变有着明确的关系,亦与年龄、压力及创伤有关。椎间盘缺乏直接的血液供应,仅靠通过软骨板的淋巴液营养,损伤后修复能力较弱,所以它是人体较早发生退变的一个组织。椎间盘的退变最早从 20 岁开始,随着年龄的增长而加重,即年龄越大骨刺的出现率越高,程度也越严重。骨刺可以发生在腰椎椎体的任何边缘,但以前缘最多、两侧缘次之,后缘较少,这主要与腰椎运动时椎体前缘受压程度重有关。椎体边缘增生可扩大受力面,减轻单位面积的压强,是一种有利的代偿性作用,但增生的骨刺可压迫其附近组织,特别是神经根,引起腰腿痛等症状。

椎间盘退变后,椎间隙变窄,纤维环松弛,脊柱的剪力则落到腰椎后侧的关节突关节上,使其承受较大的压力,迫使关节软骨逐渐磨损、脱落,软骨下骨质产生硬化及边缘增生,致使关节突肥大、松弛,使侧隐窝、椎间孔狭窄,压迫神经根,产生腰腿痛。

但值得指出的是,经大量调查发现:腰椎有骨刺者不一定都有腰痛,而无腰痛者也不一定没有腰椎骨刺变化,甚至有些老年患者,X线片显示骨质增生严重并形成了骨桥,但腰部不一定很痛。所以对腰痛患者,经拍片确认骨刺者,也必须查明腰痛的原因,切忌以X线诊断为临床诊断的唯一依据。

2. 继发性因素　多继发于腰椎的损伤,如腰椎的骨折、脱位或椎间关节软骨的损伤;长期重体力劳动所致的慢性劳损;长期过度运动,如体操、杂技、练功等所致的骨骺损伤。损伤多伤及关节软骨,最初软骨开始退化,正常弹性减退乃至丧失,软骨的胶原纤维暴露,表面失去光滑和色泽,深层发生裂隙,甚至逐渐脱落。由于机体的代偿性反应,损伤软骨的边缘、关节囊和韧带的附着处,逐渐发生保护性新骨增生,形成骨赘甚至骨桥。

【临床表现】

1. 病史　大多数患者在40岁以上,且从事体力劳动者居多,多有慢性劳损史。早期症状不显著,不易引起患者重视,往往在轻微外伤、过度劳累、搬提重物或偶然的无意识腰部不协调动作而致急性腰痛时,经X线拍片后发现本病。

2. 症状　初期腰部无剧烈疼痛,不伴有全身症状,患者仅感到腰酸、钝痛不适、腰部僵硬疼痛等,以早晨起床或久坐起立时较重一些,疼痛可连续几天,而稍加活动后上述症状往往减轻或消失,常在休息一段时间后再度复发。腰腿疼痛可因连续持重、抱小孩、劳累、过度活动或某些不良姿势而逐渐加重,有时疼痛可放射至臀部或大腿,无法久站(约15min),久站则疼痛难忍,必须坐下或躺下改变姿势,以缓解骨刺对神经根之压迫,经卧床休息后则症状立即得到改善。

腰痛症状的轻重与年龄有关,一般随着年龄的增加,椎间盘组织逐渐萎缩,上下椎体之间便会形成骨桥,骨桥形成后使脊柱的稳定性能增加,因此到了 60 岁以后腰痛又渐渐减轻。这种"轻症"患者无明显疼痛,重症患者或急性发作期局部会有压痛和肌肉痉挛。腰椎椎体骨质增生若在腰椎前缘,症状较轻,只会出现局部腰酸疼痛;若在腰椎后缘,其增生部分会刺激或直接压迫脊髓神经根;若增生部分在后外侧,则会刺激、压迫腰神经。后两者皆会出现和腰椎间盘突出症相类似之腰腿痛症状,其出现之症状和神经卡压的位置与腰椎神经的分布区域互相对应。

3. 体征

(1)直腿抬高试验:直腿抬高试验是确诊本病的重要方法,阳性率可达 98%,严重患者抬腿仅 15°～30°。因为伸直抬腿高举时,脊神经根可移动 2～6mm,骨刺突出物压迫神经根,甚至赘生之骨刺与神经根相连,神经根移动时,其受压迫牵拉加剧而出现疼痛。同理,屈颈试验、足过度背伸试验、起坐伸膝试验、下肢后伸试验等均可呈阳性。

(2)伸踇试验:多数患者有伸踇长肌肌力减弱。其原因为腰$_{4-5}$椎体骨刺刺激神经根所致,此试验对定位腰$_{4-5}$椎间隙很有帮助。

(3)肌腱反射:70%～80%的患者有膝腱反射或者跟腱反射减弱或消失,腰$_{3-4}$椎骨刺主要影响膝腱反射,腰$_5$-骶$_1$椎骨刺主要影响跟腱反射,腰$_{4-5}$椎骨刺对两者都无明显影响,这对定位有一定帮助。若椎体骨刺或关节突未压迫腰神经或神经根,则各试验结果出现阴性反应;反之,若有压迫腰神经或脊椎神经根,则出现阳性反应。

4. 辅助检查　X 线检查均提示有不同程度的骨质增生,甚至形成骨桥,增生部位与压痛点相一致。腰椎间隙变窄或不对称,有的椎体下沉,后关节套叠,或在过伸、中立及过屈腰部的侧位 X 线片中,椎体有滑移现象,呈阶梯形改变。

【治疗】

1. 推拿手技

(1)患者取俯卧位,全身放松,术者立于一侧,用大、小鱼际揉背部足太阳膀胱经线约 4min。用拇指点揉肾俞、大肠俞、命门、腰阳关,以有酸胀得气为度。用双手叠掌揉擦八髎,频率由慢到快,强度由轻到重,使之出现温热之感。以双手掌根重叠按第 3、4、5 腰椎及其周围痛点,做压放颤抖法,即一压、二放、三颤抖,反复数遍,使患者自觉腰部有轻松、舒适感。双手拇指重叠按压于患者的第 3 腰椎横突的病变处,前后弹拨,频率快而稳,由浅入深,由轻到重,由重到轻。手法的轻重以患者能耐受为度,并在腰部周围做轻快柔和的揉擦法约 2min,用双手重叠,掌根着力,按揉风府数次。双手提拿揉压双侧大小腿,并点按承扶、殷门、委中、承山、昆仑、太溪穴。

(2)患者取侧卧位,术者站其后,双手拇指或肘尖揉压骶棘肌,用拇指按揉居髎、环跳。对腰椎小关节紊乱者,采用侧扳法。患者侧卧,患侧在上,屈髋屈膝,健侧在下伸直,术者站在前方,一手推患者肩部,另一手抓住其臀部,双手相对,同时用力扭动侧扳,施术时要求动作协调、平稳。

(3)患者取仰卧位,术者用大、小鱼际揉大腿前侧和外侧肌肉群,揉拨髀关、伏兔、风市,再揉拿整个小腿,点足三里、阳陵泉、光明、丰隆,要有酸胀麻感。最后进行髋膝伸直活动。

整套手法时间为 20～25min,每日 1 次。

2. 体针治疗 取肾俞、命门、环跳、委中、昆仑等穴,每次取 3～4 穴,留针 15min,每日 1 次,10 次为 1 个疗程。

3. 药物治疗

(1)外用药物

①药袋外贴法:川芎 500g,冰片 20g,研匀混合后装瓶备用。使用方法为:先用乙醇将疼痛部位周围皮肤擦至微红,将川芎散包在绵纸中,约 0.5cm 厚,面积与乙醇所擦的相同,再以胶布外封固定。3d 换药 1 次,5 次为 1 个疗程。

②中药热敷法:将旧伤洗方(《林如高正骨经验》)组方:生川乌、生草乌、三棱、莪术、泽兰、肉桂、当归尾、桃仁、红花、乌药各 9g,羌

活、独活、牛膝各 15g)各药加醋水煎后,熏洗局部,每日 1 次,每次 30min。

③用活络油或红花油涂搽局部法:涂搽直至局部皮肤发热微红,再将热水袋按压其上 25～30min,每日 1 次,或选用伸筋膏、狗皮膏等外贴,隔日 1 次。

④急性期痛甚者,吲哚美辛栓肛用,每次 1 枚,每日 1～2 次。

(2)内服药物

①中药内服

a. 肾虚型:退行性脊柱炎的发病,其本为肾虚,其标为经脉痹阻。肾虚与经脉痹阻互为因果,肾虚易致痹阻,经脉痹阻又加重肾虚。其症见腰痛绵绵,反复发作,喜揉喜按,遇劳加重,休息后减轻。舌红苔薄,脉沉细。偏阳虚者,宜温补肾阳,方用金匮肾气丸加减;偏阴虚者,宜滋补肾阴,方用六味地黄丸加减。

b. 血瘀型:常与外伤有关。腰痛痛有定处,痛处拒按,腰部活动明显受限。舌质暗红,脉涩。治宜活血化瘀,理气止痛,方用黄芪桂枝五物汤加桃红四物汤加减。

c. 风寒型:腰部冷痛,遇风寒湿邪则疼痛加重,得温痛减,偶伴有麻木感。舌质淡,苔白腻,脉沉。治宜祛风散寒除湿,温经通络止痛,方用独活寄生汤加减。

d. 湿热型:腰痛重滞,痛有热感,湿热、潮湿天气加重。舌质胖,苔黄腻,脉濡数。治宜清热化湿,方用加味二妙散加减。

②西药内服:布洛芬口服,每次 1 片,每日 2 次,或静脉滴注丹参注射液等活血类药物,以达"通则不痛"的目的。

4. 物理疗法　可用红外线、超短波进行治疗。醋离子或中药离子导入有一定的疗效。

5. 其他疗法

(1)手术治疗时严格选择手术适应证,即骨质增生伴有脊髓、神经根压迫症状者。

(2)穴位注射疗法:取患者脊柱两侧夹脊穴,每次选取 4～5 个点,每点注射药液 1~2ml。药物:醋酸泼尼松龙注射液 1~2ml,地塞米松注射液 1ml,2% 利多卡因注射液 2~3ml,丹参注射液 2ml。每 2 日 1 次,连续治疗。

【预防】

1. 症状缓解后,可起床活动,自理生活,但必须佩戴腰围,保护腰部 3~4 周,以防止复发。

2. 开展技术革新,改进劳动方式,改善劳动条件,减轻劳动强度。经常更换劳动体位,减轻腰肌劳损。

3. 平时积极进行锻炼,在运动之前要做好腰部准备活动。平时应注意随时防护,不可冒失争斗或强行搬运重物,需要弯腰搬运重物时,应采取屈髋、屈膝、弯腰姿势,绝对避免屈髋、伸膝、弯腰负重。

【典型病例】

患者,55 岁,无业,2002 年 3 月 28 日就诊。主诉:腰痛 11 年,加重 1 周。病史:11 年前,患者由于车祸导致腰$_1$椎体压缩性骨折,伴有神经损伤。急诊行腰椎减压、切开复位内固定术,术后伤口达到Ⅰ级愈合。11 年来腰痛反复发作,休息后减轻,休息后再活动时,起初腰痛加重,稍活动后,疼痛再次减轻。晨起时腰部有僵硬感。检查:患者一般情况可,生命体征平稳。腰部外观无畸形,仅在腰部正中有一长约 8cm 之纵行原手术切口,伤口愈合良好。腰部压痛广泛,以腰$_{1-2}$棘间及椎旁压痛较著,叩击痛(+),无明显放射痛,腰部活动受限明显。直腿抬高试验左侧 45°,右侧 60°,双足背伸肌肌力约Ⅳ级。X 线检查提示腰$_{1-2}$椎体骨质增生。诊断:腰椎退行性脊柱炎。治疗:①中药内服。该病的发作,其本为肾虚,其标为经脉痹阻。肾虚与经脉痹阻互为因果。其症见腰痛绵绵,反复发作,喜揉喜按,遇劳加重,休息后减轻。故治疗上采用补肾为主的六味地黄汤和黄芪桂枝五物汤加减。②腰部局部治疗。由于腰痛广泛,因此治疗上宜采用中药热熨,达到消除寒邪、活血通络、解除疼痛的目的。经治疗 7d 后,患者腰痛症状明显好转,继续治疗 2 周,腰痛消失。休息 3d 后,再坚持服用中药 2 周。此后经随访,患者腰痛发作次数明显减少,且腰痛程度也减轻。

第十三节　强直性脊柱炎

强直性脊柱炎被认为是血清阴性关节炎的原型,是与组织相容抗原(HLA-B27)相关的一组关节炎的代表。病变主要累及骶髂关节,引起脊柱强直和纤维化,造成弯腰活动障碍,并可有不同程度的眼、肺、心血管、肾等多个器官的损害。长期以来由于对该病的认识不足,曾被认为是类风湿关节炎的一种特殊类型。以前曾错误地把这种病描述为类风湿脊柱炎、畸形性脊柱炎或类风湿中心型等,随着现代医学的发展,已肯定强直性脊柱炎是完全不同于类风湿关节炎的一种独立的疾病。

流行病学的调查发现,强直性脊柱炎并不是一种少见的疾病。早在几千年前古埃及人的骨骼中就发现有强直性脊柱炎的证据。1949 年国外学者估计本病在一般人群中的发病率约为 0.5%,最近通过与国际抗风湿病联盟合作调查,确认我国强直性脊柱炎的发病率约为 0.3%。如果以这个比例计算,我国强直性脊柱炎患者有 400 万以上。强直性脊柱炎以年轻男性多见,男女比例约为 10:1,40 岁以上发病者少见,20 岁左右是发病的高峰年龄,其发病有种族遗传差异性。

亦有人认为本病在两性的分布上无明显差异,只不过是女性发病常较缓慢,症状较轻。男性患者的病情较女性为重,男性患者更多地表现为进行性脊柱和髋关节病变,女性常以外周关节受累多见且临床症状一般较轻,容易被忽略或误诊。

【病因病机】

1. 遗传因素　遗传因素在强直性脊柱炎的发病中具有重要地位。国内调查强直性脊柱炎一级亲属患病率为 24.2%,比正常人群高出 120 倍。

2. 感染因素 近年来研究提示强直性脊柱炎发病率可能与感染有关。HLA-B27 阳性动物只有由无菌环境转入普通环境饲养时才能发病,说明细菌在脊柱关节病中具有重要作用。还有人提出本病与泌尿生殖系统非特异性感染有关。

3. 免疫因素 许多学者将强直性脊柱炎归为自身免疫性疾病,抗原为体内隐蔽抗原或自身组织抗原性发生改变而变为免疫原。

4. 其他因素 内分泌失调和代谢障碍、潮湿寒冷的环境、上呼吸道感染和局部化脓性感染等因素,亦被认为是引起该病的常见因素。

基本病理为原发性、慢性、血管翳破坏性炎症,韧带骨化属继发性修复性病变。病变一般自骶髂关节开始,缓慢沿着脊柱向上延伸,影响椎间小关节的滑膜和关节囊,脊椎的周围组织也同样受累,至晚期可使整个脊柱的周围韧带等软组织钙化骨化。病变可停止于任何脊柱节段,但在适合条件下又可继续发展,导致严重的驼背或称圆背,但也可强直于伸直位,直至颈椎发生融合。这种自下而上的类型称为 Marie-Strumpel 病,它也可同时向下蔓延,波及两髋关节,但很少波及膝关节和上肢关节。

【临床表现】

1. 病史 本病好发于 16-30 岁的青壮年,男性占 90%,有明显的家族史。

2. 症状

(1)早期症状:表现为骶髂部、腰背部、髋部或大关节疼痛,同时伴有腰背部僵硬。这种僵硬感以晨起最为明显,经活动后尚可减轻,临床称之为晨僵。也有以膝、踝、足跟、坐骨神经痛起病的。

(2)中晚期症状:①骶髂关节临床可表现为腰部或臀部的疼痛,伴有僵硬感,呈间歇性和反复发作。②腰部前屈、后伸、侧弯和转动均明显受限。双手触地距离明显增大。③颈椎病变特点为颈椎疼痛,并可向头后及上肢放射,颈部强直和活动受限,低头、仰头、转动的功能受限。回头时颈连同身体一起转动,这是颈部强直所致。强直性脊柱炎晚期,脊柱各个关节均已强直固定。

3. 体征

(1)姿势改变:腰椎正常的生理弯曲消失,呈平板状,胸椎前屈而呈驼背畸形,严重时只能向下看,而不能向前更不能向上看。

(2)胸廓动度改变:由于强直性脊柱炎后期,胸肋关节因强直而固定,因此该类患者以腹式呼吸为主,胸廓活动度差,深呼气和深吸气的胸围差小于 3cm。

(3)"4"字试验阳性;骨盆挤压或分离试验阳性;床边试验阳性;拾物试验阳性。

4. 辅助检查

(1)实验室检查:类风湿因子实验室检查阴性,HLA-B27 90%～96% 为阳性(普通人群仅为 4%～9%)。急性期白细胞增多,可有继发性贫血,红细胞沉降率加速,尿 17-酮皮质激素升高。

(2)X 线检查:骶髂关节间隙初期假性增宽,关节边缘呈锯齿状,软骨下骨松质有硬化致密改变。以后关节面渐趋模糊,间隙逐渐变窄,直至双侧骶髂关节完全融合为止,椎间小关节也有类似变化。椎体间的纤维环、前、后韧带发生骨化,形成典型的"竹节"样脊柱。骨化也可累及髋关节、胸锁关节、颞颌关节、耻骨联合和胸骨柄、胸骨体的软骨也可骨化。

【治疗】

1. 推拿手技　推拿治疗强直性脊柱炎应遵循熟悉解剖、因人施治、整体治疗、刚柔相济的原则。本病在活动期可采用轻柔的手法,如按揉、点穴等理筋手法,以达到镇静消肿止痛的作用;在稳定期可采用正骨舒筋活络的手法,以活动关节功能、防止或矫正畸形为目的。另可配合练功、体操等主动功能活动。

2. 针灸治疗　以循经取穴和阿是穴为主。辨证属行痹或热痹型者用毫针泻法、浅刺,配合梅花针叩刺;痛痹多用艾灸或深刺留针,疼痛剧烈的可用隔姜灸;湿痹针、灸并用,或兼用温针、梅花针和拔火罐法。另可采用穴位注射法。

3. 固定　间断使用各种支架或矫形器,可预防和矫正脊柱与关节畸形。

4. 药物治疗

(1)中药治疗:强直性脊柱炎的辨证分型目前尚未统一,但总的说来有两种分型方法:一是证候分型,二是病程结合证候分型,如焦氏将其辨证分为以下4型。

①肾虚督寒证:治以补肾强督,祛寒活络,强壮筋骨。自拟补肾强督治尪汤(骨碎补、补骨脂、熟地黄、淫羊藿、金毛狗脊、鹿角胶、羌活、独活、续断、杜仲、川牛膝、炙麻黄等)。

②邪郁化热证:治以补肾强督,清热利湿。自拟补肾强督清化汤(骨碎补、生地黄、炒黄柏、续断、杜仲、苍术、川牛膝、金毛狗脊、鹿角霜、羌活、秦艽、土鳖虫、桑枝、桂枝、赤白芍、知母等)。

③痹阻肢节证:治以补肾强督,祛寒湿,利关节。自拟补肾强督利节汤(骨碎补、补骨脂、金毛狗脊、鹿角胶、土鳖虫、杜仲、防风、羌活、独活、川牛膝、片姜黄、桂枝、赤芍、白芍、知母、附子、制何首乌、炙麻黄等)。

④邪及肝肺证:治以补肾强督,调理肝肺。自拟补肾强督调肝汤,药用补肾强督治尪汤加枳壳、片姜黄。

(2)西药治疗

①非甾体抗炎药:可迅速改善患者腰背部疼痛和发僵,减轻关节肿胀、疼痛及增加活动范围。非甾体抗炎药的不良反应中较多的是胃肠不适,少数可引起溃疡;其他较少见的有头痛、头晕,肝、肾损害,血细胞减少,水肿,高血压及过敏反应等。医生应针对每例患者的具体情况选用一种抗炎药物。如果同时使用2种或2种以上的消炎药不仅不会增加疗效,反而会增加药物不良反应,甚至带来严重后果。

非甾体抗炎药种类繁多,但其疗效大致相当。a.吲哚美辛,其疗效尤为显著,除消炎镇痛外,消除晨僵的作用亦不容忽视,一般开始剂量为 25mg,每日 3 次,以后逐量增加,直至有效,最高剂量不超过 200mg/d;b.阿西美辛,剂量为 90mg,每日 1 次;c.双氯芬酸,通常每日总剂量为 75~150mg;d.萘丁美酮,剂量为 1000mg,每日 1 次;e.美洛昔康,剂量为 15mg,每日 1 次;f.依托度酸:剂量为 400mg,每日 1 次;g.布洛芬,每日 1.2~1.8g,分 3~4 次口服,最大可用至 2.4g。

②慢作用抗风湿药物

a.柳氮磺吡啶:可改善患者的关节疼痛、肿胀和发僵,并可降低血清水平及其他实验室活动性指标,特别适用于改善患者的外周关节炎,并对本病并发的前葡萄膜炎有预防复发和减轻病变的作用。通常用量为每日 2.0g,分 2~4 次口服。剂量不低于 1.5g/d,否则疗效难以达到。定期检查血尿常规和肝肾功能。磺胺过敏者禁用。

b.甲氨蝶呤:近年来,国内外均有报道证实甲氨蝶呤是强直性脊柱炎治疗的有效药物之一。通常剂量为 7.5~15mg,个别重症者可酌情增加剂量,口服或注射,每周 1 次,疗程 0.5~3 年。同时,可并用 1 种消炎药。尽管小剂量甲氨蝶呤有不良反应较少的优点,但其不良反应仍是治疗中必须注意的问题。这些不良反应包括胃肠不适、骨髓抑制、肝损害、肺间质炎症和纤维化、血细胞减少、脱发、头痛及头晕等,故在用药前后应定期复查血常规、肝功能及其他有关项目。

③肾上腺皮质激素:在慢作用药和免疫抑制药起效之前,过渡性使用小剂量肾上腺皮质激素(如泼尼松不超过 10mg/d,早上顿服),具有良好的消炎镇痛效果。对于夜间疼痛和晨僵明显者,可上午口服泼尼松 5~10mg,晚间口服 1 剂长效(或缓释剂)的非甾体抗炎药。

④抗生素:四环素的作用机制为抗感染、抗炎症、免疫抑制和嗜骨性,治疗剂量一般为 500mg,每日 3 次,空腹服用。使用 2~4

周后停药观察,根据情况调整用量。

⑤生物制剂:国外已将抗肿瘤坏死因子-α用于治疗活动性或用抗炎药治疗无效的强直性脊柱炎,至今有英夫利昔和依那西普两种制剂。目前我国尚无使用以上两种生物制剂治疗的经验和报道。

⑥转移因子:可使细胞的免疫性转移,提高细胞的免疫性。每次1~2支(每支含核糖60mg),用注射用水溶解后,在上臂或大腿内侧皮下注射,每周2~3次。1个月为1个疗程。

5. 其他疗法 包括物理疗法(紫外线、光波浴、He-Ne激光治疗)、CT引导下骶髂关节局部药物注射、牵引疗法等。

【功能锻炼】

功能锻炼可以在一程度上缓解病情或阻止疾病进展,可减少或防止畸形和脊柱关节功能障碍。首先评价患者的活动能力,帮助患者制订活动计划,以患者感到不适为活动度,循序渐进,逐渐增加活动量。锻炼目标有:①维持胸廓的活动度;②保持脊柱的灵活性;③维持肢体的活动功能,防止或减轻肢体失用导致的肌肉萎缩,维持骨密度和强度,防止骨质疏松等。

锻炼的主要动作有扩胸运动、转体运动、侧体运动、后踢腿运动、两头翘(小燕飞)、不倒翁、一头翘及身体由下而上的波浪状运动。

【典型病例】

患者,男,12岁,1986年11月25日就诊。主诉:右髋关节疼痛半年,加重1月余。伴右下肢活动受限,翻身困难,不能起坐,夜间因关节剧痛难以入睡。检查:痛苦貌,面黄,精神萎靡不振,半卧位姿势,"4"字试验阳性。右下肢肌肉轻度萎缩,舌红少苔,脉沉细数。红细胞沉降率60mm/1h,类风湿因子检查为阳性,HLA-B27(+),X线检查提示双侧骶髂关节间隙模糊。诊断:强直性脊柱炎。治疗:给予骨痹汤(生地黄30g,葛根30g,金银花30g,土茯苓30g,川牛膝20g,独活20g,威灵仙15g,王不留行15g,川芎15g,

红花 15g,续断 15g)加细辛 10g,延胡索 15g。水煎,每日 1 剂,分
早、晚 2 次温服,12 剂后,患者髋关节疼痛明显减轻,能做翻身、起
坐动作,行走跛行。继续服上方 2 个月后,行动如常人,红细胞沉
降率正常。随诊 3 年,未见复发。

第 3 章　骶尾部疼痛

第一节　概　　述

骶尾部疼痛是临床较为常见的症状。引起骶尾部疼痛常见的疾病有骶髂关节急性扭伤、骶髂关节半脱位、致密性髂骨炎、骶髂关节结核、髂腰韧带损伤、骶结节韧带综合征、骶骨疼痛综合征等。下面就这些疾病的诊断与非手术治疗作一介绍。

骶髂关节为一种微动关节,该关节是人体头颅、躯干负重之力向下肢传递的枢纽,也是双足或两侧坐骨结节接受外力而向躯干传递的必经环节,因而骶髂关节是日常生活中受力最大的关节之一。

骶髂关节是由骶骨两侧的耳状和髂骨的耳状面组成,有关节软骨覆盖的滑膜关节,关节软骨在骶骨侧的深层为透明软骨,在浅层和髂骨均为纤维软骨。骶髂关节面在婴幼儿期较为平坦,成人则凹凸不平,这些不规则的凹凸相互嵌合交错在一起,限制了关节的活动而有利于关节的稳定,故骶髂关节为活动范围微小的滑膜关节。此外,骶髂关节周围还有骶髂前韧带、骶髂后韧带、骶髂骨间韧带、骶结节韧带、骶棘韧带、骶腰韧带等多个韧带,这些韧带对于加强骶髂关节的稳定性、限制骶髂关节的活动范围具有重要作用(图 3-1)。

1. **骶髂前韧带**　为骶髂关节囊前方的许多短束,连接骶骨和髂骨的耳前(图 3-2)。

2. **骶髂后韧带**　起于髂粗隆,髂骨耳状面后部和髂后下棘,

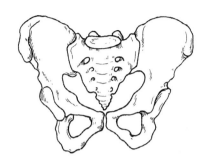

图 3-1　骶髂关节

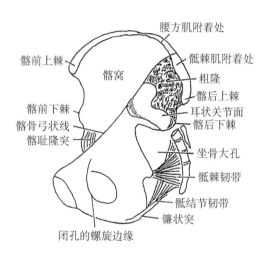

图 3-2　骶髂前韧带

斜向内下方,止于骶外侧嵴和骶关节嵴,该韧带较短,故又称骶髂后短韧带(图 3-3)。

3. 骶髂骨间韧带　连接骶髂关节后上部的骶骨粗隆和髂骨粗隆之间的韧带,此韧带较为强大。

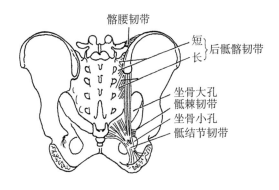

图 3-3　骶髂后韧带

4. 骶结节韧带　位于骨盆的后下部,起于髂后下棘,骶骨下部的外侧缘和尾骨上部,斜向后外下方,绕过骶骨和尾骨,连接坐骨结节。

5. 骶棘韧带　呈三角形,位于骶结节韧带的前面,较薄,起于骶骨和尾骨的外侧缘,向外与骶结节韧带交叉,止于坐骨棘(图 3-2)。

6. 骶腰韧带　起于第 4、5 腰椎横突的前面,止于髂嵴。

骶结节韧带和骶棘韧带与坐骨大、小切迹之间围成了坐骨的大、小孔,大孔的上界、前界为坐骨大切迹,后界和内侧界为骶结节韧带,下界为骶棘韧带和坐骨棘。坐骨大孔内有梨状肌、臀上神经、臀下神经、坐骨神经、股后侧皮神经通过。坐骨小孔的前界为坐骨体,上界为坐骨棘和骶棘韧带,下界为骶结节韧带,该孔有闭孔内肌腱、阴部内动脉、阴部内静脉和阴神经通过。

骶髂关节的动脉来自臀上动脉、髂腰动脉和骶外侧动脉。其前面分布有第 5 腰神经和第 1 骶神经的前支,下面分布有臀上神经和第 2 骶神经后支,后面分布着第 5 腰神经后支和第 1 骶神经。

第二节　骶髂关节急性扭伤

骶髂关节急性扭伤指骶髂关节因急性扭伤而导致骶髂关节部位剧烈疼痛,活动障碍,甚则行走困难的一种疾病,是骶髂关节的无菌性炎症。本病的提出已有 100 多年的历史,1905 年由 Goldthwaite 与 Osgood 首先提出了这一病名。本病是引起臀腿痛的常见疾病之一。

【病因病机】

当人体从高处坠落或发生车祸时,体重向下之重力与地面的反作用力作用于骶髂关节,并超出了该关节生理活动许可的范围,致使其韧带、关节囊扭伤而发病;妊娠后期或分娩时,因受体内内分泌的作用及骨盆径增大的影响,致使骶髂关节及耻骨联合处的韧带松弛,在分娩过程中易被损伤;或是由于手术需要腰部麻醉,或因疾病长期卧床致使骶髂关节松弛,较易被扭伤而发病。

【临床表现】

1. 症状　骶髂关节处剧烈疼痛,患者被动体位,健侧常呈微屈膝、屈髋侧卧位,不敢活动;疼痛可累及股骨粗隆外前方(属骶髂关节的放射痛或刺激第 4 腰神经而引起)、耻骨联合处,有时可传至腹股沟及大腿的内侧。此外,坐骨神经的分布区域也常有疼痛。患者翻身或久站时疼痛加重,行走时骨盆呈代偿性健侧偏斜,患侧跛行。

2. 体征

(1)压痛:常在髂后上棘下方、骶髂关节下 1/3 处压痛明显,耻骨联合处可有压痛,或伴有向大腿内侧放射;髂嵴外侧加压时骶髂关节处可有疼痛。

(2)髋关节阻抗试验:患者健侧卧位,双下肢伸直,嘱患者外展患侧下肢,同时医生在其膝关节外侧或小腿外侧稍加向下之力以阻抗(两力作用方向相反),这时因臀中肌收缩而牵拉髂骨,使骶骨与髂骨分离,若骶髂关节损伤,该处疼痛者为阳性(图 3-4)。

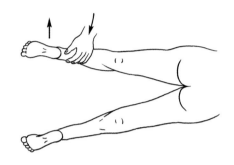

图 3-4　髋关节阻抗试验

(3)髋关节后伸试验:患者健侧卧位,健侧屈膝屈髋,双手紧抱该下肢膝部以固定骨盆,医生站在患者背后,一手掌放在患侧骶髂关节处,另一手置于患侧下肢膝关节上方的前部,置于骶髂关节处之手向前用力推动,置于膝关节上方前部之手向后拉动,两手同时向相反方向用力,若骶髂关节处产生疼痛者即为阳性(图 3-5)。

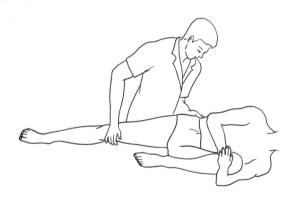

图 3-5　髋关节后伸试验

(4)俯卧提腿试验:患者取俯卧位,双下肢伸直,医生站于患侧下肢旁,将患肢小腿上提,使患膝关节屈曲并带动大腿继续上提,如骶髂关节处疼痛即为阳性。其意义同髋关节后伸试验。

(5)髂后上棘高度检查:患者坐于硬板椅子上,医生站其后观察患者双侧髂后上棘高度,一般患侧低于健侧。若让患者腰部前屈,则患侧髂后上棘高于健侧(患者因疼痛而使肌肉产生的保护性痉挛所致)。

(6)捆扎髋周:取 5～6cm 宽之布带,沿患者的双侧髂嵴和股骨大转子捆扎,如疼痛减轻者为阳性,提示骶髂关节有病变。

(7)直腿抬高试验:阳性。

(8)步态:如一侧骶髂关节病变则呈蹒跚步态,双侧病变则呈鸭形步态。

3. 理化检查　X 线检查多无异常,如伴有骶髂关节松弛时可见该关节间隙有明显增宽样改变,有时有退行性、小骨囊样改变。

【治疗】

1. 治疗原则　动静结合、中西医治疗方法结合、内治外治结合。

2. 治疗方法

(1)早期应卧床休息,尽可能减少骶髂关节的活动,以减轻患者疼痛,减少局部再损伤及炎性渗出物。治疗后期,应做骶髂关节的适当活动,其活动量及范围应从小到大,禁止过量活动及超出生理许可范围的活动。

(2)内服中药:由于本病属急性扭伤,辨证多属瘀血停着、经络闭阻。故以活血化瘀,通经活络,止痛为法。方选身痛逐瘀汤加减。处方:桃仁 10g,红花 10g,当归 10g,川芎 6g,五灵脂 10g,乳香 9g,没药 9g,香附 9g,牛蒡子 12g,续断 20g。加减:疼痛较重者加三七或云南白药 5～6g;骶髂关节局部肿胀明显者加丹参、鸡血藤、益母草、车前草、透骨草;伴下肢肌肉痉挛者加白芍、木瓜、炙甘草;伴有腰痛者加桑寄生、杜仲、狗脊;气虚身困者加党参、白术、茯苓、生黄芪等。

（3）外敷

①冷敷：在损伤的 1～2d 内采用局部冷敷法，即用毛巾或 3～5 层纱布蘸上凉水、冰水或用冰袋，外敷骶髂关节局部，反复更换，每次治疗 30～40min，每日 2～3 次。目的为降低局部无菌性炎症反应，减少渗出，减慢传入痛觉速度，达到抗炎消肿、止痛的目的。

②热敷：一般从第 4～5 天开始。将丹参、鸡血藤、桃仁、红花、赤芍、蒲黄、牛膝、川芎、伸筋草、透骨草、豨莶草、独活等活血化瘀、通经活络、消肿止痛之中药煎药 2 次，取汁合液，加入 100ml 食醋，搅匀，用毛巾或 4～5 层纱布蘸药液趁热（勿烫）外敷骶髂关节肿痛处。反复更换，每次治疗 30～40min，每日 3 次。目的：为缓解痉挛、疼痛，促进局部血液循环，促进局部损伤之致痛物质的吸收，提高痛阈等。注意热敷应在损伤的 48h 后进行。

（4）针刺

①尺胫针：取患侧胫部足太阳、足少阳、足阳明经皮部，用 1 寸毫针针尖向上平刺 0.8～0.9 寸，行上抬下压、左右捻转和摆动及环转手法，留针 20～30min，每日 1 次。

②腕踝针：选取患侧下 4、5、6 区（如为双侧，则选双腕踝针），针尖向上平刺 1.2～1.5 寸，前 3d 可用胶布固定带针，第 4 天后每日针刺 1 次，每次留针 1h，直至痊愈。治疗中让患者配合弯腰伸屈髋关节。常可收到立即减轻或疼痛消失之效果。

③体针：局部阿是穴、大肠俞、次髎、环跳、委中、承山，每日 1～2 次，每次留针 30min，中间行针 1～2 次。亦可加用电针。或针刺手背腰痛点（手背腕横纹向下 1.5 寸，第 2 伸肌腱桡侧和第 4 伸肌腱的尺侧），深度为 0.5 寸，行捻转强刺激，同时让患者活动髋关节，常可收到立竿见影之效。

（5）推拿：损伤后如伴有骶髂关节错位时可用推拿方法纠正，否则一般不用。4～5d 后再用该治疗方法，常采用推、揉、捏、拿、搓、擦、拔、伸、点穴等方法，以消肿止痛，滑利关节，松解、调节关节功能。

(6)局部注射：用无菌注射器(5ml)，无菌下抽吸 2％利多卡因 2ml，地塞米松注射液 2mg，曲安奈德 10mg，注射用水 2ml，混匀，于腰$_{4-5}$棘间向外至 6cm 处进针，针尖分别向髂嵴内唇、外唇、骶骨后缘各注射 2ml。3～7d 注射 1 次，一般注射 2～4 次。

【功能锻炼】

随着病情的好转，患者应加强骶髂关节的相关锻炼，以促进损伤的恢复。其锻炼应遵循适度和循序渐进的原则。具体方法如下。

1. 卧位髋关节锻炼法　患者健侧卧位，患肢在上伸直，做前屈、后伸、外展动作(注意：膝关节应伸直)各 20～30 次。其范围根据具体情况而定。

2. 站位髋关节锻炼法　患者站立，双手向下按压固定两侧髂前上棘处，前屈后伸、左右旋转髋关节各 20 次，上提患臀及患侧下肢 20 次。

注意：以上锻炼对骶髂关节损伤大有帮助，可促进炎症的吸收，缩短病程，但对损伤 1 周内的患者不宜使用。

【预防】

由于本病多系外力作用于骶髂关节，或因患者自身用力不当，其力超出了骶髂关节本身的活动范围，致使其韧带、关节囊扭伤而发病，故在平时劳动、活动中，应避免直接或间接作用于骶髂关节及附近的外力，特别是较大的外力，同时，受自控的骶髂关节的各种活动应在其活动度范围内进行，以防关节损伤。

【典型病例】

患者，男，38 岁，陕西省蒲城县苏坊镇农民。2003 年 5 月 8 日初诊。主诉：左臀部疼痛 2 周。病史：2 周前用农用手扶拉土车干活时，因车未放好，一侧车轮陷入 1m 深的沟内，患者不慎从车上溜滑至沟底，左臀部着地，当时微感不舒。3d 后自觉左臀内侧疼痛，左侧翻身困难，站立时常将身体重力放于右腿上。当地医院给予口服镇痛药、活血化瘀等中药治疗,疗效不明显。检查:患者呈蹒跚步态,骶髂关节中下 1/3 处压痛(＋)、骨盆挤压试验(＋)、左髂关节阻抗试验及后伸试验均(＋),双下肢等长。X 线检查无异常。诊断:骶髂关节急性扭伤。治疗:①针刺取阿是穴、大肠俞(患)、环跳(患)、委中(双)、承山(双)、腕踝针左下 4、5、6 区。每日 1 次,连续 7 次。②局部注射阿是穴(压痛点),每隔 3 天注射 1 次。③内服中药:桃仁 10g,红花 10g,苏木 12g,独活 15g,乳香 8g,没药 8g,续断 15g,牛膝 12g,香附 10g,延胡索 20g,细辛 3g,三七粉(冲)4g,丹参 15g,鸡血藤 12g,生甘草 5g。水煎服(饭后),每日 3 次,每日 1 剂。经 3d 治疗,患者疼痛明显减轻,翻身正常,站立时左下肢已可负重。继按上法治疗 4d 而愈。

第三节　骶髂关节半脱位

骶髂关节半脱位又叫骶髂关节错缝、骶髂关节紊乱症,是由于下肢,特别是大腿、臀、骶髂腰部姿势不当,肌力失调,韧带损伤或松弛,扭转外力使本来凹凸不平的骶髂关节的关节面排列紊乱、两侧失衡而间隙不等,或因骶髂关节腔内负压增大,将其滑膜吸入关节腔内,致使滑膜发生嵌顿而产生的以下腰、臀部、腰腿疼痛为主要症状,两侧髂嵴不等高,足跟量比差≥0.3cm,骶髂关节处压痛阳性为主要特征的疾病。常为单侧发病。可因外伤直接引起,也可并发于腰椎间盘突出症、膝关节和踝关节损伤及足跟痛等疾病之中而被忽视。本病是导致腰腿疼痛的主要原因之一。非手术的推拿疗法、针刺疗法、整复疗法具有较好的治疗效果。

【病因病机】

骶髂关节半脱位的发生,主要由暴力所致。通常情况下,突然跌倒时臀部或下肢着地,脊柱承受的重力与地面的反作用力在骶髂关节处形成合力,使髂骨向上、骶骨向下产生错动而导致本病的发生。再者,在此基础上,或单纯的躯体前屈、后伸,上身的重力向前或向后,骶髂关节后侧或前侧肌群发生应激性反应收缩,产生的向后或向前的作用力在该关节处汇合,进而造成旋转错位。髂骨下端前旋错位常见。骶髂关节半脱位有两种,一种为前脱位,一种为后脱位,其病因病机如下。

1. 骶髂关节前脱位　当外力使髋关节伸直、膝关节屈曲时,即拉紧股四头肌和髂股韧带,这时向前牵拉了髂骨,躯干、脊柱、骶骨向后旋转的外力,或向后跌倒时,或从一侧臀部后部向前方突来的暴力,均可使髂骨向前移位。

2. 骶髂关节后脱位　当髋关节屈曲、膝关节伸直、腘绳肌紧张时,向后牵拉髂骨,同时躯干、脊柱、骶骨向对侧前方旋转,或向前跌倒,骶骨和髂骨后旋而发生后脱位。

站立时上半身的体重由脊柱下传到骶骨,使骶骨产生向前移动的力,两下肢的重力反作用,则向上、向内、向后支撑,其力使骶髂关节旋转至上部而产生分离趋向。长期站立可拉长骶髂关节各韧带,使其变得较为松弛;弯腰持重,或再加旋转上体或遭外伤时,均可造成骶髂关节前脱位,或后脱位,或卡压松弛的关节囊及滑膜,或造成负压,使滑膜被吸入关节而产生症状。另外,月经期的妇女,或处于妊娠期、分娩时的妇女,由于其骨盆充血,内压偏高,以及机械性张力增大,使骶髂关节变得较为松弛,特别是经产妇、产褥期的妇女,较易发生骶髂关节半脱位。

再次,年老体弱的患者,由于本身肌力不强,再加上年龄的增大,肌力进一步减低;尤其是动作不协调的人,骶髂关节稳定性较差,一旦有微弱的外力作用,便可使其出现半脱位。

【临床表现】

1. 症状　患者一侧腰痛,疼痛一般不超过膝关节平面,其疼痛部位、边界较为模糊。常于站立、行走时加重,患者多不能负重,患侧下肢常呈屈曲状,且翻身困难。有的耻骨联合处疼痛,可向腹股沟、大腿内侧传导,或见腹痛,或尾骶疼痛,肛门有异感。急性发病者起病突然,多有明显的外力、外伤史,疼痛剧烈;而慢性发病者起病缓慢,渐进加重,长期不愈。

2. 体征

(1)行走:呈跛行,多突发,步态拖拉、缓慢,行走艰难。

(2)站姿:躯干倾向健侧,健侧下肢负重。

(3)上床:患者多以健侧臀部负重为主,双手扶患肢上床。

(4)腰部:活动受限,前屈位更为显著。

(5)压痛与结节:前脱位者,压痛位于骶骨最高点、耻骨联合处;后脱位者,在髂后上棘或其下方,或骶髂关节处,可在痛处触及条索状结节。

(6)髂嵴高度:双侧髂嵴不等高。

(7)双下肢长度:测量双下肢长度不等,量比差≥0.3cm。一般情况下,病侧下肢伸长、髂后上棘凹陷者为骶髂关节前脱位;病侧下肢缩短、髂后上棘高凸者为骶髂关节后脱位。

(8)有关试验:"4"字试验、骨盆分离试验、骶髂关节旋转试验、髋关节外展拮抗试验均可为阳性。

3. 理化检查　X线检查:正位片显示两侧髂后上棘高低不等,骶髂关节上缘不连续;斜位片显示骶髂关节间隙增宽或变窄,凹凸关系紊乱。注意排除其他器质性病变。

【治疗】

本病的治疗,非手术疗法均可达到治愈的目的。常用的非手术疗法有推拿疗法、针刺疗法、拔罐疗法、局部注射疗法、内服中药及外敷药物疗法。其中,推拿手技疗法以其方法简便、收效迅捷,多可一次治愈而作为治疗的首选之法,其他疗法仅作为辅助、加强疗效之法。

1. 推拿手技疗法　按下述顺序进行。

(1)松解手法:用以疏通局部经络,缓解局部痉挛之肌肉。

①按揉并点压压痛点、大肠俞、白环俞、环跳等穴。

②以掌根按揉患侧背伸肌、臀部肌肉、大腿外侧及后侧肌群。

③患者仰卧,双手拉于床头,或一助手站于患者头前部,双手

放于患者腋下,医生叉臂夹踝,医生与助手分别同时向相反方向牵引左右下肢 2～3min。

(2)治疗手法:整复半脱位。

①骶髂关节前半脱位:屈膝屈髋冲压法。患者仰卧,医生一手扶住膝部,一手握住小腿前部,缓慢地屈膝屈髋,再用腹部抵住已屈膝之胫前面,向下用力冲压 3～5 次,以拉紧腘绳肌。检查错位是否得到纠正,如果已纠正,则此手法成功。如错位仍未纠正,可重复再做,以期得到纠正。

②骶髂关节后脱位:其纠正的方法有以下几种,效果均佳。

a. 手拉足蹬法:患者取俯卧位,医生位于患者足部,面对患者,双手握住患者踝关节,向下牵拉,用一足跟蹬于健侧的坐骨结节上(病侧在左,医生用右足跟蹬),向下牵拉与足蹬同时用力 1～2min。

b. 推臀后伸法:患者健侧卧位,患侧在上,医生站于患者背侧,一手掌顶住骶髂关节处或隆凸的髂后上棘,另一手握住患肢踝关节上部,并向后牵拉至最大限度,再稍加闪动用力,做 3～5 次即可复位。注意闪动用力时,左右两手协调配合。

c. 侧位旋转扳法:患者取侧卧位,患侧在上,健侧下肢伸直,患侧屈膝屈髋,医生站立于患者对面,用一上肢肘关节外侧按住患者肩前部向后下方旋转用力,另一上肢肘外部抵住患者臀部,向内下旋转用力,双手协同,向相反方向同时用力,使患者被动扭转,当被旋转而有明显的阻力时,再稍加力闪动一下,此时常可听到"咯噔"响声,即已复位。此方法亦可变为:患者体位同上,医生站在患者背后,一手扶住其肩部向后扳拉旋转;另一手放于其臀部,向前下方推动髂骨旋转,两手向相反方向同时用力,亦常可听到"咯噔"声预示已复位。

d. 双手重叠按压法:患者取俯卧位,医生双手伸直重叠,放于患侧髂后上棘处,借用身体重量和向下之推力按压,将手迅速向上抬起,再向下用力,速抬手,如此反复 5～6 次,亦可纠正半脱位。

e. 双人整复法：患者俯卧，一助手站于患者健侧，双手叠压置于健侧的坐骨结节上，医生站于患侧，双手叠按于患侧髂后上棘上，两人同时用力下推，连续操作 2～3 次。

注意：在将要做上述手法，特别是将要做推臀后伸法、侧位旋转扳法时，如患者伴有骨质疏松症或其他骨质破坏性疾病时（如癌症骨转移等）最好不做。对于年迈体弱者，手法一定要轻巧，切忌粗暴及用力过大。否则，均有造成骨折的可能。

（3）结束手法

①拍法：双手自然张开，四指间保持一定距离且微屈，轻用力直上直下交替拍打腰、髋、臀和股部。

②抖法：患者取仰卧位，双下肢伸直、放松，医生双手紧握患者一侧踝部，上下快速抖动，从患侧到健侧，再抖患侧，每个下肢每次抖动 5～6 次。

2. 针刺疗法

（1）体针根据"循经取穴，治疗疾病"的原则，主取足太阳、足少阳经穴治疗。阿是穴（即压痛点处），患侧大肠俞、关元俞、委中、阳陵泉。平补平泻手法，每次留针 20～30min，中间行针 1 次。或加 G6805 电针治疗仪，密波，电量以患者可耐受为度，每次通电 20～30min。每日 1 次。留针期间嘱患者活动腰髋部，常有疼痛立即减轻之感。

（2）尺胫针疗法：取患侧胫部足太阳、足少阳经皮部，用 1 寸毫针针尖向上刺 0.8～0.9 寸，针身全部埋在皮下即可，再给予上抬下压、左右捻转和摆动及环转行针，留针 20～30min，留针期间，让患者活动腰部，常可出现下针即效的结果。

3. 拔罐疗法　多在针刺治疗结束后进行。用闪火法或抽气罐法在压痛点、大肠俞、环跳穴处拔罐。

4. 局部注射疗法

（1）注射药物：常用的药物有 2％利多卡因（盐酸普鲁卡因亦

可,但须皮试)3～5ml,地塞米松 2mg,泼尼松龙混悬液(125mg)25～50mg,0.9％氯化钠溶液 4～5ml。

(2)注射部位:①压痛点;②骶髂关节处。

(3)注射方法:取 5～6cm 长的注射针头,消毒后置于一次性注射器上,吸入上述药液,皮肤局部消毒后垂直刺入 3～4cm,回抽无回血,缓慢注入药液各 1/2 量。

(4)注意事项

①针尖刺入应刺深度后上下提插 2～3 次,以增强刺激,但不要求人人得气。

②一般采用俯卧位注射较好。

5. 内服中药　常用桃红四物汤或身痛逐瘀汤加减:当归 10～12g,川芎 10～15g,赤芍 10g,熟地黄 10g,桃仁 10～15g,三七粉(冲)3～6g,延胡索 10～15g,乳香 8～10g,没药 8～10g,土鳖虫 3～8g,牛膝 10～12g,续断 10～30g。每日 1 剂,水煎服,一般连服 3～7 剂。

6. 外敷药物

(1)外涂:正红花油等治疗跌打损伤的活血止痛药液。局部外涂,每日数次。

(2)外敷

①成药:云南白药膏、跌打损伤药膏局部外敷。1～2 日换药 1 次。

②自制:三七粉 2～3g,延胡索粉 10～20g,食醋调成稠糊状,涂于骶髂关节及压痛点处。每日 1 或 2 次。

【功能锻炼】

治疗期间一般无特殊功能锻炼要求。

【预防】

预防是不可忽视的重要方面,从某种意义上说,预防重于治疗。当然,一旦发生此病,应及时、正确诊治,使疾病早日痊愈。因本病多为外力所致,故预防主要是尽可能避免不当的外力作用,应平衡、协调用力,同时注意地面平整与否,以防坑洼等不平地面在用力时造成骶髂关节着力过大,失去调节能力而错位。

【典型病例】

附 针刺配合推拿手法治疗骶髂关节错缝 120 例(本文刊于《陕西中医》2002 年第 23 卷第 12 期第 1116-1117 页)。

针刺配合推拿手法治疗骶髂关节错缝 120 例

摘要 目的:观察针刺结合推拿手法治疗骶髂关节错缝的临床疗效。方法:取患者大肠俞、关元俞、委中、阳陵泉,平补平泻手法。结合按揉、擦牵、过屈或过伸膝髋关节等推拿手法,治疗骶髂关节错缝 120 例。结果:治愈率为 84.17%,较单纯针刺为高($P<0.005$)。结论:推拿手法是纠正该错缝的主要手段,而针刺对促进炎症的吸收、减轻疼痛具有积极意义。同时骨盆带固定和背腰肌锻炼是巩固疗效、预防复发的较好方法。

骶髂关节错缝是引起腰腿痛的主因之一,临床可单发,亦可并发于其他病之中而被忽视,进而造成误、漏诊,影响治疗效果,笔者自 1997 年 1 月至 2002 年 4 月应用针刺加推拿手法治疗本病 120 例,并与针刺组对照,取得了较好的效果,现报道如下。

1. **临床资料** 均系门诊患者,随机分为针刺加推拿手法组(观察组)120 例和单纯针刺组(对照组)45 例。观察组:男 64 例,女 56 例,年龄:18-64 岁,其中<35 岁 23 例,<50 岁 63 例,<65 岁 34 例,以 35-50 岁为多,占 52.5%;单纯本病者 85 例,占 70.83%,其中体形较瘦者 47 例,较胖者 3 例,中等者 35 例;本病合并其他腰腿痛症者 35 例,占 29.17%;有明显外伤史突然发病 68 例,占 56.67%;慢性渐进型发病 52 例,占 43.33%。

2. **诊断标准** 参考有关资料制订。患者可有腰髋部外伤史。表现为一侧腰腿痛,多不过膝,痛位边界模糊,站立或行走活动时加重,患者不能负重,翻身困难。急性者发病突然,疼痛剧烈,慢性者症状渐进加重,长期不愈。主要体征:①骶髂关节处压痛。②两侧髂嵴不等高,足跟量比差在 0.3cm 以上。患侧下肢伸长、髂后上棘凹陷为前错缝；患侧下肢缩短、髂后上棘凸起为后错缝。③"4"字、骨盆分离、骶髂关节旋转、髋关节外展拮抗试验阳性。④骨盆正位及患侧骶髂关节斜位 X 线显示两侧髂嵴高低不一，并排除其他器质性病变。

3. 治疗方法　观察组：首次先行推拿手法（如未复位，隔日 1 次，不超过 3 次），同时行针刺治疗，每日 1 次，连续 7d。对照组：只进行针刺治疗，每日 1 次，共 7d。

3.1　推拿手法　①按揉点压压痛点、大肠俞、关元俞、环跳穴处。②滚法及掌根按揉两侧背伸肌、臀肌、大腿外侧、后侧肌群。③患者仰卧，医生叉臂握踝，分别下牵左右下肢各 1～2min。④前错缝则过度屈膝屈髋冲压 3～5 次；后错缝患者取健侧卧位，医生站于背后，一手握踝后拉，另一手放于患侧骶髂后方前推，双手同时用力伸髋屈膝。此手法以两侧髂嵴等高、患者痛减为成功，复位过程中可听见弹响声。⑤抖动双下肢数次。

3.2　针刺　因本病主要累及足太阳、足少阳两经，循经取阿是穴（压痛点），患侧大肠俞、关元俞、委中、阳陵泉。平补平泻手法，每次留针 20～30min，中间行针 1 次。

4. 疗效标准　痊愈：两侧髂嵴同高，腰腿痛消失。显效：两侧髂嵴同高，腰腿痛明显减轻。有效：骶髂关节错缝复位后又复发，但疼痛减轻。无效：两侧髂嵴不等高，疼痛治疗前后无变化。

5. 治疗结果　两组患者疗效及其比较见表 3-1，表 3-2。

5.1　观察组经推拿手法复位后，腰腿痛症状即感明显减轻，101 例治愈患者，1 次复位成功 82 例，占 81.18%；2 次复位成功 11 例，占 10.89%；3 次复位成功 8 例，占 7.92%。而对照组患者腰腿痛多随治疗次数的增加而逐渐减轻，由于骶髂关节错位未能纠正，故停止治疗后，疼痛再度加重或发作。

5.2　观察组不同性别、年龄（＜35 岁、＜50 岁、＜65 岁）、急性突发与慢性渐进而发的治愈率和总有效率之间比较均无差别（$P>0.05$）。见表 3-1。

表 3-1　两组患者疗效表

	例数	痊愈	显效	有效	无效
观察组	120	101	10	7	2
对照组	45	1	2	40	2

5.3　两组疗效比较见表 3-2。

表 3-2　两组患者疗效比较表

	治愈率(％)	χ^2	P	总有效率(％)	χ^2	P
观察组	101(84.17)	89.67		118(98.33)	0.2	
			<0.005			>0.5
对照组	1(2.22)	7		43(95.56)	2	

6. 讨论

6.1　骶髂关节为一微动关节,在大部分较平滑的关节面上存在着许多紧密结合的隆起和凹陷,这些隆凹结构和分布于关节前后的诸多韧带(骨间、骶髂前后、骨结节、骶棘、髂腰韧带)将该关节固定,以维持其稳定,同时参与骶髂关节运动的腹直肌、臀大肌、骶棘肌、腰方肌、腘绳肌、股直肌、内收肌、缝匠肌等多块肌肉相互协调,当姿势不当或遭受扭转外力,或因其他腰腿疾病使上述肌肉对力的传递失衡,该关节面排序紊乱,致关节错缝,甚至关节内负压将滑膜吸入关节腔发生嵌顿,进而引起一系列症状与体征。目前本病的诊断尚无统一标准,据资料和多年的临床经验,我们认为以腰腿痛、两侧髂峰不等高、足跟量比差超过 0.3cm 以上、骶髂关节试验阳性,并排除其他器质性疾病即可诊断。

6.2　从本治疗结果看,对照组仅单纯应用针刺治疗,其总有效率为 95.56％,说明针刺确能改善患者的疼痛症状,但由于不能纠正错缝之骶髂关节,故治愈率很低,且疼痛多不能完全消除。观察组应用推拿手法纠正致病的关键——错缝,从根本上消除了病因,同时选穴针刺,可获活血通络,消炎止痛,促进无菌性炎症的吸收之效,所以,治愈率较高,临床疗效十分满意。

6.3　本病与腰椎间盘突出症、腰肌劳损、髋痛、腰痛有一定关系。后四者均可因肌力失衡而并发本病,从而加重病情。前者又是骨盆紊乱的主因,骨盆紊乱又可导致后四者及脊柱疾病的发生,故在临床诊断中不应忽视本病的存在。一旦合并本病,应先纠正错缝之骶髂关节,这样既可减轻病痛,又利于其他疾病的治疗。

6.4　对于因骶髂关节松弛、腰部肌肉欠发达(瘦型)的患者,在治疗的同时应配合弹力带固定骨盆,且坚持背腰肌锻炼(俯卧后伸头足法和仰卧挺腰法),以促进软组织的修复,巩固疗效,预防复发。

第四节　致密性髂骨炎

致密性髂骨炎是指骶髂关节的髂骨下 1/3～2/3 处的骨密度增高而引起的慢性腰腿疼痛。本病多见于 20－30 岁已婚经产妇,男性较为少见。

【病因病机】

病因目前尚不清楚,可能与妊娠、慢性劳损、病理性炎症等有关。妊娠晚期及分娩前体内分泌的松弛素,使固定骶髂骨的韧带与肌腱变得松弛、骶髂关节失稳所致,或损伤髂骨的关节面;另一方面,可能由骶髂关节处受到外伤或长期慢性的损伤所致。有人通过病理检查发现,该病患者骶髂关节处软骨退变明显,存在炎细胞、软骨岛、骨髓腔纤维化、陷窝内有骨细胞。

【临床表现】

1. 症状　两侧或一侧(病侧)骶髂关节的髂骨部疼痛,可向同侧臀部放射,其痛随妊娠的次数和分娩的来临而加重。

2. 体征

(1)两侧或一侧骶髂关节的髂骨处局限性压痛,局部肌肉痉挛,腰前凸增大。

(2)骨盆分离试验、骨盆挤压试验、"4"字试验均为阳性。

3. 理化检查 X线摄片显示,骶髂关节间隙清晰,近关节面中、下 2/3 处的髂骨侧有一三角形、半月形或梨状致密带,宽约3cm,其边界清楚,骨质均匀,骨小梁纹理消失,但骨质无破坏。

【治疗】

对于早期轻型患者,可行非手术治疗,其方法如下。

1. 休息 适当休息,减少过度劳累。待症状减轻或消失后,可适量增加活动。

2. 护腰 用腰围固定骨盆(固定于双侧髂骨及腰部)。

3. 局部注射 药用 2% 利多卡因 2ml,曲安奈德 10mg 或醋酸泼尼松龙混悬液 5～10mg,混匀,局部注射。每周 1 次,连续注射 4～5 次。

4. 内服中药

(1)白参 1.5g,煎汤,每日分 2 次口服,连服 1～2 个月。

(2)牛膝 10g,续断 15g,骨碎补 10g,补骨脂 10g,枸杞子 12g,桑寄生 10g,鸡血藤 12g,透骨草 20g,威灵仙 20g,木瓜 10g,防己 10g,三七粉(冲)3～5g,延胡索 15g,生地黄 15g,露蜂房 15g,土鳖虫(为末,冲)6g。煎汤分 2 次饭后服。连服 1～2 个月。

注意:对于较严重而影响走路的患者,经上述治疗效果不佳时,可考虑骶髂关节融合术。

第五节 骶髂关节结核

骶髂关节结核是骶髂关节较为常见的一种感染。尽管这一疾病随着医疗水平和人民生活水平的普遍提高、预防接种及抗结核药物的广泛使用,其发病率明显下降,但本病却时有发生。骶髂关节结核发病率约占关节结核的 2％,尤以青少年为多,女性较男性偏多,双侧可同时发生,但以右侧为多。由于本病易致患者的腰臀部疼痛,故应引起高度重视。

【病因病机】

病因是机体感染了结核杆菌。感染途径与全身结核一致,当结核杆菌通过飞沫、尘埃等进入体内,或通过输入带有结核杆菌的血液等,在人体抵抗力下降时,侵入人体的结核杆菌便滞留于骶骨或髂骨,多先从骨结核开始,随之穿破骨质进入关节而引起骶髂关节的结核,关节可被广泛破坏,导致病理性脱位。脓液穿破关节囊壁,向前可进入髂腰肌内,向后可达臀大肌深部,并可向周围组织流注。

【临床表现】

1. 症状

(1)病史:一般有较长的结核病史。

(2)面容:慢性病面容。

(3)低热。

(4)骶髂关节处疼痛,步行时加剧。

(5)如病变累及骶髂关节下缘的坐骨神经时,可有下肢放射痛。

2. 体征

(1)骶髂关节处压痛,叩击痛。

(2)骶髂关节各试验(骨盆分离、挤压试验、"4"字试验等)多为阳性。

3. 理化检查

(1)血液检查:红细胞沉降率明显增快。

(2)X 线检查:正、侧、左右斜位片,早期显示骶髂关节间隙模糊,渐显关节边缘破坏。后期有死骨、无效腔形成及关节脱位等。

【治疗】

1. 加强营养　以纠正负氮平衡,增强机体的抵抗力,为其康复提供必要的物质保证,如增加高蛋白、高糖、高维生素饮食,多食大豆制品。

2. 制动　应注意休息,尽可能减少骶髂关节的活动,尤其是负重或过度旋转活动等,以利药物发挥作用而促进炎症的消散。必要时应用石膏腰围。

3. 抗结核西药　抗结核药物的应用原则是足量、联合使用,增强药效,减少其不良反应。最常用的药物如下。

(1)异烟肼:成人 300mg/d,分 3 次口服,小儿按 $10\sim20$mg/(kg·d)计算用量。多与维生素 B_6 合用,以增强疗效,降低不良反应。

(2)利福平:成人 600mg/d,清晨一次口服,亦可与乙胺丁醇合用;小儿按 $10\sim20$mg/(kg·d)计算使用。1 个疗程为 $6\sim18$ 个月。

(3)链霉素:成人 1g/d,分 2 次肌内注射,总量 $45\sim60$g,儿童按 $15\sim25$mg/(kg·d),注意该药对肾及听神经的损害。

(4)乙胺丁醇:用量为 $15\sim25$mg/(kg·d),初期及后期宜按 15mg/(kg·d)计算用量。

4. 中药　夏枯草 $20\sim30$g,苦参 $10\sim15$g,百部 $20\sim30$g,苦楝根皮 $10\sim15$g,黄柏 $10\sim12$g,地骨皮 $10\sim12$g,胡黄连 10g,银柴胡 10g,女贞子 $10\sim20$g,墨旱莲 $10\sim20$g,熟地黄 $10\sim15$g,以此方加减治疗,每日 1 剂,水煎服,连续服用 $1\sim1.5$ 年。

第六节　髂腰韧带损伤

髂腰韧带损伤是因腰部强力扭转或慢性劳损致使髂腰韧带损伤而引起的髂腰区的顽固性疼痛。本病常见于一侧,两侧发病者较为少见。

【病因病机】

髂腰韧带起于第 5 腰椎的横突尖,向后外侧分布,止于髂嵴,分为前束和后束,前束止于髂嵴前缘,后束斜向后止于髂嵴后缘,成人为胶原纤维,40 岁以后逐渐退变钙化(图 3-6)。

骶骨基本上是不活动的,而第 5 腰椎为活动与不活动的枢纽。第 5 腰椎横突肥大或两侧不对称,此为本病发生的基本原因,长期腰部频繁地屈伸活动,过度侧屈,如此反复地牵拉骶腰韧带,久而久之,韧带便产生了慢性劳损而发病;或因较大的腰部旋转之力,超出了髂腰韧带的承受而致其急性损伤。无论是慢性劳损或急性损伤,由于第 5 腰椎横突接近髂骨前部,在其横突肥大或其两侧不对称时,肥大或较大一侧横突在腰部过度扭转或反复活动时,髂腰韧带的前、后束极易受牵拉而撞击受损。

【临床表现】

1. 症状

(1)可有腰部扭伤史。

(2)一侧或两侧髂腰区深在性疼痛,患者常常不能说出疼痛的具体位点。

(3)腰部前屈、后伸、侧屈、旋转活动受限。

(4)久坐、久站、晨起及搬抬重物时疼痛加重。

2. 体征

(1)脊柱侧弯,多向健侧弯曲。

(2)压痛多在第 5 腰椎外侧缘与髂骨嵴之间,呈深在的压痛。可让患者做后伸加腰部旋转动作,此时疼痛加重。

(3)"4"字试验,患腿可呈阳性。

(4)直腿抬高试验呈阴性。

3. 物化检查　X 线片可见第 5 腰椎横突一侧肥大或两侧不对称。余多无异常表现。

【治疗】

1. 腰围　急性期者可使用腰围以固定,使其尽可能减少局部活动。

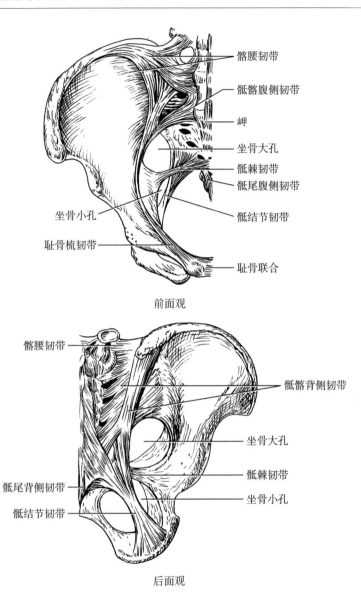

前面观

后面观

图 3-6　髂腰韧带

2. 针刺

(1)体针

①穴位：肾俞、志室、大肠俞、次髎、居髎、环跳、委中、阿是穴等。

②刺法：均常规进针，平补平泻手法，每日 1 次，7～10 次为 1 个疗程，疗程间休息 1～2d。对于慢性或因劳损所致者，可加用电针治疗。

(2)尺胫针：取胫部足太阳、少阴经皮部(患侧)，消毒后取 1 寸毫针，针尖向上平刺 0.8～0.9 寸，针身压平埋于皮下，行上抬下压、左右摆动、左右捻转和环转针法，留针 20～30min，可连续治疗。

(3)腕踝针：取患侧下 4、5、6 区，针尖向上平刺。可埋针。针刺后让患者适当活动腰髋部。

3. 局部注射

(1)注射药物：2%利多卡因 2～3ml，地塞米松注射液 1～2mg，醋酸泼尼松龙混悬液 50mg，注射用水 2～3ml。

(2)注射方法

①髂腰韧带后束注射法：进针点为髂后上棘内下方 2cm 处。局部常规消毒，45°向上方进入(紧靠骶髂关节背侧)，当手下稍有坚韧感时(即触及该束)，回抽无回血，扇形分次注入药液。

②髂腰韧带前束注射法：髂腰韧带前束是从患侧第 5 腰椎棘突尖部向外画一水平线，该线到达髂嵴处即是其止点。注射时在该止点上 2cm 处成 45°斜向内下进针，至髂嵴前缘向下有滑落感，再刺入约 0.5cm 时，感到稍有韧性时即为髂腰韧带前束处，回抽无回血，呈扇形分次注入药液。

4. 外敷法　可参考本章第二节中热敷内容。

【功能锻炼】

功能锻炼主要为腰背肌的锻炼。最为常用且有效的方法有以下 2 种。

1. **后伸法** 患者取俯卧位,上肢放于身体两侧,双下肢伸直。头颈后仰,同时脚及下肢后伸(注:膝关节不能屈曲)。每次 20～30 次,每日 1～2 次。

2. **屈膝挺腹法** 患者仰卧,双膝、双肘关节屈曲,肘尖着床,使腹部尽量挺起(离床)呈弓形,其腹部挺起的幅度随具体情况而定。开始锻炼时可小一点,随着时间的延长,幅度可逐渐加大。一般每日 1～2 次,每次做 20～40 次。

【预防】

1. 避免腰骶部外伤。

2. 如工作时腰部必须频繁屈伸而使髂腰韧带易劳损者,应在工作 40～60min 时稍加休息,适当活动腰髋部。

3. 注意休息。

【典型病例】

患者,男,59 岁,陕西省富平县人,车床高级工,2005 年 10 月 18 日初诊。主诉:左髂腰区疼痛 3 年,加重 2 个月。病史:多年来自感腰部酸困不舒。自 2002 年秋季开始,左髂腰部疼痛,近 2 个月来有所加重,腰部屈伸旋转时疼痛明显。检查:脊柱直,无侧弯、后突,髂背崤内下方 2cm 处深部有一压痛性结节,直腿抬高试验、"4"字试验均为阴性。X 线检查:腰椎无明显异常。治疗:①针刺,取肾俞、志室、大肠俞(患侧)、阿是穴、委中,患侧腕踝针之左下 4、5、6 区。每日 1 次,10 次为 1 个疗程。②压痛点局部注射,注射药物同前;注射部位在髂腰韧带前束的压痛点。每周 1 次。结果:经针刺 2 个疗程,局部注射 3 次病愈。随访半年疼痛未发作。

第七节　骶结节韧带综合征

骶结节韧带综合征是指因骶结节韧带、骶棘韧带、骶尾背侧和腹侧韧带损伤而引起的以疼痛为主要症状的各种临床表现。

【病因病机】

骶结节韧带起于坐骨结节的内侧面,呈扇状,附着于骶肌及尾骨侧缘(图 3-6)。骶棘韧带起于坐骨棘,与骶结节韧带交叉,止于骶骨前侧缘。骶结节韧带和骶棘韧带是连接骶骨和髂骨的韧带,从而使髂骨形成的骨盆后壁更为固定坚实。髂尾背、腹侧韧带起于骶椎背侧的骶结节韧带下部,止于尾骨的背、腹侧。外伤是导致本病发生的主要原因。凡骶部跌仆扭伤,臀部着地,外力作用过大,拳打脚踢均可使骶结节、骶棘、骶尾各韧带损伤而发病,或因外伤致各韧带损伤后失治、误治,久坐受压致使局部无菌性炎症持续存在。

【临床表现】

1. 症状　主要症状为骶尾部疼痛,时有下肢痛(刺激骶神经丛、坐骨神经)。患者常常不能平坐,或仅见健侧坐位。

2. 体征　坐骨结节内侧面,骶尾侧缘或骶骨下部、尾骨背侧压痛明显。指套肛诊可于骶尾骨前面触及压痛明显的条索状物(系骶棘韧带、骶尾腹侧韧带损伤所致)。

3. 理化检查　X 线检查多无阳性所见。

【治疗】

对于本病的治疗,一般采用针刺、推拿和局部注射的方法,多可治愈。

1. 针刺

(1)体针。穴位:阿是穴、长强、承扶、委中等。刺法:阿是穴深达 3～4 寸,余穴常规操作,平补平泻或泻法,每日 1 次,7～10 次为 1 个疗程。

(2)尺胫针:取患者胫部足太阳、足少阳经皮部,用 1 寸毫针向上平刺,针身全部埋于皮下,行针手法有上抬下压、左右摆动和捻转及环转,留针 20～30min,留针期间嘱患者活动患侧腰骶各关节,常显示疼痛减轻或疼痛消失之神奇效果。

(3)腕踝针:取双下 5、6 区穴位,采用针尖向上沿皮刺入

1.2～1.5 寸,或留针 24h,每日 1 次。

2. 推拿 推拿是治疗本病的主要方法之一,它可以起到整复移位损伤之韧带,利筋活络,行气活血,通络止痛之作用,用之多有立竿见影之效。其方法是:按、揉、擦骶部和尾部,点揉各压痛点,在韧带走行方向(长轴)相垂直处弹拨压痛点,在韧带相对上下端平压整复各韧带,并用一手指下压固定韧带的一端,另一手指沿韧带走行方向下压并向远端用力滑动。对于骶尾骨前面压痛性条索状物,则戴上指套入肛,手指在骶尾骨前面的条索状物上按、揉,向后压的同时向上或向下滑动,以整复受伤之韧带。

3. 局部注射

(1)注射药物:2%的利多卡因 3～5ml,醋酸泼尼松龙混悬液 50mg,注射用水 2～3ml,急性损伤可加地塞米松 2mg。

(2)局部注射:采用损伤病位注射法。韧带为软组织,临床上一般疼痛最明显或阳性反应物处即为病变所在,即注射的部位。故骶结节韧带损伤者,在坐骨结节的内侧面或骶尾骨侧缘的压痛点上呈扇形注射(每次注射前均应回抽,无回血时方可推药)。骶棘韧带损伤时,沿骶尾骨交界处的旁侧刺入 0.8～1cm,针尖斜向内上方沿骶骨前面缓慢注药 3～5ml。骶尾背侧韧带损伤,则在骶椎背侧的压痛点注射 3～5ml。若骶尾腹侧韧带损伤,则从尾骨旁刺入 1cm 左右,斜向内尾骨前,将药液 3～5ml 注入损伤的韧带中。每周注射 1～2 次,一般注射 3～5 次即可,有的患者注射 1 次即可痊愈。

【预防】

1. 尽可能地避免臀部的各种外伤。

2. 对臀骶部的各种损伤应尽早正确诊断与治疗。

第4章 髋部疼痛

第一节 概　　述

髋部疼痛是指因髋关节急性损伤或髋关节潜在组织损害引起的髋关节疼痛的一类病症。由于髋关节位居全身的中部,结构既坚固又灵活。其主要功能为负重,将躯干重量传达至下肢,并进行较大范围的活动,常因活动不当、遭受外力或髋部感染等致病因素而出现疼痛症状,有时因强大的暴力引起髋关节脱位或股骨颈骨折。

一、发病简况、分类、常见疾病

1. 发病简况　髋关节疼痛的临床发病率较高,是腰腿疾病中很常见的一类病症,尤其在重体力劳动人群中表现得更为突出。由于多种疾病均可引起髋关节疼痛,相似症状也较多,因而慢性髋关节疼痛性疾病的误诊率也较高。

2. 分类　髋关节疼痛性疾病一般分为 3 类。

(1)髋关节软组织性损伤:由于活动不慎或劳动强度过大引起髋关节周围肌肉、筋膜、滑囊等软组织不同程度的损伤,从而引起的髋关节疼痛。

(2)髋关节的骨性损伤及脱位:髋关节遭受强大暴力时会引起骨性损伤。一般包括髋关节脱位、股骨颈骨折、股骨转子间骨折等。

(3)其他相关病症:主要是指能引起髋关节疼痛的强直性脊柱

炎、风湿性关节炎、类风湿关节炎、股骨头坏死、髋关节结核、髋关节肿瘤等。

3. 常见疾病 髋关节的疼痛性病患一般包括髋部的急性损伤、疲劳性损伤、髋关节一过性滑膜炎等,有关强大暴力引起的髋关节脱位、股骨头骨折等骨性损伤不在本书讨论范畴。

二、解剖生理概要

1. 髋关节结构特点 髋关节由股骨头和髋臼构成,是典型的杵臼关节。股骨头的关节面约占球面的 2/3,关节软骨覆盖股骨头和髋臼的月状面,髋臼窝内有脂肪充填,在髋臼的周缘有髋唇附着,故使关节窝的深度加深,关节结构既坚固又灵活。

2. 髋关节囊 髋关节的关节囊厚而坚韧。其关节囊起于髋臼周缘和髋臼横韧带,止于股骨上端转子间和转子间嵴的上内侧,股骨颈的前面完全包在关节囊内,后面有一部分则在关节囊外。

3. 髋关节韧带 髋关节韧带较多而强大。前面有髋股韧带,长而坚韧,有限制大腿过度后伸的作用;内上侧有耻股韧带,其作用为限制大腿外展及旋外运动;后上侧有坐骨韧带,此韧带限制腿的内收和旋内运动;此外,还有髋臼横韧带、股骨头韧带、轮匝韧带。

4. 髋关节滑膜囊 主要为髂耻囊,位于髂腰肌腱与髂耻隆起及关节囊之间,约80%与关节囊相近。还有位于臀大肌腱与大转子之间的臀大肌转子囊、臀肌滑囊、臀大肌坐骨囊。这些滑膜囊均直接或间接有助于髋关节的运动,以减少肌腱与关节的摩擦。

5. 髋关节的运动及肌肉

(1)前屈:髋关节的前屈范围一般为 0°～80°。屈髋肌有髂腰肌、股直肌、阔筋膜张肌、缝匠肌和耻骨肌。

(2)后伸:髋关节的后伸范围一般为 0°～20°。髋伸肌有臀大肌、臀中肌后部纤维、腘绳肌和大收肌。

(3)外展:髋关节的外展范围一般为 0°～60°。参与外展的肌肉为臀中肌、臀小肌、阔筋膜张肌、臀大肌上部纤维和梨状肌起辅助作用。

（4）内收：髋关节的内收范围为 0°～60°。髋内收肌主要包括耻骨肌、长收肌、短收肌、大收肌和股薄肌。

（5）外旋：髋关节的外旋范围为 0°～60°。参与外旋的肌肉有梨状肌、闭孔内肌、上孖肌、下孖肌、股方肌、闭孔外肌、臀大肌后部、内收肌上部及缝匠肌。

（6）内旋：髋关节的内旋范围为 0°～30°。参与内旋的肌肉有臀中肌、臀小肌前部及阔筋膜张肌。

6. 髋关节的神经支配　支配髋关节的感觉神经来源不同，前方的神经来自股神经及闭孔神经，后方的神经来自臀上皮神经及坐骨神经的股方肌支。

7. 髋关节的血液供应　髋关节的血液供应来源于旋股内侧动脉、旋股外侧动脉、闭孔动脉和股骨滋养动脉。

第二节　髋部急性损伤

髋部急性损伤是指因髋关节活动不当或劳力负重过度引起髋关节及其周围软组织的急性损伤。其损伤可涉及肌肉、肌腱、韧带、关节囊、关节滑膜囊等。从事体力劳动的青壮年多见，为临床较为常见的髋部疼痛性疾病。由于受损伤的程度和性质不同，受损的部位和受到损害的组织不同，其临床表现各异。本病早期采用正确的非手术疗法并进行适当的休息，可痊愈。

【病因病机】

髋关节因受髋臼限制，运动范围相对较小。当髋关节活动时，无论前屈、后伸、内收、外展、内旋或复合性运动突然超过其活动范围，或髋关节突然遭受撞击，均可发生相应软组织的损伤，从而引起局部的疼痛、肿胀、活动受限等症状与体征。

【临床表现】

1. **病史** 患者均有急性损伤或扭伤病史。重体力劳动者和小儿多见。

2. **症状** 髋关节周围有不同程度的疼痛,其疼痛呈持续性,活动时加重,多数患者有跛行步态,有时呈足尖着地行走的跳跃步态,严重者髋关节呈现保护性体位。

3. **体征** 患者髋关节可出现肿胀隆起,伴有明显压痛,撞击大转子时可有深在疼痛,有时在髋关节周围可触摸到条索状物,且压痛明显。

4. **理化检查** X线检查无关节脱位或骨折现象。

【治疗】

本病的治疗原则是疏经活血,祛瘀止痛。

1. **推拿疗法** 推拿疗法是本病的主要治疗方法之一,推拿手法治疗可缓解髋关节肌肉痉挛,改善局部血液循环。推拿手法治疗髋部的急性损伤,一般要求采用轻柔的理筋手法,对于疼痛及肿胀较严重的患者,可暂不用推拿手法治疗。

推拿手法:患者取侧卧位,健侧在下,患侧在上,患侧髋关节微屈。医生用双手的大鱼际分别置于髋关节前后,其余四指分别拨推大腿前后偏外侧,自髂前上棘向下推按,一直至膝关节部,反复2～3次;然后再于髋关节周围压痛点处用拇指轻点按3～5min;再用掌根及大鱼际在伤痛部位轻轻推按点揉约10min;最后在拔伸下摇晃患侧下肢,结束手法治疗。

2. **针灸疗法**

(1)体针:针灸治疗髋部的急性损伤是中医综合治疗中较为常用的治疗方法,可缓解肌肉痉挛和紧张,减轻或消除疼痛症状,促进髋关节功能的恢复,常与推拿疗法结合应用,可收到较为满意的临床疗效。

针灸治疗本病以行气活血,通络止痛为法。选穴时应以近部取穴为主,循经远端取穴配合。取穴:髋关节后部损伤取阿是穴、环跳、承扶;髋关节前部损伤取阿是穴、髀关、足三里。刺法:每次取穴 3～5 个,每日针刺 1 次,症状减轻后可隔日 1 次。

(2)腕踝针疗法。穴位:取患侧相应的踝针区,如髋关节后部损伤取同侧下 4、5 区,髋关节前部损伤取同侧下 1、2、3 区。刺法:针尖向上沿皮刺入 1.2～1.5 寸,无针感为佳,针后嘱患者适当活动髋关节。每日 1 次。

3. 局部注射　对压痛点明显或疼痛部位深在者可进行局部注射治疗。注射方法:患者取侧卧位,患肢在上,伸直,找准压痛点,常规消毒,快速刺入皮下,后缓慢刺入,深达韧带,回抽无回血,注入药液 5～10ml(2% 利多卡因 3～5ml,曲安奈德混悬液 10～20mg,注射用水 2～4ml)。1 周后可重复给药 1 次。

若疼痛部位深在且压痛点欠明确时,可在股骨大转子上方 2～3cm 处垂直进针,深达髋臼唇,回抽无回血及体液时,注射上述注射药液 10～15ml,行倒"V"字注射。如疼痛仍未缓解,可将针退至皮下,斜行向关节囊内注入药液 3～4ml。

4. 外敷药物　中药外敷治疗对本病有很好的辅助治疗作用,可明显减轻疼痛,缩短疗程。使用外敷祛瘀止痛药膏(经验方):姜黄 30g,大黄 12g,干姜 30g,栀子 15g,乳香 12g,没药 12g。上述各药共研为细末,用凡士林调成 60% 软膏,外敷患处。

5. 内服药物

(1)中药内治法:气滞血瘀为本病的病理关键,辨证用药应以活血化瘀为法。损伤初期疼痛、肿胀明显者,服用活血化瘀,利湿消肿之方。可服用桃红四物汤加茯苓、泽泻、益母草、泽兰等药物;损伤中后期可服用舒筋活血之类的中成药,如舒筋活血片、舒筋丸等。

(2)西药:根据损伤后疼痛肿胀程度可服用双氯芬酸钠缓释胶囊、双氯芬酸片等消炎镇痛药物。

6. 其他疗法

(1)中药离子导入法:其作用主要是改善受损伤部位组织的血

液循环,从而促使受损部位的组织修复,所用药物为当归 12g,红花 15g,丹参 20g,姜黄 30g,研为粗粉,用 60％乙醇 500ml 浸泡 72h 后去渣备用,用中药离子导入治疗仪治疗,每日 1 或 2 次,每次 30min。

(2)损伤部位可用红外线照射仪理疗,每日 1 次,每次 30～40min。

【功能锻炼】

急性损伤期,可卧硬板床休息,1 周后逐渐开始轻微和缓的运动,双腿并立做下蹲活动,以及缓慢散步,并做腰、髋、膝的屈伸活动,同时注意局部保暖,以利于损伤的愈合。

【典型病例】

患者陈某,男,37 岁,工人,2013 年 4 月 17 日就诊。主诉:右髋关节疼痛 2d。现病史:2d 前干活中不慎扭伤右髋部,当时即感疼痛,活动时疼痛明显,休息后疼痛不减。检查:右髋关节处明显肿胀,压痛明显,撞击右侧股骨大转子有深在痛,行走呈跛行步态。X线检查提示:右髋关节无脱位及骨折。诊断:髋关节急性软组织损伤(右)。治疗:①推拿手法:患者取半卧位或卧位,于右髋部做轻柔按摩,以缓解肌肉痉挛、减轻疼痛;然后患者仰卧,医者以右手继续按揉右髋部肌筋处,左手于患者右膝部行被动屈伸髋关节及旋转髋部运动,并逐渐增大活动频率及幅度,同时对右髋部肌筋经行弹拨手法。推拿手法及理筋手法约 10min。②外敷祛瘀止痛膏,每 3 日 1 帖。③内服活血理气、止痛解筋之中药。药用:桃仁 12g,红花 12g,当归 10g,川芎 15g,赤芍 12g,自然铜 10g,丹参 30g,牛膝 15g,川断 20g,莪术 10g,三七粉(冲)5g。每日 1 剂,分两次服用。共 4 剂。3d 后疼痛明显减轻,7d 后病愈。

第三节　髋关节一过性滑膜炎

髋关节一过性滑膜炎是指髋关节因过度外展外旋,将关节囊、关节囊内脂肪、圆韧带挤压在股骨头与髋臼之间,使股骨头暂时不能复位而引起髋关节疼痛的一种病症。本病多见于 10 岁以下儿童,男多于女。确切的病因尚不清楚,多认为由外伤、感染引起,多数经手法治疗后症状可很快缓解,部分患者经一段时间的休息可自愈。

【病因病机】

儿童时期的股骨头发育不成熟,髋关节的活动度比较大,关节囊比较松弛,当儿童的髋关节外展位受到牵拉时,部分股骨头容易从髋臼内被拉出,这时常常因关节腔内负压的作用,将髋关节内松弛的关节滑膜吸入关节间隙,当股骨头迅速复原时,部分滑膜嵌顿。另外,还有关节内脂肪、关节内韧带也可能被挤压反折在髋臼与股骨头之间而影响股骨头恢复到原来位置,造成髋关节一过性滑膜炎。

【临床表现】

1. 病史　多数患儿有不同程度的外伤史或近期内呼吸道感染病史。

2. 症状　早期疼痛多位于大腿及膝关节内侧,随后局限于髋部,并可见躯干向患侧倾斜的步态。

3. 体征　髋关节前方及后方均有不同程度的压痛,被动活动、内旋、外展及伸直受限,少数患者可出现不同程度的内收肌痉挛。

4. 理化检查

(1)X 线检查:少数患者可有关节囊阴影膨隆、股骨头外移、关节间隙增宽。

(2)实验室检查:多数患者的白细胞计数及红细胞沉降率正常。

具体诊断时应与髋关节结核、化脓性关节炎、风湿性髋关节炎相鉴别,以便正确诊断。

【治疗】

1. 推拿疗法　本病患者多为儿童,因而推拿是较为适宜的治疗手段。一般要求推拿手法轻柔,先以拇指弹拨,理顺痉挛的内收肌,避免髋关节突然伸展及内旋活动,防止因增加关节内压而影响股骨头的血液供应。

推拿方法:患儿取平卧位,助手双手固定骨盆,医生站立于患侧,一手握住患者踝上,另一手紧握患者膝关节,先轻轻地屈髋屈膝,在无痛范围内做被动屈伸活动,如果出现疼痛不可再屈伸。当患者肌肉放松并能主动配合时,突然将髋、膝关节屈至最大限度并保持 1min,待疼痛稍缓解后屈髋内收内旋牵引伸直患肢。待患儿肌肉放松后功能立即恢复。少数患儿若不能立即自立屈髋活动时,经卧床休息 2～3d 后即可下地活动。

2. 理疗　可在关节患部周围用周林频谱仪或 TDP 照射,每次 20～30min,每日 1 次。以起消除肌肉痉挛,改善局部血液循环的作用。

【功能锻炼】

可让患儿低坐位,屈髋屈膝足蹬圆柱物来回滚动以便活动下肢。锻炼后卧床休息,尽量避免走路,尤其要避免患肢做外展外旋动作。

【预防】

注意提醒患儿避免髋关节的剧烈活动,特别是避免大幅度的外展外旋动作。当患儿身体某部分有感染灶,如患扁桃体炎等时,应注意及时治疗。

【典型病例】

患儿,男,7 岁,小学学生,于 2002 年 3 月 2 日就诊。主诉:右髋关节疼痛、行走困难 3h。病史:与同龄大的小朋友摔跤后感觉右侧髋关节处疼痛,不敢行走和活动。检查:右侧股骨大转子周围轻度压痛,左下肢呈外展外旋位。右髋关节 X 线未见异常。血常规化验未见异常。诊断:右髋关节一过性滑膜炎。治疗:患儿取俯卧位,先以拇指轻手法弹拨右侧股内收肌,放松内收肌群,将髋关节尽量屈曲后,内收旋后牵引下肢伸直。手法后患儿可下床行走活动,一切恢复正常。

第四节 弹 响 髋

弹响髋是指当髋关节自动屈伸活动时,在髋部出现的可听见或感觉到的"咔嗒"声响的病症。本病好发于青壮年。髋部弹响的产生,临床上可以由关节内和关节外两种原因引起,而以后者多见,习惯上一般将关节外原因引起者称为弹响髋。由于女性骨盆大,两侧大转子之间的距离较宽,大转子易与胫束摩擦而发生弹响,故女性多见。此病发生率较高,由于患者无明显痛苦,故多不引起重视,本病一般预后良好。

【病因病机】

当各种急性损伤使阔筋膜张肌或臀大肌腱部的前缘发生痉挛,使髂胫束发生紧张而增厚时,其张力明显增大。因此,在髋关节屈曲、内收或内旋活动时,紧张增厚的髂胫束滑过大粗隆部而发生弹拨性声响,通常可以听到或者感觉到。发生弹响时大多数患者不发生疼痛,少数患者可同时出现轻度疼痛,时间较长时,由于增厚组织的刺激,可发生粗隆部的滑囊炎而产生疼痛。

【临床表现】

1. 病史 多数患者有慢性劳损史,外伤史多不明显。

2. 症状 当髋关节做伸屈,尤其是内收、内旋活动时,股骨大粗隆可听到滑动的弹响声或感觉到弹响。

3. 体征 在出现弹响声的同时,可触及一条粗而紧的条形束从大粗隆部滑过,时间较长的患者合并大粗隆部滑囊炎时局部可有压痛。

4. 理化检查 X线检查可排除骨质病变。

【治疗】

对于已确定是弹响髋的患者,如果症状轻微可不予处理,充分休息后可自行缓解。对于症状明显者应积极治疗。其治疗方法如下。

1. 推拿疗法　由于推拿手法能有效地缓解和改善髂胫束的紧张,因而推拿疗法是本病首选的治疗方法。

患者取侧卧位,患肢在上,从阔筋膜张肌沿髂胫束到膝部用㨰法治疗,再弹拨髂前上棘上方的髂嵴部和大转子处的条索状物,然后沿大腿外侧髂胫束及阔筋膜张肌纤维走行方向施行揉法。

2. 注射疗法　可于股骨大粗隆局部注入。其注射药液同髂部急性损伤,一次注射药量为 5～10ml,每周 1 次。

3. 外敷中药治疗　可用活血消肿类中药,如乳香、没药、栀子、干姜、大黄等中药各取适量,共研细末,用凡士林调成软膏,外敷患处,每日 1～2 次,连续使用。

4. 其他疗法　对于症状重、时间长、条索状物增厚明显者,如果非手术治疗无效,可行手术将条索状物分离、切断,或切除引起弹响的增厚组织,如局部骨突过大,亦可将其部分切除。

【功能锻炼】

注意局部保暖,可行适当运动,切忌臀部及大腿的扭伤,不要故意活动髋关节使之发生响声,以减少局部摩擦。

【典型病例】

患者,女,20 岁,高三学生,2002 年 4 月 6 日就诊。主诉:行走左髋弹响 1 个月。病史:1 个月前参加爬山活动,随后左髋出现弹响,活动时感觉有条状物在髋外侧前后滑动,有时可听到弹响声。检查:伸髋、内收内旋髋关节时,在股骨大粗隆处可触及条索状物滑动,并可听见弹响声。诊断:左侧弹响髋。治疗:先行推拿手法治疗。主要采用点穴理筋法,取环跳、殷门、风市等穴,在臀部用㨰法,捋顺法,在股骨大粗隆增厚的纤维处用分筋手法及捻法,然后局部注入药液 8ml,休息后左髋弹响、疼痛消失,半年后随访未再发作。

第5章 臀部疼痛

臀部疼痛主要是指因臀部的肌肉、筋膜、肌腱、韧带、滑囊发生病变而引起的臀部区域的急、慢性疼痛。由于损伤的部位及程度不同,其病症不一。臀部疼痛在临床中发病率较高,且多见于体力劳动者。本章主要讨论临床中常见的臀大肌劳损、坐骨结节滑囊炎、髂胫束挛缩症、髂肌筋膜间隙综合征、梨状肌综合征、股骨大粗隆滑囊炎、臀上皮神经炎等常见病症。

第一节 臀大肌劳损

臀大肌劳损是指因各种慢性损伤引起臀大肌紧张、痉挛,从而导致臀部疼痛的一种病症。临床多见于重体力劳动者及运动员,采用非手术治疗,一般预后较好。

【病因病机】

臀大肌几乎占据着整个臀部皮下,与臀部的皮下脂肪组织共同形成臀部隆凸的外形。臀大肌为一不规则的四方形扁肌,较厚,覆盖着臀中肌的后部及其他臀肌的全部;臀大肌以广泛的短腱起自髂后上棘至尾骨尖之间的部位,依次有臀后线以后髂骨背面、骶骨下面、尾骨背面及两者之间的韧带,胸腰筋膜和骶结节韧带,肌纤维平行斜向外下方至股骨上部,移行至髂胫束的深面和股骨的臀肌粗隆。附近有臀大肌转子间囊、臀肌股骨囊、臀大肌坐骨囊。臀大肌收缩可伸大腿,并稍外旋。当大腿固定时,可使骨盆向后倾斜,维持身体直立。臀大肌受臀下神经(腰$_5$-骶$_2$)支配。

由于臀大肌是伸髋的强有力的肌肉,于猛烈用力攀登高处,或臀部遭受暴力、跌仆损伤时均可使臀大肌受到损害而出现肌纤维断裂、炎性渗出、痉挛、水肿,从而引起臀部疼痛,重者可出现行动不便等临床症状。

【临床表现】

1. 病史 绝大多数有剧烈运动或跌仆损伤史。

2. 病状 多为臀部疼痛。表现为钝痛,并可伴有肌肉紧张、酸胀感,有时疼痛可向周围放射,行走或活动时疼痛加重。

3. 体征 臀部触诊可有肌紧张,压痛,有时可触及呈条索状的部分肌束,伸大腿或直立姿势时臀部疼痛加重,臀大肌紧张试验阳性。

4. 理化检查 髋部 X 线片多正常,血常规化验无异常。

【治疗】

1. 推拿疗法

(1)患者取俯卧位,医生站于患侧,先行局部点拨穴位,如环跳、阿是穴,约 10min。

(2)捋顺法:沿臀大肌纤维走行方向捋顺 10min。

2. 针刺治疗

(1)体针:以阿是穴为主,配合环跳、阳陵泉等穴。急性期每日针刺 1 次,缓解期隔日治疗 1 次,连续 7d 为 1 个疗程。

(2)尺胫针治疗:取患侧足阳明、足少阳、足太阳经胫部皮部,用 1 寸毫针针尖向上平刺 0.8～0.9 寸,亦可行针(上抬下压、左右捻转和摆动、环转),留针 20～30min,每日 1 次。留针期间可让患者活动腰臀胯部。

3. 药物治疗

(1)对于早期疼痛明显、行走不便的重症患者可服用活血消肿、止痛的中药,如桃红四物汤加减,也可服用英太青等抗炎镇痛药。

(2)对于局部肿胀疼痛者可外敷活血止痛膏治疗。

4. 理疗 局部应用短波治疗仪或 TDP 磁波照射治疗,每日 1

次,7 次为 1 个疗程。

【功能锻炼】

早期应卧床休息,尽量减少活动,1 周后疼痛及肿胀明显减轻,可进行轻度活动。同时注意臀部保暖,以利早日康复。

【典型病例】

患者,男,32 岁,农民,2005 年 4 月 23 日就诊。主诉:左臀部胀痛半年。病史:半年前不慎从慢速行驶的摩托车后座上跌下,左臀部着地,当时即感臀部疼痛,左髋部活动受限,经休息后症状有所减轻,未在意。之后髋部常感疼痛,劳累、干体力活、活动髋部时疼痛加重。检查:左髋部肿胀、压痛明显,伸大腿时疼痛加重,臀大肌紧张试验阳性;左髋 X 线检查未见异常。诊断:左臀大肌劳损。治疗:患者取俯卧位,于左侧臀部点按环跳、阿是穴,约 10min,再沿臀大肌纤维走行方向行揉法约 5min,最后行掌鱼际散法结束。每日 1 次。同时内服中药:桃红四物汤加泽兰 6g,茯苓 10g,三七粉(冲)3g,每日 1 剂。4d 后疼痛明显减轻,同法再治 10d 痊愈。

第二节 坐骨结节滑囊炎

坐骨结节滑囊炎是指由外伤、劳损或感染等刺激引起的以坐骨结节处疼痛为主要症状的滑囊内的急性或慢性炎症。本病主要由臀大肌腱膜与坐骨结节之间的摩擦刺激引起,临床较为多见,经非手术治疗可痊愈。

【病因病机】

坐骨位于髋骨的后下部,坐骨结节为坐骨上下支移行处骨质粗糙而肥厚的部分,从上到下附着有半膜肌、股二头肌、半腱肌和大收肌。坐骨结节部位有一较大的滑液囊,称为坐骨结节滑囊或臀大肌坐骨囊,此囊可减少肌腱与关节的摩擦,直接或间接地有助于骨关节的运动。

由于髋关节的过度运动或负重,坐骨结节处与附着的肌腱之间反复摩擦,使坐骨结节滑囊长期受到刺激,或因直接受到挫撞而引起。病理机制早期主要为囊内浆液性渗出增加,形成局限性肿胀,长期刺激可引起囊壁变厚,渗出液的吸收障碍,形成慢性肿胀,从而引起局部疼痛。

【临床表现】

1. 病史　多有髋关节的劳损史。

2. 症状　患者坐骨结节处疼痛,髋关节屈曲活动时疼痛明显。疼痛有时向周围放射。

3. 体征　常可于坐骨结节处找到压痛点,严重者可触及囊性物。

4. 理化检查　X线检查:髋关节或骨盆拍片多无异常。

【治疗】

1. 推拿治疗　患者取侧卧位,患肢在上,先以㨰法放松髋部及大腿后侧的肌肉,再弹拨坐骨结节滑囊部位,最后以拇指捻揉法捻揉该部位,再以双掌鱼际散法结束。

2. 局部注射　患者取侧卧位,患侧在上,屈髋屈膝,在坐骨结节疼痛部位,仔细触摸压痛、肿胀最明显处,斜行刺入,其过程中注意保持注射为负压,一旦刺入滑囊内,多有黄色液体回流,应尽可能将囊内液抽吸干净,然后再注射药液(药液见第4章第二节髋部急性损伤的局部注射治疗)5~6ml,再将针退至坐骨结节滑囊周围注射5ml。必要时5~7d后重复治疗1次。

3. 药物治疗

(1)急性期以活血止痛为主,口服中药桃红四物汤加泽兰、茯苓、牛膝、三七粉(冲)、乳香、没药、益母草等。

(2)服用非甾体抗炎药,如适洛特、英太青等。

4. 理疗　局部可用 TDP 照射、中药离子导入仪治疗,每日1次,每次 20~40min。

【功能锻炼】

疼痛、肿胀早期注意休息,症状明显缓解后可进行适当的屈髋、屈膝活动。

【典型病例】

患者,男,42 岁,搬运工,2003 年 7 月 21 日就诊。主诉:右侧臀部疼痛 10d。病史:10d 前因加班劳累致右髋部疼痛,右坐骨部位疼痛明显,行走活动时加重,偶然向周围放射。检查:右侧坐骨结节处压痛(＋),髋关节屈曲活动时疼痛加重,X 线检查右髋关节未见异常。诊断:坐骨结节滑囊炎(右)。治疗:推拿疗法加外敷药物治疗。患者取侧卧位,患肢在上,先以揉法放松髋部及大腿后侧的肌肉,弹拨坐骨结节滑囊部位,拇指捻揉该部位,再以散法结束,每日 1 次,外敷活血止痛散。每日 1 次,7d 后痊愈。

第三节　髂胫束挛缩症

髂胫束挛缩症是指位于大腿外侧的髂胫束受到损伤致使其紧张、挛缩而出现大腿外侧疼痛,活动受限的疾病。髂胫束挛缩症临床较为常见,多采用非手术方法治疗,一般预后良好。

【病因病机】

髂胫束位于大腿的外侧面,它是阔筋膜张肌的延续部分,前上部有阔筋膜附着,上后缘有臀大肌附着,两者相互牵引,下部止于胫骨外侧髁。髂胫束本身没有收缩力,但可起到防止髋关节过度内收的作用。当外来暴力直接作用于大腿外侧,或在跌仆损伤中使大腿外侧碰撞于其他物体上时,髂胫束常因外力的作用而直接受到损伤,表现为局部肌纤维的断裂、皮下出血、炎性渗出,时间久之可使其变粗、增厚或挛缩,重者可影响到髋关节的内收活动。

【临床表现】

1. 病史　患者常有大腿外侧受伤史。

2. 症状　大腿外侧局部肿胀、疼痛,大腿内收活动时疼痛明显加重。

3. 体征

(1)下蹲:患者并膝下蹲时困难,慢性期出现挛缩时,常不能以正常姿势下蹲,必须将小腿处于外展位后才可下蹲。

(2)髂胫束紧张试验:患者取侧卧位,健肢在下并屈膝屈髋,以消除腰椎前凸的影响。医生一手握住患肢踝部,屈膝至 90°,另一手固定骨盆,然后外展患侧大腿,使之与躯干处于同一直线。正常时如迅速除去支持,则因阔筋膜张肌收缩,肢体不下落,稍上举后才慢慢下落。如果髂胫束挛缩,则患肢可被动地维持于外展位,并可能在髂嵴与大粗隆间摸到挛缩的髂胫束,此即为髂胫束紧张试验阳性。

4. 理化检查 X 线检查无骨关节病变;血常规、红细胞沉降率化验均无异常。

【治疗】

1. 推拿疗法 对于损伤初期,局部疼痛肿胀者,可用轻手法揉捻捋顺大腿外侧的髂胫束。对于损伤后期,髂胫束有轻度挛缩时,可采用重推揉捋手法:患者取侧卧位,将患肢屈膝屈髋,尽量让膝关节放置于床面,医生立于患者背后,用手掌沿紧张的髂胫束由上向下推捋,手法用力由轻到重,推捋 7~10 次。

2. 针刺

(1)体针:用于损伤中后期,以促使其早日恢复。取局部阿是穴和风市穴为主治疗,每日 1 次,平补平泻手法,每次 30min,可连续治疗 5~7d。

(2)尺胫针:取患侧胫部足少阳、足阳明、足太阳经皮部,用 1 寸毫针向上平刺,针身全部埋于皮下,行针后留针 20~30min,期间可行针 1~2 次,同时配合患者患侧活动。

3. 药物治疗 损伤初期可内服活血化瘀、消肿止痛类方剂。代表方剂为桃红四物汤、活血舒筋汤,也可用相应药物研末调湿外敷或熏洗。

4. 其他疗法 对于个别病例,髂胫束挛缩明显,非手术各法治疗无效者,可考虑做髂胫束松解手术。

【功能锻炼】

早期应注意卧床休息,中后期应进行适当的功能活动锻炼,并注意大腿外侧的保暖。

【典型病例】

患者,女,31 岁,2003 年 4 月 30 日就诊。主诉:撞伤后左大腿外侧疼痛 5d。病史:5d 前行走中被自行车撞倒,左大腿外侧受伤,当时疼痛不很明显,未重视,第 2 天起床后自感左大腿外侧疼痛,局部肿胀,行走需人搀扶。检查:右大腿外侧局部肿胀、压痛明显,下肢做内收活动时疼痛加重,膝下蹲困难。左下肢髂胫束紧张试验(+)。诊断:左下肢髂胫束挛缩症。治疗:用轻手法揉捻捋顺大腿外侧的髂胫束约 20min,内服桃红四物汤加茯苓 10g,泽泻 6g,牛膝 10g,益母草 30g,薏苡仁 15g,黄柏 10g,生甘草 5g。每日 1剂,水煎口服。同时于肿胀明显处外涂双氯芬酸乳胶剂,每日 2次。治疗 3d 后局部肿痛明显减轻,10d 后痊愈。

第四节　梨状肌综合征

梨状肌综合征又称梨状肌损伤、梨状肌狭窄综合征、坐骨神经出口综合征等,指梨状肌受到损伤后发生痉挛、变性,在臀部卡压刺激或牵拉坐骨神经而引起的臀腿部疼痛的一种临床常见病症。本病在下肢肌肉和神经损伤中最为常见,大多数患者为中老年人,经非手术治疗绝大多数可获痊愈。

【病因病机】

梨状肌起于骶$_{2-4}$水平骶骨侧方的骨盆面上,有一部分起自骶髂关节的关节囊前方和骶结节韧带的骨盆部分,向外侧走行代为肌腱,止于大粗隆的上部内侧面。梨状肌将坐骨大孔分隔为两部分,即梨状肌上、下孔,上孔有臀神经及臀上动、静脉通过,下孔有坐骨神经、股后皮神经、臀下神经、阴部神经及臀下动、静脉通过

（图 5-1）。在此点处，肌腱与髋关节囊之间有梨状肌囊以减少摩擦。梨状肌收缩时可使大腿外旋并外展。因此，当损伤梨状肌或其发生痉挛、变性、增粗时，可致梨状肌上、下孔狭窄而卡压相应的神经、血管，并使其发生神经性炎症反应而出现临床症状。

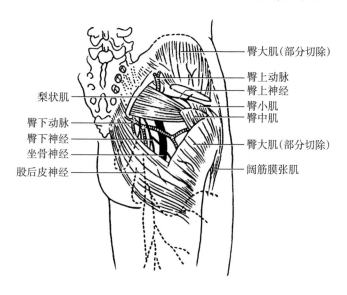

图 5-1　分布于梨状肌上、下孔的神经和血管

　　坐骨神经来自第 4 腰椎到第 3 骶椎的脊神经前支，且经骨盆后壁走行，通过坐骨大孔，其与梨状肌有 4 种解剖关系（图 5-2）：①约 71.7％的坐骨神经全部由梨状肌的下缘穿出；②19.3％的坐骨神经干在未穿出骨盆前便分成 2 支，一支由梨状肌中间穿出，另一支由肌之下缘穿出；③5.7％的坐骨神经一支由梨状肌上缘穿出，另一支由肌之下缘穿出；④3.3％的坐骨神经仅为一支，全部由梨状肌中间穿出。上述四型中第 1 种为正常型，后 3 种为畸形型，共占 28.3％，由于解剖上的变异，坐骨神经和梨状肌的这种密切关系决定了梨状肌的病变对坐骨神经的影响较大。

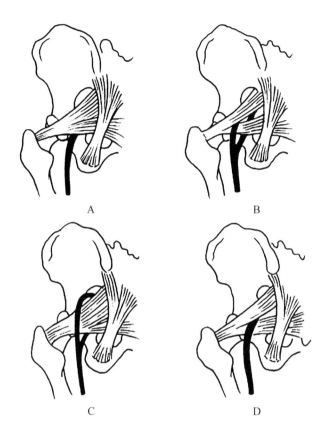

图 5-2　梨状肌与坐骨神经的 4 种关系
A. 梨状肌下缘型；B. 梨状肌中间、下缘型；C. 梨状肌
上、下缘型；D. 梨状肌中间型

引起梨状肌改变的原因主要有急性损伤和慢性劳损。前者如
下肢突然过度外展、外旋的蹬踏，或由蹲位猛然站立时及伸展、屈
曲、内收、内旋均可损伤梨状肌。长期负重物行走或因某种劳动方
式使该肌长期处于过度紧张、牵拉状态，或急性损伤未获及时治

愈,或治疗方法不当,均可形成损伤的慢性经过,使该肌出现持续性痉挛、充血肿胀,逐渐变性,肌束增厚、硬化、粘连,刺激、压迫、牵连邻近的神经、血管而发病。

另外,盆腔炎症、附件及骶髂关节病变均可影响梨状肌,臀部受凉也可致血管收缩,梨状肌痉挛;腰椎间盘也可反射性地引起梨状肌痉挛而发病。

【临床表现】

1.病史　大部分患者有扛、抬重物,或久蹲久站,或髋部扭伤,下肢过度外展、外旋,或臀部受凉,或妇女盆腔炎症史。病程多有慢性间歇性发展,通常累及一侧臀部及下肢坐骨神经的分布区域。

2.症状　多为臀部钝痛、刺痛,并伴有发紧、发困,酸胀感,疼痛常向大腿后侧、小腿后外侧及足背或足外缘放射,行走或活动时疼痛加剧,重症患者常伴有下肢及会阴部感觉异常。

3.体征

(1)臀部触诊:可触及紧张、增厚、压痛的梨状肌,偶可触及部分条索状肌束,坐骨神经通路的臀点、腘窝点等常有显著的压痛,腰部体征一般不明显。

(2)特殊检查:梨状肌紧张试验、直腿抬高试验、内旋髋试验均呈阳性;小腿外侧皮肤有时感觉过敏或减退。

4.理化检查　CT及腰椎X线检查多无异常表现。

【治疗】

1.推拿疗法

(1)揉法:患者取俯卧位,医生站在患侧,先行点拨穴位,即点按环跳、承扶穴10min,沿梨状肌纤维走行方向行2～3min的揉法。

(2)分筋法:患者取俯卧位,双下肢呈外旋位,肌肉放松,医生站在患侧,用一拇指或双拇指重叠,按压在梨状肌肌腹部位,用分筋手法在与梨状肌纤维方向垂直处来回拨动,以分解粘连,缓解痉挛。

（3）捋顺法：按梨状肌纤维走行方向施以捋顺手法，手法可行
3～4 次，约 5min。

（4）散法：在梨状肌部位施以单掌松散法，约 2min。

2. 针刺疗法

（1）尺胫针：取患侧胫部足太阳、足少阳经皮部，用 1 寸毫针针
尖向上平刺，针身均埋于皮下，行针后留针 20～30min，留针期间
活动患侧髋关节，常可见到疼痛减轻或消失现象。每日 1 次。

（2）腕踝针疗法：取患侧下 4、5、6 区，针尖向上刺入。每日 1 或
2 次，每次 30～60min。

（3）体针疗法：以取阿是穴为主，配合环跳、殷门、阳陵泉、承
扶、足三里等穴，可加电脉冲治疗，急性期每日针刺 1 次，缓解期隔
日 1 次，连续 7 次为 1 个疗程。

3. 局部注射疗法　于梨状肌肌腹面在体表的投影点处，严格
消毒后用 7 号长针头垂直刺入，穿过皮肤、皮下组织、臀大肌筋膜
进入臀大肌，按其走行方向缓慢注入药液（其药物同第 4 章第二节
髋部急性损伤）8～10ml，有的患者注射药物后可引起下肢或会阴
部麻木感，此为麻醉药的药力作用，随后可自行消除。一般每周注
射 1 次，一般治疗不超过 5 次。注意：注射时切勿将针尖触及坐骨
神经。

4. 口服药物治疗

（1）对于早期损伤疼痛剧烈、行走困难者，应用以活血通络止
痛为主的中药，方选七厘散加牛膝、鸡血藤、伸筋草、豨莶草、木瓜、
防己、生黄芪、桂枝、桑枝等。西药可给消炎镇痛药物如英太青、适
洛特、新格非等，也可服用肌肉松弛药氯唑沙宗片。

（2）对于臀部因感受风寒而引起者可用独活寄生汤加减，疼痛
剧烈者加用乳香、没药。

5. 理疗　疼痛局部应用中药离子导入治疗，或使用中频治疗
仪、TDP 等仪器进行局部治疗。

6. **手术治疗** 对于经非手术治疗无效且症状严重,影响生活的重症患者,应考虑行梨状肌纤维切断术。

【功能锻炼】

嘱患者可做髋关节内收、内旋的被动运动,在做此运动时,患者可仰卧床上,患肢屈髋屈膝。也可双手抱住膝关节做患侧髋关节的内收、内旋活动,每日早、晚各 1 次,每次 10～20 遍。

【典型病例】

患者丁某,54 岁,农民,2012 年 5 月 20 日就诊。主诉:右侧臀部及下肢抽痛 1 周。病史:患者 1 周前因侧身抬重物时不慎伤及右侧臀部,致使右侧臀部疼痛不适,起卧及行走抬腿时疼痛严重,并向右下肢放射,起初未予重视,后症状逐渐加重,行走时出现跛行,髋关节外旋、外展功能受限,口服芬必得后疼痛有所减轻。检查:右臀部梨状肌处压痛(＋),可触及条索状隆起,梨状肌紧张试验(＋),直腿抬高试验(＋)。腰椎 X 线片及 CT 检查无异常。诊断:梨状肌综合征(右侧)。治疗:①推拿手法治疗:患者俯卧位,嘱其放松,医者立于患者右侧,对其局部痛处由轻至重施行揉法 5 分钟,使局部出现温热感;然后沿与梨状肌走行相垂直的方向,以双手拇指用力来回弹拨 10 余次;之后用肘尖对局部阿是穴由轻至重按压 3 次;最后医者右手扶按臀部,左手托起患肢,做被动的后伸外展及外旋动作 10 次,以上动作均以患者耐受为度。②局部注射:用 2% 利多卡因注射液 1.5ml、醋酸泼尼松龙注射液 1.5ml、地塞米松注射液 0.5mg 及丹参注射液 4ml 混合,用 5ml 注射器行局部痛点注射。③针刺疗法:取阿是穴、环跳、殷门、承扶、委中,平补平泻手法,隔日 1 次,每次 30min。4d 后症状明显缓解,10d 患者痊愈。

第五节 股骨大转子滑囊炎

股骨大转子滑囊炎是指由外伤、特异性或非特异性炎症引起的以局部肿胀、疼痛为主要表现的滑囊内急性或慢性炎症。临床相对少见。主要因臀大肌肌腱与大转子粗隆之间的摩擦引起,临床一旦确诊,应及时给予有效治疗,一般预后良好。

【病因病机】

股骨大转子滑囊位于臀大肌肌腱移行于髂胫束处与股骨大粗隆后外侧之间,在日常生活或运动过程中,由于股骨大粗隆突出部与臀大肌肌腱之间的反复摩擦,使滑囊长期受到刺激,或因多次直接受到碰撞而产生无菌性炎症,早期主要为囊内浆液渗出增加,形成局限性肿胀,长时间刺激则滑囊壁变厚,渗出液不能被吸收而形成慢性肿块,出现局部肿胀、疼痛等临床表现。

【临床表现】

1. 病史　患者股骨大转子处有急性或慢性损伤史,伤后大转子滑囊处多迅速肿胀并出现疼痛。

2. 症状　患者大粗隆局部或其后外侧常出现肿胀、疼痛,有时可向大腿后侧放射。患者常取患侧屈曲、外展、外旋位,以减轻跑、跳或走路过多时引起的疼痛。

3. 体征　大粗隆处常可找到压痛点,滑囊有积液时大粗隆处胀满及其后侧的凹陷消失,严重者可触及囊性物。患肢常处于屈曲、外展外旋位以放松臀大肌,减轻对滑囊的刺激而减轻疼痛,髋关节被动屈曲及内旋时疼痛加重。

结核性滑囊炎多为继发性,并伴有结核病病史。局部疼痛一般较轻微,常伴有冷性脓肿。由非特异性感染引起的滑囊炎,多伴有局部红、肿、热、痛等症状。

4. 辅助检查

(1)X 线检查:X 线平片检查多无异常,部分患者局部有肿大的软组织阴影,或合并局部骨质脱钙迹象;结核性滑囊炎晚期拍片常可发现有囊壁钙化现象。

(2)实验室检查:可无异常表现。特异性或非特异性感染者可有红细胞沉降率加快,白细胞计数增高等。

【治疗】

1. **推拿疗法** 患者取侧卧位,患侧在上,可先用㨰法以放松大腿外侧的肌肉群,然后以弹拨法弹拨滑囊部位,最后以拇指捻捻该部位,再以双掌鱼际散法结束。

对于急性期肿胀明显者,应减少髋部活动量,待肿胀消退后可适当增加髋部活动量。此外,可局部热敷。

2. **局部注射疗法** 患者取侧卧位,患侧在上,在肿胀、波动感最明显的压痛处,斜行穿刺,穿刺过程中保持注射器内负压,一旦刺入滑囊内,一般有黄色液体回流,则应尽可能将囊内渗出液抽净,然后注入注射液(其药物同第 4 章第二节髋部急性损伤)5～8ml,将针回抽退至滑囊周围注药 5ml。必要时 5～7d 后重复给药1 次。

3. **外敷药物** 急性期制动休息,期间可外敷活血止痛药,每日 1～2 次。

4. **内服药物** 同梨状肌综合征。

5. 其他疗法

(1)对于损伤性滑囊炎,在局部注射治疗后可于原进针点行小针刀治疗,切开滑液囊,松解周围粘连。

(2)对于化脓性及结核性滑囊炎,宜早日行手术治疗,以免延误病情。

【功能锻炼】

损伤轻者,一般在急性期过后即可开始轻度锻炼。方法:可做下蹲、起立运动;仰卧位、主动髋关节伸屈运动。在这些运动的基础上,可做踢腿运动,同时应合理安排工作、生活,勿使髋部过度疲劳。

【典型病例】

患者,男,37 岁,汽车修理工,2003 年 5 月 3 日就诊。主诉:左髋部疼痛 5d。病史:近期连续加班,左髋部疼痛不舒,行走时疼痛加重,偶尔向大腿后侧放射。检查:右侧大粗隆后方的凹陷消失,压痛(＋)，屈曲内收、内旋髋关节时疼痛及压痛明显。诊断：左股骨大转子滑囊炎。治疗：①外敷药物，局部用活血消肿类中药热敷，每次 30min，每日治疗 2 次。②推拿疗法，局部擦法，弹拨滑囊部位，最后用拇指捻捻，并以散法结束。每次手法治疗 20min，每日 1 次，治疗 5 次疼痛消失，活动自如。

第六节　臀上皮神经炎

臀上皮神经炎又称臀上皮神经髂嵴嵌压综合征，系指腰臀部因急、慢性软组织损伤，使穿过肌层和腰背筋膜跨越髂嵴到臀上部皮肤的臀上皮神经受到卡压、刺激而产生腰臀部及下肢疼痛的一系列临床症状。臀上皮神经炎临床较为多见，绝大多数经非手术治疗预后较好。

【病因病机】

臀上皮神经为感觉神经，是由胸$_{12}$和腰$_{1-3}$神经后支的外侧支发出的一组皮肤分支，穿过较厚的腰部肌肉和坚韧的腰背筋膜而达到皮下，在皮下继续跨越髂骨嵴中部至臀部，分布于臀上外侧至股骨大转子区域，不超过膝关节，支配着该区域的皮肤感觉。

在腰臀部软组织发生急性损伤时，臀上皮神经往往同时受累，容易受到牵拉而损伤、移位，弯腰时更为显著，这些牵拉性刺激可通过脊神经后支传入中枢神经系统，造成反射性腰痛及患侧下肢窜痛、放射性疼痛，大多数可涉及腘窝部。

臀上皮神经发生急性损伤后可引起神经牵引力增大，炎性水肿、充血，慢性损伤可导致神经轴突和髓鞘的炎性反应，神经呈现梭状增粗，从而出现神经疼痛症状。

【临床表现】

1. 病史　绝大多数患者有腰骶部的急性损伤或慢性劳损病史。

2. 症状　患者常表现为一侧腰臀部疼痛，其疼痛性质为刺痛、酸痛或撕裂样痛,尤其是髂骨嵴中部附近较为明显,有时可向大腿后侧放射扩散,但疼痛放射、扩散范围多不超过膝关节。

3. 体征 髂骨嵴中段最高点内侧 2～3cm 处上、下方多有压痛,双拇指于该皮下处可触及条索状硬结,用力深压时,患者有针刺样疼痛、麻木、酸胀等感觉。

重症患者弯腰受限,行走不便,常需他人搀扶,久坐立起或立久坐下时均感困难,有的患者下腰部或臀部皮肤、肌肉呈板状痉挛。

4. 辅助检查

(1)诊断性治疗:臀上皮神经阻滞后症状多立刻消失即可确诊。

(2)X 线检查:腰骶部和髋关节 X 线片多正常,无骨性改变。

【治疗】

1. 推拿疗法 患者取坐位,医生坐其后,用双手拇指触诊法摸清髂骨嵴中段异常波动或高起的条状物后,再辨清原位沟痕,用一拇指将其向上牵引,另一拇指将之拨回原位,可反复做几次,再顺向按压,双拇指触诊平复,手法治疗结束。对因牵拉伤或炎性刺激波及而出现症状者,可主要施用局部擦法、捋捻法。

2. 针刺治疗

(1)体针:选用阿是穴及邻近环跳穴、次髎等穴,可用强刺激手法,每日 1 次,慢性期可留针,加用艾灸、拔罐治疗,隔日 1 次,7d 为 1 个疗程。

(2)尺胫针治疗:刺激部位取患侧胫部足太阴经、足太阳经、足少阳经之皮部,用 1 寸毫针针尖向上平刺,针身仅位皮下,针刺数量以患者症状减轻或消失为依据,少则 1 针,多则 6～9 针,每次治疗 20～30min,每日 1 次。

3. 局部注射疗法 在患侧髂嵴中点内 2～3cm 处,以曲安奈德 10mg 加 2％利多卡因 5ml(皮试阴性),沿臀上皮神经走向注射,轻者一般 2～3 次即可治愈。

4. 内服药物 急性期应舒筋活血、通络止痛,可服用活血止痛胶囊、小活络丹等;可配合服用镇痛药物适洛特、新格非等。慢性期宜疏风通络止痛,可服用舒筋活络胶囊等。

5. 外用药物 外用活血、消肿、止痛类中药,熏洗或外敷等。

6. 小针刀疗法 小针刀疗法可于患侧髂肌中段压痛明显、触诊有条状结节处按神经走向行微创针刀松解术。注意切勿刺伤神经。

【功能锻炼】

急性期注意卧床休息,防止进一步损伤;慢性期可适当锻炼,如打太极拳、做保健操等以预防其再次发作。

【典型病例】

例1:患者,男,41岁,司机,2004年6月21日就诊。主诉:右侧臀腿部疼痛2d。病史:开长途汽车3d后即感右腰臀腿部牵拉性疼痛,行走不便,起床时疼痛加剧。检查:右髂嵴中点内侧2.5cm处压痛明显,可触及一小结节,直腿抬高时臀部出现酸胀牵拉痛,无下肢放射痛。诊断:右臀上皮神经炎。治疗:先行推拿疗法。以双手拇指摸清结节后,左手拇指向上用力推按,右手拇指再顺向拨压推揉5min。再用活血止痛散热敷患处30min,当天自感疼痛减轻,5d后疼痛消失而愈。

例2:患者梁某,男性,35岁,工人,2012年6月21日就诊。主诉:左侧臀腿部疼痛2d余。病史:2d前在工地干活时不慎摔倒,臀部着地,遂出现臀部酸痛,持续性钝痛,活动或坐位时左侧臀部疼痛更甚,服镇痛药后效果不明显。检查:左侧髂嵴中点内侧2cm处压痛明显,可触及条索状结节,局部无明显红肿,温度无异常,直腿抬高试验阴性。诊断:臀上皮神经炎(左)。治疗:①推拿:患者俯卧位,用㨰法、揉法等理筋手法于患者臀部,放松局部肌肉,随后在髂后上棘后下方对条索状物用拇指弹拨法反复弹拨臀上皮神经3~5min。②局注:用2%利多卡因注射液1.5ml、醋酸泼尼松龙注射液1.5ml、地塞米松注射液0.5mg及丹参注射液4ml混合,用 5ml 注射器行局部痛点注射。③电针加 TDP:患侧局部五针围刺秩边、承扶、委中,得气后,接电针仪,留针 30min,同时用 TDP 照射患处。隔天治疗 1 次,连续治疗。结果:当天治疗结束后自感疼痛明显减轻,经 4 次治疗后疼痛消失而愈。

第6章 股部疼痛

　　股部的上界前方为腹股沟,后面为臀沟,内侧与会阴相邻,下界为经髌底上方两横指处的环行线。股部的肌群分为前群、后群和内侧群。临床与股部疼痛关系密切的解剖有股三角和闭孔血管神经束,支配股部肌群和股部感觉的神经除坐骨神经外,还有股外侧皮神经、股神经和闭孔神经。

　　股部的股三角位于股前区上 1/3 段,呈一底边在上、尖朝下的三角形,向下续为肌管。上界为腹股沟韧带,外侧界为缝匠肌的内侧缘,内侧界为长收肌的外侧缘,前壁为阔筋膜,后壁凹陷,其外侧是髂腰肌,内侧为耻骨肌及其筋膜、股三角内膜鞘、膜管、股神经、股动脉、股静脉、淋巴管、淋巴结及脂肪组织等。这些结构的位置关系从内向外依次为股静脉、股动脉和股神经。

　　闭孔血管神经束经闭膜管出骨盆至腹部,其重要结构有闭孔动、静脉和闭孔神经。闭孔神经为混合性神经,起于腰$_{2-4}$前支的前束,沿腰大肌内侧缘在髂总动脉后侧,穿盆筋膜入骨盆,沿骨盆侧壁至耻骨上、下面斜行向前内方的闭孔沟内,至闭孔膜上部穿过闭孔管到股部。闭孔神经在闭膜管内分为前、后两支。前支行于短收肌浅面,分支至长收肌、股薄肌及髋、膝关节。后支行于短收肌深面,分支支配闭孔外肌和大收肌。其皮支由前支发出,分布于股前区内上部的皮肤。在临床中股内侧皮肤的疼痛和股内收肌群紧张及髋关节疼痛等,均可通过闭孔神经阻滞而缓解。

　　在临床中,引起股部疼痛的疾病较多,比较常见的有坐骨神经痛、髂腹股沟神经疼痛综合征、股二头肌损伤、股内收肌综合征、股直肌综合征、腘绳肌综合征、闭孔神经卡压综合征、股外侧皮神经炎等,绝大部分经非手术治疗可得到缓解。

第一节 坐骨神经痛

坐骨神经痛是指由不同原因引起的坐骨神经原发性或继发性损害所产生的沿坐骨神经通路及其分布区的疼痛综合征。坐骨神经痛在临床中极为常见,约占神经系统疾病的 20%,本病绝大部分经非手术治疗有效,部分可达治愈之效果。

坐骨神经为全身最大的外周神经,为混合神经,含运动和感觉两种神经纤维。起于第 4、5 腰神经和第 1~3 骶神经的前支,位于骨盆后壁,一般自梨状肌下孔穿至臀部,前方为孖肌、闭孔内肌腱、股方肌,后方为臀大肌,在股骨大转子与坐骨结节内侧下行,行于大收肌与股二头肌,下降至腘窝,一般于腘窝上角处或股下 1/3 处分为胫神经和腓总神经(图 6-1,图 6-2)。有时则可于股中部、股上部或直接由骶丛分出等变异。

【病因病机】

坐骨神经痛可分为原发性和继发性两大类,其中原发性坐骨神经痛是由于炎性感染或中毒等直接损害坐骨神经而引起,如由于某些器官或邻近组织炎症病灶者,经血液侵犯神经,多与肌炎和纤维组织炎同时发生,相对来说原发性坐骨神经痛临床较为少见。继发性坐骨神经痛占临床发病的绝大多数,从解剖关系上,临床将其分为根性、丛性和干性 3 种。

1. 根性坐骨神经痛 多由于腰骶部脊柱退变因素而引起,其病因多包括椎间盘突出症、增生性脊柱炎、脊柱骨折与脱位、骨肿瘤或转移性骨瘤。

2. 丛性坐骨神经痛 为坐骨神经中段病变,病因常为骶髂关节炎、外伤骨盆、髂腰肌和髂腰韧带损伤、盆腔脏器炎症及肿瘤等。

3. 干性坐骨神经痛 为坐骨神经下段病变,病因多起于坐骨

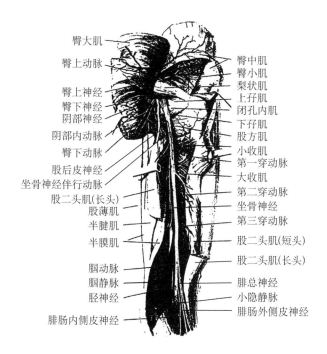

臀大肌
臀上动脉
臀上神经
臀下神经
阴部神经
阴部内动脉
臀下动脉
股后皮神经
坐骨神经伴行动脉
股二头肌(长头)
股薄肌
半腱肌
半膜肌
腘动脉
腘静脉
胫神经
腓肠内侧皮神经

臀中肌
臀小肌
梨状肌
上孖肌
闭孔内肌
下孖肌
股方肌
小收肌
第一穿动脉
大收肌
第二穿动脉
坐骨神经
第三穿动脉
股二头肌(短头)
股二头肌(长头)
腓总神经
小隐静脉
腓肠外侧皮神经

图 6-1　臀、大腿后侧坐骨神经及肌肉、血管的分布

神经干继发的反应性炎症,最常见于神经干周围组织损伤或炎症,其中梨状肌损伤是最易受累的因素。

【临床表现】

1. 根性坐骨神经痛　根性坐骨神经痛指神经从硬膜囊至椎间孔一段受到挤压而出现的临床表现(本节讨论不包括腰椎间盘突出症)。临床较为多见,常见于腰$_{4-5}$和骶$_1$神经。

(1)病史:间歇性发作且逐渐加重,常因外伤、体力劳动、局部受凉而发作。

(2)症状

①疼痛(为主),先有腰痛,继则腰腿疼痛,腰腿疼痛同时出现

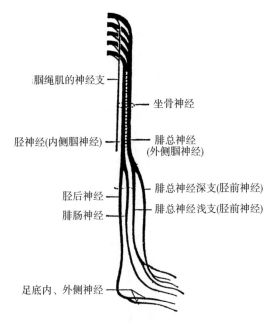

腘绳肌的神经支

坐骨神经

胫神经(内侧腘神经)

腓总神经
(外侧腘神经)

胫后神经

腓总神经深支(胫前神经)

腓肠神经

腓总神经浅支(胫前神经)

足底内、外侧神经

图 6-2　坐骨神经在下肢的分布

或是腿痛后又见腰痛者均较少见。最初为一侧腰部刺痛或钝痛，活动时加重，休息后减轻，随之疼痛加重，并呈持续性疼痛或反复发作。腰痛逐渐或突然沿患侧的臀、大腿后侧、小腿后外侧、足背外侧放射。疼痛常在改变体位、活动及腹压增大（咳嗽、打喷嚏、用力排便、闭气等）时加重并沿坐骨神经走行的通路呈放电样放射，患者常取患侧屈膝屈髋位以减轻疼痛。

②患肢有紧缩（抽）、胀、麻、凉、酸困等感觉。

（3）体征

①腰肌紧张，腰生理前凸消失，脊柱侧弯，腰部活动受限。患者坐、站、走时上半身向后、向健侧倾斜以缓解疼痛。

②下腰椎棘突旁、坐骨大孔区压痛、放射痛。

③神经牵拉试验、患侧或交叉直腿抬高试验（＋）、加强试验疼痛加重；屈颈试验、踇趾背伸试验（＋）。

④小腿或足外侧感觉异常、过敏，病重或病程较长者感觉可减退或消失，臀、小腿、踇长肌松弛、萎缩。

⑤膝、跟腱反射急性期正常或亢进，久之则减弱或消失。

⑥少部分患者患肢皮肤可见发冷、苍白、发绀、干燥等。

2. 丛性坐骨神经痛　丛性坐骨神经痛是指骶神经丛附近组织发生病变而引起的坐骨神经痛的综合征，较少见。

（1）症状：疼痛是其主要症状。骶部疼痛沿坐骨神经放射，有时可向腹股沟、会阴部放射（骶丛与腰丛较近，其周围病变常同时受累而致）。

（2）体征

①腰肌紧张，脊柱弯向健侧。

②压痛点多位于坐骨大孔区、坐骨神经干。有时在股神经区，腰椎棘突或棘突旁多无压痛点。肛诊于骶骨前可有明显的压痛并向下肢放射。

③神经牵拉试验、患侧直腿抬高试验（＋）、交叉直腿抬高试验及屈颈试验（－）。

④病重或较久则见下肢感觉障碍。

⑤膝、跟腱反射急性期正常或亢进，久之则减弱。

⑥少部分患者患肢皮肤可见发凉、苍白、发绀、干燥等。

3. 干性坐骨神经痛　干性坐骨神经痛是指继发于周围组织损伤或炎症，坐骨神经长时间受压、下肢血管病变引起的血管神经痛，较少见。

（1）症状：臀部、大腿后侧、小腿后外侧、足外侧剧烈疼痛，活动后加重，但使腹压增大的动作（如咳嗽、打喷嚏、用力排便等）与疼痛无关。

（2）体征

①脊柱弯向健侧以使患侧屈膝位疼痛减轻。

②坐骨大孔、坐骨神经干走行区压痛,并出现放射痛。

③神经牵拉试验、患侧直腿抬高试验(＋),交叉直腿抬高试验及屈颈试验(－)。

④患侧坐骨神经分布范围内感觉障碍。

⑤患侧臀部、腓肠肌等肌肉松弛、萎缩。

⑥患足苍白、发绀、皮肤发凉或发热、干燥或多汗、粗糙等。

在本病压痛点的寻找中,特别要注意以下部位:腰椎棘突下(神经根受累)、髂前上棘内侧(股外侧皮神经受累)、腹股沟(股神经受累)、髂嵴中点(臀上皮神经受累)、骶髂点(关元俞穴处)、坐骨孔点(秩边穴处,为坐骨神经出梨状肌下孔处)、转子点(坐骨结节与股骨大转子连线的中外 1/3 交界处,为坐骨神经干压痛处)、坐骨结节外缘(股后皮神经压痛)、腘窝外侧(委阳穴处,为腓总神经)、腓点(阳陵泉穴处,为腓总神经分叉处)、小腿后中间(承山穴处,为胫神经)、胫骨嵴外侧(足三里穴处,为腓深神经)、外踝后(昆仑穴处,为腓肠神经)、内踝后(太溪穴处,为胫神经)。

有关根性、丛性、干性坐骨神经痛的鉴别诊断见表 6-1。

表 6-1　根性、丛性、干性坐骨神经痛的鉴别诊断

项目	根性	丛性	干性
常见病因	椎间盘突出症,腰骶椎退行性变,先天性脊椎、韧带及硬膜囊畸形,腰椎损伤及肿瘤、炎性病变等	骶髂关节炎、盆腔炎、盆腔静脉淤血(前列腺炎、肿瘤等)	臀肌筋膜综合征、下肢静脉曲张、血栓闭塞性脉管炎等
病变部位	椎管内	盆腔骶丛部	盆腔出口

（续　表）

项目	根性	丛性	干性
疼痛范围	下腰骶臀腿	骶部	臀腿
压痛	突旁	坐骨神经干通络（脐旁）	盆腔出口处有压痛性结节,坐骨神经干通络
腰椎叩击痛	存在	舒适	阴性
坐骨神经通路放射痛	有	股前、会阴可有	有
腰部活动	受限明显,弯腰时加重	无异常	无异常
患侧直腿抬高试验	阳性	有时可呈阳性	阳性
交叉直腿抬高试验	阳性	阴性	阴性
屈颈试验	阳性	阴性	阴性
腹压增大的活动	发作或加重	无改变	无改变
感觉障碍	根型区域	干型多见	干型
膝、跟腱反射	早期增强,久之减弱或消失,但与受累脊节一致	减弱	跟腱反射减弱
影像学检查（CT、MRI）	有异常存在	无异常	无异常

【治疗】

治疗原则是标本同治,中西医治疗结合。

1. 卧床休息　对于急性期临床表现严重的患者,应卧床休息,最好睡硬板床。目的是减轻损伤,减少渗出物,降低病变局部水肿和对坐骨神经的压迫张力与刺激。

2. 针灸疗法

(1)体针:取肾俞、志室、腰夹脊、大肠俞、环跳、承扶、风市、阳陵泉、委中、承筋、承山、条口、昆布及阿是穴(腰、骶、臀压痛点处),瘀血阻络加膈俞、次髎、血海、三阴交等,亦可局部放血;风寒袭络加阴陵泉、三阴交,加灸拔罐;湿热阻滞加至阴、足窍阴放血;肝肾不足加太溪、三阴交;气血不足加脾俞、胃俞、血海、上巨虚等。每次取3～5穴,穴位交替使用,早期宜用泻法,久之宜用平补平泻法,虚证用补法,均可用电针治疗。每日1次,7～10d为1个疗程。

(2)尺胫针:取患侧胫部足太阳、足少阳、足阳明经皮部,用1寸毫针平刺(针尖向上),针身全部埋于皮下,行针,留针20～30min,期间嘱患者活动患侧腰及下肢,多可下针见效,每日1次。

(3)腕踝针疗法:取患侧下4、5、6区。穴位,采用针尖向上平刺法,每日1次,或埋于穴内。

3. 推拿疗法　针对不同病因、分型及主要症状,治本治标同步进行,治本以消除病因,治标乃缓解疼痛之苦。用放松、解痉、镇痛手法,沿坐骨神经走行分布及下肢肌肉,往复按、揉、捏、拿、斜扳、点压穴位,弹拨、顺推、捶、击、搓。

4. 口服中药　瘀血阻络者应用桃红四物汤加鸡血藤、三七、延胡索、乳香、没药、牛膝、益母草、地龙、蜈蚣等。风寒袭络者,应用独活寄生汤加附子、桂枝等。湿热阻滞者,应用四妙汤(散)与三仁汤合方加姜黄、丹参等。肝肾阴虚者应用六味地黄汤加二至丸,再加地龙、蒲黄等。气血不足者,应用八珍汤加味。以上各药,水煎服,每日1剂。

5. 口服西药

(1)止痛镇静药:肠溶性阿司匹林、吲哚美辛、异丙嗪等。

(2)维生素类:维生素 B_1、维生素 B_2、维生素 B_6、维生素 B_{12},以营养神经。

(3)血管扩张药:地巴唑、山莨菪碱等,以加强血液循环,促进新陈代谢。

(4)激素:泼尼松片等,以消炎、消肿,减轻炎性反应。

（5）抗生素：因感染引起者，应口服及静脉给药均可。

6. 局部注射

（1）注射部位：阿是穴（各压痛点）、肾俞、次髎、环跳、委中、昆仑、飞扬。

（2）注射药物：见第4章第二节。

（3）注意：当阿是穴位于神经干及附近时，注射的深度一定要严格把握，不宜刺伤神经干，注射时要求全神贯注，缓慢进针，并告知患者，如有轻微的放射状电麻感应立即诉说，且肢体均不可移动，立即退针或向侧方稍加移动即可，回抽无回血，注入药液。患者平卧10～30min。

7. 外敷药物

（1）取豆腐渣500g，胡椒粉、辣椒粉、地黄粉各3g，葱白6g，拌匀，锅上蒸热，迅速装入布袋中，趁热（勿烫伤皮肤）外敷阿是穴，每日1～3次，1剂可连用1周。

（2）取马钱子、乳香、没药、麻黄各250g，上药为末，加饴糖，用蜂蜜调成糊状，敷贴痛处，每日1换。

8. 其他疗法　红外线照射、局部离子导入、超声波治疗等。

【功能锻炼】

急性期应注意休息。病久应进行适宜的功能活动锻炼，注意下肢保暖。

【典型病例】

针刺结合放血治疗坐骨神经痛处方：主穴取腰$_{2-4}$夹脊穴、环跳穴、足太阳经筋配昆仑，足少阳经筋配悬钟，足阳明经筋配足三里，混合型选配相应穴位，可配合放血，其穴位有委中、委阳、阳陵泉等。刺法：针腰$_{2-4}$夹脊穴，针尖斜向脊柱方向，与皮肤成60°进针，使针尖向下传导。针环跳穴时，要求触电样针感传向足趾。中等刺激，泻法，留针30min，其间行针2～3次，每日1次，10次为1个疗程。放血穴每次选1～2个，在穴周浅表静脉最明显处消毒后用三棱针放血，一般每次放血1～2ml，刺后可在其上拔火罐，隔日

1 次,5 次为 1 个疗程。用此法共治 30 例坐骨神经痛患者,其中痊愈 24 例,占 80%;显效、有效各 3 例,各占 10%,总有效率为 100%。

第二节　髂腹股沟神经疼痛综合征

髂腹股沟神经疼痛综合征是指因外伤、手术或剧烈活动,损伤腹股沟神经而引起腹股沟区域、股内侧疼痛的一种疾病。本病临床不常见,但症状较重,绝大多数经非手术治疗可痊愈。

【病因病机】

多因外伤或腹股沟修补术、阑尾切除术损伤,刺激或切口瘢痕刺激神经而引起,也可因剧烈运动使经腹股沟穿入肌肉后的神经牵引受损刺激而引起。

【临床表现】

1. 病史　多有腹股沟或邻近部位手术史、外伤史、剧烈活动史。

2. 症状　一侧腹股沟区疼痛往往较为剧烈,伴有股内侧及阴囊区感觉异常,活动或咳嗽时疼痛加剧。

3. 体征　患侧腹股沟处有明显压痛,患侧髋关节呈轻度屈曲和内收姿势,常以小步走路为特点。

4. 辅助检查　诊断性痛点阻滞或髂腹股沟神经阻滞,可使疼痛消失或明显减轻。

【治疗】

1. 药物治疗　可服用消炎镇痛类药物,也可用活血止痛类中药蒸洗局部。

2. 尺胫针治疗　刺激部位为足太阴、足厥阴、足少阴胫部皮部,取 1 寸毫针,针尖向上平刺 0.8～0.9 寸,针身全卧于皮下,针刺的数量 3～6 根(仅取患侧)。每次治疗 20～30min。

3. 局部注射　对于压痛点明显者可行局部注射(药液同第 4

章第二节)。

4. 其他治疗 对于顽固性疼痛,经局部注射疗效不明显者,可行髂腹股沟神经切断术。

第三节 股二头肌损伤

股二头肌损伤是指因剧烈活动使股二头肌猛烈收缩或受到过度牵拉损伤,致使大腿后侧疼痛的一种病症,多见于体力劳动者和运动员,绝大多数经非手术治疗可痊愈。

【病因病机】

股二头肌长头起于坐骨结节,短头起于股骨粗线外侧唇下部,二头肌腱止于腓骨小头,和半腱肌、半膜肌共同组成腘绳肌,其主要功能为屈小腿伸大腿。

在跑跳运动、踢、压腿、劈叉或走路蹬空时易造成股二头肌的牵拉过度或猛烈收缩而受伤。其好发部位为坐骨结节肌肉附着处的撕裂伤及肌腹、肌腹与肌腱交界处的撕裂伤。

【临床表现】

1. 病史 有明显的大腿后侧拉伤病史,受伤害时可听到撕裂声,伤后可有大腿后侧肌群发紧或疼痛感。

2. 症状 损伤轻者一般疼痛局限、行走时疼痛,重复损伤动作时疼痛加剧;损伤重者则见局部肿胀、疼痛剧烈,行走困难,有时疼痛向损伤周围放射。

3. 体征 大腿后方可见肿胀,皮下淤血,损伤后压痛明显,抗阻力屈膝试验阳性。

【治疗】

1. 药物治疗

(1)急性期疼痛肿胀明显者,可服用消炎镇痛药物如双氯芬酸等,也可静脉滴注甘露醇、七叶皂苷钠以利水消肿。

(2)中药治疗,早期用活血消肿类药物外敷,内服桃红四物汤加减,后期内服活血舒筋汤或片等。

2. 推拿疗法 患者俯卧床上,先点按环跳、承扶、殷门、委中、承山、昆仑、太溪穴以疏通经络;再用拿法,由大腿到踝部双手拿捏;用捻揉法重点捻揉所伤之处以舒解痉挛;用散法由下向上将大腿部主要肌群放松。若肌肉紧张发硬者可重用弹筋手法。

3. 其他疗法 对于受伤严重、肌腱完全断裂者,非手术疗法所宜,应立即手术缝合。术后将伤肢固定3～4周。

【功能锻炼】

在恢复期可逐渐进行髋膝关节的伸屈活动,以促进肌肉恢复,减少粘连。

第四节　股内收肌损伤综合征

股内收肌损伤综合征是指因一次过度牵拉或反复牵拉致内收肌损伤的一种常见的胯部牵拉伤。股内收肌损伤综合征临床较常见,多可经非手术疗法治疗而痊愈。

【病因病机】

股内收肌构成前内收肌群,是髋关节内收、屈曲、旋转的主要肌肉。股内收肌包括5块肌肉,最浅层、最内侧的是扁而长的股薄肌,其深面由上而下并列着耻骨肌、内收长肌和内收大肌及耻骨肌深面的内收短肌,其间夹以闭孔神经。

在剧烈活动中,双腿用力过猛或用力持续时间过长,外来的暴力使大腿突然过度外展,内收肌受到过度的牵拉或急剧的收缩而超过了股内收肌肌纤维的弹性度而使其受伤,可致纤维部分断裂,或者在起止点部位出现撕裂伤。损伤后局部出血,继而纤维化,长久反复损伤则可引起耻骨部起止点末端病理性改变。

【临床表现】

1. 病史 有股内侧扭、挫伤或反复、持久的劳损病史。

2. 症状 大腿内侧疼痛,一般耻骨部最为明显,大腿内收、外展活动时疼痛加剧,功能受限。

3.体征

(1)压痛:股内收肌肌腹处痉挛、压痛,内收肌起点处以耻骨部压痛最为明显。

(2)特殊检查:髋关节被动外展时疼痛明显,内收肌抗阻力试验阳性(患者仰卧,屈膝屈髋,足部放于床上,医生双手放于膝内侧,拉下肢外展,嘱患者内收髋部,疼痛加剧者为阳性)。

4.理化检查 X线检查多正常。若发生骨化性肌炎者,X线片可显示内收肌部位有局限性钙化阴影。

【治疗】

1.推拿疗法 推拿手法适用于股内收肌不完全撕裂或完全撕裂的恢复期治疗。方法:患者取仰卧位,患肢屈膝屈髋轻度外旋,医生站于伤侧,用拇指在内收肌处用分筋弹拨法,以解除粘连和痉挛;然后一手托住腘窝,另一手拇指沿股内收肌向下顺之,同时将髋关节伸直,在内收肌耻骨部用捻法,最后用散法使之放松。

2.针刺疗法

(1)体针:取阿是穴、髀关、血海、伏兔、阴陵泉、足三里、三阴交等,每次选用3~4穴,平补平泻手法,急性期每日1次,恢复期隔日1次。

(2)尺胫针治疗:刺激部位为患侧胫部足太阴、足少阴、足厥阴皮部,用1寸毫针针尖向上平刺0.8~0.9寸,一般取5~6根针,留针20~30min。

3.局部注射疗法 注射部位在内收肌起止点的压痛处,在耻骨结节注射时,应在下方1~2cm处进针,到达耻骨上支后可缓慢注入曲安奈德10mg和2%利多卡因3~4ml,注射前回抽无回血方可注射,注射完毕后可于局部轻轻揉按。特别提示:操作时左手应先在腹股沟韧带下方摸到股动脉,进针时针头应避开该动脉。

4.药物治疗 初期疼痛及肿胀明显者,可用活血化瘀、消肿止痛的桃红四物汤加减,也可用活血化瘀、通络止痛、舒血通脉的中药外敷。恢复期以活血舒筋通络为主,应用舒筋活血片等内服药物。

5. **其他疗法**　可用 TDD 超声波治疗等,每日 1 次。

【功能锻炼】

适当做侧压腿及髋部外展练习。

【典型病例】

患者,男,19 岁,学生,2002 年 5 月 23 日就诊。主诉:左大腿内侧疼痛肿胀 2d。病史:2d 前打篮球时左大腿内侧受损,局部皮下见瘀血、肿胀,行走困难。检查:左大腿内侧明显肿胀,局部压痛(＋),内收肌抗阻力试验(＋),X 线摄片未见异常征象。诊断:左腿内收肌急性损伤。治疗:内服桃红四物汤加味(当归 10g,川芎 10g,生地黄 10g,白芍 20g,桃仁 15g,红花 12g,三七粉 3g,延胡索 15g,鸡血藤 15g,丹参 30g,益母草 30g);外敷活血止痛散,并用弹性绷带包扎,外展位休息,2 周后配合按摩、针刺,3 周后恢复正常。

第五节　股直肌综合征

股直肌综合征是指因剧烈运动使股四头肌猛烈收缩或受到过度牵拉损伤,从而引起大腿前面疼痛、肿胀的一种临床疾病。由于股直肌是大腿前面股四头肌中最有力的中部肌束,易于受伤,因此股直肌综合征临床较为常见。好发人群为从事重体力的劳动者和运动员。本病经及时正确的非手术治疗,一般预后较好。

【病因病机】

股直肌为人体股四头肌的中部肌束,位于大腿前面皮下,股中间肌的前面,为典型的纺锤形双羽状肌。它以大而圆的直头起自髂前下棘,薄而扁的反折头起自髋臼上方的沟内髋关节纤维囊,两头以锐角合并,向下呈腱膜状延伸到肌上部前面。下端借股四头肌肌腱止于髌骨的上缘。股直肌是双关节肌肉,为股四头肌 4 块肌肉中最长的肌肉,其主要功能为伸直膝关节,此外,还有屈大腿、屈曲髋关节的作用。

在剧烈运动中,股四头肌的猛烈收缩或过度反复被牵拉均可引起股直肌肌纤维的牵拉伤或撕裂伤,在跑步或跳跃运动时,髋关节剧烈地屈曲及膝关节猛烈地由屈位变伸直位时,股四头肌强烈收缩,致使股直肌极易被损伤,损伤部位多发生在肌腹,有时发生在肌腱与骨附着部。小部分由股四头肌遭受直接暴力挫伤而引起,而股直肌首当其冲受到损伤。

【临床表现】

1. 病史 有急性外伤史或慢性反复损伤史。

2. 症状 慢性劳损牵拉伤者,大腿前面疼痛轻微,多不肿胀,对一般活动无影响,但不能完成大强度的跳跃活动;直接暴力挫伤所致的重症患者,疼痛、肿胀明显,活动明显受限。

3. 体征

(1)局部患处肿痛,肌肉紧张,压痛(+),活动受限。

(2)特殊检查:跟臀试验阳性,患者取俯卧位,将足跟压向臀部,大腿前部有不同程度的牵拉痛。伸膝位抗阻力屈髋试验阳性,患者仰卧,患肢伸直,伸膝位抗阻力屈髋时疼痛。

4. 理化检查 常规股骨干正、侧位 X 线片检查,显示软组织广泛肿胀阴影,并排除骨折。

【治疗】

1. 推拿治疗 损伤初期肿胀、疼痛明显者一般不用推拿手法,以防加重损伤。待症状减轻后,采用揉捻顺手法:患者取仰卧位,医生立于伤侧,先用轻手法揉捻伤处,使痉挛的肌肉松弛;再令患肢屈曲,医生在大腿部做捋顺手法,最后用散法结束治疗。

2. 尺胫针治疗 刺激点取足阳明、足太阴胫部皮部,用 1 寸毫针针尖向上平刺 0.8~0.9 寸,针身全部平卧皮下,每次治疗 20~30min。

3. 外敷疗法 将中药蒲公英、没药、延胡索、三七粉、乳香、土鳖虫等活血化瘀、止痛消肿的药物共研细末,取少许,加食醋调成膏状,外敷于压痛明显处。每 2 日换 1 次。

4. 局部注射疗法　将曲安奈德 10mg 和 2％利多卡因 4ml 的混合液注入压痛点明显处,2～3d 注射 1 次。

第六节　腘绳肌损伤

腘绳肌损伤是指股二头肌、半腱肌、半膜肌损伤而致大腿后侧疼痛的病症。常见于跑步运动、劈叉、压腿、走路蹬空时用力过猛或不协调,使腘绳肌的起止点或肌腹、肌腱受到过度牵拉而致伤,临床上运动员易于发生。本病一般预后较好。

【病因病机】

腘绳肌由股二头肌、半腱肌和半膜肌组成,位于大腿后侧,股二头肌长头起于坐骨结节,短头起于股骨粗隆线外侧唇下部,二头肌腱止于腓骨小头;半腱肌和半膜肌起于坐骨结节,止于胫骨近端内侧面。这 3 块肌肉是全身最长的双关节肌肉,其主要功能为屈小腿和伸大腿。

在做跑跳运动、踢腿、压腿、劈叉或走路蹬空时引起腘绳肌的猛烈收缩或受到过度牵拉是腘绳肌损伤的主要病理机制。其好发部位为坐骨结节肌肉的附着点及肌腹、肌腹与肌腱交界处的撕裂伤,腘绳肌可完全断裂,进而引起局部疼痛、肿胀及下肢活动不便。

【临床表现】

1. 病史　一般均有明显的大腿后侧拉伤病史,伤时可听到撕裂声,伤后多有大腿后侧肌群发紧和疼痛。

2. 症状　受伤轻者,疼痛局限,行走时疼痛,重复受伤动作时疼痛加剧。受伤重时,疼痛剧烈,步行困难,有时疼痛向大腿周围放射。

3. 体征　大腿后方受伤处可见肿胀,皮下瘀血,受伤部位压痛明显。抗阻力屈膝试验阳性。

【治疗】

1. 推拿疗法　一般在肿胀消退后可做推拿手法治疗。

方法:患者取俯卧位,先点揉环跳、承扶、殷门、委中、昆仑、承山等穴位,以舒通经络;再用揉法,由大腿到踝部双手拿捏,用捻法重点捻揉伤痛处以解除痉挛;用散法由下向上将大腿所有肌肉放松。如果肌肉发硬,可重用弹筋手法。

2. 中药治疗　受伤初期可内服桃红四物汤加泽泻、牛膝、延胡索、三七、蒲黄等,再用相应中药外敷。后期内服舒筋丸等中成药。

3. 其他疗法　若损伤较重,应立即手术缝合,术后固定伤肢3～4周后,逐渐进行下肢功能锻炼。

【功能锻炼】

在恢复期可逐渐进行膝髋关节的伸屈活动,以促进肌力的恢复,减少粘连。

第七节　闭孔神经卡压综合征

闭孔神经卡压综合征是指因外伤或髋关节、股骨头病变使闭膜管变形,压迫其管内的闭孔神经或受炎性刺激而引起的腹股沟、股膝内侧疼痛的病症,又称"闭膜管狭窄症"。闭膜管是指闭孔上外侧的裂孔,管长1～2cm,宽约1cm,上为耻骨的闭孔沟,下为闭孔膜及其外面的闭孔内肌。本病临床相对少见,多经非手术治疗可愈。

【病因病机】

闭孔神经为混合性神经,起于第2～4腰神经前支,沿腰大肌内侧缘,在髂总动脉后侧,穿过盆筋膜入小骨盆,沿着骨盆侧壁,在髂内动脉与输尿管外侧前行,于耻骨下斜行向前内方的闭孔沟内,至闭孔膜的上部,与闭孔血管共同穿闭孔管至股部。在闭膜管内分为前后两支,前支行于短收肌浅部,分支至长收肌、股薄肌及髋、膝关节。后支行于短收肌深面,分支支配闭孔外肌和大收肌,其皮支由前支发出,分布于股前区上部的皮肤(图 6-3)。

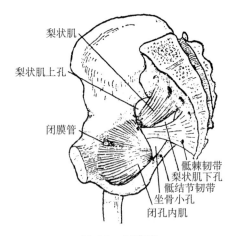

梨状肌

梨状肌上孔

闭膜管

骶棘韧带
梨状肌下孔
骶结节韧带
坐骨小孔
闭孔内肌

图 6-3　闭膜管

　　由于腰骶、髋、股部的急、慢性损伤或邻近组织的炎症,使闭孔神经在其较复杂的行程中受到刺激、卡压,从而引起闭孔神经支配区域,特别是膜内侧皮肤、股内侧肌肉的紧张、疼痛及髋关节的疼痛。

　　髋关节炎、股骨头坏死,髋内收、内旋肌、股薄肌痉挛等,均可使闭膜管变形卡压闭孔神经而发病。

　　【临床表现】

　　1. 病史　多数患者有腰骶部或髋部的损伤、劳损、髋关节结核、股骨头坏死等病史。

　　2. 症状　股内侧疼痛,多以耻骨周围、股内侧至膝内侧疼痛为主,常伴有其他感觉减退。

　　3. 体征　腹股沟处或股内收肌处多有压痛存在,耻骨结节下方 1～2cm 处压痛明显,并向大腿放射;内收肌抗阻力试验多呈阳性。

4. 辅助检查 X线检查多无异常,如为髋关节结核和股骨头坏死引起者,均有相应的影像学征象。

【治疗】

1. 推拿疗法 患者取仰卧位,患腿微屈髋屈膝位,医生于闭孔神经走行之体表投影范围行分筋弹拨法,并于耻骨部及股内收肌上部行挦、顺、推、揉手法,最后用散法放松结束手法。

2. 局部注射疗法 对于本病疼痛较为明显的患者可进行闭孔内局部注射。

方法:患者取仰卧位,大腿稍外展外旋,于耻骨结节下方1.5～2.3cm处垂直皮面快速进针,水平推进,穿过耻骨并多方向注药。阻滞成功的主要标志是下肢不能有力内收,难以测出明显的皮肤麻木区。注射药物为曲安奈德12.5mg,加入0.25％～0.5％利多卡因5～10ml。5～7d注射1次。凡结核、股骨头坏死者用维生素B_{12}代替曲安奈德。

3. 药物治疗 初期可内服活血止痛类中药以消肿止痛,方用桃红四物汤加泽泻、茯苓,后期可服活血舒筋通络类中成药,如三七伤药片、舒筋活络丸等。疼痛明显者可配合使用非甾体抗炎镇痛药如适络特等。

第八节 股外侧皮神经炎

股外侧皮神经炎是以大腿前外侧疼痛和感觉异常为主要特点的临床常见的皮神经痛。一般男性较女性好发,预后较好。

【病因病机】

股外侧皮神经起自第2、3腰神经前支的后腹,从腰大肌的中部外侧缘穿出,斜向外下方,经髂肌前面,于髂前上棘内下方穿过腹股沟韧带深面至股部分为2支,前支分配于大腿前外侧,直到膝关节的皮肤;后支穿出阔筋膜,分布于股骨大转子至大腿中部的皮肤。

由于腰骶部或髋部的急、慢性损伤,股外侧皮神经在髂前上棘内侧经腹股沟韧带处的骨纤维管或穿出阔筋膜处遭受卡压性刺激,又因该骨纤维管的出口较入口为小,位置又接近髂前上棘,周围结构较紧密,故容易出现卡压和刺激,从而产生相应支配区的疼痛和感觉异常。

【临床表现】

1. 病史　以老年人为多,多有腰骶部或髋部急、慢性损伤史。

2. 症状　以一侧股前外侧皮肤疼痛为主要症状,起病可急可缓,轻症多发病较急,重者为慢性发作。

3. 体征　髂前上棘内侧向下有压痛点,股前外侧皮肤可有局限性感觉减退症状。

4. 辅助检查　对症状严重的病例,应拍腰椎 X 线片及进行盆腔脏器检查,以排除器质性病变。

【治疗】

1. 药物治疗　以疏经活血通络为法,方选桃红四物汤加姜黄、防风、伸筋草、鸡血藤等,同时可用相应中药在髂前上棘内侧热敷。

2. 针刺治疗

(1)体针治疗:取阿是穴、环跳、居髎、风市穴,采用强刺激手法,带电,用疏密波,每次 30min,每日 1 次。

(2)尺胫针治疗:刺激部位为足阳明、足少阳胫部皮部,用 1 寸毫针,针尖向上平刺 0.8～0.9 寸,针身仅位于皮下,每次治疗20～30min。

3. 局部注射治疗　可在髂前上棘向下的压痛点处注射消炎镇痛药液 5ml,3～4d 注射 1 次。

【典型病例】

患者,刘某,男,39 岁,已婚,工人,2013 年 3 月 9 日就诊。主诉:双侧大腿前外侧麻木、感觉减退 2 年,加重 3 个月。现病史:患者 2 年前不明原因出现双侧大腿前外侧麻木,左侧大腿前外侧蚁行感明显,自觉双侧大腿前外侧皮肤感觉异常,掐之感觉不到疼痛,曾行针刺、艾灸、火针、梅花针及药物治疗,症状有所缓解,停止治疗后症状又复发。查体:双侧大腿前外侧下 1/3 处有一约 10cm×12cm 范围皮肤痛觉、触觉明显减退,肌肉无萎缩,肌反射正常。诊断:股外侧皮神经炎。治疗:①围刺加红外线照射:常规消毒后,取 1.5 寸无菌针灸针,沿该区周围围刺,以麻木、压痛点为中心,由患部边缘处斜向病变中心针刺数针,每穴相隔 0.5 寸左右,围成一圈,再在中心直刺一针。留针 30min,期间轻插重提泻法,局部加红外线照射治疗。②拔罐:出针后在上述病变明显处采用连续闪罐,留罐 10min。

每 2 日 1 次。经 5 次治疗后,患者诉麻木感基本消失而病愈。

第7章 膝部疼痛

第一节 膝关节解剖生理概述

膝关节(图 7-1)为全身最大的关节之一,它是由股骨、胫骨和髌骨构成,其稳定性则由骨、韧带和肌肉来维持。关节在运动状态中始终处于不稳定和不平衡之中,而人体总是在其中求得相对稳定和相对平衡。因此不能仅从骨结构来认识关节的稳定性,更重要的是还应从关节的运动状态中了解韧带和肌肉的稳定作用。

膝部是从髌骨上缘上方两横指到胫骨粗隆高度的范围,分为膝前区和膝后区。

一、膝 前 区

膝前区主要结构包括皮肤、筋膜、滑膜囊和肌腱等。伸膝时,明显可见并能扪及股四头肌腱、髌骨及髌韧带的轮廓。髌韧带两侧隆起的深面填以髌下脂肪垫,屈膝时该处呈浅凹,是关节腔穿刺的常用部位。

1. **浅层结构** 皮肤薄而松弛,皮下脂肪少,移动性大。皮肤与髌韧带之间有髌前皮下囊,慢性劳损时易发生炎症。在膝内侧,有隐神经自深筋膜穿出,并发髌下支,外上和内上方有股外侧皮神经、股神经前皮支和内侧皮支的终末分布,外下方有腓肠外侧皮神经分布。

2. **深层结构** 膝前区的深筋膜是阔筋膜的延续,并与其深面

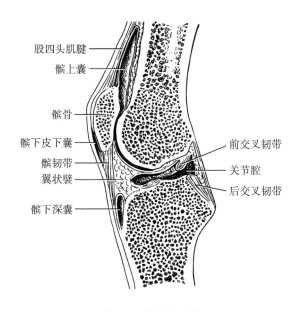

图 7-1　膝关节结构

的肌腱融合。膝外侧部有髂胫束,内侧部有缝匠肌腱和股薄肌腱共同形成的"大鹅足",其深面有一较大的滑囊称"鹅足囊",中间部为股四头肌腱,附着于髌骨底及两侧缘,继而延续为髌韧带,止于胫骨粗隆。在髌骨两侧,股四头肌腱与阔筋膜一起形成髌支持带,附着于髌骨、髌韧带及胫骨内、外侧髁。股四头肌腱与股骨之间有一髌上囊,此囊有时与关节腔相通,当关节腔积液时可出现浮髌感。此时可在髌骨两侧缘中点行关节腔穿刺抽液检查。髌韧带两侧的凹陷处,向后可扪及膝关节间隙,此处相当于半月板的前端。

二、膝　后　区

膝后区主要为腘窝。伸膝时,此部深筋膜紧张,屈膝时松弛,腘窝边界清晰可见,其内上、外上界的半腱肌、半膜肌和股二头肌腱均可摸及。

1. **浅层结构** 皮肤松弛薄弱,移动性较大。浅筋膜中有小隐静脉的末端穿入深筋膜,其周围有腘浅淋巴结,此区皮神经为股后皮神经末支、隐神经及腓肠外侧皮神经的分支。

2. **深层结构**

(1)腘窝的境界:腘窝为膝后区一菱形凹陷。外上界为股二头肌腱,内上界主要为半腱肌和半膜肌,下内、下外界分别为腓肠肌内、外侧头。腘窝顶(浅面)为腘筋膜,是大腿阔筋膜的延续,向下移行为小腿深筋膜。腘筋膜由纵、横交织的纤维构成,致密而坚韧。患腘窝囊肿或腘动脉瘤时,因受腘筋膜的限制而胀痛明显。腘窝底自上而下为股骨腘面、膝关节囊后部及腘斜韧带、腘肌及其筋膜。

(2)腘窝的内容:腘窝内含有重要的血管、神经,由浅层至深层依次为胫神经、腘静脉、腘动脉及外上界的腓总神经,血管周围有腘窝淋巴结。

①胫神经与腓总神经:胫神经位于腘窝的最浅面,于腘窝上角处由坐骨神经分出,沿腘窝中线下行,到腘肌下缘穿比目鱼肌腱弓进入小腿后区。在腘窝内,胫神经发出肌支、关节支至附近膝关节,另发一腓肠内侧皮神经,伴小隐静脉下行至小腿后面加入腓肠神经。腓总神经为坐骨神经的另一终末支,一般起自腘窝上角,沿股二头肌腱内缘行向外下,越过腓肠肌外侧头表面至腓骨头下方绕腓骨颈,在此分成腓浅和腓深神经。腓总神经在腓骨颈处紧贴骨面,表面无肌组织覆盖,故腓骨颈骨折或此部外伤时,易损伤此神经引起小腿前、外侧肌群瘫痪而导致足下垂。腓总神经在腘窝处发出关节支和皮支(即腓神经交通支和腓肠外侧皮神经)。

②腘动脉:是股动脉的延续,位置最深,与股骨腘面及膝关节囊后部紧贴,故股骨髁骨折易损伤腘动脉。腘动脉上部位于胫神经内侧,中部居神经前方,下部转至神经外侧。腘动脉在腘窝的分支有 5 条,分别是膝上内侧动脉、膝上外侧动脉、膝中动脉、膝下内

侧动脉和膝下外侧动脉,供应膝关节并参与膝周动脉网组成,其分支营养膝部的肌肉。经过腘窝下角,腘动脉分成胫前动脉和胫后动脉两终支。

③腘静脉:由胫前、后静脉在腘窝下角处汇成,有小隐静脉注入。在腘窝内伴胫神经和腘动脉上行,位于二者之间,并与腘动脉包于同一筋膜鞘内。

④腘深淋巴结:位于腘血管周围,4～5个。收纳小腿以下的深淋巴和小腿后、外侧和足外侧部的浅淋巴管。其输出淋巴管注入腹股沟深淋巴结。

三、膝 关 节

膝关节由股骨远端、胫骨近端和髌骨组成。关节的稳定性则由骨、韧带、关节囊和半月板来维持。胫骨上端膨大,称为胫骨髁,有内侧髁和外侧髁,参与构成膝关节。胫骨髁又称平台,因骨松质多,骨密质少,为膝关节骨折好发部位,骨折后容易后遗创伤性关节炎。平台骨折时骨碎片可向后移,压迫腘血管,有造成肢体缺血与截肢的可能性。

膝部肌肉以股四头肌最为重要,主要是伸膝功能,其拮抗肌为腘绳肌,主要作用是屈膝。临床上若固定膝关节时间过长,则极易发生股四头肌粘连及失用性萎缩。

四、膝 部 韧 带

膝关节的内侧、外侧侧副韧带和前、后交叉韧带,在维持关节的稳定方面起着重要作用。关节囊也具有一定的维护作用。侧副韧带除具有防止膝内翻和膝外翻外,内侧侧副韧带尚还具有限制外旋的作用。前交叉韧带和后交叉韧带不仅可防止胫骨向前和向后滑动,而且还可限制膝内翻、膝外翻及旋转。这两组韧带在膝关节伸直和完全屈曲时,处于紧张状态,可防止膝关节过伸和过屈(图 7-2 至图 7-6)。

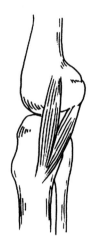

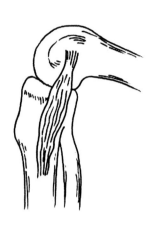

图 7-2　膝关节伸直时内侧侧副　　　图 7-3　膝关节屈曲时内侧
　　　　　韧带紧张　　　　　　　　　　　　　　侧副韧带松弛

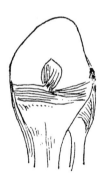

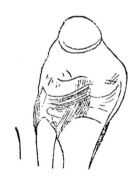

图 7-4　前"十字"交叉韧带　　　　　图 7-5　后"十字"交叉韧带

　　膝关节的韧带坚强柔韧,不易断裂,在功能活动中,总有一个或一个以上的韧带保持紧张,以维持膝关节的稳定。因韧带受神经支配,牵伸其韧带时,可反射性地引起关节附近肌群紧张,控制

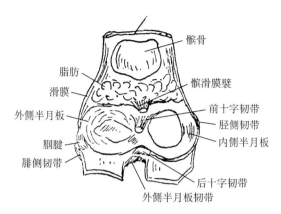

髌骨

脂肪

滑膜

外侧半月板

腘腱

腓侧韧带

髌滑膜襞

前十字韧带

胫侧韧带

内侧半月板

后十字韧带

外侧半月板韧带

图 7-6 膝关节周围结构

关节发生非生理性的异常活动。

膝关节靠周围的韧带及肌肉维持其稳定性。前方有股四头肌腱性纤维扩张部分,在髌骨两侧形成支持带;髌骨与胫骨之间有髌韧带;关节囊后部有腘斜韧带加强。侧副韧带在关节稳定上作用重大,胫侧侧副韧带起自股骨内上髁,止于胫骨内侧髁及胫骨体内侧面,呈基底向前的扁宽三角形,可分浅深两部,浅层又分前纵部、后上斜及后下斜部,深部与关节囊附着,并与内侧半月板紧密相连。腓侧侧副韧带呈圆索状,由股骨外上髁向下后方,止于腓骨小头尖部之稍前,将股二头肌止点一分为二,与外侧半月板之间隔以关节囊及腘肌腱。伸膝时侧副韧带紧张,屈膝时松弛,胫骨呈轻微旋转活动。交叉韧带是膝关节特有的关节内韧带,分别有前交叉和后交叉韧带。前交叉韧带起于胫骨髁间隆起前内侧和髁间前窝,向上后外止于股骨外髁内侧面之后部。后交叉韧带在前交叉韧带后方,起于胫骨髁间隆起后方,向前内止于股骨内髁外侧面之前部。前交叉韧带防止胫骨向前移位,后交叉韧带防止胫骨向后移位,对维持膝关节稳定有重要意义。膝关节伸直位时,两韧带完全紧张,半屈曲位时松弛。

五、膝部滑液囊

膝关节的关节囊内有滑膜覆盖,为人体最大的滑膜腔,髌上方为滑膜的反折部,对维护膝关节的屈伸活动有重要作用。

滑膜囊是结缔组织中的囊性间隙,位于肌肉和肌腱之间、肌腱与肌腱之间或肌腱与骨面之间,内有少许滑液,其具有滑动及减轻其间摩擦的作用。膝部滑液囊有髌前滑囊、髌上滑囊、髌下滑囊、腘窝滑囊、鹅趾滑囊等,这些滑液囊常因外伤、炎症、骨性关节炎等原因引起局部肿胀、疼痛,导致活动受限。

六、半 月 板

内、外半月板起缓冲和保护关节面的作用,填充于胫股关节之间,增加其稳固性。半月板和股骨髁一起做屈伸、旋转活动,其表面光滑,可减少关节面之间的摩擦。内侧半月板较大而薄,呈"C"形,外侧半月板小而厚,近似"O"形。半月板损伤较为常见,多见于运动伤。在我国外侧半月板盘状软骨出现率高,盘状软骨损伤机会更大。半月板除外缘有血供外,内侧几乎无血液供应,一旦损伤,自行修复较为困难,多需手术切除。近年来重新认识了半月板的重要作用,普遍开展关节镜检查,或在关节镜下手术切除整个半月板,或行部分切除术。

内、外半月板位于膝关节关节间隙。内侧半月板为"C"形,其后半部连于内侧侧副韧带,故前半部松弛,后半部固定,扭转外力易造成交界处损伤。内侧半月板前角附着于胫骨髁间隆起的前方,在前十字韧带附着点之前,其后角附着于胫骨髁间隆起和后十字韧带附着点之间的无关节面处。由于它和附着点之间的距离较大,故活动范围较小。反之,外侧半月板近似"O"形,其前角附着于胫骨髁间隆起的前方,在前十字韧带附着点的后方,其后角附着于胫骨髁间隆起的后方,前后二角的附着点比较接近,且外侧不与外侧侧副韧带相连,因而外侧半月板活动度大。正常膝关节有轻度外翻,胫骨外髁负重较大,所以外侧半月板承受压力较大,当股骨外髁做前后滑动及旋转活动时,易致其损伤。

七、膝关节动脉网

膝关节的血供十分丰富,由股动脉、腘动脉、胫前动脉和股深动脉的多个分支在膝关节周围吻合形成动脉网。主要有旋股外侧动脉降支、膝降动脉、膝上内侧动脉、膝上外侧动脉、膝中动脉、膝下内侧动脉、膝下外侧动脉、股深动脉的第3、4穿动脉和胫前返动脉。膝关节动脉网能保证供给膝关节的营养,当胫动脉损伤或栓塞时,可变成侧支循环的重要途径,保证肢体远端的血液供给。

第二节　膝关节骨性关节炎

膝关节骨性关节炎系由于老年或其他原因引起的关节软骨非炎症性退行性改变。临床可产生关节疼痛、活动受限和关节畸形等现象,又称为骨关节病、退行性关节病、老年性关节炎、肥大性关节炎、变形性关节炎。

【病因病机】

中医学认为,膝关节骨性关节炎的病因:一是年老体弱,肝肾亏损,气血不足,而致筋骨失养;二是因慢性劳损,感受寒湿或轻微外伤等因素诱发所致的局部气机阻滞,经络不通,血行不畅而引起筋骨、肌肉、关节疼痛酸楚、麻木或关节肿胀。西医学则认为人体内部平衡失调是导致骨质增生的主要原因。由于膝关节的退行性病变,使膝部肌肉韧带出现退变,股四头肌等肌力明显减退,膝关节活动时各关节软骨出现异常滑动,造成软骨面摩擦力明显增加,使关节软骨软化、剥脱。关节软骨退变产物刺激滑膜,能引起膝关节软组织病理改变,骨膜渗出增加,导致膝关节内压升高,使骨与关节的血流受到影响而产生疼痛。软组织粘连会进一步加重局部血供障碍,从而加重肿痛和功能障碍。

【临床表现】

1. **病史** 本病发病年龄多在 50 岁以上,肥胖女性多见。

2. **症状** 关节疼痛,尤以行走和上下楼梯时疼痛明显。随着病情的进展,可逐渐出现始动痛、负重痛、无活动痛、夜间痛、休息痛。疼痛可为间歇性,病情严重者可呈持续性钝痛或胀痛,甚至出现撕裂样或针刺样疼痛。活动过多、天气变化、情绪波动均可使疼痛加重。疾病晚期会出现关节肿胀、关节积液、关节畸形。此外,患者还会出现关节活动受限,严重者下蹲、蹲后起立、如厕、洗足、穿袜等动作困难,影响老年人的日常活动。

3. **体征**

(1)关节肿胀:可有关节积液。关节肿胀分为 3 度,略比健侧肿胀为轻度,肿胀组织与髌骨相平为中度,高于髌骨为重度。

(2)压痛:多在膝关节周围韧带、肌肉起止点处出现。

(3)畸形:膝内翻多见,也可有小腿内旋、髌骨增大、肌肉萎缩等症状。

(4)关节活动障碍:关节局部有轻度晨僵,持续时间短,一般为数分钟,极少超过 30min。活动时有各种不同的响声,如嘎吱声、摩擦声,关节僵硬、关节不稳。

4. **辅助检查**

(1)实验室检查:血、尿、便三大常规,红细胞沉降率,黏蛋白,类风湿因子一般均正常。少数炎症严重者红细胞沉降率和 C 反应蛋白可轻度升高。

(2)X 线检查:X 线片显示早期仅有软骨退行性改变,无其他异常,随着关节软骨变薄,关节间隙逐渐变窄,间隙狭窄可呈不均匀改变。在标准 X 线片上,成人膝关节间隙为 4mm,小于 3mm 为狭窄;60 岁以上的正常人,关节间隙为 3mm,小于 2mm 为狭窄;个别人关节间隙可消失。进而软骨下骨板致密、硬化,如象牙质状。关节边缘(即软骨边缘)及软组织止点可有骨赘形成,或见关节内游离体骨质疏松、骨端肥大、软组织肿胀阴影等。关节间隙狭窄、软骨下骨板硬化和骨赘形成是骨性关节炎的基本特征。

诊断主要是依靠临床表现和膝关节 X 线片检查,但临床症状的严重程度并不一定与 X 线片的表现相一致,一些 X 线片显示有严重的骨关节炎性改变,但其临床症状却很轻微。CT、磁共振、骨扫描等影像学检查对诊断并非必须。

【治疗】

膝关节骨性关节炎的治疗,主要采取非手术治疗。

1. 推拿手技

(1)患者取仰卧位,先以㨰法施于大腿股四头肌,重点在髌骨上部,约 5min,并点按揉鹤顶、犊鼻、血海、梁丘、伏兔、阳陵泉、足三里等穴,每穴位约 30s。

(2)以按揉与弹拨法交替作用在髌韧带、内侧侧副韧带、外侧侧副韧带、髌下内外侧脂肪垫、髌骨外上角,重点在鹤顶、犊鼻、血海、梁丘、伏兔、阳陵泉等穴周围,并提拿髌骨。

(3)患者取俯卧位,以㨰法施术于大腿后侧窝及小腿后侧约 5min,并按揉委中、承山等穴位。

(4)患者取仰卧位,屈髋屈膝,术者一手扶按患侧髌骨,一手握持小腿远端,做屈膝摇法,配合膝关节的屈伸、旋转等被动活动。

(5)术者于患者膝周围施摩法、擦法,以透热为度。

2. 电针治疗 取内外膝眼、鹤顶、膝阳关、阳陵泉、阴陵泉、血海、足三里等穴,采用平补平泻手法,得气后加 G-6805 型电针仪治疗,断续波,以局部沉、酸、胀麻为度,治疗时间 30min,每日 1次,10d 为 1 个疗程,可持续治疗 2～3 个疗程,直到症状消除。

3. 关节腔内药物注射 根据患膝病变情况,若关节滑膜炎症状明显,关节腔内积液多者,可先用醋酸曲安奈德 50mg,加盐酸利多卡因 100mg,行关节腔内注射,待 3～7d 关节积液明显减少或消失后,改用玻璃酸钠 2ml,行关节腔内注射;若无关节内积液者,可直接用玻璃酸钠注射,注射后主动或被动活动关节 2～3 次,以使药物在关节腔内均匀分布(对于退行性膝关节炎的早期轻型患者,亦可用泼尼松龙混悬液 1～1.5ml,加 2%利多卡因 1～2ml,再加注射用骨肽 2～4ml 注射),每周 1 次,5 次为 1 个疗程。亦可应用骨肽注射液(1 支 2ml),膝关节 1 次可注射 4ml,2～4 日注射 1 次,连续注射 8～10 次为 1 个疗程。其注射部位为内、外膝眼。亦可内加 2%的利多卡因 1～2ml。

4. 外用药物治疗　中药热敷:生艾叶、麻黄、桂枝、桃仁、红花、没药、乳香、伸筋草各等份,混合均匀,装入袋内,用水浸透,放于蒸锅内,蒸热待用。热敷时注意保湿,防止烫伤,每次热敷 20～30min,2d。

5. 内服药物

(1)中药:采用补肾、活血、通络、止痛的中药内服,能有效地改善关节的疼痛症状。治则为活血化瘀,祛风通络。药用当归 10g,丹参 30g,川牛膝 10g,地龙 15g,威灵仙 10g,海桐皮 10g,细辛 3g,桑寄生 15g,杜仲 15g。每日 1 剂,水煎,早晚分服。

(2)西药:消炎镇痛药仍是治疗该病的有效药物,尽管不可中止其发展,但可缓解症状、消除疼痛。还可加用维生素 B_1、维生素 C、维生素 E,补充钙剂等,急性炎症期还应给予抗生素治疗。非类固醇类的抗炎药物都有一定的止痛效果,但这类药物只应用于急性期间,不能长期使用,因为它们可以造成胃出血、胃溃疡和肝肾损害,连续使用不宜超过 10～12d。

6. 其他疗法

(1)超短波治疗:采用 DLC 超短波治疗仪,用 2 块 20cm×10cm 的长方形电极板,在膝关节上下对置,皮肤与电极板之间空气间隔 2cm,输出强度 12,输出调节为 80～100AM。患者有温热感觉即可,每次治疗 15～20min,每日 1 次,10d 为 1 个疗程。

(2)中药离子导入法:中药方剂有羌活、独活、泽兰、伸筋草、防风、透骨草、大青盐、红花各 15g,加 75%乙醇 1500ml,浸泡 15d,取 35ml 分别倒入 2 个长 14cm、宽 7cm、厚 0.5cm 的纱布垫上,让患者裸露患侧膝关节,药垫左右对置关节两侧,用 KF-1C 型电离子导入机进行中药离子导入,每日 1 次,每次 20min,10d 为 1 个疗程。

(3)小针刀疗法:小针刀疗法要选准痛点,包括疼痛激发点、痛性结节和条索,要明确病灶的深浅层次,熟知局部解剖,进刀点要避开神经血管。行刀时尽量贴近骨面,越贴近骨质越安全。对于离开骨组织的病变,应平行韧带、肌腱行刀,不可横行切割。一次施术进针点不宜过多,以 1～3 处刀最好,最多不过 4～5 处。每处施术范围不超过 1～2cm。

(4)合理使用支具:对于膝关节不稳、肿胀或轻度畸形者可间断使用石膏、夹板、支架、护膝带或弹性粘膏带等以增加膝关节的稳定性,减少异常活动,消除肿胀,减少关节磨损,并可矫正和预防畸形。

【功能锻炼】

1. 股四头肌收缩运动　患者取坐位或卧位,下肢伸直,踝关节背伸,用力收缩股四头肌并绷紧下肢,把膝关节压向下,保持数秒钟,然后放松下肢。

2. 下肢抬腿运动　患者取坐位或卧位,下肢伸直,踝关节背伸,抬高下肢至最大限度并保持数秒钟后缓慢放下。

3. 屈髋屈膝蹬腿法　患者取坐位或卧位,屈髋屈膝至最大限度,再缓慢用力伸直下肢并做蹬腿动作。

4. 下蹲法　两足站立与肩同宽,直腰,两下肢屈髋屈膝至最大限度后,两足用力伸膝站起。

5. 旋转摇膝法　又称"白鹤摇膝势",患者取站立位,两膝并拢半屈曲,双手扶在双膝上,做膝部环转动作。

以上 5 个动作,每个动作做 8～12 次为 1 组,每个动作可连续做 2～3 组,每天可锻炼 1～2 次。此方法简便、易行,患者也可在家中锻炼,锻炼应根据自我耐受程度循序渐进。

【预防】

劳逸结合,适当休息,不可过度负重、受凉受潮,避免久坐,尤其不宜长久屈膝小于 90°,嘱患者减肥,以减轻负重。患者在关节疼痛剧烈、关节肿胀加剧和关节活动受限加重的急性期,应避免关节承受过大的负载,如避免走长路和频繁地上下楼梯,特别是在提重物的情况下。在非急性期可做一些适当的关节锻炼,如散步、骑自行车、游泳和活动范围不过大的健身操。平时还可以使用拐杖以减轻膝关节的负重。

【典型病例】

例1:患者,女,55岁,主诉左膝关节肿痛2年,近半个月疼痛加重,步行困难,来诊时由家人搀扶,X线检查可见膝关节增生,间隙狭窄,诊断为膝关节骨性关节炎。曾服药治疗,效果不佳,经针灸治疗2个疗程后,功能基本恢复正常,症状基本消失,随访半年无复发。

例2:患者,男,59岁,2005年10月7日初诊。主诉:双膝关节疼痛近4年。患者自诉经多方求治,疗效不佳,病情时轻时重,现行走、下蹲困难。查体:双膝关节呈外翻畸形并肿胀,未能完全伸直或屈曲,双侧浮髌试验阳性。实验室检查:血常规、抗"O"、类风湿因子、红细胞沉降率均正常,关节腔穿刺,抽出关节液呈清亮淡黄色。X线片显示:双膝关节间隙变窄,内侧更甚,软骨下骨板致密硬化,胫骨髁间嵴及关节边缘变尖锐。诊断为双膝关节骨性关节炎,通过运用上述中西医结合治疗4个疗程后,患者已行走正常,仅两膝外翻畸形未纠正,2个月后随访,患者自诉双膝疼痛消失,活动自如。

第三节　膝关节错缝

膝关节错缝是指膝关节内侧或外侧半月板因不协调的动作,发生轻微的超越正常范围的错移,并于最终未能回复原位的一种病理改变(亦称微小移动)。

近年来,对半月板生理功能的认识已有了较大的进展,认为半月板除了能吸收震荡,限制股骨髁在胫骨上的过度移动,协助润滑关节及调节压力等之外,从生物力学的角度进一步认识到半月板在传导负荷上有极其重要的作用,表现在:①直接承受负荷再反传给其上的股骨髁;②扩大了股胫关节面的接触,减少单位面积上的压力;③轻度不吻合曲面,使最大压应力与平均压应力之间的差距缩小;④协同稳定,半月板在膝关节伸直时,胫股关节的接触点前移,受其推挤,被动向前;膝关节屈曲时,胫股关节面后移,同理,半月板又可被推移至后方。半月板的上述移动,可起到胫股关节间的楔形填充物作用,进而阻止了股骨髁过度前滑和后滑。当膝关节旋转时,内、外侧半月板又分别伴随股骨内、外髁的旋转而向前或向后移动,这种移动使股骨髁得以在任何伸屈、旋转位置上,都有楔形填充以使之获得相对的稳定。

【病因病机】

半月板在膝关节内的移动范围不是很大,但这是发生微小移动错位的病理基础。如猛烈的跳跃,不协调的起蹲,足部固定的过度扭膝,各种球类运动等均可造成半月板的错缝。临床上由于半月板的移位不能直接用手触摸到,多数半月板错位凭患者的主诉和自觉症状不能具体确诊其向何方错缝,因此在临床中不可能详细分类,但在治疗时均可以用一种手法予以回复微小的错位。

【临床表现】

1. 病史　患者多有劳伤史。

2. 症状　伤后膝关节伸屈功能障碍,关节处于半屈曲位,跛行步态。

3. 体征　压痛在膝眼或膝关节后方,外侧多见,严重者可有明显血肿存在,大多无肿胀。

4. 辅助检查　X线片:无膝关节骨质移位、损伤与破坏等异常。

【鉴别诊断】

1. 关节内游离体　无外伤史,关节可突然交锁,但稍做关节摇晃可以解锁,X线片可见有关节面不平或关节腔内有颗粒状骨块阴影出现。

2. 半月板的损伤　股四头肌萎缩,步行时有打软腿现象,伸屈膝疼痛并伴有弹响声。关节常可在活动中发生交锁。经做患肢旋转摇摆后,可突然出现弹响或弹跳,然后恢复。旋转挤压试验阳性。关节造影及关节镜可对此症做出较明确的诊断。

【治疗】

1. 推拿手技　复位前,在膝关节上、下和周围行按摩法、推法及捏拿法,以松弛肌肉痉挛,使膝关节松弛。患者取俯卧位,健肢外展、伸直,患肢屈曲90°,置床边沿处。助手按住患肢大腿部,术者弯腰,双手分别从患膝两侧扣住患者胫骨近端,并将患足背搭在肩上。先沿胫骨纵轴上提、下压数次,再沿股骨纵轴前推。后拉数次,并将小腿向左、右移动数次。接着,在沿股骨纵轴向远端牵拉的同时,保持牵引力将患者小腿内旋－屈曲－外旋－伸直,然后反向再做外旋－屈曲－内旋－伸直。最后,旋动、伸屈患膝数次。

亦可让患者取仰卧位,一手放于膝上,另一手握踝部,反复做膝关节的屈伸活动,直到听到屈伸中有碾摩的涩滞音之后即为复位,复位方法见图7-7。

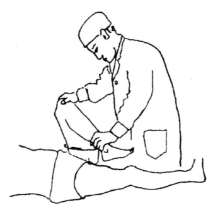

图 7-7　膝关节错缝卧位复位法

2. 电针　关节复位后,用 0.30mm×40mm 的毫针,针对不同的部位,选择阿是穴,针刺以缓解疼痛,每次 2 穴,加用 G-6805

型电针治疗仪,选择频率 5Hz,将 2 个电极分别加在针柄上,电针 30min,每日 1 次,10d 为 1 个疗程。

3. 内服药物

(1)中药:配合加服养血壮筋之中药汤剂或丸散。蜈蚣粉、全蝎粉、地龙粉、甲片粉、土鳖虫粉、三七粉等份,每日 2 次,每次 2g,10d 为 1 个疗程。

(2)西药:轻症患者一般经基本手法治疗后即可立竿见影,效果良好,无须服用药物,重症患者常规给予芬必得,每日 2 次,每次 1 粒。

4. 外用药物　有肿胀者,可外敷消肿膏、双柏散,肿痛消退后停药。

5. 理疗　在治疗的同时给予热敷或红外线照射,磁疗对促进炎症吸收与软组织修复有明显促进作用。

【功能锻炼】

手法整复后嘱患者行股四头肌锻炼,先静止伸膝使股四头肌等张收缩,再坐床沿伸膝抬腿,逐渐增加次数与力量。

第四节　膝内侧侧副韧带损伤

膝内侧侧副韧带是保持膝关节稳定的重要结构,其损伤的发病率居膝关节韧带损伤的首位,主要临床特点是膝关节疼痛、肿胀、功能障碍等。

【相关解剖】

膝内侧侧副韧带为一条宽而强大的结构组织,分为浅、深、斜 3 个部分。浅层分前纵束、后上斜束和后下斜束。前纵束起自内收肌结节及其下方,止于胫骨内侧,为鹅足腱所遮挡,主要于膝伸直位时紧张,防止外翻。后上斜束起自股骨内收肌结节,向后下方止于内侧半月板、关节囊及胫骨内髁后缘。后下斜束部分纤维是半膜肌腱的延续,向前下与前纵束止点汇合。后下斜束在屈膝

30°时紧张,有防止小腿外旋的作用。内侧侧副韧带深层起自股骨内上髁下缘,止于胫骨平台内侧缘,是膝内侧关节囊的加厚部分,其中段与内侧半月板相连。斜行纤维始于股骨内髁浅层纤维的后方,向下呈扇形散开,止于关节线下方的胫骨内髁后半部,亦与内侧半月板相连。膝关节在屈曲逐渐伸直过程中,内侧侧副韧带向前滑动,而在屈膝过程中,则向后滑动。在膝屈、伸过程中,内侧侧副韧带始终有一部分纤维处于紧张状态,以保持膝关节的稳定,起到将膝关节的活动度有效地限制在一定范围的作用。

【病因病机】

膝内侧侧副韧带损伤多发生于膝关节轻度屈曲位时,小腿强力外展或小腿和足固定不动而股骨内收内旋,如用足内侧踢球时用力过猛;器械体操的下法,双腿分开未站稳,膝扭转损伤等。膝伸直位时损伤,膝外翻及外旋的应力首先作用于内侧侧副韧带浅层,其次为前交叉韧带、后关节囊、内侧侧副韧带深层;当屈膝位小腿外展时,承受外翻应力的部位主要是膝关节内侧侧副韧带浅层,承受应力的部位最易损伤。内侧侧副韧带轻度损伤仅为拉伤、部分纤维断裂,重者则可全部断裂。韧带损伤后,局部可有出血、血肿、机化、骨化、粘连等变化,从而影响膝关节的活动与功能(图7-8)。

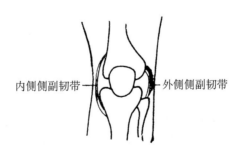

内侧侧副韧带———   ———外侧侧副韧带

图7-8　膝关节内侧侧副韧带损伤

【临床表现】

1. 病史　有明显外伤史。

2. 症状　膝关节内侧疼痛、肿胀、青紫；膝关节内侧有局限压痛点，关节活动受限，如其韧带完全断裂，患者不能站立或行走。

3. 体征

(1)膝关节外展分离试验阳性，浮髌试验可出现阳性。

(2)如有膝关节复合伤可出现全膝关节肿痛及活动障碍。膝关节过度外翻或小腿过度外展造成内侧侧副韧带损伤时，膝关节出现剧烈的撕裂样疼痛，影响步行或跛行。检查时可见皮下淤血、肿胀、压痛明显。被动膝外翻时疼痛加重。腿伸直位侧扳时疼痛加重者，多为后下斜部损伤；完全屈曲位侧扳时疼痛加重者，多为后上斜部损伤。如有韧带断裂伤，在断裂部或可触及隐隐的凹陷。

(3)牵拉试验阳性：患者取仰卧位，下肢伸直，使膝外翻，膝内侧出现疼痛者为膝内侧侧副韧带牵拉试验阳性。

(4)侧压试验(分离试验)：阳性结果表示前交叉韧带损伤；如完全断裂，则有异常的外展活动度。反之，如外侧侧副韧带部分损伤，内收时因牵扯损伤的韧带而引起疼痛；如完全断裂，则有异常的内收活动度。

(5)抽屉试验：前移增加表示前交叉韧带断裂，后移增加表示后交叉韧带断裂。应与对侧进行比较。

(6)轴移试验：阳性结果表示前交叉韧带断裂。

4. 辅助检查

(1)X线检查：双膝关节外展正位片对比，患膝关节内侧间隙明显加宽，示韧带完全断裂；加宽距离较大，十字韧带可能同时断裂。部分断裂者，上述表现均较轻。

(2)MRI：可清晰显示出前后交叉韧带的情况，还可发现意料不到的韧带结构损伤与隐藏的骨折线。

【治疗】

1. 推拿疗法　损伤早期采用轻柔按摩手法，舒筋活血，并轻轻伸屈膝关节 2～3 次,理顺韧带纤维方向,以恢复关节的轻微错缝。后期手法治疗可解除粘连,恢复关节功能,以患者能耐受为度。

(1)患者取仰卧位,医生立于床前,先采用近病远治法循经取穴,可取箕门、三阴交、商丘穴各点压 30s,再就近取血海、阴陵泉及局部阿是穴各点压 30s。

(2)医生用一手掌部在患部自上而下轻推数遍,约 1min。

(3)医生用一手多指在患部及其周围组织轻揉 5min,此法宜轻柔快捷,且不可用暴力,以免加重损伤程度。

(4)医生用一手掌在患部轻摩数遍,约 1min,以患部发热为度。

(5)医生用一手掌根部轻擦患部数遍,约 1min,结束。

2. 电针治疗 患者患侧卧位,取患侧膝内侧侧副韧带起止点进针,采用一般毫针进针法。在进针得气后连接 G-6805 型电针治疗仪,以连续波 15min、疏密波 5min 进行治疗。

3. 注射治疗 适用于一般治疗或手术治疗后在较长时间的恢复中仍有疼痛或慢性损伤者。患者取仰卧位,伸直患肢,在膝关节内侧侧副韧带起止点及其走行部仔细触压,确定压痛点,并于压痛点的部位垂直进针直达关节囊外或韧带起止点的附着部,抽吸无回血,将 1% 盐酸普鲁卡因(须皮试阴性者)4～6ml 加泼尼松龙 12.5mg 均匀推注压痛点的周围,每 5～7 天阻滞 1 次,3～4 次为 1 个疗程。

4. 外用药物治疗 局部涂搽双氯芬酸或采用舒筋活血酊剂,加热后外敷患部,每次约 0.5h,每日 2 次。注意防止烧伤。

5. 内服药物

(1)中药:口服跌打丸,每次 1 丸,每日 2 次。

(2)西药:口服氯唑沙宗片,每次 0.4g,每日 3 次。

6. 其他疗法

(1)红外线治疗:红外线灯局部照射,灯距患部 30cm 左右,时间为 20min。

（2）超声疗法：采用直接接触固定法痛点治疗，超声强度为 0.5W/cm²，每次 5～8min，每个疗程 10 次。2 个疗程结束后，休息 1 周再进入下一个疗程。

（3）小针刀疗法：适用于病史较长，阻滞效果难以巩固或欠佳者，主要用于膝内侧侧副韧带损伤后遗症。方法是在内侧侧副韧带上找准压痛点，局部皮肤消毒后，将小针刀刀口线和韧带纵轴平行刺入，当刀口接触骨面时开始剥离。如在韧带附着点处用纵行疏通剥离法，不在附着点处则用横行铲剥法，将韧带从骨面上铲下，出针后用压迫针孔片刻。

7. 一般疗法　对早期部分膝内侧侧副韧带损伤者，可视具体情况适当休息，避免膝部劳累，必要时将膝关节屈曲 20°～30°，用石膏固定制动，1 周后可带石膏托下地行走，6 周后拆去石膏托，进行功能锻炼。

【典型病例】

例 1：患者，男，26 岁，2002 年 4 月 5 日初诊。因踢球不慎致右膝内侧肿痛 1d，自喷云南白药喷雾剂后肿痛不消，不能行走。体检：右膝内侧肿胀，压痛（＋），右侧侧副韧带分离试验（＋）。诊断：右膝内侧侧副韧带损伤。在右膝内侧以阿是穴为中心，半径为 2.5cm 的范围内先用梅花针重叩 3min 致局部皮肤渗血，继用拔罐法，拔出暗紫红色血液 5ml 后肿痛立减，最后用乙醇棉球擦净患处，消毒纱布外敷，弹力绷带加压包扎，共治疗 4 次即获治愈。

例 2：患者，男，58 岁，技术员，2000 年 7 月 22 日就诊。主诉：右膝关节内侧疼痛 2 年，加剧 1 个月。自诉几年前打网球时右膝关节扭伤，以后出现疼痛，曾服中西药和理疗治疗，效果不显著。检查患膝关节内侧有一隐约凹陷，压痛明显。进行重力试验：让患者侧卧，患肢在下，在患肢的膝外侧加一被垫使患肢远端抬起悬空，膝内侧疼痛明显加重，重力试验阳性。诊断：膝内侧侧副韧带损伤。用上述针灸治疗，2 次后明显好转，7 次后痊愈，至今未再发作。

第五节　膝外侧侧副韧带损伤

膝外侧侧副韧带受股二头肌与髂胫束的保护,不易受到损伤,只有在暴力作用下使膝关节突然内翻方可发生损伤或断裂,故本症较为少见。

【相关解剖】

膝外侧侧副韧带又称腓侧侧副韧带,为条索状坚硬的纤维囊,起于股骨外上髁,止于腓骨小头。该韧带是对抗膝关节内翻应力的主要静力结构,有稳定膝关节的重要作用。有腘肌腱和疏松组织与关节囊相隔,不与半月板相连,故一般不伴有半月板损伤。伸膝时,此韧带紧张,外来暴力作用于膝关节内侧或小腿内翻位摔倒时,均可引起膝外侧侧副韧带损伤。膝外侧侧副韧带损伤常常伴有膝关节囊、胫腓关节囊、腓总神经、髂胫束、腘肌腱、股二头肌腱等组织的损伤。

【病因病机】

膝关节半屈时侧副韧带较松弛,膝关节相对不稳定,当膝外侧受到暴力打击或重物压迫,使膝关节过度内翻时,可致内侧侧副韧带损伤或断裂。暴力迫使膝关节过度外翻,可致外侧侧副韧带损伤或断裂,外侧侧副韧带损伤或断裂临床相对少见。外侧侧副韧带严重损伤时,多并见膝关节交叉韧带或半月板同时损伤(图7-9)。

【临床表现】

1. 病史　膝关节强度内翻位外伤史。

2. 症状　外侧侧副韧带损伤后,膝外侧出现剧烈的撕裂样疼痛。腓骨小头附近疼痛、肿胀、淤血,局部压痛;膝关节活动障碍,病人不能站立和行走。

3. 体征　检查时可见肿胀,膝外侧皮下出血,压痛明显,活动受限,功能障碍,跛行,如有韧带撕裂或可触及凹陷,并可感觉膝外

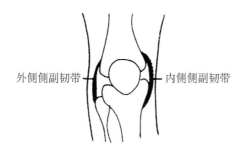

图 7-9 膝关节外侧侧副韧带损伤

侧松动不稳。膝关节内翻试验阳性,患者仰卧,伸腿,医生一手在膝内侧向外侧推,另一手握踝部使小腿内收,若膝外侧疼痛则为阳性。若腓总神经损伤时,表现为足下垂,足背及小腿外侧皮肤感觉消失。

4. 辅助检查 X线检查,有时可见股骨外上髁处软组织肿胀影,骨质无改变。严重者膝关节正侧位 X 线片显示腓骨小头撕脱性骨折。小腿内收,双膝 X 线正位片显示患膝关节外侧间隙加宽。根据加宽程度可判断系部分断裂或完全断裂,甚至合并十字韧带断裂。

【治疗】

急性发作期应制动休息,避免膝部劳累。

1. 推拿手技 在患膝损伤24h后即可采用按摩手法,通过按摩可以松解粘连,改善局部血液循环,促进组织再生。

(1)患者取坐位,屈曲膝关节,医生用双手掌轻轻按揉膝关节周围肌肉 3～5min,轻推两侧侧副韧带 5～10 遍,使损伤部位的软组织充分放松。

(2)医师用双手大鱼际由下至上揉膝关节外侧侧副韧带 5～10 遍。

(3)伸直患者膝关节,医生用拇指由下至上轻推理顺外侧侧副韧带,再用拨法松解粘连的韧带和组织约 5min。

(4)选取阿是穴、膝眼、阳陵泉、足三里等穴各按揉 1～2min。

(5)用双手掌轻揉外侧侧副韧带结束。

2. 电针治疗　局部皮肤用 75％乙醇常规消毒,用指甲在皮肤上掐印,在股骨外上髁或腓骨小头处找准压痛点,选用 1.5 寸毫针,上下各 2 根,并且使 2 组针针尖相对,斜刺针尖紧抵在骨膜上,然后外接 G-6805 型电针治疗仪,2 个电极一上一下分别使 2 组针连接,将有效极接在最痛处针柄上,频率为 150/min,刺激强度以患者能够耐受而无刺激性疼痛感为准。每次治疗 30min,每日 1 次,10 次为 1 个疗程。

3. 注射治疗　局部痛点注射疗法,压痛点注射镇痛液 5～6ml。

4. 外用药物治疗　用生川乌、生草乌、生南星、生半夏、羌活、独活、木瓜、大黄、栀子、血竭各等份,加适量白酒配制成药酒,用时患处涂抹药酒,用 TDP 照射,促进吸收,每日 1 次,每次治疗 20～30min。

5. 内服药物

(1)中药:早期用活血化瘀的方药,后期用温经活血、壮筋活络的方药。

(2)西药:酌情选用消炎镇痛药。

6. 其他疗法

(1)小针刀疗法:适用于膝外侧侧副韧带损伤后遗症。在膝外侧侧副韧带上找准压痛点,局部皮肤消毒后,将小针刀刀口线和韧带纵轴平行刺入,当刀口接触骨面时开始剥离。如在韧带附着点处用纵行疏通剥离法,不在附着点处则用横行铲剥法,将韧带从骨面上铲下,出针后压迫针孔片刻,创可贴外贴。

(2)超短波理疗:从损伤 24h 后开始,采用上海产 CDB-1 超短波治疗机,频率为 40.48MHz,波长 7.37m,最大输出功率 20W,剂量微热,在患肢两侧侧副韧带各垫一块适当大小的电极,每次治疗 15～20min,每日 1 次。

【预防】

根据疼痛部位及触诊情况,确定侧副韧带损伤的部位和程度。急性损伤伴肿胀明显及严重活动障碍者,于 24h 内给予冷敷、固定患肢、将患肢抬高及制动等处理。

【典型病例】

例 1:患者,男,38 岁,某校体育系足球教师。1 年来右膝关节反复损伤 10 余次,局部疼痛剧烈,肿胀明显,功能障碍严重,走路呈跛行,严重影响了自己的工作和日常生活。2003 年 5 月 9 日开始接受按摩治疗。首先根据疼痛部位、侧扳试验及触诊情况,确诊为右膝关节外侧侧副韧带损伤。局部及循经选取血海、梁丘、足三里、膝眼、犊鼻诸穴,施以点穴手法。按照外侧侧副韧带的结构,在伤处施以按、拨、推、振手法,每日 1 次,连续治疗 8 次后症状消失而痊愈。

例 2:患者,男,24 岁,学生。因登山而致左膝外侧侧副韧带损伤。上下台阶时左膝外侧撕裂样疼痛。检查:左腿屈伸受限,左膝外侧侧副韧带有明显压痛点。用中号三棱针于压痛处点刺出血,拔罐 10min,继用艾条灸 30min。经 10 次治疗,患处疼痛消失,上下台阶正常。

第六节　膝关节半月板损伤

膝关节半月板损伤多见于青壮年男性,临床表现以关节肿胀、疼痛及"关节固锁"为主要特点。

【相关解剖】

膝关节半月板为镰状纤维软骨,边缘部分较厚而中央部分较薄,下面平坦而上面凹陷,以适应上下关节面的形态,加强膝关节的稳定性。内侧近似"C"形,外侧近似"O"形,内、外侧半月板分别充填于胫骨平台和股骨内外髁之间,具有缓冲震动、保护关节软骨面的作用,加深了胫骨平台与股骨两髁部球面关节的镶嵌稳定性,防止关节脱位。膝关节半月板损伤的类型有纵裂、横裂、水平裂及边缘破裂,亦有前后角损伤者。半月板的主要功能为填于股骨髁与胫骨平台之间,使之关节面吻合得较好;半月板富有一定弹性,可吸收震荡,起缓冲作用而保护膝关节;半月板能增加滑润,减少关节面的摩擦,利于膝关节运动;半月板可调节关节腔内压力,压力下降时半月板向内移动,压力升高时向外移动,从而保持关节腔内压力的平衡。由于膝关节半月板为纤维软骨组织,半月板的营养主要来自滑液,除边缘部分外无血液供应,因此,一旦破裂,自行修复相对较为困难。

【病因病机】

当膝关节完全伸直时,两侧侧副韧带处于紧张状态,膝关节稳定;当膝关节处于屈曲位时,小腿内旋或外旋时,半月板被挤压,如此时突然伸直或伴有进一步旋转,半月板或其边缘的纤维组织承受的拉力超过其抗拉强度,即可发生撕裂。因此,造成半月板损伤必须有 3 个条件,即膝关节半屈位、挤压和旋转。膝关节过度内、外翻时亦可引起半月板损伤。长期蹲位工作者,半月板由于长期受挤压而有退行性变,容易造成撕裂。

【临床表现】

1. 病史   多有典型膝关节外伤史。

2. 症状   伤后膝关节疼痛,功能障碍,病变关节明显肿痛,不能伸直,部分患者出现关节积液。

3. 体征   病变关节有关节弹响现象,膝关节肿胀和积液,局部可有压痛点,反复发作可出现股四头肌萎缩。

(1)研磨试验(Apley 试验):患者取俯卧位,膝关节屈曲 90°,检查者握住患者的足部,将小腿用力下压,同时做内旋或外旋运动,若产生疼痛,提示有半月板损伤。此后将小腿上提,并做内、外旋运动,其疼痛者提示韧带损伤(图 7-10,图 7-11)。

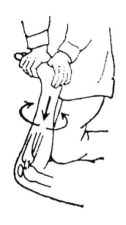

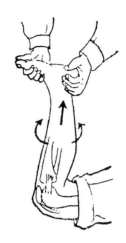

图 7-10 膝关节挤压旋转试验　　图 7-11 膝关节旋转提拉试验

（2）半月板旋转挤压试验：检查者一手放在关节间隙处做触诊，另一手握住患者的足跟，将膝关节完全屈曲，然后将小腿外旋、外展内旋、内收外旋或内旋 4 个方位，伸直膝关节。此试验主要使股骨髁与胫骨髁对损伤的半月板进行挤压和牵拉，以诱发疼痛、弹响及弹跳感。根据其体征发生在何侧来判断半月板损伤。

（3）膝关节交锁：一般关节交锁现象多发生在膝关节伸直至$130°\sim140°$时，此现象是诊断半月板损伤最为可靠的证据之一。

（4）失力症状：为半月板损伤的常见症状，特别是陈旧性损伤。多发生在患者上、下楼梯、跳跃或其他相似的运动时失力。

4. 辅助检查

（1）X 线检查：X 线平片无异常，可排除膝关节的其他疾病。关节充气造影和碘油造影可以明确半月板的损伤部位。

（2）MRI 检查：对半月板破裂有较高的诊断价值。

（3）关节镜检查：膝关节镜对关节内结构可提供直观影像，对半月板破裂有重要诊断价值,镜下可直接看到半月板损伤的部位和类型,同时可根据检查结果镜下切除损伤之半月板,尤其对不典型半月板损伤有应用价值。

【治疗】

1. 推拿手技　急性损伤者,治宜解除交锁,消肿止痛,宜先做一次理筋手法治疗。嘱患者仰卧,放松患肢,术者一手捏住膝部,拇指轻轻揉按痛点,另一手握住踝部,徐徐屈伸膝关节,并轻轻内外旋转小腿,直至交锁症状消失。以后每日在患膝上下以揉、搓手法按摩 1~2 次,每次 15min,以局部温热舒适为宜。中期及慢性损伤者,治宜养血活血、舒筋活络,可每日做 1 次局部按摩。术者先用拇指按压关节间隙疼痛点,并配合点穴法,点穴可选取风市、血海、梁丘、膝眼、委中、阳陵泉、阴陵泉等穴,每穴 2~3min,每次取穴 3~5 个,然后在患膝上下做推、揉、拿捏等手法。

2. 针灸　取膝阳关、膝眼、血海、阳陵泉、阴陵泉、梁丘、足三里、阿是穴等穴。均直刺 1~1.5 寸,宜施行泻法,每日 1 次,10 次为 1 个疗程。

3. 局部穴位封闭　患者取仰卧位,膝关节屈曲 60°。根据患者损伤的部位在内膝眼或外膝眼进针直达关节腔,尽量将关节腔内积血或积液抽吸干净。取醋酸泼尼松龙混悬液 50mg,盐酸普鲁卡因(皮试阴性者)2ml,维生素 B_{12} 250μg,严格无菌操作,局部封闭,每 3~4 天注射 1 次。封闭治疗后制动休息。

4. 外用药物治疗

(1)中药外洗方:桂枝 15g,威灵仙 15g,防风 15g,五加皮 15g,细辛 10g,荆芥 10g,没药 10g。煎水外洗患膝。

(2)中药外敷方:白及 15g,合欢皮 15g,骨碎补 15g,黄芪 15g,续断 9g,紫河车 9g,千年健 9g,茯苓 9g,白芍 9g,苏木 9g。共研细末,用开水和蜜糖少许调敷患处,隔日换药 1 次。

5. 内服中药治疗　当归 9g,川芎 6g,白芷 9g,续断 12g,红花 5g,生地黄 12g,牛膝 9g,牡丹皮 9g,杜仲 9g,水煎服,每日 1 剂。

6. 一般疗法　早期制动休息,抽出关节内积液或积血,用弹性绷带包扎或石膏托固定膝关节于功能位,3~4 周后拆除固定,进行股四头肌舒缩锻炼,并逐步练习膝关节伸屈活动和步行锻炼。

7. 高频电治疗　高频电疗机频率 13.56MHz,功率 ⩾1000W,输出波形为连续等幅正弦波,空气间隙 2~4cm,暴露损伤部位,放置好体位,调整电极与皮肤之间的距离,对置于病变部位,每日 1 次,10 次为 1 个疗程。

【功能锻炼】

患者必须进行严格、系统的功能锻炼。先进行踝关节和髋关节的主动运动,膝关节保持静止位,患肢的股四头肌进行静态性收缩训练。然后股四头肌由静态性收缩训练改为直腿抬高训练,膝关节为微动训练,少数患者可扶拐下地短距离行走,逐渐增加距离,同时进行股四头肌训练 100~300 次,膝关节屈曲活动度逐渐增加。康复训练重点是增强患肢的力量及患膝的稳定性。继续进行膝关节的主动、被动锻炼,下肢肌力训练,逐渐加长行走时间,以无明显疼痛为限度。直至可逐渐进行较为剧烈的运动,基本恢复正常活动。

【典型病例】

例 1:患者,男,34 岁,工人。2004 年 7 月参加篮球比赛时,受伤摔倒,不能站起,右膝关节撕裂疼痛。查体:右膝关节轻度肿胀,内侧膝关节间隙压痛,研磨试验阳性,回旋挤压试验阳性。诊断:右膝关节内侧半月板损伤。次日即开始用上述推拿方法治疗,经 3 次轻手法治疗后,膝关节疼痛减轻,可自己下地扶墙行走,膝关节能自主活动。从第 4 次开始手法略加重,并配合关节的被动活动,共治疗 15 次而愈,未见复发。

例 2:患者,女,16 岁,学生,2003 年 6 月 7 日初诊。4d 前在上体育课时不慎扭伤左膝关节,左膝疼痛、肿胀较剧,活动功能受限。查体:左膝疼痛,肿胀明显,不能屈曲。左膝内膝眼处压痛明显,左膝研磨试验(＋),未查及其他阳性体征。CT 片显示:左膝内侧半月板Ⅰ度撕裂。诊断：左膝内侧半月板撕裂伤（Ⅰ度）。采用非手术治疗，治疗选穴：①阳陵泉、曲泉；②犊鼻、内膝眼；③足三里、梁丘；④悬钟、侠溪；⑤行间、膝关。操作：前两组采用电针法，选用疏密波，通电30min。每次治疗在第3、4、5组中选用1组穴位，3组穴位交替使用，仅用毫针刺，3～5min间歇行针，每日1次，10次为1个疗程；电针结束后，再从第1、2组中选用1～2个穴位行温针灸10min。第1个疗程结束后，患者左膝疼痛、肿胀消除。但左膝屈曲到70°左右时出现疼痛。第2个疗程开始，将电针的波形改为疏波，其余不变。治疗到第3～4个疗程时，患者左膝屈曲基本正常，活动功能基本恢复，嘱其定期复查。

第七节　膝关节交叉韧带损伤

【相关解剖】

膝关节交叉韧带又称十字韧带，为特有的关节内韧带，是连接股骨与胫骨之间的坚强韧带，有限制胫骨向前、向后过度移位的作用。该韧带分为前交叉韧带和后交叉韧带。前交叉韧带起自胫骨髁间前窝的内侧，向上后外方而止于股骨外髁内侧面之后部。后交叉韧带在前交叉韧带的后方，起于胫骨髁间隆起后方，向前内止于股骨内髁外侧面之前部。前交叉韧带防止胫骨向前移位，后交叉韧带防止胫骨向后移位。该韧带对维持膝关节稳定有着重要意义。膝关节伸直位时，两韧带完全紧张，膝关节半屈曲位时两韧带松弛。

【病因病机】

交叉韧带位置深在，结构稳定，只有非常严重的暴力才可引起交叉韧带的损伤或断裂，且多伴有膝关节脱位、侧副韧带断裂等。一般单纯的膝关节交叉韧带损伤临床较为少见。当暴力撞击小腿上端的后方或大腿下端的前方时，可使胫骨相对向前移位，造成前交叉韧带损伤，可伴有胫骨隆凸撕脱骨折；当暴力撞击小腿上端的前方或大腿下端的后方时,使胫骨相对向后移位,造成后交叉韧带损伤,可伴有胫骨隆凸撕脱骨折(图 7-12)。

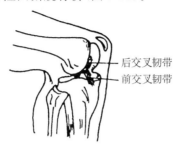

后交叉韧带
前交叉韧带

图 7-12 膝关节交叉韧带的部位关系

【临床表现】

1. 病史 有明显的外伤史,受伤时患者感觉膝关节内有帛裂般响声,伴有撕裂感,随即因膝关节软弱无力而跌倒在地。

2. 症状 膝关节疼痛剧烈,关节内迅速肿胀、积血或皮下淤血,并出现保护性肌紧张,膝关节活动受限,晚期患者行走时可有松动不稳感。

3. 体征 膝关节抽屉试验阳性:注意区别是前抽屉试验阳性还是后抽屉试验阳性。方法:在做膝关节抽屉试验时,向前牵拉小腿上端,如胫骨上端明显向前移位,为前抽屉试验阳性,提示前交叉韧带损伤。反之,向后推小腿上端,如胫骨上端明显向后移位,则提示后交叉韧带损伤。注意检查时患膝应置于和健侧相同的位置(图 7-13)。部分患者合并有膝关节脱位或骨折,少数患者可有腘血管和神经损伤。

4. 辅助检查

(1)X 线检查:前后应力下拍摄的膝关节正、侧位 X 线片,可显示胫骨向前或向后移位及其移位的程度,有时可显示胫骨髁间隆凸撕脱骨折,膝关节间隙加宽。测量方法为在胫骨平台后缘最远一点画一直线与胫骨后面皮质平行,再将此线向上延长。正常

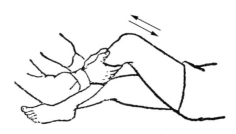

图 7-13　膝关节抽屉试验

时,股骨髁后缘距此线前后一般各不超过 0.5cm;如超出以上距离,可确定为交叉韧带损伤。

(2)MRI 检查:可诊断十字韧带部分撕裂还是完全撕裂。完全撕裂可见韧带的位置异常和韧带完整性中断,部分撕裂病灶部位有液体渗入,表现为局部的肿胀和信号增高,可伴有少量关节积液。

【治疗】

非手术治疗主要是针对韧带的不完全撕裂。

1. 推拿手技　韧带损伤后期,膝关节屈伸受限,可采用手法治疗松解粘连,恢复膝关节活动范围。

(1)患者正坐床边,助手用双手固定患肢大腿下端,医生一手由内侧握住小腿下端,另一手虎口拿住膝关节,用拇、示二指捏住膝关节两侧。施术时与助手同时用力相对拔伸,并内外转动小腿,拿膝之拇、示指用力回挤。

(2)将小腿夹于医生两腿之间,与助手相对拔伸。医生双拇指在上,其余手指在下,合掌拿住膝部,使膝关节逐渐尽量屈曲。

(3)将伤肢拔直,用捋顺、揉捻、散法按摩膝部。

2. 局部注射治疗　患者取仰卧位,膝关节屈曲 70°,于膝关节髌骨下缘髌韧带正中垂直进针,达关节腔内,抽出积血或积液,用 2%盐酸普鲁卡因(皮试阴性者)4ml,加醋酸曲安奈德 1ml 行关节腔内注射,每周 1 次,3 次为 1 个疗程,对膝关节消肿止痛有较好疗效。

3.中药熏洗 羌活、独活、桂枝、透骨草、伸筋草、川椒、艾叶、五加皮、白芷、防风各 12g,适量水煎汁后熏洗、按摩患膝,每日 2 次,每次 30min,每 2 天 1 剂。

4.内服药物 早期以桃红四物汤加减煎汤内服,中期以后内服舒筋丸等。疼痛较重者可口服消炎镇痛类西药。

5.其他疗法

(1)手术治疗:交叉韧带完全断裂,关节不稳定,撕脱骨折片移位较多或伴有侧副韧带和半月板损伤者,应考虑手术治疗。术后均以长腿石膏固定膝关节于屈曲 30°,术后第 2 天即行股四头肌收缩锻炼。拆除石膏后采用中药熏洗,进行关节功能锻炼,逐步恢复关节活动与负重。

(2)外固定:对于交叉韧带损伤或部分撕裂伤,关节无松动不稳者或撕脱骨折无明显移位者,可将积血尽量抽尽后,用夹板或石膏托将膝关节固定于功能位 6 周。

(3)理疗:如有关节僵硬,可配以理疗如超激光治疗等。

【功能锻炼】

去石膏后,应进行膝关节屈伸活动锻炼,并逐步开始练习扶拐步行锻炼。早期练习股四头肌收缩,待韧带基本愈合后做膝关节屈伸活动,预防肌肉萎缩和关节粘连。

【预防】

对于好发人群,运动中的预防不容忽视。首先应加强膝关节部位的肌力和伸展性练习,除着重加强股四头肌肌力外,股后肌群、小腿三头肌的肌力也要注意锻炼,才能共同维持膝部的稳定。其次,要加强全身身体素质的训练和基本技术的训练,也是减少损伤的重要环节。加强专项技术训练,掌握正确动作,避免和尽量减少错误动作,使其耐力、速度、力量、柔韧性全面发展。最后,要认真做好准备活动,合理安排训练、比赛;合理安排运动量;加强运动中的保护与帮助,使运动员掌握自我保护方法和技巧,尽量避免后交叉韧带损伤,如果出现损伤,要及时有效地给予治疗,尽快地恢复其原有功能。

第八节 膝关节创伤性滑膜炎

创伤性滑膜炎是指关节损伤后引起的滑膜非感染性炎症反应,膝关节常见。受伤后关节滑膜血管扩张充血,产生大量渗出液及黏液素,同时滑膜细胞内的溶酶体膜被破坏,释放出各种水解酶,使关节软骨被破坏软化,若不及时处理,可发生滑膜粘连肥厚,软骨萎缩而影响膝关节功能的恢复。

【相关解剖】

膝关节囊的滑膜层由于囊内韧带等结构的存在,故滑膜层甚为复杂。滑膜层除衬于关节囊纤维层的内面外,还覆盖囊内结构,故称人体最大的滑膜腔,广泛布满整个膝关节囊的内面。

【病因病机】

膝关节由于慢性劳损、外伤或手术刺激引起滑膜损伤或破裂,使其充血、渗出或产生大量积液。日久纤维素沉着,发生纤维性机化,关节滑膜间引起粘连,影响关节活动。临床上将膝关节创伤性滑膜炎分为急性创伤性炎症和慢性劳损性炎症两种。急性创伤性炎症多发生于爱好运动的青年人,创伤后以出血为主。由于外力打击、扭伤、关节附近骨折或手术创伤等,使滑膜受伤充血、水肿、渗出,产生大量积液,滑膜损伤破裂则大量血液渗出。积液、渗血可增加关节腔内的压力,阻碍淋巴液、血液的循环。由于关节内酸性代谢产物的堆积,可使碱性关节液酸性化。如不及时清除积液或积血,则关节滑膜在长期慢性刺激和炎性反应下逐渐增厚、纤维化,并引起关节粘连,影响关节功能活动。慢性劳损性炎症以渗出为主,一般由急性创伤性滑膜炎失治转化而成,或其他慢性劳损导致滑膜产生炎症渗出、关节积液。本病多发生于中老年人、身体肥胖者或膝关节过度负重者。

【临床表现】

1. 病史　膝关节有典型的外伤史或过度劳损史,或见于年老、体胖者。

2. 症状　膝关节疼痛,其疼痛多为胀痛或隐痛,疼痛程度与损伤程度及膝关节内积液的多少有关,膝关节屈曲受限,关节部乏力,下蹲困难。

3. 体征　膝关节周围肿胀、压痛,滑膜有摩擦发涩的声响,局部温度增高,关节积液达到 50ml 时,浮髌试验阳性(图 7-14),膝关节屈曲受限。

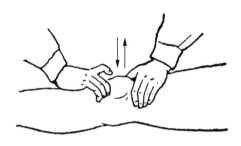

图 7-14　膝关节浮髌试验

4. 辅助检查

(1)关节穿刺检查:急性期可见有血性液体,慢性期多为淡黄色透明液体,表面无脂肪滴。

(2)X 线检查:骨质无异常,可排除骨折及其他膝关节疾病。

5. 鉴别诊断　本病应与膝关节创伤性积血、膝关节结核性滑膜炎相鉴别。

【治疗】

1. 推拿手技

(1)治疗手法以活血化瘀、消肿止痛、预防粘连为目的。术者先点按髀关、伏兔、犊鼻、内膝眼、足三里、阴陵泉、三阴交、解溪等穴;然后将患者髋、膝关节屈曲 90°,术者一手扶膝部,另一手握踝上,在牵引下摇晃膝关节 6～7 次;再将膝关节充分屈曲,然后将其伸直;最后,在膝部周围施以㨰法、揉捻法、散法、捋顺法等,动作要轻柔,以防再次损伤滑膜组织。

(2)其他推拿手技

①推揉点按法:患者仰卧,双膝伸直,术者从患肢大腿至膝部自上而下,顺其筋络,反复进行推揉,而后点揉痛点、犊鼻、内膝眼等穴 1～2min。

②拔伸屈膝法:患者体位同上,先将患肢伸直拔伸片刻。然后术者一手按住髌骨上缘,另一手握住患肢踝部,嘱患者肌肉放松,先轻轻用力、小幅度来回屈伸膝关节,直到将膝关节完全屈曲,最后伸直整个患肢。

③刮筋分筋法:患者仰卧,于髌骨外上方、内下方用一拇指屈曲指间关节,放于痛点内侧,另一手掌按于屈拇指之上,用臂力推动拇指向外翻动数次。

④其他推拿法:关节积液时可用捶、擂、拍、叩 4 法,捶为实拳、击为空拳,下击髌骨周围软组织及大腿伸侧,大小腿屈伸各 20～30次;擂为实拳,双拳用臂力下压,次数同上,重复 1～2 遍;手持拍子,用腕力弹拍腘窝;叩法如同雀啄法,以示指、中指和环指 3 指借用腕力向下叩击肌肉止点各 20 下,可重复 1 遍。

2. 针刺疗法 取内膝眼、犊鼻、足三里、血海、梁丘、膝周围阿是穴。局部常规消毒,膝下垫一薄枕,使肢体放松,选用 30 号 1.5寸毫针。内膝眼、犊鼻穴处呈八字形斜刺进针,轻轻捻转行针至穴位周围产生酸胀感为度;血海、梁丘、足三里、阿是穴均采用快速直刺进针,提插捻转至穴周产生酸、麻、重感为宜。每日 1 次,每次30min,每 15min 行针 1 次。针刺后局部用 TDP 照射,照射时间同针刺时间,10 次为 1 个疗程。

3. 注射疗法 关节积液较多、张力较大时可进行关节穿刺,在局部麻醉和严格无菌技术操作下,于髌骨外缘行关节穿刺。穿刺针达到髌骨的后侧,将积液和积血完全抽净,并注射 1% 盐酸普鲁卡因(皮试示阴性者)3～5ml 和泼尼松龙 12.5～25mg,或醋酸氢化可的松 0.5ml 和 2%盐酸普鲁卡因 2ml 的混合液,用无菌纱布遮盖穿刺孔,再用弹力绷带加压包扎。

4. 外用药物治疗

(1)中药熏洗:对急性膝关节创伤性滑膜炎以当归、川芎、红花、赤芍、乳香、没药、苏木、独活为主,制成药液进行关节熏洗,从而达到活血化瘀、消肿止痛的目的。对慢性膝关节创伤性滑膜炎,以祛湿除痹、通络止痛为治则,药用防己、薏苡仁、车前子、五加皮、茯苓、猪苓、木通、泽兰、桃仁、红花等制成药液,进行关节熏洗。

(2)中药外敷:川乌、透骨草、草乌各 20g,白芷、陈艾、寻骨风、巴戟天、骨碎补各 15g,细辛 12g。方法:将以上药物制成粗颗粒,加盐 0.5kg,同炒,待盐热后装入布袋,外敷患处,热度以能忍受为度,每晚自行外敷 1 次。以上药物可反复使用多次,待药效减弱后,可再行换药加盐炒用。

5. 内服药物治疗 急性期滑膜损伤、瘀血积滞者,治宜散瘀生新为主,内服桃红四物汤加三七粉 3～5g。慢性期水湿稽留,肌筋弛弱,治宜祛风燥湿、强壮肌筋,宜内服羌活胜湿汤加减或服健步虎潜丸。若寒邪较盛,治宜散寒祛风、除湿通络,宜内服乌头汤;若风邪偏盛,治宜祛风除湿,内服蠲痹汤。

6. 固定治疗 急性期应将膝关节固定于伸直位 2 周而制动,卧床休息,抬高患肢,并禁止负重,以减轻症状。注意:切忌长期固定,以免发生肌肉萎缩。

【功能锻炼】

膝关节制动期间应进行股四头肌舒缩锻炼,以防止肌肉萎缩。后期应加强膝关节的屈伸锻炼活动。

【预防】

平时要减少膝关节剧烈的反复屈伸活动。症状明显时要减轻劳动强度及减少运动量,膝关节屈伸动作宜缓慢,尤其要避免半蹲位。平时要注意膝部的保暖,勿受风寒和过度劳累。

【典型病例】

例1：患者，男，32岁，2005年10月16日初诊。患者2个月前不慎摔伤后，左侧膝部着地，疼痛甚重，曾做过封闭和内服中药治疗，疼痛有所减轻。近日来动则疼痛，夜间、天气寒冷时症状加重，膝关节活动不利。查体：左膝关节较对侧明显肿胀，扪之有囊样波动感，浮髌试验阴性，膝关节活动轻度受限，明显压痛，脉沉弦，苔薄白。诊断：膝关节创伤性滑膜炎。以温经通络、除湿散寒为法，方用熟地黄15g，鹿角胶10g，肉桂3g，麻黄6g，附子10g，牛膝10g，黄芪50g，炮姜10g，白芥子15g，桂枝10g，泽泻10g，出入共服20余剂，左膝关节疼痛、肿胀完全消失，屈伸活动自如。

例2：患者，女，20岁，学生，2006年5月初诊。当日上体育课时不慎滑跌跪地致伤右膝，即来我院诊治。查体：右膝严重肿胀，青紫瘀斑延至关节上下8cm左右，膝关节伸屈功能障碍，浮髌、推挤试验阳性，髌下捻发音明显，压痛锐敏，麦氏征阴性，侧扳试验阴性，抽屉试验阴性。诊断：右膝关节创伤性滑膜炎。经用上述方法综合治疗，加压包扎，嘱抬高患肢，钢托微屈位固定，经3个月疗程治疗，关节肿胀消失，浮髌、推挤试验阴性，1个月后复查，恢复正常学习，未见复发。

第九节　膝部滑囊炎

滑囊炎又称黏液囊炎或黏液囊肿，本病属于中医的痹证范畴。膝关节周围有许多滑囊，多位于骨突与肌肉、肌腱与皮肤和肌肉与肌肉之间。有的与关节相通，有的完全封闭。滑囊的解剖与生理类似腱鞘与关节滑膜。正常情况下囊内有少许滑液，以适应膝关节的活动。常由于急、慢性损伤，劳损或关节内炎症时渗出液增多，出现肿胀、疼痛而影响关节的活动（图7-15）。

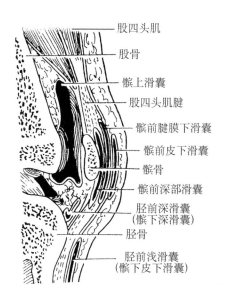

图 7-15　膝部前侧滑囊

一、髌前滑囊炎

【相关解剖】

　　髌前滑囊位于皮肤与髌骨之间,又分髌前皮下囊,位于髌骨与皮肤之间,不与关节囊相通,是膝部易患病的滑囊之一;髌前筋膜下囊,位于阔筋膜与股四头肌腱间;髌前腱下囊,位于股四头肌腱与骨膜之间。

【病因病机】

　　髌前滑囊炎常见的致病原因有急性或慢性外伤、急性或慢性化脓感染,低毒性炎症如痛风、结核、类风湿关节炎等。一般根据临床表现和滑囊内容物的特点分为感染性和非感染性炎症。创伤性损伤被认为是非感染性滑囊炎的主要致病因素,分为急性损伤和慢性损伤。慢性损伤较为多见,是由长期、持续、反复、集中和力量稍大的摩擦引起,多发生于长期跪姿工作者,矿井下工作的工人发病率最高,因此有"矿工膝"之称;也多见于一些职业运动员,如摔跤选手、足球运动员、排球和冰球运动员等。急性损伤有两种情况,一种是慢性损伤引起的急性发作,滑囊水肿呈急性损伤性炎性变化,滑膜囊内积液淡黄透明;另一种是因一次偶然的急性外伤后发生,滑囊积液常呈血性。

感染性滑囊炎相对较少,但易累及髌前滑囊。致病菌主要有金黄色葡萄球菌(占 80%)、链球菌、肺炎双球菌、厌氧菌和结核杆菌(后两者相对少见)。金黄色葡萄球菌导致化脓性滑囊炎的潜在危险因素包括创伤、长期机械性刺激、激素治疗、酗酒、痛风、类风湿关节炎、肾功能不全等。

【临床表现】

1. 病史　患者有膝部受伤史或长期劳损史。

2. 症状　髌前疼痛、肿胀、轻压痛,髌骨前区触之有波动感、柔软,界限清楚,不累及关节,膝关节功能不受限制或时有牵扯痛,稍活动后可缓解。

3. 体征

(1)较大滑囊损伤后(如髌上滑囊等),有局限性软组织肿胀,疼痛较重,皮温增高。创伤严重者,囊内积血,可伴有软组织挫伤和皮下淤血。

(2)触压局部,疼痛较重,并可触及波动感或囊性感。

(3)较小的滑囊炎,痛点与解剖位置相对应,压之酸胀疼痛。

(4)浮髌试验、抽屉试验均阴性。

4. 辅助检查

(1)血常规检查:白细胞总数略升高。

(2)膝关节正、侧位 X 线片:骨关节无异常发现。

【治疗】

髌前滑囊炎的治疗以非手术治疗为主。

1. 推拿手技　以右侧为例,患者取仰卧位,术者左手虎口张开,紧贴在髌前滑囊下方将其向近侧用力挤压,保持皮肤紧张,拇指压在滑囊上;右手握住患者右踝,然后快速屈曲膝关节至完全屈曲位,在屈膝的同时,左手继续将髌前滑囊向近侧挤压,拇指用力按压滑囊至完全屈膝位时,多数病例均可见髌前滑囊囊壁破裂,囊肿消失。如一次手法推拿不成功,可重复数次。对于较小的滑囊炎,治疗时主要在局部施以揉捻、捋顺、散法等手法按摩舒筋。

2. **针灸**　患者卧位,取环跳、髀关、血海、委中、内侧膝眼、犊鼻、足三里、阳陵泉、悬钟、行间、三阴交、昆仑、解溪、丘墟穴,常规消毒,刺入后均行平补平泻手法,有针感即可,每日 1 次,留针 30～40min,10 次为 1 个疗程。

3. **注射治疗**　对于急性创伤性滑囊炎如髌上囊等,可在无菌操作下穿刺抽液,弹力绷带加压包扎,如由创伤晚期或劳损引起者,抽液后可注入醋酸曲安奈德 1ml 加 2％盐酸普鲁卡因 2ml,再加压包扎。对于较小的滑囊炎一般穿刺抽液较为困难,可行局部封闭,常用醋酸泼尼松龙 0.5ml 加 2％盐酸普鲁卡因 2ml 局封,也可采用当归注射液、丹参注射液局部注射。

4. **外用药物治疗**

(1)中药外敷:当归、木瓜、丹参、羌活、赤芍、白芷、片姜黄、独活、甘草、秦艽、天花粉、牛膝、川芎、连翘、威灵仙、木防己、防风、马钱子等制膏外敷患处。隔日换药,5 次为 1 个疗程。

(2)中药熏洗:治疗后期,使用下肢熏洗方,每日 1 剂,每天熏洗 2 次。具体方药为桂枝 15g,威灵仙 15g,防风 15g,五加皮 15g,细辛 10g,荆芥 10g,没药 10g。

5. **内服药物**

(1)中药内服:桃仁 10g,红花 10g,当归 10g,川芎 8g,白芍 12g,生地黄 20g,乳香 6g,牛膝 10g,黄柏 10g,木香 10g,薏苡仁 15g,大黄 5g。加水煎服,每日 1 剂,早晚各 1 次。气虚者加黄芪 20g,党参 15g;血虚者加当归 12g,鸡血藤 20g;疼痛剧烈者加延胡索 15g;脾虚者加白术 10g。

（2）西药：口服抗感染、消炎等药物做辅助治疗。

【功能锻炼】

下肢予以石膏托固定患肢于功能位，2～3 周拆除石膏，鼓励患者行患肢早期功能锻炼。

【预防】

休息、热敷、理疗、局麻下穿刺抽液，抽净液体后囊内注入醋酸氢化可的松，加压包扎，多可治愈。治疗期间禁食辛燥和刺激性食物，如咸鱼、大肉、海鲜、酒等，避免坐卧潮湿之处及过度劳累。

【典型病例】

例 1：患者，女，47 岁，农民，2005 年 1 月 20 日就诊。患者于 3 年前因过度劳累，又受寒湿，双膝经常肿痛，日渐加重，不能劳动，渐至行走困难。双膝曾抽液后注射激素 2 次，当时有所好转，但一直未愈，4 个月前再度复发，服滑膜炎冲剂 2 个月余，未见明显效果。患者精神倦怠，双膝关节肿胀、触痛明显，并可分别触到一个椭圆形包块，浮髌试验（＋），诊为髌前滑囊炎。采用上述针刺疗法配合中草药熏洗 11 次，肿痛止而痊愈，随访 1 年未见复发。

例 2：患者，女，53 岁，1998 年 12 月 21 日初诊，主诉：髌骨前疼痛 2 年余。查体：膝关节髌骨下部前面扪及 3cm×2cm 椭圆形肿块，肿块处皮肤不红不热，边界清晰，柔软有波动感，髌骨和膝关节活动受限不明显，舌苔白腻，脉（濡）缓，X 线片显示髌骨无异常。结合临床体征诊断为髌前滑囊炎。以健脾利湿、祛风散寒为原则进行治疗。方药：苍术、白术各 20g，薏苡仁、茯苓、五加皮各 15g，防风、羌活、木通、生甘草各 10g，牛膝 5g，加生姜 3 片，大枣 2 枚，7 剂。二诊时，患者自诉髌前疼痛减轻，查体：肿块变小，在原有方药基础上调整方药，加当归 15g，川芎 10g，服 5 剂。半年后追访，髌前肿块、疼痛消失，病情稳定而愈。

二、髌上滑囊炎

【相关解剖】

髌上滑液囊亦称股四头肌腱下滑液囊,位于髌骨上方及股四头肌深面,是膝周围最大的滑液囊。该囊上极在髌骨上缘上方5～6cm处,囊上有脂肪组织,囊前是股四头肌腱末端,囊后为股骨远端,囊的下部在婴幼儿时期有一薄的隔膜,使之与膝关节腔分开,成人后常与膝关节腔相通。滑液囊具有分泌滑液、润滑营养关节软骨面的作用。

【病因病机】

髌上滑囊位于髌骨上缘的上方、股四头肌腱和股骨体下部之间,是人体最大的黏液囊,常因急性损伤或慢性劳损而导致髌上滑囊炎,以滑囊滑膜渗液增多、滑囊肿大为主要表现,可伴有感染。由于髌上滑囊与膝关节相通,可波及膝关节而产生关节腔积液,出现膝关节疼痛、肿胀、肌肉萎缩等,严重者膝关节活动受限。因其多有外伤或劳损史,故亦称创伤性髌上滑囊炎,是运动性创伤的常见疾病。

【临床表现】

1. 病史　有膝上部外伤或长期反复摩擦病史。

2. 症状　膝上部局部肿胀、疼痛。

3. 体征　膝上方可见明显突出的肿块,可有轻度触压痛,波动感明显,浮髌试验可阳性;局部穿刺可抽出多量淡黄色液体。

4. 辅助检查　滑囊液实验室检查可见白细胞数增多,偶有红细胞存在。

【治疗】

1. 一般疗法　避免剧烈活动,消除对局部的摩擦、压迫等致病因素。急性期过后局部可给予热敷、理疗等。

2. 针灸治疗　积液量少者,直接采用针灸,取血海、犊鼻、内膝眼、足三里,夹持进针法刺入1.5～2寸,达关节腔,在针感最强处留针;针柄上置艾条施温针灸 20min,以使患者感到局部温热舒适且热力深透达病区。灸毕,待针完全冷却后出针,碘酒棉球按压。每隔 3d 针灸治疗 1 次。

3. **药物疗法**　为消除症状可口服消炎镇痛药。疑有感染者,可根据药物过敏试验有针对性地应用抗生素治疗。

4. **注射疗法**　积液量多者,先予关节腔抽液。患者取坐位,患肢伸直,于髌骨上方向上斜行刺入囊内,尽量彻底吸净积液,积液为澄清者,抽净积液后以曲安奈德 20mg 关节腔内注射;积液为絮状或浑浊者,抽出积液后予以生理盐水、庆大霉素灌洗,直至灌洗液清澈,抽出的积液送细菌培养并做药物敏感试验,给予抗生素静脉治疗 3～5d。抽液术后弹力绷带加压包扎。每周 1 次,可连用 3 次。

5. **中药外敷**

(1)中药热敷:取桂枝、紫苏叶各 15g,伸筋草 20g,麻黄、红花各 8g,透骨草 30g,均研细后,加清水 2000ml,煎到 500ml,药汁与药渣一起倒于一约 16cm×12cm 的棉垫上,趁热敷于患处(勿烫伤),再用硬纸壳及纱布绷带包裹固定,每日 2 次。

(2)膏药外敷:由川乌、草乌、当归、乌药、穿山甲(代)、乳香、没药、桂皮、大黄、赤芍、白及等多味中草药用传统的硬膏剂加工自制,每帖 15～20g,用热软化后在患处和压痛点贴敷 5～7d。

6. **小针刀治疗**　常规消毒铺巾后,在膝部上方,即髌骨底上 2～3cm 处,先用戴无菌手套的大拇指垂直按压进针点,以使深层的血管神经向侧方移开,避免进刀时受到损伤。施以局部麻醉后,左手拇指用力按压进针点的同时,右手拇指、示指捏紧针柄,中指、环指扶持针体,小指靠在进针点旁,使针刀紧贴,左手拇指指甲垂直进针刀法,刀口方向与股四头肌肌纤维平行进针,深达骨面。当患者有酸胀沉感时,用通透摇法松解 2～3 下,并切开滑囊,皮肤紧张度变低即可出针刀。术毕创可贴贴敷。加压包扎 2～3d 后,刀口即可愈合。每周 1 次,共治疗 2 次。

7. 火针治疗　挤压髌上滑囊,使囊内压力增高并使之固定。选用中号火针,用酒精灯外焰加热至针尖红亮,在肿胀的滑囊高处迅速刺入 0.5～1 寸,迅速出针,继续挤压髌上滑囊并用无菌干棉球吸蘸流出的黏液,黏液流出不畅者于局部再拔罐以抽吸,每次 3～5 针,隔 2d 1 次。

8. 物理疗法　短波选用国产 1530 型短波治疗机,波长 22.124m,频率 13.56MHz,选用电缆电极,以髌骨前为中心,绕 4～5 圈,气距 2cm,温热量(或热量)每次 20min,每日 1 次,15 次为 1 个疗程。

【典型病例】

患者,女,52 岁。主诉:右膝上肿块伴疼痛 1 年余。病史:2005 年出现膝上肿块,并伴局部压痛,得温得逸则舒,遇冷劳累则重。于 1 个月前经髌上滑囊穿刺注射 5 次,配合内服中药 20 剂罔效。现症见右膝上肿块明显,压痛阳性。舌红苔腻,脉细略滑。诊断:髌上滑囊炎。遂给予火针治疗,1 次后滑囊肿胀明显减少,患者自诉行走轻快很多。火针治疗 3 次后诸症悉除。

三、髌下滑囊炎

本病发病机制及临床表现特点与髌上滑囊炎相似,但此滑囊为独立的腔隙,不与膝关节相通。

【相关解剖】

髌骨下有 2 个恒定的滑囊,一是髌骨下浅滑囊,又称浅髌下囊,位于髌骨下方和胫骨结节上的皮下,另一个是髌骨下深滑囊,又称深髌下囊,位于髌韧带下胫骨结节上的三角区内。

【临床表现】

1. 病史　多有髌下撞击伤或慢性摩擦损伤史。

2. 症状　髌下肿胀疼痛,上、下楼梯或爬山活动时加重。

3. 体征　伸膝位时,髌骨下方韧带处有压痛,可扪及囊性包块并有波动感。局部穿刺可抽出淡黄色液体。

【治疗】

原则上同髌上滑囊炎。

四、膝内侧滑囊炎

膝关节内侧肌腱、韧带及骨骼间有 5 个滑液囊,由于直接或间接损伤,可引起某一滑囊炎而产生以局部囊性包块和局限性疼痛为特点的临床症状。

【相关解剖】

膝内侧滑液囊有:①鹅足滑液囊,股薄肌及半膜肌腱下端腱索,位于缝匠肌后方,三者间有似鹅足样致密纤维膜相连,在此纤维膜与胫侧侧副韧带间有一滑囊,称为鹅足滑液囊;②胫侧侧副韧带滑液囊,位于半膜肌与胫侧侧副韧带之间;③半腱肌腱固有滑液囊,位于半膜肌腱与胫骨内侧髁之间的滑液囊,此滑囊常与膝关节腔相通;④腓肠肌内侧头滑液囊,位于腓肠肌内侧头的深面与覆盖股骨内髁的膝关节囊之间,该囊约有 42% 与膝关节腔相通;⑤半膜-半腱肌腱间滑液囊,该囊位于膝关节间平面的半膜肌腱与半腱肌腱之间。

【临床表现】

1. 病史　多有慢性损伤病史。

2. 症状　于相应局部出现囊性肿块,伸膝时明显。

3. 体征　局部疼痛和触压痛,膝关节活动时可加重疼痛。可出现关节活动受限,关节不稳,部分患者在膝关节活动时出现弹响。因少数滑囊与关节腔相通,故应注意排除某些继发于膝关节疾病的可能性。局部穿刺可抽出淡黄色液体。

【鉴别诊断】

应注意与膝内侧体表肿瘤相鉴别。体表肿瘤大都是实质性包块,而滑囊炎形成的肿块都是囊性的,诊断性穿刺病理检查有助于鉴别。

【治疗】

原则上同髌上滑囊炎。

五、膝外侧滑囊炎

膝外侧有 5 个较恒定的滑囊,可由于直接或间接损伤而发病。

【相关解剖】

膝外侧滑囊有:①股二头肌滑液囊,位于股二头肌与腓骨小头之间的狭窄区;②腓侧侧副韧带前滑液囊,在股二头肌腱越过腓侧侧副韧带处,其间恒存此滑液囊;③腓侧侧副韧带后滑液囊,该囊恒存于腘肌腱与腓侧侧副韧带之间;④腓肠肌外侧头滑液囊,在腓肠肌外侧头深面常有此囊;⑤腘肌腱滑液囊,恒存于腘肌腱起始部与膝关节囊之间,该囊均与膝关节腔相通。

【临床表现】

1. 病史　多有慢性损伤病史。

2. 症状　病变过程与膝内侧滑囊炎相同。于相应局部出现囊性肿块,伸膝时明显。

3. 体征　相应部位出现囊性肿块,触之包块有波动感。局部疼痛或触压痛,关节活动时疼痛加重。腓总神经受压则出现踝关节背伸无力,小腿外侧部分感觉障碍。少数滑囊与膝关节相通,应注意此滑囊炎是否为膝关节疾病的继发病变。局部穿刺可抽出淡黄色液体。

【治疗】

原则上同髌上滑囊炎,如有腓总神经受压现象,最好尽早手术治疗。

第十节　腘窝囊肿

腘窝囊肿是腘窝内滑液囊肿的总称,又称 Baker 囊肿,可分为先天和后天两种,前者多见于儿童,后者可由滑囊本身的疾病如慢性损伤等引起,但有一部分患者并发于慢性膝关节病变。此病成年人多见,出现膝部无力、疼痛甚至功能障碍。

【相关解剖】

腘窝系膝关节后面的潜在性菱形窝,由上、下两个三角形组成,膝关节平面以上为上三角,其上外侧界是股二头肌腱,上内侧界是半膜肌和半腱肌。膝关节平面以下为下三角,其下外侧界和下内侧界分别是腓肠肌外、内侧头。腘窝的底部由三部分组成,自上而下为股骨下端的腘平面、膝关节囊后部、腘斜韧带、腘肌及其筋膜。腘窝内有腘动脉、腘静脉、腓总神经、胫神经通过,膝部后侧滑囊见图 7-16。

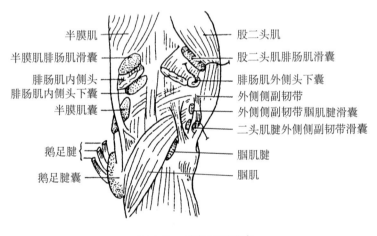

图 7-16　膝部后侧滑囊

【病因病机】

腘窝内的滑液囊很多,尤其内侧囊、腘肌滑囊和腓肠肌囊,腘肌滑囊肿胀发炎者最为多见。囊肿与关节腔相通者叫滑膜憩室,囊肿与关节腔不通者叫滑膜炎。腘窝囊肿常与关节腔相通,是继发于膝关节内疾病而产生的滑膜腔的渗出物,如骨性关节炎、类风湿关节炎、半月板损伤等。

【临床表现】

1. 病史　腘窝囊肿可发生在儿童与老年人,儿童发病多为先天性的且两侧对称。老年人发病有时与膝关节病变和增生性关节炎有关。

2. 症状　患者自觉症状不多,但有时感到膝关节无力、软弱,关节后部疼痛等。囊肿较大时可妨碍膝关节的伸屈活动,尤其伸直到最后度数较为困难,甚至影响腘部的静脉回流。

3. 体征　膝关节伸直时,腘窝部可扪及有弹性的波动性囊性肿块,表面光滑,质地较软,压痛不明显,且和皮肤或其他组织不粘连。如囊肿较大可出现神经、血管压迫症状,如放射痛、感觉障碍、静脉回流受阻等。

4. 辅助检查　X线检查:充气造影时将空气注入囊内,拍摄X线片,可发现滑囊与关节囊相通,则可确定诊断。

【鉴别诊断】

本病应与腘窝部神经纤维瘤、动脉瘤相鉴别。此两种病变其包块均不上下移动,神经纤维瘤具有实质性瘤体的特点,按压时有放射性疼痛,动脉瘤可扪及与动脉搏动相一致的剧动感,局部听诊可有杂音。

【治疗】

1. 推拿手技　采用挤压法,患者屈膝,术者用手把囊肿推挤到一边,最好能压在骨性的壁上,然后拇指用力把囊肿挤破,加压推挤,使黏液分流,囊壁闭锁,再给以局部加压包扎。

2. 火针疗法　患者取卧位,暴露患处,常规消毒。术者以左手拇指、示指挤住囊肿,将内容物推至一边,避开血管及肌腱,使囊肿突起,右手持贺氏三棱火针在酒精灯上烧红,对准囊肿中心迅速刺入深部,速进速出,刺2或3针,起针后,以双手挤压囊肿,挤出囊内浓稠胶冻状物体,再持直径为0.75mm的细火针在囊肿周围刺数针,挤至囊液全部流尽,使囊肿消失,用乙醇棉球擦净创口,然后用消毒干纱布覆盖施术部位,加压包扎。

3. 注射治疗 患者取俯卧位,小腿伸直,在压痛点处进针,深度达滑囊,可抽出淡黄色液体,抽净滑液后注入醋酸曲安奈德1ml加2%盐酸普鲁卡因(皮试阴性者)4ml,每周1次,效果较好。

4. 内服药物 基本方:制半夏10g,陈皮10g,茯苓15g,贝母10g,制南星10g,瞿麦30g,竹沥10g。随症加减:偏寒者加干姜,偏热者加海藻、昆布,质地偏硬者加三棱、莪术,每日1剂,7d为1个疗程。

【典型病例】

例1:患者,女,47岁,2年前发现左侧腘窝肿块,到医院诊为腘窝囊肿,行手术治疗,术后第7个月,腘窝部又出现肿块,复查提示腘窝囊肿复发,约5cm×4cm大小,因惧怕再次手术求治我科。查体:左腘窝肿块呈椭圆形,表面光滑,轻压痛,舌淡,苔白微腻,脉滑,辨为痰湿互结之证。处方:制半夏10g,陈皮10g,茯苓15g,贝母10g,制南星10g,瞿麦30g,竹沥10g,三棱10g,莪术10g。每日1剂,水煎2次,早晚分服,7剂后肿块明显缩小,21剂后肿块消失,经超声检查证实未见肿块,随诊1年未复发。

例2:患者,女,55岁,退休工人。1998年4月15日就诊,主诉在腘窝处有一肿块已1年余,伴右膝关节疼痛,行走不便。查体:跛行,右腘窝处有一鸡蛋大囊肿,局部肤色正常,触之表面光滑,边缘清楚,有囊性感,与皮肤无粘连,按压有痛感,关节活动受限。右膝关节X线片示:右膝关节增生性改变。诊断:腘窝囊肿、增生性膝关节炎。治疗:局部常规消毒后,选30号毫针在肿块四周对称地向中央斜刺4针到囊肿内,接通G6805-2型电针仪,采用疏密波,强度以患者能耐受为度,通电30min。另用28号粗针从肿块中点直刺刺破囊壁,摇大针孔出针,不按压,用闪火法拔上大小适中的火罐,10min左右取罐,配穴可常规针刺,平补平泻。每日1次,按上述方法治疗5次后,症状及体征明显改善,之后连续治疗10次,囊肿完全消失,关节活动自如,能参加日常劳动,随访半年,未见复发。

第十一节　髌下脂肪垫损伤

髌下脂肪垫损伤又称脂肪垫炎、脂肪垫肥厚、脂肪垫劳损,是指因损伤、劳损及膝部其他疾病引起髌下脂肪垫无菌性炎症、肥厚及与周围组织粘连的疾病。好发于运动员及膝关节运动较多者,女性多于男性。

【相关解剖】

膝关节滑膜在髌骨下方两侧向后突,形成皱襞,其内夹有脂肪组织,称为脂肪垫,主要作用是加强关节稳定、润滑及防止摩擦,是一种特殊的弹性脂肪组织。膝部脂肪垫有前后髌上脂肪垫、髌下及腘窝脂肪垫等。髌下脂肪垫呈三角形,位于髌韧带后面与股骨髁前下、胫骨髁前上缘之间三角区内的一堆脂肪,是关节内滑膜外的脂肪组织。有充填空隙、滑润关节的功能,当脂肪垫肥厚或与周围组织发生粘连时,可引起膝关节的功能紊乱。

【病因病机】

膝关节极度过伸或受直接暴力冲击,使脂肪垫受到挤压而引起脂肪垫充血、水肿等无菌性炎症性改变;反复多次的膝部劳损(运动员、三轮车工人等在活动中反复损伤),使膝部经常受到纵向冲击,久而久之,也会引发脂肪垫无菌性炎症反应;膝部其他疾病,如膝部滑膜炎、髌骨软化症、骨关节炎、风湿性关节炎等,都可继发引起脂肪垫炎。病程较久者,脂肪垫肥厚,可与髌韧带发生粘连,影响膝关节的伸屈活动。

【临床表现】

1. *病史*　患者多为 30 岁以上的青壮年,常有膝关节过伸损伤史、积累性损伤史或受寒史。

2. *症状*　膝部肿胀或酸胀疼痛,受凉、劳累及过伸时疼痛加重。膝部疼痛可放射到腘窝,甚至沿小腿后侧肌肉直到足跟,下蹲困难。

3. 体征　髌韧带两侧肿胀、膨隆。膝眼部位饱满、压痛,尤以髌骨下缘脂肪垫区压痛明显,上下楼、膝过伸位时疼痛加重。关节活动时出现杂乱的摩擦音。晚期患者脂肪垫肥厚且与髌韧带粘连者,则膝关节活动受限。病史较长、症状较重的患者,可发生股四头肌萎缩。

膝关节过伸试验阳性:患者平卧,膝关节伸直平放,术者一手握患肢踝部,另一手按压膝部,使膝关节过伸,若髌下脂肪垫处有疼痛者为阳性。

4. 辅助检查

(1)实验室检查:急性损伤期可出现白细胞计数增高。

(2)X 线检查:膝关节侧位片可见脂肪纹理增强,并由髌骨下向股胫关节放射排列。晚期若出现脂肪垫钙化,可见密度增高的阴影,X 线检查还可排除膝部骨性病变。

【治疗】

1. 推拿手技

(1)推拿手技一

①患者取仰卧位,膝关节伸直。医生在膝关节周围用轻快的搓揉法治疗 5min,对股四头肌腱应做重点治疗。

②点揉患侧膝眼、阳陵泉、阴陵泉、足三里、委中、血海、梁丘、曲泉等穴,每穴治疗 1min。

③以掌心按压于髌骨处按揉 3min,力量以患者能够耐受为限,然后将髌骨向离心端推按,另一手用一指禅在髌骨下缘处推 2min。

④一助手固定患者骨盆处,医生双手握住患者踝关节处,并向离心端拔伸,同时将小腿进行内旋、外旋,然后将患膝屈曲,医生一手放其膝后,并沿身体纵轴牵拉,另一手握住踝部,使患膝进行屈伸、旋转活动 3min。

⑤在膝关节周围用擦法至热,每日 1 次,10 次为 1 个疗程。

（2）推拿手技二

①研磨法：患者仰卧，膝关节伸直位，医生用大小鱼际肌按住髌骨下缘处进行环转研磨。

②按摇法：体位同上，医生站在患侧，令患者膝关节屈曲，术者一手握住膝关节，拇指按在髌骨缘，另一手握住踝关节，使踝关节进行环转摇晃的同时，按住患处，用拇指进行按摩，然后令患者膝关节先屈曲再伸直，在伸直的同时按住膝关节，拇指用力向下按压，可反复进行。

③搓腿法：患者体位同上，术者立于患侧，两手分别置膝上，来回推搓。

2. 电针　取内膝眼、犊鼻、血海、梁丘、足三里、阳陵泉、陷谷、太白穴。患者仰卧位，屈膝成 90°，患膝下垫枕。常规消毒后，犊鼻、内膝眼分别用 50mm 毫针直刺，使针尾扇形成角，针尖达髌尖粗面脂肪垫附着区，行针使产生胀感并向小腿方向放射为佳。其余穴位直刺进针，采用平补平泻手法。犊鼻、内膝眼针柄接 G6805-2 型电针治疗仪，调至连续波，频率 60～100/min，强度以患者能耐受为宜，每次 20min，每日 1 次。

3. 外用药物

（1）中药熏洗

①处方 1：伸筋草、透骨草、生艾叶、木瓜、川牛膝、独活、杜仲各 20g，狗脊、川芎、当归、花椒、制乳香、制没药各 15g，鸡血藤 25g。每日 1 剂，水煎，取药汁入食醋 200ml，趁热先熏后洗，可用蘸药水的毛巾热敷患肢犊鼻、内膝眼及周围，反复多次，以患部皮肤红润温热为度。

②处方 2：透骨草、汉防己、威灵仙、独活、秦艽、桂枝、麻黄、川牛膝、川乌、路路通、红花各 15g，水煎熏洗患处，每日 2～3 次，每剂使用 3～5d。

（2）外贴消炎镇痛膏。

（3）腾洗药：当归 15g，羌活 15g，红花 10g，防风 10g，制乳香

10g,制没药 10g,骨碎补 10g,续断 10g,宣木瓜 12g,透骨草 15g,川椒 10g,牛膝 10g。上药共为粗末,加入大青盐、白酒各 30g,拌匀,装入白布袋内缝妥。用药 2 袋,干蒸热后轮换敷在患处,每次持续 1 小时左右,每日 2 次。用毕后药袋挂在通风阴凉处,翌日再用时,在药袋上洒上少许白酒,每袋可用 4~7d。

4. 注射治疗　患者平卧,于脂肪垫压痛最明显处进针,用泼尼松龙 0.5ml 加 1％盐酸普鲁卡因(皮试阴性)2ml 局部封闭,或在局部注入 1％盐酸利多卡因(皮试阴性)注射液 10ml 加泼尼松龙 5mg。其深度需根据患者的胖瘦和术者经验,估计到达脂肪垫处即可将药液注入,每周 1 次,3 次为 1 个疗程。

5. 内服药物

(1)以和营止痛汤为主。药物组成:赤芍 15g,当归尾 10g,川芎 10g,苏木 10g,陈皮 6g,桃仁 10g,续断 10g,乌药 10g,乳香 6g,没药 6g,木通 6g,甘草 5g。血瘀气滞型去乌药加枳壳 10g,穿山甲(代)5g;肝肾亏损型去木通、没药,加杜仲 12g,五加皮 12g。

(2)复方氯唑沙宗片:口服每次 2 片,每日 2 次。

6. 小针刀　患者仰卧在治疗床上,屈曲膝关节,使足掌平放于治疗床上。在髌骨下缘和胫骨粗隆之间的压痛点上进针刀,刀口线与髌韧带平行刺入,针体和皮肤平面垂直,深度达髌韧带下方。出现酸胀感后做纵行疏通剥离及横行摆动,然后将针刀探至髌尖粗面并调转刀口线与髌骨边缘平行,做纵行疏通剥离,出针刀。若针刀下有坚韧感可做切开剥离 2~3 刀,以上操作均按无菌操作过程进行。另外必须掌握进针深度,不可穿透脂肪垫,以免损伤膝关节滑膜和软骨。

7. 理疗　用 TDP 或周林频谱仪照射患者膝部上方,距离 30~35cm,温度以患者皮肤微微发红为宜,治疗 30min,每日 1 次,10 次为 1 个疗程。

【预防】

1. 对于膝部肿胀较甚者,应立即制动休息,禁止负重,肿胀未消退前应避免剧烈活动。

2. 行走时患膝保持屈曲,如不能完全伸直,可将鞋跟垫高以避免膝关节伸直,这样脂肪垫不受挤压,可消除疼痛,且有助于消肿,可长期缓解症状。

3. 肿胀消退后加强股四头肌锻炼,可防止反复发作。

4. 适当进行膝关节屈伸活动,防止关节粘连和肌肉萎缩。

5. 治疗期间适当减少活动,注意膝部保暖。

6. 若膝关节其他疾病继发脂肪垫炎者,则应积极治疗原发病。

【典型病例】

例 1:患者,女,57 岁。双膝关节疼痛伴屈膝功能障碍 2 年余,加重 1 个月余,于 2004 年 1 月 6 日就诊。患者 2 年前无明显诱因,出现膝前下方疼痛,不能下蹲,行走困难,膝关节有冷感,不能够持久屈膝,经多方医治效果不佳,以至发展为膝关节昼夜酸痛,不能完全伸直,无法屈膝,活动受限。查体:双膝眼肿胀,内侧尤甚,推移髌底即引发疼痛加剧,当指尖压迫髌尖粗面、髌骨下 1/2 段及边缘时压痛明显,髌下脂肪垫试验阳性。诊断:髌下脂肪垫损伤。运用小针刀配合推拿治疗 2 次后诸症消失痊愈。

例 2:患者,女,40 岁,双膝前下方酸痛、乏力,下楼梯酸软疼痛 9 个月,于 2003 年 4 月来我科就诊,常规针灸、口服解热镇痛药,病情稍缓解,10 余天后恢复如前。诊断:髌下脂肪垫损伤。以多针齐刺加微波治疗:患者取仰卧位,伸膝,左手拇指放于髌骨底缘,用力下压使髌骨尖翘起,同时将髌骨向远端推进,右手持 28 号 2.5 寸长毫针在髌骨下 1/2 边缘外 1cm 左右向上开口成弧形的 15 个左右进针点,沿髌骨下缘自前下方至后上方向髌尖粗面方向针刺,至出现强烈酸胀感为止,形成扇面状围刺,留针 30min,10min 左右捻转刺激 1 次。取针后,用微波辐射头对着髌尖照射 10min。每 3 日针刺 1 次,每日微波 1 次,15 次为 1 个疗程。治疗期间避免半蹲位及上下楼、爬山等运动。2 个疗程后痊愈,至今 8

个月未复发。

第十二节　髌骨软骨软化症

髌骨软骨软化症简称髌骨软化症,是指膝关节髌骨软骨因劳损、创伤而引起的以退变为病理特征的疾病。如不能及早治愈,后期易发展成骨性关节炎,本病多见于女性,通常表现为膝关节疼痛、跛行、残疾等。

【相关解剖】

髌骨为人体最大的籽骨,全骨扁平,上宽下尖,略呈三角形,位于股四头肌腱之中,股骨髁间窝内。前面粗糙,为腱纤维所覆盖,后面除下端外,均光滑并覆盖关节软骨,与股骨的髌骨面构成关节。髌骨没有骨膜包裹,它的功能包括保护股骨髁关节面;是伸膝装置的组成之一,它集中股四头肌各方面的牵引力,通过髌韧带止于胫骨结节,使其更有效地完成股四头肌的伸膝作用;保护膝关节半屈位的稳定性。

【病因病机】

髌骨软骨软化症的出现是多种因素综合作用的结果,其原因尚未完全探明,现主要有如下假说:髌骨不稳定、髌骨骨内压增高、软骨溶解学说、创伤学说、髌骨压力的改变等。虽然有上述诸多原因,但各种假说的发病机制都与先天不足、直接或间接暴力导致髌骨软骨损伤,以及血液循环动力学发生变化有着密切的关系。中医则认为,此病乃是外伤或劳损导致气血瘀滞,风寒湿邪乘虚而入,痹阻脉络,使软骨及周边的筋膜、肌肉失去气血的濡养而发病,属中医痹证的范畴。

【临床表现】

1. 病史　患者常有外伤、过度劳累或关节畸形病史。

2. 症状　膝关节疼痛,髌骨后方酸痛,尤以上、下楼梯或半蹲位时疼痛明显,劳累、气候变化时疼痛易于加重,时感膝部无力、发软。

3．体征

（1）膝关节活动时有明显弹响声。

（2）伸膝位按压、转动髌骨时疼痛加重，有细微摩擦声或捻发音。

（3）髌骨下及其髌韧带两侧多有压痛。

（4）有时可有局部积液肿胀（由于病变发展较快，大量软骨碎片短时间内进入关节，刺激滑膜产生炎症性反应所致）。

（5）髌骨研磨试验阳性，检查时使髌骨与其相对的股骨髁间关节面互相挤压研磨或上下左右滑动，有粗糙的摩擦感、摩擦声和疼痛不适；或检查者一手用力将髌骨推向一侧，另一手拇指按压髌骨边缘后面可引起疼痛。

（6）单腿半蹲试验阳性，患者单腿持重，逐渐下蹲到 90°～135°时出现疼痛、发软，蹲下后单腿不能起立。

4．辅助检查

（1）X 线检查：初期无异常表现，晚期可见髌骨关节间隙变窄，边缘骨刺形成及髌骨关节软骨面粗糙、硬化、残缺等。

（2）膝关节双重造影：可间接显示髌骨软骨病损的程度与范围，阳性率达 90%，但该检查具有一定的损伤性。

（3）髌骨内静脉造影：用于检测髌骨内高压。

（4）CT 检查：对诊断髌骨关节排列错乱及股骨髁发育不良有诊断价值，可作为 X 线片诊断的补充手段。

（5）MRI 检查：对髌骨软化症有较大的诊断价值。

（6）关节镜检查：当不易做出明确诊断时，可借助关节镜检查。在关节镜直视下可见髌骨软骨面的破坏部位、程度和范围。

【鉴别诊断】

本病应与半月板损伤相鉴别，髌骨软骨软化症的病症局限于膝前方及伸膝装置，不涉及旋转运动，单纯高位髌骨及脂肪垫病变也可出现类似症状。

【治疗】

1. 推拿手技

(1)推拿手技一

①患者仰卧,伸膝,对患膝施以揉、拿法放松膝关节周围软组织,手法应轻柔,共 4min。

②用手指拿住髌骨,向上下、左右各推揉 10 余次。

③用点法分别刺激风市、梁丘、足三里、血海及内膝眼、犊鼻,然后用揉、拿法放松,此步骤重复 2 次,共 5min。

④患者取俯卧位,术者用点法刺激阴陵泉、委中、承山,然后用揉、拿法放松,此步骤重复 2 次,共 5min。

手法治疗隔日 1 次,10 次为 1 个疗程。

(2)推拿手技二

①以拇指、示指及中指分别钳于髌骨的两侧,用垂直力量顺腿的轴线方向上、下滑动,迫使髌骨关节脱离接触,髌骨则由下向上升起,作用在于松解髌骨周围的软组织,减轻髌骨与其周围之间超过生理的压力与刺激,操作 10 次左右。

②用水平的力量,一手握踝,屈膝,另一手握膝,拇指在上,压于髌骨上缘,余四指在膝后部,伸膝时顺势将髌骨推下,即顺腿轴线方向由上往下推压,出现髌前下端悬空的现象,或者换压髌骨上缘外上方,将髌骨推向内下方或从髌骨上缘内上方向外下方推压,使髌骨形成水平方向的滑动,作用主要在于扩张伸膝装置,增加髌骨的活动度,反复各 3 次。

③研磨法:患者仰卧,伸膝,术者一手掌按压髌骨上面,垂直方向用力研磨髌骨向上下或内外方向,按压时患者有疼痛感,手法用力以患者可忍受为度,反复操作 3～5min。

④揉搓法:于股骨髌面内侧或外侧压痛、揉搓手法 2～3min,手法的轻重以患者能忍受为宜。

2. 温针灸　取患侧内膝眼、犊鼻、梁丘、血海、足三里、阳陵泉穴,常规消毒,进针得气后,将点燃的约 1 寸长的艾炷置于针柄上,艾炷燃尽取针,每日 1 次,10 次为 1 个疗程。

3. 注射治疗　患者取仰卧位,屈膝,用碘伏常规消毒患膝,在严格无菌操作下,用 7 号针从髌骨外侧做髌骨间隙穿刺,进入关节腔内,抽出关节腔内积液,更换注射器,缓慢注射 1% 透明质酸钠 2ml,无菌敷料覆盖包扎注射处。注射后适当做膝关节被动屈伸活动,使药液快速充满关节。每周 1 次,5 次为 1 个疗程,共治疗 1~2 个疗程。

4. 内服药物

(1)中药:以阳和汤为基本方加味,熟地黄 15g,肉桂、鹿角胶(烊化)、麻黄、白芥子各 10g,鸡血藤 20g,木瓜、炮姜各 6g,甘草 3g。肝肾两虚型去木瓜,加山茱萸 20g,阿胶(另烊)10g;寒瘀凝滞型去木瓜,加附子、鳖甲、知母各 10g;湿痰阻滞型去鸡血藤、炮姜、肉桂,加黄柏、苍术各 10g,薏苡仁 30g,山药、竹沥各 20g。

(2)西药:口服非甾体镇痛药美洛昔康 7.5mg/d。

5. 中药熏蒸　地龙 30g,五加皮 30g,川乌、草乌各 30g,细辛 20g,当归 30g,丹参 30g,骨碎补 30g,鸡血藤 30g,怀牛膝 30g,川木瓜 20g,桂枝 20g,甘草 10g。每 3 日 1 剂,水煎熏蒸患侧膝关节,早、晚各 1 次,每次 30min。

6. 其他疗法

(1)局部理疗:患者取仰卧位,应用中频脉冲治疗仪,将极板对置放于膝关节前后及内外侧,选择合适的处方、深度,输出量以患者可耐受为度,每次 30min,每日 1 次,15 次为 1 个疗程,2 个疗程之间间隔 3~5d。

(2)针刀疗法:对关节交锁现象较为严重且有骨刺形成者,在 X 线下或借助 X 线平片,用针刀铲削骨刺尖部。在髌骨周围的痛点和压痛点(即软组织损伤的病变部位),如髌前皮下囊、髌内外支持带(其痛点均在髌骨两侧边缘),采用小针刀切开松解术治疗,1 次最多取 5 个痛点。

【功能锻炼】

主要为增强股四头肌力量的锻炼。患者取仰卧位或坐位,膝关节保持伸直,做股四头肌收缩隆起动作,也可向上抬腿,使之离开床面一定距离,维持 5～10s,放松,为一拍。每次 15～20 拍,每日 2 次。锻炼一段时间后,可逐渐地在小腿上放适量的重物,延长持续时间,但每次锻炼的拍数并非越多越好。

【预防】

1. 症状出现后首先要适当休息,避免剧烈运动和长期屈膝半蹲位工作。

2. 注意锻炼的方式方法要正确合理。防止膝关节进行过多的单一训练和运动,减少处于一个固定姿势的时间,避免在较为坚硬的路面上穿薄底鞋长跑或远行。

【典型病例】

例 1:患者,男,55 岁,2005 年 9 月 8 日初诊。患者既往曾因登山劳累引起膝关节疼痛。再次登山后,双膝症状加重,活动受限,休息 3d 后无缓解,口服镇痛药无效,至我科就诊。查体:双膝外形无明显异常,局部皮肤无红肿,膝关节被动活动无障碍,髌骨及周围有压痛、伸膝抗阻痛。右侧股四头肌和腘绳肌肌力略下降。X 线摄片提示双侧膝关节关节面及关节间隙无异常。诊断为双侧髌骨软骨软化症。用以上方法治疗 5 次后,双膝疼痛明显减轻,行走正常,继续治疗 10 次后,自觉无不适感。嘱其适当减轻运动量,虽继续登山,但运动量较前有所减少。

例 2:患者,男,47 岁,工程师,1989 年 4 月 15 日初诊。右膝关节疼痛 1 年半,近来加剧,行走困难。曾经中、西医治疗效果不明显。现上下楼困难,上楼痛剧,膝软,有摩擦音,不能下蹲,蹲下后不能起立,且时感膝部发热,但扪之不热。自诉年轻时爱好打篮球等体育活动。舌淡红、苔薄黄,脉弦。查体:膝关节肿胀,浮髌试验(＋),抗阻伸膝疼痛,髌骨软骨面压痛,磨髌试验(＋),半蹲试验(＋);试验室检查:红细胞沉降率 6mm/1h,抗“O”333U,类风湿因子阴性,X线片:髌骨软骨关节面密度增高,边缘少许骨质增生。诊为右膝髌骨软骨软化症。中医辨证为膝部瘀阻,兼夹湿热。药物治疗基本方:水蛭、土鳖虫、紫河车、丹参、血竭、没药、茯苓、牛膝、骨碎补、白及。煎汤口服,每日 1 剂。共服 5 剂后,膝部肿胀渐消,疼痛明显减轻,发热感消失,可勉强下蹲。继拟前方去黄柏、苍术,服至 2 个疗程后痊愈。继以香砂养胃丸善其后。X线检查:较前 X 线片无明显改变,随访至今未见复发。

第8章 小腿部疼痛

第一节 概 述

小腿上界为平胫骨粗隆的环形线,下界为内、外踝基部的环形连线。经内、外踝的垂线,可将小腿分为小腿前外侧区(或小腿前区)和小腿后区。

一、小腿前外侧区

(一)浅层结构

皮肤较厚而紧,移动性小,多毛发,血供较差,损伤后愈合较慢。浅筋膜疏松,含少量脂肪。轻度水肿时,于内踝上方易出现压痕。浅静脉为大隐静脉及其属支。大隐静脉起于足背静脉弓的内侧,经内踝前方约 1cm 处(大隐静脉切开的常用部位)上行达小腿前内侧。大隐静脉及其属支在此区与小隐静脉、深静脉有广泛的交通和吻合。

此区的皮神经主要有 2 条:①隐神经,伴大隐静脉行至足内侧缘小腿上部,隐神经居静脉后方,在小腿下部绕至静脉前方。②腓浅神经,由腓总神经分出,于小腿外侧中、下 1/3 交点处穿出深筋膜至皮下,随即分成内、外侧支行至足背,即足背内侧皮神经和足背中间皮神经。

(二)深层结构

小腿前外侧区深筋膜较致密。在内侧,与胫骨体内侧面的骨膜紧密融合;在外侧,发出前、后肌间隔止于腓骨骨膜。这样,深筋膜,前、后肌间隔,胫、腓骨骨膜与骨间膜共同围成前、外侧骨筋膜鞘,容纳相应肌群及血管、神经。

1. 前骨筋膜鞘　容纳小腿前群肌、腓深神经和胫前血管。

(1)胫前动脉:于腘肌下缘由腘动脉分出后即向前穿过骨间膜进入小腿前骨筋膜鞘,紧贴骨间膜前面伴腓深神经下行。上 1/3 段位于胫骨前肌和趾长伸肌之间,下 2/3 段位于胫骨前肌和拇长伸肌之间。主干下行至伸肌上支持带下缘处移行为足背动脉。胫前动脉起始部发出胫前返动脉加入膝关节动脉网,中部发肌支营养前群肌及胫、腓骨;下部在踝关节附近发内、外踝前动脉,与跗内、外侧动脉吻合,参与构成踝关节动脉网。

(2)胫前静脉:2 支,与同名动脉伴行。

(3)腓深神经:于腓骨颈高度起自腓总神经,穿腓骨长肌起始部及前肌间隔进入前骨筋膜鞘与胫前血管伴行。肌支支配小腿前群和足背肌。皮支仅分布于第 1、2 趾相对面的背侧皮肤。该神经损伤可致足下垂和不能伸趾。

2. 外侧骨筋膜鞘　包绕小腿外侧群肌、腓浅血管及腓浅神经等。腓浅神经于腓骨颈高度由腓总神经分出,下行于腓骨长、短肌之间,发肌支支配此二肌。于小腿外侧中、下 1/3 交点处穿出深筋膜至皮下,分布于小腿外侧及足背皮肤(第 1 趾蹼及第 1、2 趾相对面皮肤除外)。腓浅神经损伤常导致足不能外翻。

二、小腿后区

(一)浅层结构

此区皮肤柔软,弹性好,血供丰富,是临床上常用的带血管蒂皮瓣的供皮区。浅筋膜较薄,内有小隐静脉及其属支、腓肠内侧皮神经、腓肠外侧皮神经和腓肠神经。

1. 小隐静脉　起于足背静脉弓外侧端,伴腓肠神经绕外踝后方于小腿后区正中线上行,至腘窝下角处穿腘筋膜入腘窝,上升一段后汇入腘静脉。小隐静脉内有 7～8 个静脉瓣,并有交通支与大隐静脉和深静脉相吻合。静脉瓣发育不良或深静脉回流受阻可导致小隐静脉和大隐静脉淤血或曲张。

2. **腓肠神经**　由腓肠内侧皮神经和腓神经交通支于小腿后区下部吻合而成,穿出深筋膜后,经外踝后方达足背外侧,分布于小腿后区下部及足背外侧的皮肤。

(二)深层结构

此区深筋膜较致密,与胫、腓骨骨膜,骨间膜及后肌间隔共同围成后骨筋膜鞘,容纳小腿后群肌及血管、神经束。

1. **后骨筋膜鞘**　小腿后骨筋膜鞘分浅、深两部。浅部容纳小腿三头肌,向下逐渐缩窄,仅包绕跟腱及周围脂肪。深部容纳小腿后群深层肌及腘肌,在小腿上部,由外向内依次为踇长屈肌、胫骨后肌和趾长屈肌。在内踝后上方,趾长屈肌腱越胫骨后肌腱浅面向外形成"腱交叉"。

2. **血管和神经束**

(1)胫后动脉:实为腘动脉的延续,在小腿后区深、浅肌层之间下行,沿途分支营养邻近肌。主干经内踝后方进入足底。胫后动脉起始处发腓动脉,越胫骨后肌表面斜向外下,在踇长屈肌与腓骨之间,下降于外踝后方终于外踝支。腓动脉主要营养邻近肌和胫、腓骨。

(2)胫后静脉:2支,与同名动脉伴行。

(3)胫神经:此段胫神经为腘窝内胫神经的延续,伴胫后血管行于小腿后群浅、深肌之间,最后经内踝后方进入足底。该神经主要发肌支支配小腿后群肌,皮支为腓肠内侧皮神经,伴小隐静脉,分布于小腿后面的皮肤。

三、小腿部肌肉

小腿肌分前群、后群和外侧群。因小腿旋转功能甚微,故缺乏旋转肌。其旋转功能系来自大腿肌。前群肌的作用是使足背伸和伸趾,后群肌主要功能是使足跖屈,外侧肌群的作用是使足跖屈并外翻。

1. **小腿肌前群** 分为胫骨前肌、姆长伸肌和趾长伸肌。

(1)胫骨前肌:位于小腿前外侧皮下,贴于胫骨外侧面,起于胫骨外侧面的上 2/3 及其邻近的小腿骨间膜,向下移行于长腱,经小腿横韧带和十字韧带深面,止于第 1 楔骨内侧面和第 1 跖骨基底部,作用为背伸足,并使足内翻、内收,还帮助维持足的内侧纵弓。

(2)姆长伸肌:位于胫骨前肌和趾长伸肌之间,起于腓骨内侧面之下 2/3 及其邻近的骨间膜,向下移行于长腱,经十字韧带深面,止于姆趾末节趾骨基底部的背面,作用为伸姆趾,并使足背伸和内翻。

(3)趾长伸肌:位于小腿前外侧皮下。起于腓骨前嵴和邻近骨间膜,胫骨上端外侧面。向下移行于长腱,经十字韧带深面至足背,分为 5 个肌腱,内侧四腱分别止于第 2~5 趾末节趾骨与中节趾骨基底部的背面,相似于手指伸肌腱的抵止情况,即两侧束止于末节趾骨基底部的背侧,中央束止于中节趾骨基底部的背面。最外侧一个腱抵止于第 5 跖骨基底部的背侧,称为第 3 腓骨肌,此腱仅见于人类。趾长伸肌有使足背伸及伸趾作用,第 3 腓骨肌并能使足外翻。

小腿前群肌由腓深神经支配,血供由胫前动脉的肌支营养。

2. **小腿肌后群** 在人类,由于维持直立姿势,小腿肌后群特别发达,除有与前群肌同名的拮抗肌外,还有强大的小腿三头肌,与股四头肌、臀大肌一起,各作用于两个关节,在维持人体的直立方面有突出的重要性。

(1)浅层

①腓肠肌:位于小腿后面皮下,有内外两个头分别起自股骨内上髁和外上髁。肌束向下于小腿中部相互愈着,移行于较厚的腱膜,此腱膜再与比目鱼肌腱膜愈着,构成一个粗大的肌腱,即跟腱,抵止于跟结节。外侧头内常有一籽骨,不可误认为异物或关节腔内游离体。腓肠肌的作用为使足跖屈并稍内翻,作用于膝关节时

可屈曲小腿。腓肠肌受胫神经支配,其血供来自腘动脉。

②比目鱼肌:位于腓肠肌深面,起于腓骨小头、比目鱼肌腱弓,胫骨腘线和胫骨体后面内侧缘中 1/3,向下移行为腱,和腓肠肌腱膜合成为跟腱。其力量较腓肠肌强大,作用同腓肠肌。比目鱼肌受胫神经支配,血供来自胫后动脉肌支。

③跖肌:位于腓肠肌外侧头与比目鱼肌之间,肌腹细小呈菱形,腱细长。起自股骨外上髁,向下移行于跟腱的内侧或单独止于跟骨。跖肌受胫神经肌支支配,血供来自胫后动脉。

④跟腱:是全身最强有力的肌腱,由上述小腿后群浅层肌合并而成,为行走、弹跳的主要结构(图 8-1)。

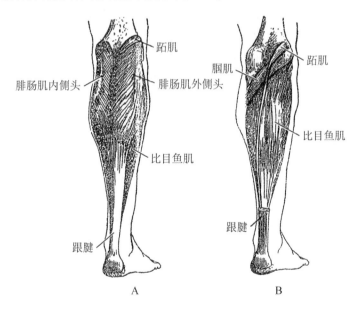

图 8-1 小腿肌后群(浅层)

(注:B 为去掉腓肠肌者)

（2）深层

①胫骨后肌：位于小腿三头肌的深面，居中。起自小腿骨间膜上 2/3 及邻近的胫腓骨骨面，向下移行于长腱，经过分裂韧带的深面，内踝后面的踝管（或称跗管、跗管），在内侧缘，抵止于舟骨粗隆及第 1、2、3 楔骨的基底面，为最有力的内翻、内收肌，并具有维持足纵弓及使足跖屈的作用。胫骨后肌受胫神经肌支支配，血供来自胫后动脉。

②姆长屈肌：在小腿三头肌深面外侧，胫骨后肌外后方，起自腓骨后面下 2/3 及其邻近的小腿骨间膜，经分裂韧带深面的后方至足底。在足底与趾长屈肌腱交叉后，穿过姆短屈肌两头之间，止于姆趾末节趾骨基底部，有屈姆趾、使足跖屈及内翻的作用，并协助维持足内侧纵弓。姆长屈肌受胫神经支配，血供来自胫后动脉。

③趾长屈肌：在小腿三头肌深面内侧。起自胫骨后面中 1/3，向下移行于长腱，在胫骨下端后面与胫骨后肌腱交叉，行于胫骨后肌腱后面，穿过分裂韧带深面、内踝后面达足底。在足底与姆长屈肌腱交叉后，向前分成 4 个腱，分别至第 2～5 趾，穿过各趾短屈肌腱，止于末节趾骨基底部。作用为屈第 2～5 趾，并使足跖屈及内翻。趾长屈肌也由胫神经支配，血供来自胫后动脉。

④腘肌：位于腓肠肌的深面，胫骨上端的后面。为扁平的小三角形肌，以细腱起自股骨外上髁下方的一个小窝，肌束斜向内下方，经腓侧侧副韧带与外侧半月板之间至胫骨上端的后面，腘线以上的骨面，作用为屈膝关节，使小腿旋内并紧张膝关节囊，登高、下坡时有明显作用。腘肌受胫神经支配，血供来自腘动脉。

3. **小腿肌外侧群**

（1）腓骨长肌：位于小腿外侧皮下，紧贴腓骨的外侧面。起自腓骨小头，腓骨上 2/3 的外侧面，向下移行于长腱，经腓骨短肌的后面，行于外踝的后方，绕过跟骨滑车突的下方至足底，经过骰骨跖面至足内侧缘，止于第 1 楔骨和第 1 跖骨基底部跖侧面的外侧。在功能上，与胫骨前肌共同形成一环形缰绳，对维持足的横弓及调节足内翻和足外翻有着密切关系。其收缩使足外翻、跖屈及前足外展。腓骨长肌受腓浅神经支配,血供来自腓动脉。

(2)腓骨短肌:位于腓骨长肌的深面。起自腓骨外侧面下2/3,与腓骨长肌腱一同下降,先在内,后居前,至外踝后方,沿跟骨外侧面止于第 5 跖骨粗隆。作用也为使足外翻、跖屈、前足外展。腓骨短肌也受腓浅神经的支配,血供来自腓动脉。

第二节　胫骨结节骨骺炎

胫骨结节骨骺炎又称胫骨结节骨软骨病(炎)、胫骨结节无菌性坏死、奥-施病等,该病是由于股四头肌的长期、反复、猛烈的收缩暴力,通过髌骨和髌韧带集中于胫骨结节骨骺,使其发生慢性损伤,以致骨骺缺血坏死而出现的以局部肿痛为主要特点的一系列临床症状,多见于运动量较大的男性青少年,是一种自限性疾病,可单侧或双侧发病。

【相关解剖】

胫骨为小腿粗大的长骨,上 1/3 呈棱柱状,下 1/3 似圆柱形。它位于小腿内侧,上端稍向后倾,左右分别为内侧髁和外侧髁,并与股骨内、外侧髁及髌骨连接成膝关节。两髁之间有髁间隆起,上端的前面有一"N"形的粗隆,为胫骨粗隆。其下为髌韧带所附着。"N"形粗隆的尖端处,即骺与干的交接线。胫骨结节是胫骨上端进行发育、生长的骨骺,是股四头肌的止点。胫骨结节骨骺为一牵拉骨骺,有髌韧带附着其上,此骨骺于 10 岁左右由胫骨上端骨骺软骨向胫骨前方伸出舌形突起,以后逐渐形成胫骨结节。此骨骺于 16-18 岁与主骨融合。

【病因病机】

胫骨结节骨骺炎是青少年期的一种常见多发病。胫骨结节是股四头肌通过髌骨和髌韧带附着的骨骺,由于胫骨结节尚未与胫骨融合,股四头肌发育较快,在该点上经常受到较强烈的张力,肌肉的收缩使胫骨结节撕脱拉开,致使胫骨结节发生缺血坏死。因局部发生缺血改变,坏死与新生骨交替进行,抵止腱部充血,肿胀增厚,胫骨结节肥大突起;患者感膝部疼痛,行走时明显,上下楼梯时加重。胫骨结节处肿胀,压痛明显。中医认为本病与膝部劳损、瘀血阻滞、寒湿侵袭、痹阻经脉有关,属骨关节"痹证"的范畴。

【临床表现】

1. 病史　患者多为 14—16 岁的青少年,多有剧烈运动史。

2. 症状　起病缓慢,主诉髌韧带和胫骨结节区疼痛和肿胀,伸膝无力,膝关节前下方胫骨结节部疼痛、压痛,软组织肿胀,但无红、热等急性炎症表现。运动或上下台阶时,特别是蹲下排便时疼痛加剧,休息后疼痛有所减轻。

3. 体征　膝关节屈曲下蹲时疼痛加剧,甚至不能下蹲,病史较长者,胫骨结节处明显肿胀、肥大突起,局部压痛明显,抗阻力伸膝关节时,局部出现疼痛。

4. 辅助检查　X 线检查:早期在髌韧带附着处可有软组织肿胀阴影。晚期在侧位片上可见胫骨结节骨骺致密,轻度分离或有碎裂现象(图 8-2)。

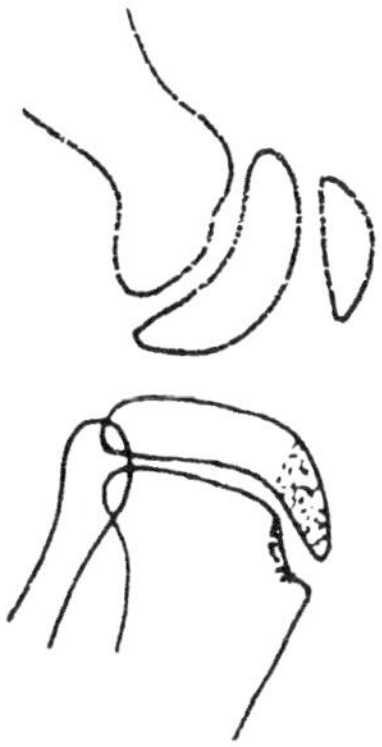

图 8-2　胫骨结节骨骺坏死症

【治疗】

本病在骨骺骨化后,症状自行消失,但历时很长。故治疗以对症为主,切禁跑、跳、踢球及下蹲等动作。

1. 推拿手技

(1)患者仰卧,腘窝部垫一软性枕头,术者站立于患侧,用双手拇指、示指和中指左右推按患侧髌骨,反复揉动髌骨周围,然后用手掌心盖于髌骨上进行环绕揉动,操作 3～5min。

(2)患者仰卧,术者坐于患侧,用右手拇指和示指放于胫骨两侧,轻轻上下揉捏数次,然后用指腹上下按揉膝关节两侧侧副韧带处,反复弹拨、揉捏。

(3)患者仰卧,术者用一手拇指和示指放于患侧小腿下 1/3 处的胫骨前缘内侧,自下而上推至胫骨髁内侧,操作数遍,然后将患肢轻轻放平,术者用双手拇指抱于膝关节内侧,其余四指分别放于腘窝部,用力往下顺推至三阴交穴止,连续 8~10 次。

(4)用右手拇指指腹端点按内膝眼、阳陵泉、梁丘、血海等穴,手法由轻到重,再由重到轻,每穴点按 3 次。

(5)用右手小鱼际肌放在膝关节周围和小腿上段,缓慢、轻柔揉摩 3~5min,每日 1 次,10d 为 1 个疗程。

2. 电针疗法 取阿是穴。患者取坐位,屈膝接近 90°,消毒后用 1 寸毫针 4 支,分别于胫骨结节部左右对称处的阿是穴快速进针,平刺 0.5~0.8 寸,得气后施予泻法,捻转 2min,接上 G-6805 电针治疗仪,用连续波,留针 30min。

3. 药物治疗 黄芪 15g,当归、陈皮、茯苓、桂枝、赤芍各 8g,木香、生姜各 6g,大枣 4 枚,骨碎补、山药各 10g,伸筋草 12g,甘草 4g。上方加水 500ml,煎取 300ml,每日 1 剂,早、晚各服 1 次,5 剂为 1 个疗程。

4. 外用药物

(1)中药熏洗:红花 20g,延胡索 20g,三棱 20g,莪术 20g,泽兰 20g,桂枝 15g,艾叶 15g,苏木 15g,羌活 10g,防风 10g。上方加水 1000ml,煎 30min,去渣将药液倒入盆中,将患膝置于其上,用湿毛巾遮盖熏蒸,待药液温度下降至 40℃ 左右时,再用药液泡洗患膝约 30min。上述药物每日 1 剂,熏洗 2 次,连用 7d。

(2)化坚膏外敷:取三棱、莪术、三七、藤黄、大戟、芫花、甘遂、南星、半夏、川乌、草乌、白芥子、山慈姑各等分研成细末,陈醋、蜂蜜各等量。先将陈醋熬 15min(汤用瓷盘或土罐,不可用铁器),再将蜂蜜放入,熬开为度,按药粉、醋蜜为 1:1.5 比例放入药粉成膏状即可用玻璃缸贮存备用。用法:将疼痛肿胀处用梅花针扎皮肤以有红点为度,将药膏敷上,纱布固定,5d 换药 1 次,2 次为 1 个疗程,治疗期间患者忌从事剧烈活动。

5.物理疗法

(1)可行温水浴、热水浴、日光浴、紫外线照射或超短波理疗等。

(2)TDP 治疗,每次照射 15min,辐射板距离患部 30cm,不宜太近,以防灼伤、烫伤;也不宜太远,以免影响疗效。每日 1 次,7d为 1 个疗程。

6.封闭疗法　患者取仰卧位,在胫骨结节压痛最明显处做好标记,常规消毒铺巾,抽取醋酸曲安奈德 10mg,1%盐酸利多卡因2.5ml,用 5 号针头在标记处进针,皮下注射 0.5ml,垂直进针至骨膜注射 1ml,然后将针头稍退后,分别向四周刺入,每点注射0.5ml,拔针后按揉片刻。治疗后要继续制动休息,每周治疗 1次,3 或 4 次为 1 个疗程。

7.小针刀　膝关节伸直位,将胫骨结节常规消毒,局麻后将小针刀从胫骨结节高突处刺入皮下,由皮下滑至胫骨结节上端,刀口线取与髌韧带纤维平行方向纵行向下切割至胫骨结节下端。将针刀退至皮下,向一侧移动 0.3cm 左右,与第一刀平行再从上至下切割,另一侧相同。根据胫骨结节大体情况,切割 3～5 刀即可。出刀后局部压迫 3～5min,无出血后用无菌纱布包扎。3d 后去除敷料,术后休息 1 周,3 个月内避免剧烈运动。

【预防】

1.限制过度伸膝运动数月至半年,常能逐渐痊愈。治疗期间应适当休息,避免剧烈活动,膝部可用弹性绷带或护膝限制其活动。

2.症状缓解后,逐渐练习膝关节屈伸活动。

3.限制活动,暂停跑、跳、踢等运动,尽量少走路或避免做伸屈膝活动。疼痛严重者,可做下肢长腿石膏外固定 6～8 周。

【典型病例】

例 1:患者,男,13 岁,学生,2003 年 5 月 18 日就诊。主诉:右膝下方高突、肿胀、疼痛半年。曾行膏药外贴、中药熏洗、红花油外涂等治疗,症状不减。检查:右胫骨结节处明显高突,行走时疼痛跛行,局部压之剧痛,伸膝抗阻试验、屈膝半蹲位起立试验阳性,胫骨结节处疼痛明显。X线示:右胫骨结节舌状骨骺与骨质间隙增宽并翘起。指压检查见胫骨结节高突处有4处质地较软部位压痛明显。诊断:胫骨结节骨骺炎。给以局部电针治疗,每日1次,共治疗10d,疼痛及其余症状消失,膝关节活动自如,高突仍在。3年后随访右膝症状再无出现,胫骨结节处高突恢复同健膝。

例2:患者,男,14岁,学生,平时爱好踢足球,右膝部疼痛2年,胫骨结节肿胀,膝部活动受限,不能上体育课1年。就诊前进行过封闭和中药治疗,未效。诊断:胫骨结节骨骺炎。经化坚膏外敷治疗1个疗程,肿胀消退,疼痛消失,可上体育课,进行各种活动,半年来未复发。

例3:患者,男,15岁,2004年10月2日就诊。左腿胫骨处疼痛难忍1年,多次吃药打针均无好转。左胫骨结节处肿胀、疼痛、跛行,不能跪膝。X线检查可见胫骨结节处骨化中心隆起、局部骨质疏松、软组织肿胀等。诊断:胫骨结节骨骺炎。采用小针刀治疗,行左胫骨结节切割,1次即痊愈。

例4:患者,男,14岁,中学生。左胫骨结节部疼痛3个月余,经服中、西药物治疗,疼痛时轻时重,最近因参加体育活动后疼痛加剧,于1998年5月8日初诊。检查:左侧胫骨结节明显隆起,压痛明显,做被动伸膝,局部疼痛加剧。X线片:左胫骨结节舌状突出部骨质致密,附近软组织增厚。诊断:左胫骨结节骨骺炎。经用上述方法综合治疗1次后,疼痛大减,治疗2次后,疼痛基本消失,连续治疗7d痊愈,随访半年无复发。

第三节　小腿三头肌损伤

【相关解剖】

小腿三头肌是腿部后群浅层肌组织,包括起自股骨内、外侧髁的腓肠肌和起始于胫腓骨近端后面的比目鱼肌,后依附跟腱,止于跟骨结节。小腿三头肌的作用是屈小腿、提足跟、固定踝关节、防止身体的前倾,在人体的站立运动中起着重要作用。

【病因病机】

小腿三头肌损伤常为肌肉强力收缩的间接暴力伤,如从高处落下前足着地,肩负过重勉强行走,剧烈奔跑等,多见于体育运动员、搬运工人、杂技演员。直接暴力伤多为利刃、棍棒及足球运动员的冲撞踢伤,其次是慢性劳损而伤。直接暴力多为肌腹及跟腱部伤。慢性劳损损伤多在肌起止点、肌肉与肌腱联合部。

【临床表现】

1. 病史　一般均有急、慢性损伤史。

2. 症状与体征　直接暴力多为急性损伤,伤后即可显示局部肿胀、疼痛、压痛,并有广泛皮下出血,步行功能障碍,小腿屈曲受限。慢性损伤者肿胀不明显,只自觉局部疼痛,被动牵拉或主动地收缩小腿后部肌肉均感觉损伤部位疼痛。

3. 辅助检查　X 线检查可排除骨折损伤。

【治疗】

1. 推拿手技

(1)擦法:患者俯卧于床上,术者用擦法在大腿下部后侧至跟部施术,使之达到舒筋活血、改善局部新陈代谢的营养状态、促进组织修复的作用。

(2)揉法:术者以拇指沿腓肠肌之肌纤维及腱部走行方向进行揉顺,以消肿、止痛,理顺挛缩,消散粘连。

(3)侧击法:术者以双手小鱼际部,手指微分开对小腿部进行由轻至重的叩击,使之肌肉振动,以加速局部血供,解除局部粘连,促进功能恢复。

2. 针灸治疗

(1)电针治疗:取委中、承山、承筋、飞扬、悬钟、阴陵泉、三阴交、阿是穴等。患者取俯卧位,消毒后用毫针快速进针,直刺入穴区 0.5～0.8 寸,得气后接上 G-6805 型电针治疗仪,用连续波,留针 30min,每日 1 次,10 次为 1 个疗程。

(2)尺胫针治疗:刺激点取患侧胫部足太阳、足少阴、足少阳经皮部,用 1 寸毫针针尖向上平刺 0.8～0.9 寸,针身仅卧皮下。每次治疗 20～30min。

3. **药物治疗** 急性损伤者可服用活血化瘀、消肿止痛的中药,如活血祛瘀汤、活血止痛汤等,局部可外敷驳骨散、伤湿止痛膏。并可配合中药外洗,促进其功能的恢复,特别是对中后期患者及慢性损伤者效果更好,可选用骨科外洗一方。

4. **其他疗法**

(1)封闭疗法:对慢性劳损性损伤,可在疼痛局部注射醋酸泼尼松龙 0.25ml,加 0.5%～1%盐酸普鲁卡因 2ml,每周 1 或 2 次。

(2)理疗:应用中药离子导入法进行治疗。

【预防】

小腿三头肌损伤,除了上述的治疗之外,还应适当给予休息,减少活动,以利于损伤的修复。严重者可给予托板或石膏托固定。

第四节 腓肠肌损伤

腓肠肌损伤是指由于急性挫伤或慢性劳损而造成的小腿部疼痛的病症。其急性劳损者多见于体育运动员、杂技演员,而慢性劳损者则好发于登山队员和长时间站立工作的人员。本病属中医学的伤筋范畴。

【相关解剖】

腓肠肌位于小腿后面,有内外侧两个头,分别起于股骨内上髁和外上髁。肌束向下于小腿中部相互愈着,移行于较厚的腱膜,此腱膜再与比目鱼肌腱膜愈着,构成一个粗大的肌腱,即跟腱,抵止于跟结节。具有屈小腿、足跖屈、固定踝关节、防止身体前倾等作用。腓肠肌强大而有力,对维持人体站立至关重要。

【病因病机】

腓肠肌的急性损伤常因直接暴力的冲撞或小腿肌肉强力收缩而造成局部挫伤或软组织撕裂伤。慢性劳损则多因长时间步行、负重、剧烈奔跑，使肌肉持续受外力的牵拉，导致肌肉发生充血、水肿、渗出等无菌性炎症改变，久之则发生粘连甚至纤维化，慢性损伤者也可由急性损伤迁延不愈而成。其中急性损伤者，病变部位多在肌腹和跟腱部位；而慢性劳损则多发生在肌肉与肌腱联合部。

【临床表现】

1. 病史　患者有急性腓肠肌损伤或慢性劳损病史。

2. 症状　主诉小腿后部疼痛，常因劳累加重，休息后减轻，过度活动时加重，适量活动或变动肢体的位置时减轻，有反复发作史。

3. 体征　腓肠肌有广泛而轻重不等的压痛，常在腓骨小头后方有明显压痛点，炎症急性期可有轻度肿胀。踝关节跖屈抗阻力疼痛加剧。

4. 辅助检查　X 线检查一般无明显异常，可排除骨折脱位。

【治疗】

1. 推拿手技

(1)让患者俯卧，膝及小腿前用一软枕作垫，从委中至承山穴进行按揉，初诊手法宜轻柔，上下往返 3～4 次。切忌手法过重过多及反复使用手法，否则，会使病情加重延长治疗时间。

(2)用轻柔㨰法从腘窝至足跟部施术，上下往返 3～5 次。

(3)从腘部沿腓肠肌到足跟跟腱两侧用拿法，自上而下 3 次。

(4)术者以拇指沿腓肠肌之肌纤维及腱部走行方向进行捋顺。这一条是整个推拿治疗的关键所在。

(5)劈法：术者将患者的伤肢屈膝如"O"形，一手按于足趾部，将足背屈，使跟腱处于紧张状态，以一手之小鱼际部劈打跟腱或肌与腱的联合部，劈时将手指分开，由轻渐重，轻重适中。然后用拇指在疼痛处施以揉捻法。

(6)在腓肠肌腹用擦法2～3次,作为结束手法。

2. 针刺加电脉冲

(1)头针:患者取坐位,取头针足运动感觉区(在前后正中线的中点旁开左右各 1cm,向后引平行于前后正中线的 3cm 长的直线),常规消毒后,取毫针,针尖与头皮成 30°左右夹角,将针平刺入穴区 1～1.5 寸,得气后行强刺激捻针 3～5min,捻针速度应保持在每分钟 200 次左右,嘱患者适当活动患侧下肢。

(2)围刺加电脉冲:疼痛减轻后,患者取俯卧位,取患肢局部肌肉疼痛的起止点处、承山、委中、足三里、昆仑、阿是穴等,常规消毒后,用 0.35mm×40mm 的毫针进行围刺,行平补平泻法,一般取 4～5 个穴位,对侧 2 针通 1 组电针,一般通 2～4 组电针,用密波,刺激强度以患者能耐受为度,每日 1 次,每次留针 30min 后起针,5 次为 1 个疗程。

(3)局部减压疗法:常规消毒局部,用三棱针点刺,若有血管则刺破血管放血,没有血管则穿破皮肤至肌肉浅层,摇大针孔使局部渗出物和胀气排出。每 3 日 1 次。

3. 封闭疗法　用 1‰盐酸普鲁卡因 4ml,加泼尼松龙 0.5ml,于疼痛最明显处注射,每周 1 次,3 次为 1 个疗程。

4. 药物治疗

(1)方药用活血舒筋汤或麻桂温经汤。

(2)中成药常用的有七厘散、三七伤科片等。

(3)西药常用布洛芬、奈福泮(平痛新)等。

5. 外用药物

(1)中药熏洗法:伸筋草、透骨草、土牛膝、海桐皮各 30g,当归、红花、桂枝各 10g,诸药以纱布袋装好,加水 2L 浸 0.5h 后煮沸 10min,熏洗腓肠肌,并可时时用块纱布淋洗药液。每次 30min,隔日换药 1 次。

(2)外用关节止痛膏、麝香壮骨膏,贴于患处。

6. 物理疗法　选用红外线、TDP、超短波、离子导入等治疗,每日 1 次,每次 30min,10 次为 1 个疗程。

【预防】

预防腓肠肌损伤的最佳办法是加强腓肠肌的训练,提高该肌肉的肌力、弹性和伸展性,以适应运动、训练中高强度、大负荷的需要。在训练中要注意以下几个方面的因素。

1. 在进行高强度、大负荷的运动、训练前,要有针对性地做好准备活动。准备活动不仅能使神经系统和内脏器官充分调动起来,还能使肌肉的温度升高,增加其肌肉的收缩力,提高肌肉的弹性和伸展性。

2. 在训练中要贯彻循序渐进的原则,合理安排运动量,特别是小腿三头肌局部运动负担过重的练习,如足尖跑、后蹬跑、小步跑等。要安排适量,运动量过小达不到训练目的,过大则易使腓肠肌损伤。

3. 掌握正确的技术动作,防止在膝关节伸直时严重的外翻和内转,以免腓肠肌外、内侧头的损伤。

4. 对于经常发生小腿痉挛的运动员,应注意观察。在运动训练中,戴上护腿和弹力绷带,食物中也可适当补充钙。

5. 加强肌肉疲劳的自我监督,注意在运动、训练中下肢肌肉是否有疲劳的征象,如蹬地无力、肌肉酸痛、僵硬等不良反应,一旦出现,不宜加大运动量和进行高强度、大负荷的练习。

6. 每次训练后,要注意腓肠肌的放松,采用按摩、热敷等手段。腓肠肌损伤后的急性期应适当休息,减少活动,并要注意防寒保暖。急性期过后,逐渐进行股四头肌收缩及踝关节屈伸活动,以防止粘连。

【典型病例】

例 1:患者,男,18 岁,于 2005 年 9 月 20 日就诊。1d 前因在学校参加训练时进行跳跃动作不慎左侧下肢着地,损伤腿部,疼痛难忍,直立行走不便,由他人扶来就诊。检查:痛苦面容,左侧小腿后部肌肉压痛,向足跟部放射痛,腿部活动受限。经 X 线检查,摄片未发现骨折。诊断:急性腓肠肌损伤。按上述方法治疗1次,诸症明显缓解,为了巩固疗效,按上述方法治疗1个疗程,小腿部疼痛消失,腿部功能活动正常,行走自如,疾病痊愈。

例2:患者,女,30岁。主诉:右小腿疼痛伴行走不利3个月余。缘于3个月前右小腿被摩托车所撞,遂致小腿部肌肉肿痛,行走不便。口服三七片,外贴伤湿膏不效来诊。检查:右腓肠肌部明显肿胀,最粗处比左小腿粗3cm以上(周长),压痛广泛,肌腹部可扪及3cm×3cm硬结节,压痛(卅),皮肤呈暗紫色,感觉存在,膝反射、跟腱反射活跃。X线片未见骨质异常。诊断:陈旧性腓肠肌损伤。经用针刺配合中药熏洗治疗3个疗程,结节、肿胀、疼痛完全消失,皮色如常,行走自如。

第五节　腓总神经卡压综合征

腓总神经卡压综合征是指腓总神经由腘窝部绕过腓骨颈沟处,通过该处的骨筋膜管时受压而出现的一系列症状。腓总神经在膝部穿越腓肠肌外侧头肌腱及跨过腓骨小头处,因其位置表浅,易受石膏、夹板及肢体自身等压迫而麻痹。若受压时间过长,将使腓总神经麻痹不能恢复而致残。

【相关解剖】

腓总神经在膝上后方自坐骨神经分出后,沿股二头肌腱深侧向外下行至腓骨头处,在股二头肌腱和腓肠肌外侧头之间离开腘窝,从腓骨头后侧,在深筋膜下,通过腓骨颈的一个骨-筋膜管至小腿前外侧,在管内分为腓深、腓浅及回返支。腓总神经的分布范围是小腿前、外侧群肌和小腿外侧、足背和趾背的皮肤。在腓骨颈处,腓总神经所通过的骨-筋膜管是由腓骨颈外侧面的骨沟和腓骨长肌的纤维弓和深筋膜组成。腓骨长肌的纤维弓附着于腓骨颈沟的上下,当足强力内翻时,使腓骨长肌紧张,腓总神经被纤维弓卡压,从而出现足与小腿外侧疼痛、感觉障碍、肌力减退等症状。

【病因病机】

腓总神经卡压综合征多因小腿上部外侧局部的外伤,如腓骨头颈部骨折、肿瘤、腱鞘囊肿;足踝关节的急性或慢性内翻、跖屈损伤,常与职业有关,如舞蹈演员、运动员等多发;长时间盘膝坐、极度屈膝位姿势下劳动时间过长,管型石膏或绷带局部包扎过紧,手术中或长时间卧床患者使局部长时间受压等引起。腓总神经在受牵拉和压迫时极易受到损伤,出现水肿、渗出、粘连和传导功能损害等。损害程度与负性作用时间成正比,最后可导致不可逆性损伤。

【临床表现】

1. 病史　多有外伤史、劳损史或局部挤压史。

2. 症状　发病缓慢,足背、小腿外侧疼痛,走路时疼痛加重。患者疼痛慢慢缓解,小腿肌肉却收缩无力,感觉迟钝甚至发生足下垂、走路不稳或跛行。患者也可无明显疼痛,因肌力减弱,易于疲劳而感患侧小腿发酸。一些患者在一次局部压迫或损伤后,即发生足下垂病态。

3. 体征

(1)小腿外侧皮肤、肌肉麻木或疼痛,感觉异常,肌力减退,踇背伸肌力或足外翻力减弱,甚至消失。

(2)小腿上 1/3,约在腓骨头颈部有压痛。

(3)被动足内翻引起疼痛或使疼痛加重。

4. 辅助检查

(1)肌电图检查:小腿外侧肌肉纤颤,腓总神经传导功能障碍。

(2)局部 X 线检查:可正常,有些患者可见骨折愈合影。

5. 鉴别诊断　应注意与下列疾病相鉴别。

(1)腰椎间盘突出症:多出现腰痛伴一侧下肢麻木、疼痛,小腿及足背症状部位与腓总神经卡压类似,但无膝部外伤史,少见足下垂。

(2)腰椎管狭窄症:呈长期反复的腰腿痛和间歇性跛行,腰痛在前屈时减轻,伸直时加重,且多为双侧,下肢肌肉萎缩,腱反射减弱。

(3)梨状肌综合征:出现臀部疼痛,严重者呈持续性"烧灼样"剧痛,多伴有下肢放射痛,跛行,梨状肌部位压痛明显并呈条索状硬结,梨状肌紧张试验阳性。

(4)神经纤维瘤:极少见,可发生于胫骨等,表现为局部疼痛、压痛和肿块,经 X 线及病理检查不难鉴别。

此外,还须与全身性神经疾病及腰骶管内肿瘤等相鉴别。

【治疗】

治疗原则是对因治疗,如系肿瘤或腱鞘囊肿引起者,应行手术摘除术;如管型石膏或绷带包扎过紧,应去除外固定等。

1. 推拿手技

(1)患者自然俯卧于床上

①术者沿坐骨神经分布区,由臀部至外踝施以推、擦、揉、拿等手法。

②点按环跳、殷门、昆仑、承山等穴,以得气为度。

③用拇、示指相对捏拿委中穴深部,拿时感觉有一物从两指间滑出,此时以患者有触电感传至足尖为度。

(2)患者取仰卧位

①术者以两拇指指腹沿足背跖骨间隙自下而上推、揉、拨,施行交替间歇按压,足背肌腱为施术重点。

②术者以拇、示指成钳状依次揉捻每个足趾,接着用中指指甲部依次弹打各足趾尖,以疼痛为度。

③在小腿前外侧反复施用多指拿法,以胫骨前肌和腓骨长短肌为重点,并配合拇指揉压法。

④术者用拇指桡侧缘在绝骨穴上横行点拨,以麻痛感向下传导为佳。

⑤拇指点按足三里、太冲、解溪、丘墟等穴。

⑥术者手握空拳,指尖撮齐,凑紧,反复叩打小腿前外侧数遍。

叩打时腕部放松,要有弹性。

⑦拇指揉点阳陵泉穴,以麻胀感传至足外缘最好,拇指揉压胫骨前肌肌腹,体格健壮者改用肘尖揉压。

⑧大鱼际按压气冲穴 1min 左右,放手时患者感到有热流通过。

2. 电针疗法　取阳陵泉、足三里、条口、悬钟、昆仑、太冲。常规消毒,用 25～50mm 长一次性针灸针,快速进针(阳陵泉透阴陵泉、悬钟透三阴交、昆仑透太溪),提插捻转得气后,分三组(阳陵泉－足三里、条口－悬钟、昆仑－太冲)分别连 G6805-1 型电针仪,采用连续波低频刺激 20min,强度以患者能耐受为度,每日 1 次。

3. 封闭疗法　局部制动,患肢轻度抬高,糖皮质激素加神经营养剂局部封闭,如醋酸泼尼松龙和盐酸普鲁卡因局部封闭,仅适用于病程短、症状轻的患者。

4. 穴位注射　药物选用:维生素 B_1 注射液 2ml 与维生素 B_{12} 注射液 1ml 混合液,吸入 5ml 一次性注射器内,每次选取阳陵泉、足三里、条口、悬钟、昆仑、太冲等中 1～2 个穴位,快速进针后提插得气,将注射器轻抽无回血,再缓慢注射 1.5～3ml 混合液,以患者产生酸胀感最佳(严禁刺伤神经而见向下放射的麻痛感),隔日注射 1 次,治疗 15 次为 1 个疗程。

5. 药物治疗

(1)中药:黄芪 15g,当归 10g,川芎 10g,川牛膝 15g,红花10g,桃仁 10g,木瓜 10g,伸筋草 15g,凤仙草 15g。每日 1 剂,水煎,早、晚 2 次分服,15d 为 1 个疗程。

(2)西药:可应用维生素 B_1、维生素 B_{12}、地巴唑、三磷腺苷、非甾体抗炎药或糖皮质激素,口服或肌内注射甲钴胺等神经营养药物综合治疗。维生素 B_1 10mg,每日 3 次,甲钴胺 $500\mu g$,每日 3次,地巴唑 10mg,每日 3 次,口服。脑生素注射液 4mg,每日 1 次肌内注射。15d 为 1 个疗程。

6. 外用药物　熏洗方组成:生草乌 10g,生南星 10g,附子 30g,芫花 20g,三棱 30g,莪术 30g,骨碎补 30g,五灵脂 30g,牛膝 30g,五加皮 30g。以上药装入棉布或纱布袋内,加水 1000ml,浸泡 20min后,再加入水 1000～1500ml,煮沸后,加食用醋、酒各 30ml,稍冷却后患肢放入此水中浸洗约 1h,每日 1 或 2 次,10d 为 1 个疗程。

7. 小针刀疗法 在腓骨颈处寻找敏感点,做好标志,常规消毒皮肤,铺无菌洞巾,戴无菌手套。针体与皮肤成 90°,刀口线与局部腓总神经纤维呈平行状态刺入皮肤,逐渐进入腓骨颈沟的上下缘,直达骨面,并在骨面上铲剥 2～3 次(注意观察或询问患者有无加重病情),然后横剥 2～4 次,出针刀,创可贴包扎伤口,1 周后可重做 1 次,3 次为 1 个疗程。疗效满意。

【预防】

为防止压迫性神经损伤的发生,医护人员首先应具备较强的责任心和保护意识,在医疗过程中,要熟练正确地掌握和使用石膏、夹板、牵引等各项技术,选用合适的固定和抬高患肢的器具,对神经浅表部位给予妥善保护;同时应细致地观察护理,一旦发现问题应及时调整处理,去除压迫因素,以免造成不可逆转的损伤。临床诊断和治疗时应该明确以下几点。

1. 治疗外源性腓总神经损伤的关键是尽早发现,及时去除致病原因,防止进一步加重损伤。

2. 外源性压迫损伤应以非手术治疗为主,其功能恢复时间在有效治疗后的 1～6 个月,大多在有效治疗 3 个月内恢复,超过 3 个月仍不恢复者应行神经探查术。

3. 非手术治疗的主要有效方法是电针灸,配合用药物熏洗、理疗、按摩、药物等。

4. 有效非手术治疗超过 3 个月恢复停止者不宜再做非手术治疗,应行神经探查松解术。艾兴龙等强调,卡压时间过长发生神经纤维变性后功能恢复差,应在诊断明确后及早手术,手术指征为:明显的肌肉萎缩或肌力减退,电生理检查表现神经传导速度、潜伏期改变达到正常的 1/4～1/2。手术首先应去除卡压因素,彻底减压,再行神经外膜松解,必要时松解神经内膜,彻底去除神经外部、神经表面和神经内部的一切压迫因素,改善神经内外微环境,增加血供,为髓鞘和轴索再生创造条件,使神经功能尽早恢复。

5. 最终恢复无望者,晚期可行肌腱移位或关节融合术改善行走功能。

【典型病例】

例 1:患者,男,23 岁,教师,右下膝乏力,2003 年就诊。患者 2 年前外伤致右膝部骨折,住院治疗 2 个月,行走如常,痊愈出院。1 年后,无明显诱因逐渐感觉右下膝无力,足下垂,行走时须抬高右足,否则易跌倒。查体:腓骨头下压痛,有硬结,该处 Tinel 征阳性,过度内翻踝关节可使小腿外侧麻木感加重。诊为腓总神经卡压综合征。针刀松解 1 周后症状好转,第 2 次针刀治疗 1 个月后,患者行走基本正常,麻木感明显减轻。

例 2:患者,女,19 岁,学生,2003 年 11 月 11 日初诊。因左胫、腓骨骨折术后 1 个月前来就诊。患者自诉 1 个月前因左胫、腓骨骨折在人民医院行手术及小腿石膏外固定治疗。术后感左下肢阵发性放射性疼痛,且左踝关节活动受限,左趾不能做背伸运动,左小腿日渐萎缩。在其他医院检查提示左腓总神经麻痹,建议手术治疗,患者不愿再次手术遂到我科就诊。检查见左小腿较右小腿明显萎缩,右小腿腿围 24cm,左小腿腿围 17cm,左小腿肌张力减弱,左足下垂及内翻畸形,左足趾均不能做背伸运动,左小腿前外侧及足背感觉障碍。针刺取左侧足三里、阳陵泉、悬钟、解溪、丘墟、外丘、太冲,得气后行平补平泻,留针 50min。并在针柄上套上 1~1.5 cm 艾条,点燃艾条,每次 3~4 壮,同时 TDP 照射左侧小腿。另用活血通络止痛方小腿部熏洗,方药组成:当归、赤芍、川芎、红花、桃仁、茜草、牡丹皮、没药、狗脊、续断、怀牛膝、延胡索、大黄、制川乌、土鳖虫。另嘱内服维生素 B_1、三七散,配合轻柔的手法推拿、功能锻炼。每日 1 次,治疗 12d 后患者自觉症状明显好转,再治 8d 痊愈,随访 1 年无复发。

第六节　腓浅神经卡压综合征

【相关解剖】

腓浅神经从腓骨颈处自腓总神经发出后，穿行于腓骨长、短肌之间，并发出分支支配腓骨长肌、腓骨短肌，在小腿下 1/2 处，其末支继而下行于腓骨长肌和趾长伸肌之间，于小腿前外侧下部穿过深筋膜浅出，分为足背内侧皮神经及足背中间皮神经，支配小腿外侧肌群，并分布于小腿外侧、足背及跖背的皮肤。

【病因病机】

一般说来局部压迫是常见的因素，但详细病因仍然不十分清楚，机械刺激和缺氧可能是原因之一。腓总神经的远近端被拴系而较为固定，因此在踝关节内翻跖屈时可使腓浅神经在筋膜开口处受到牵拉而引起损伤。因为解剖变异性腓浅神经在筋膜中的行程过长也可造成压迫，故穿长筒靴亦可引起腓浅神经的损伤。由于运动产生的机械刺激及小腿外侧肌间隔压力升高都可加重腓浅神经受压。

【临床表现】

1. *病史*　患者常有外伤史。

2. *症状*　不明原因的站立或行走时踝前或足背的疼痛，并向足趾放射，有时合并感觉异常，疼痛通常向大腿逆行性放射。走路尤其上坡、运动时加重，而卧床或抬高患肢时疼痛消失是本综合征的主要特征。

3. *体征*　跖屈内翻试验症状加重；小腿加压试验：卧床时在小腿部位给予一定的压力，则在足背出现疼痛或合并有足趾放射痛。

4. *辅助检查*　诊断主要依据症状和体征，肌电图检查无肌肉电生理变化。

【治疗】

1. 电针疗法 取阳陵泉、足三里、条口、悬钟、昆仑、光明、阳辅穴。选准上述穴位常规消毒,用 25～50mm 长一次性针灸针,快速进针,提插捻转得气后,分别连 G-6805 电针治疗仪,采用连续波低频刺激 20min,强度以患者能耐受为度,每日治疗 1 次。

2. 封闭疗法 早期病例可采用封闭治疗,即在疼痛部位进行泼尼松龙和盐酸普鲁卡因封闭,效果较好。

3. 药物治疗 方用小柴胡汤加味:柴胡 12g,黄芩 9g,人参 9g,半夏 9g,路路通 9g,鸡血藤 30g,炙甘草 6g,生姜 9g,大枣 4 枚,水煎服,每日 1 剂。

4. 小针刀疗法 在小腿外侧中下 1/3 处压痛明显且伴有放射痛的部位做好标记,常规皮肤消毒后用小镰刀(为小针刀中之异形刀,形状似镰刀)垂直刺入皮肤,达深筋膜后,在该出孔处行部分切割;然后变动针体方向成 180°,镰刀头向上推进 5～10cm,从 30°～-30°的不同角度行 3～5 次平行切割;然后掉转方向,将镰刀头向下推进,按同样的方法平行切割 3～5 次,至手下感到深筋膜表层松动后出针,在行针范围内大面积压迫 10min。剥离时切记要在深筋膜表层,不可入肌层,以免损伤肌纤维。

【典型病例】

例 1:患者,女,50 岁。1 年前每久站或走远路时,出现右小腿下段疼痛,疼痛向足背、趾部放射,休息后和晨起时减轻。疼痛发作与站立及行走时间长短有关,以致患者怕走远路。发病以来久治未果。查体:右小腿中下段外侧有固定压痛点;足背、踝前皮肤感觉过敏;肌电图未查;X 线检查无异常。诊断:腓浅神经卡压综合征。予以小针刀疗法,症状缓解,1 年后随访无复发。

例 2:患者,男,30 岁,以左足背疼痛半年来门诊就诊。查体:站立时左足背疼痛,但无足趾的放射痛,足背有一固定压痛点,左足单独站立时疼痛加重。诊断为腓浅神经卡压综合征。予以局部封闭,症状缓解,1 年后随访无复发。

　　例 3：患者，女，52 岁。2 年前因长期每天走远路，出现右小腿下段"站立性"疼痛，疼痛放散至足背及踝前。疼痛时抬高患侧小腿，按摩后疼痛可减轻或缓解。初起时，站立行走数十分钟后疼痛才发作，随病史延长，无痛站立、行走时间缩短，疼痛加剧，有时须用止痛针。来院就诊时，站立 3～5min 即出现疼痛，以致丧失站立及行走能力。发病以来就诊于多家医院，先后诊为"脉管炎""静脉炎""骨膜炎""血管瘤""神经症"等。查体：右小腿下段外侧有固定压痛点；皮肤因长期热敷、按摩后出现色素沉着花斑；足背、踝前皮肤感觉减退；肌电图检查感觉传导速度减慢；X 线检查无异常。诊断：腓浅神经卡压综合征。予以小针刀疗法，术后患者"站立性"小腿及足背痛完全消失。随访 3 年，症状无复发。

第9章 踝足部疼痛

第一节 概　　述

人体的骨骼有 206 块,足踝部是由 26 块骨头、20 多块肌肉和约 100 条肌腱、韧带组成的。足在人日常生活中的行走、上下楼梯、奔跑跳跃、登山等行为活动中极为重要,足的功能是负重、行走和完成部分劳动,就行走功能而言,统计表明,城市社区居民每天行走 8000 步,由此推算出他们一生可行走 20 余万公里,等于绕地球 5 圈多。但由于足踝部解剖结构复杂,功能重要,既要支撑体重,又是运动中的合力中枢,易遭受伤病。其受伤机制繁杂,分类多种多样,不易诊断,处置亦较困难,如处置不当,可影响其功能,故不宜忽视。

一、发病简况、分类及常见疾病

(一)发病简况

全世界大约有 1/4 的人正在遭受足踝部疾病带来的不同程度的痛苦,但通常被伤病员所疏忽,或由于临床医师缺乏足踝损伤学方面的知识,致使许多临床医师既难以做出正确的诊断,又不能进行正确的治疗。譬如应该给患者进行局部石膏固定制动的,却采取了局部贴敷膏药的处理措施;应该采用手术的办法进行治疗的,但由于患者不愿接受手术,医师只好选择非手术方法,结果错过了治疗足踝部疾病的最佳时机,使不少患者留下了较为麻烦的后遗症。

(二)分类

足踝部疾病除先天性(如先天性马蹄内翻足、平足症等)外,大部分(如踝关节韧带损伤、跟痛症等)都是后天获得的。足踝部疾病在临床诊疗过程中,又具体分为踝部伤病和足部疾病。

(三)常见疾病

足踝部常见的疾病有踝关节扭伤,踝关节错缝,腓骨长、短肌腱鞘炎及滑脱症,跟腱下脂肪垫炎,伸趾、伸踇肌腱鞘炎,跟腱炎及跟腱滑囊炎等。

二、解剖生理概要

踝部上界平内、外踝基底的环线,下界为过内、外踝尖的环线,其远侧为足部。踝部以内、外踝分为踝前区和踝后区。足部又可分为足背和足底。

(一)踝前区与足背

1. 浅层结构　皮肤较薄。浅筋膜疏松,缺少脂肪。浅静脉、肌腱等结构清晰可见。浅静脉有足背静脉弓及其属支。其内、外侧端逐渐合成大、小隐静脉。皮神经为足背内侧的隐神经和外侧的腓肠神经终支(足背外侧皮神经)。足背中央有腓浅神经终支(足背内侧皮神经和足背中间皮神经),在第1、2趾相对面背侧有腓深神经终支。

2. 深层结构　踝前区深筋膜为小腿深筋膜的延续,在此增厚形成两个支持带。

(1)伸肌上支持带又称小腿横韧带,呈宽带状位于踝关节上方,连于胫、腓骨下端之间。深面有两个间隙,内侧者通过胫骨前肌腱、胫前血管和腓深神经。外侧者通过足踇长伸肌腱、趾长伸肌腱和第3腓骨肌。

(2)伸肌下支持带又称小腿十字韧带,位于踝关节前方的足背区,多呈横"Y"字形,外侧端附于跟骨外侧面,内侧端分叉附于内踝及足内缘。伸肌下支持带向深面发出纤维隔,形成3个骨纤维管:内侧者通过胫骨前肌腱,中间者通过姆长伸肌腱、足背动脉和腓深神经,外侧者通过趾长伸肌腱和第 3 腓骨肌腱,各肌腱表面均有腱鞘包绕。

(3)足背动脉于伸肌上支持带下缘续于胫前动脉。在踝关节前方行于姆长伸肌腱和趾长伸肌腱之间,位置表浅,易于摸其搏动。主干继续沿姆短伸肌内缘和深面前行。沿途发出跗外侧动脉行向足背外侧;跗内侧动脉 1～3 支,行向足背内侧及足底;弓状动脉向足背外侧弓状弯行,与跗外侧动脉吻合,并发 3 支跖背动脉;足底深支,穿第 1 跖骨间隙至足底与足底动脉吻合;第 1 跖背动脉,为足背动脉主干的终末,分布于姆趾和第 2 趾背面的内侧。

(4)腓深神经多行于足背动脉的内侧,分成两终支,分布于足背肌、足关节及第 1、2 趾相对面背侧的皮肤。

(5)足背筋膜间隙:足背深筋膜分两层,浅层为伸肌下支持带的延续,附着于足内、外缘;深层紧贴骨间背侧肌及跖骨骨膜。两层间为足背筋膜间隙,容纳趾长伸肌腱及腱鞘、趾短伸肌及腱鞘、足背动静脉及分支、腓深神经姆长伸肌腱及腱鞘。

(二)踝后区

上界为内、外踝基部后面的连线,下界为足跟下缘。中线深面有跟腱附着于跟结节。跟腱与内、外踝之间各有一浅沟:内侧浅沟深部有小腿屈肌腱及小腿后区血管、神经穿入足底;外侧浅沟内有小隐静脉、腓肠神经及腓骨长、短肌腱通过。

1. 浅层结构 此区皮肤上部移动性大,足跟皮肤角质层较厚。浅筋膜较疏松,跟腱两侧有较多脂肪。跟腱与皮肤之间有跟皮下囊,跟腱止端与跟骨骨面之间有跟腱囊。

2. 深层结构

(1)踝管:踝后区的深筋膜在内踝和跟结节内侧面之间的部分增厚,形成屈肌支持带,又称分裂韧带,此韧带与跟骨内侧面和内踝之间围成踝管。支持带向深面发出 3 个纤维隔,将踝管分成 4 个通道。踝管内通过的结构由前向后依次为:①胫骨后肌腱;②趾长屈肌腱;③胫后动、静脉和胫神经;④踇长屈肌腱。踝管是小腿后区与足底间的一个重要通道,感染可借踝管蔓延。当踝管变狭窄时,可能压迫其内容物,形成"踝管综合征"。

(2)腓骨肌上、下支持带:外踝后下方的深筋膜增厚形成腓骨肌上、下支持带。腓骨肌上支持带连于外踝后缘与跟骨外侧面上部之间,可限制腓骨长、短肌腱于外踝后下方;腓骨肌下支持带前端续于伸肌下支持带,后端止于跟骨外侧面前部,有固定腓骨长、短肌腱于跟骨外侧面的作用。两肌腱在穿经支持带深面时,有一总腱鞘包绕。

(3)踝关节的韧带:踝关节内、外侧各有一些韧带加强,主要有内侧韧带和外侧韧带。内侧韧带起于内踝下缘,止于舟骨、距骨和跟骨前内侧面,呈"三角形"。外侧韧带分成3部分:①距腓前韧带位于外踝前缘和距骨前外侧面之间;②距腓后韧带位于外踝后缘和距骨后突之间;③跟腓韧带位于外踝尖和跟骨外侧面中部之间。外侧韧带比内侧韧带薄弱,故易损伤。

(三)踝、足部关节

踝、足部关节解剖结构复杂,主要包括踝关节和下胫腓关节。

踝关节由胫、腓骨下端和距骨滑车组成。胫骨下端呈四边形,中央有一前后方向骨嵴与距骨滑车面的凹槽相吻合,其内侧面粗糙而突隆,向下延伸出一短突,即内踝。腓骨下端逐渐延伸为三角形,即外踝。距骨分为头、颈、体三部。关节面位于三部体上面,距骨体前宽后窄,其上面的鞍状关节面与胫骨下端的凹形关节面相接,两侧则与内、外踝相嵌合。

下胫腓关节又称下胫腓联合,系由胫骨下端的腓骨切迹和腓骨内侧面构成。下胫腓关节内部没有关节软骨,比较粗糙,附有骨间韧带,很有力,当踝关节受到旋转外力时,此韧带对维持踝关节的稳定性起着重要作用,是下胫腓关节的重要组成部分。

(四)踝、足部肌肉

小腿肌分前群、后群和外侧群。前群肌的作用是使足背伸和伸趾;后群肌的主要功能是使足跖屈;外侧肌包括如下。

(1)胫骨前肌:位于小腿前外侧皮下,贴于胫骨外侧面,起于胫骨外侧面的上 2/3 及其邻近的小腿骨间膜,向下移行于长腱,经小腿横韧带和十字韧带深面,止于第 1 楔骨内侧面和第 1 跖骨基底部。作用为背伸足,并使足内翻、内收,还帮助维持足的内侧纵弓。

(2)踇长伸肌:位于胫骨前肌和趾长伸肌之间,起于腓骨内侧面下 2/3 及其邻近的骨间膜,向下移行于长腱,经十字韧带深面,止于踇趾末节趾骨基底部的背面。作用为伸足踇趾,并使足背伸和内翻。

(3)趾长伸肌:位于小腿前外侧皮下,起于腓骨前嵴和邻近骨间膜,胫骨上端外侧。向下移行于长腱,经十字韧带深面至足背,分为 5 个肌腱,内侧四腱分别止于第 2、5 趾末节趾骨与中节趾骨基底部的背面,相似于手指伸肌腱的抵止情况,即两侧束止于末节趾骨基底部的背侧,中央束止于中节趾骨基底部的背面。最外侧一个腱抵止于第 5 跖骨基底部的背侧,称第 3 腓骨肌,此腱仅见于人类。趾长伸肌有使足背伸及伸趾作用,第 3 腓骨肌可使足外翻(图 9-1)。

(五)踝、足部韧带

踝关节周围韧带是维持踝关节稳定的重要结构,包括内侧韧带、外侧韧带和下胫腓韧带。内侧侧副韧带又称三角韧带,起于内踝,止于舟骨、距骨及跟骨。外侧韧带有 3 条,均起于外踝,距腓前韧带止于距骨前外侧,跟腓韧带止于跟骨外侧,距腓后韧带止于距骨后外侧。外踝比内踝长,内侧韧带比外侧韧带坚强,所以外侧韧带比较容易受损,临床以外侧韧带损伤多见。其中,起止于外踝前和距骨颈的距腓前韧带,因位于外侧侧副韧带的前部,当踝关节内翻跖屈时所受张力最大,因而最易受到损伤。如果踝内翻力量继续增大,跟腓韧带也会相继受到损伤。距腓前韧带是防止距骨向前移动的重要结构。实验表明,切断该韧带,踝关节前后可松动 4.3mm,旋转活动增加 10.8°。单纯跟腓韧带断裂,正位应力摄片

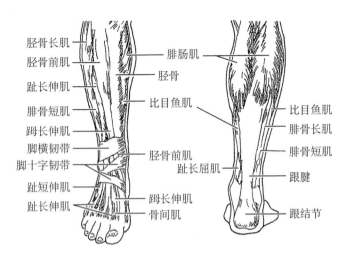

图 9-1　右踝足部浅层肌肉

仅显示距骨轻度倾斜,距骨无向前半脱位。当合并距腓前韧带断裂时,距骨出现明显倾斜和距骨向前半脱位。单独距腓后韧带断裂时,踝关节未见明显不稳。

小腿深筋膜在下方局部增厚,形成韧带或支持带,它们有约束小腿肌腱的作用。小腿横韧带在踝关节的上方,小腿的前面,在胫骨前缘和腓骨前缘之间筋膜增厚形成小腿横韧带。小腿十字韧带在踝关节的下方,足背的近侧形成"Y"形的小腿十字韧带。小腿前群肌的肌腱和胫前血管、腓深神经经过小腿横韧带和小腿十字韧带的深面进入足背。分裂韧带在踝关节的内侧,内踝和跟骨之间深筋膜增厚形成分裂韧带。小腿后群深层肌的肌腱和血管神经经过分裂韧带的深面进入足底。腓骨肌上及下支持带在外踝和跟腱之间,深筋膜局部增厚,形成腓骨肌上支持带及腓骨肌下支持带,约束腓骨长、短肌的活动。

(六)踝、足部滑液囊

踝关节囊围绕踝关节周围,近端起自胫骨下关节面和内、外踝关节面周缘,远端止于距骨滑车关节面周缘和距骨颈上面。踝关节囊比较薄弱,且前后松弛软弱,前侧有少量纤维,由两踝的前面及胫骨下端前缘至距骨颈的上面。后侧关节囊韧带更薄弱,仅有少量纤维连接胫骨后面、外踝后韧带至距骨后面。关节囊两侧紧张,附于关节软骨的周围,内侧由三角韧带加强,外侧为距腓前、后韧带所加强,跟腓韧带如同膝关节的腓侧侧副韧带,位于关节囊之外,在后部有少量纤维连接胫骨后缘与距骨后突,充填于胫距后韧带及距腓后韧带的间隙内,在下面与前面附着于距骨之后,使距骨颈位于关节囊内。

踝关节的滑膜,衬于关节囊的内面,上行于胫腓骨之间约0.6cm,达骨间韧带,下部达于距骨颈,关节面之间有滑膜皱襞和脂肪垫。当足跖屈时,前部切口极易进入关节腔。踝关节关节囊在临床中的意义主要是:在整复踝关节骨折脱位或固定踝关节周围骨折时,应注意将关节置于前后中立位,防止长期非中立位制动,引起关节囊挛缩而产生踝关节活动受限,尤其是容易产生跖屈畸形,因后侧关节囊挛缩恢复起来非常困难。

滑囊为纤维囊衬以分泌滑液的滑膜构成,可分为腱下、关节及皮下滑囊 3 种。腱下滑囊见于腱与硬结构,如骨、软骨、韧带或其他腱摩擦之处,在四肢多见。关节滑囊具有关节囊作用,皮下滑囊多在承受压力或摩擦的骨或韧带处。跟部滑囊由于跟腱止于跟骨或胫骨骨后中 3/5 部分,韧带前面与后面均各有一滑囊,即构成皮下滑囊及韧带(跟腱)与骨骼间滑囊。鞋履不平整摩擦,亦可促使皮下滑囊炎症。

(七)踝、足部的运动

1. **踝关节的运动**　踝关节是具有相当活动度的关节,又是躯体与地面接触的重要部分,因此踝关节的活动与稳定性都是非常重要的。踝关节由胫骨的下关节面、内踝关节面、腓骨外踝的关节面、距骨滑车的上关节面和内、外侧关节面构成。关节囊前后较薄,内侧增厚成三角韧带,自内踝至距骨、跟骨和舟骨,外侧增厚成腓侧侧副韧带,由距腓前、距腓后和跟腓韧带组成。踝关节为屈伸关节,运动轴在横贯距骨体的横轴上。足可做背伸与跖屈活动。背伸肌有小腿前群肌,即胫骨前肌、姆长伸肌、趾长伸肌及第3腓骨肌。正常背伸活动幅度为 26°～27°。跖屈由小腿后群肌完成,以小腿三头肌为主。跖屈幅度为 41°～43°。跖屈时踝关节有轻微旋转、收展与侧方运动。距骨体前宽后窄,背伸时宽部进入踝穴,关节稳固,不能内收外展;跖屈时窄部进入踝穴,关节松弛,微有侧方活动。一般认为踝关节的运动幅度总体在 60°～90°。通常男性背伸较女性大 5°～15°,女性跖屈较男性大 5°～10°。

2. 足部运动　足的主要运动有背伸、跖屈、内收、外展、内翻、外翻等,真正的背伸、跖屈发生在踝关节。足的内外翻运动在距下关节发生,包括距跟关节和距舟关节。内翻指足的内侧缘提起,外侧缘下降,足的跖侧面向内侧。内翻肌主要为胫骨后肌与胫骨前肌。外翻指足的内侧缘下降,外侧缘提起。外翻肌主要为腓骨长肌及腓骨短肌。内翻运动幅度为 35°～40°,跖屈时略有增加。外翻运动幅度为 22°～25°。内、外翻发生在后足,内收、外展则发生在前足,主要是跗中关节的活动。跗中关节指距舟关节及跟骰关节,关节线似横置的"S"形,内侧凸向前方,外侧凸向后方。内翻活动时,前足必然同时内收。外翻动作则必然同时伴有前足外展。

其他跗骨间关节包括楔舟关节、舟骰关节、楔骰关节及楔间关节,属于滑动关节,只能在起跑或起跳时做轻微的滑动,与腕骨相比具有更坚强的韧带,以适应支持体重和巨大的运动量。

跗跖关节是由第 1～5 跖骨与楔骨及骰骨构成的平面关节,可做轻微的滑动与屈伸运动,并参与轻微的内收、外展运动。跗跖关节脱位不少见,多由车轮压伤或扭转伤引起。跖趾关节为杵臼关节,可做屈伸及轻微的内收外展运动。趾间关节为屈戌关节,可做屈伸运动。踝关节活动度大,是肢体与地面接触的重要部分,体重经踝传至地面,因此要求坚实可靠的稳定性。稳定性即踝关节的牢固,有赖于骨、韧带、肌力及重力等多种因素,在此处肌力与重力趋使小腿骨向前移位,故牢固在于骨性部分及韧带与其对抗的作用。关节窝(踝穴)具有一定形式,距骨体呈楔形,宽的一端在前。韧带方向均向下及后行,均有阻止距骨后移加强稳定作用。一旦外力超过限度伤及各稳定因素,即可导致损伤。距骨无肌肉附着,踝关节活动的动力则均间接作用于距骨。活动的动力为肌力及其杠杆臂的长度。跟腱是主要动力,胫后、屈𧿹、屈趾、腓骨、胫前诸肌均有作用,伸趾肌则作用较小。

(1)背屈时的稳定性:正常关节滑车面后长于前,故伸(跖屈)大于屈(背屈)。屈的控制因素包括骨、韧带及肌肉。背屈时距骨颈上面与胫骨远端关节前唇接触,后关节囊拉紧,后侧韧带及肌肉紧张,阻止踝背屈。如强力背屈,即可使距骨颈骨折及后方组织损伤。

(2)跖屈时的稳定性:跖屈时,距骨后结节,特别是后外结节接触后唇,阻止跖屈过度。前关节囊及侧副韧带前部分亦有阻止作用。正常距骨在踝穴中,胫骨前唇及后唇阻止距骨前后移动和过度屈伸。关节周围软组织起辅助作用。如过度活动,则可破坏稳定性,发生软组织撕裂和骨折脱位。

(3)横向稳定性:即侧方稳定性,其控制因素为距骨体嵌入踝穴内,副韧带正位距骨侧方及下胫腓联合韧带均起稳定作用。行走时,踝关节活动伴随腓骨略向近侧远侧移位和外踝旋转,以适应踝穴的增宽或缩小,协助维持稳定。过度活动可引起多种损伤为过度外展,距骨外侧撞击外踝可引发胫腓下联合韧带撕裂,胫腓下联合分离,踝穴扩大,距骨移动倾斜。如伴发内侧韧带损伤,距骨活动更大。如外展力持续,内侧韧带断裂,还可发生内踝骨折及胫腓下联合近侧的腓骨骨折。当足内翻时,距骨按纵轴旋转,内踝基部斜面向上纵裂。内及外踝骨折、下胫腓联合韧带及副韧带断裂,均引致关节不稳。下胫腓联合韧带断裂可引致踝穴增宽,距骨旋转,内侧韧带被拉紧。如下胫腓联合韧带未断裂,则可发生内及外踝断裂。当内侧韧带断裂而内踝完整时,则可发生后踝即第 3 小片状骨折。

第二节 踝关节扭伤

踝关节扭伤是指因扭伤引起踝部软组织损伤并排除踝部骨折、脱位者。本病是踝足部一种常见的损伤，中医称为"踝缝伤筋"，其损伤的软组织包括韧带、肌腱、关节囊，但主要是韧带的损伤。任何年龄均可发生，但以青壮年多见。

【相关解剖】

踝关节由胫腓骨下端和距骨组成屈戌关节。胫骨下端内侧向下的骨突称为内踝，后缘稍向下突出称为后踝，腓骨下端向下突出称为外踝，外踝细长，尖端在内踝下 0.5cm，且位于内踝后约 1cm。三踝构成踝穴，容纳距骨。距骨分头、颈、体 3 部分，有 6 个关节面。距骨体前宽后窄，其上面的鞍状关节面与胫骨下端的凹形关节面相接，其两侧关节面与内、外踝关节面嵌合。胫腓骨下端被坚韧而有弹性的骨间韧带，下胫腓前、后韧带及横韧带连接在一起，保证踝关节稳定。

踝关节囊前后松弛，两侧较紧；踝关节韧带前后薄、软弱；内、外侧韧带较坚韧；内侧侧副韧带又称三角韧带，起自内踝，向下呈扇形附着于舟状骨、距前骨内侧、跟骨在距突和距骨后内侧，十分坚韧，不易损伤。外侧侧副韧带又分为前、中、后 3 束。前束为腓距前韧带，起自外踝前缘，向前下方止于距骨颈；中束为腓跟韧带，起自外踝尖端，向下止于跟骨外侧面的隆起处；后束为腓距后韧带，起自外踝内后缘，水平向后止于距骨后突，外侧侧副韧带不如三角韧带坚韧。

踝关节周围有肌腱包绕，但缺乏肌肉和其他软组织遮盖。前面有胫前肌腱和伸踇、伸趾长肌腱及第 3 腓骨肌腱；后面主要为跟腱；内侧有胫后肌腱、屈踇和屈趾长肌腱，外侧有腓骨长、短肌腱。

踝关节的功能主要是屈伸活动和持重。一般背伸 $20°\sim30°$，跖屈 45°。当踝关节背伸时,腓骨外旋上升并向后移动,踝穴增宽 1.5～2mm,以容纳较宽的距骨体前部,同时下胫腓韧带相应紧张,距骨关节面与内、外踝关节面紧密相贴,踝关节稳定。踝关节跖屈时,距骨体较窄部分进入踝穴,腓骨内旋下降并向前移动,踝穴变窄,距骨与两踝关节面仍然接触,但下胫腓韧带松弛,踝关节相对不稳,易发生韧带扭伤。

【病因病机】

踝关节的解剖特点是:外踝比内踝长,内侧韧带比外侧韧带坚韧,阻止踝外翻的力量较大,而阻止踝内翻的力量较小,所以踝关节扭伤以内翻损伤最为多见。此外,距骨体前宽后窄,当踝关节背伸时,其宽部进入踝穴,同时下胫腓韧带紧张,踝关节稳定;而当踝关节跖屈时,距骨的窄部进入踝穴,下胫腓韧带松弛,踝关节不稳定,因此踝关节易在跖屈位发生扭伤。踝关节扭伤多因在高低不平的地面上行走、跑跳或下楼梯时不慎,踝关节跖屈位突然内翻或外翻而引起。根据踝部扭伤时足所处的位置不同,可分为内翻损伤和外翻损伤两类,但以内翻损伤最常见。内翻损伤者,一般损伤外侧侧副韧带中的距腓前韧带和跟腓韧带;外翻损伤者,则损伤内侧的三角韧带,但由于三角韧带坚韧,不易撕裂而常常发生内踝的撕脱骨折。当踝关节的翻转活动度超过了踝关节的正常活动度和韧带的维持能力,则首先造成韧带的撕裂伤或韧带附着部的撕脱骨折。若将关节囊撕裂,可使关节附近的脂肪组织及断裂的韧带嵌入关节间隙,使关节腔内及皮下发生瘀血,韧带全部断裂时可合并踝关节的脱位。

【临床表现】

1. 病史　患者多有明确的踝关节扭伤史。

2. 症状　踝关节处疼痛、肿胀,跛行步态,伤足不敢用力着地,活动时疼痛加剧。

3. 体征　踝关节处肿胀,皮下可见瘀斑。内翻损伤者,外踝前下方压痛明显,若将足做内翻动作时则外踝前下方疼痛;外翻损伤者,内踝前下方压痛明显,若将足做外翻动作时则内踝前下方疼痛。

4. 辅助检查　X线检查可排除踝部骨折。若将足被动强力内、外翻摄片,可见关节间隙明显宽窄不等或距骨脱位现象,则提示韧带完全断裂。

5. 鉴别诊断　踝部骨折时,踝部扭伤史更明显,踝关节广泛肿胀,疼痛剧烈,功能丧失,不能行走。在内外踝处可触及明显压痛及骨擦音,X线检查可确诊。

【治疗】

本病的治疗原则是早期活血化瘀,消肿止痛,后期舒筋活血,通络止痛。

1. 推拿手技

推拿手技一:患者取侧卧位,伤肢在上,术者用拇指点按阳陵泉、足三里、太溪、昆仑、丘墟、商丘、绝骨、解溪、太冲、阿是穴等穴位。

(1)内侧韧带损伤:①助手双手握住小腿下段做固定,术者两虎口相对拿住伤足,双手拇指按住内踝伤处,将足环转摇晃6～7次。②术者与助手相对拔伸踝部,并将足外翻。③术者将足内翻,双手拇指在伤处向下戳按。④用揉捻法在内踝伤处及周围按摩舒筋(图9-2至图9-4)。

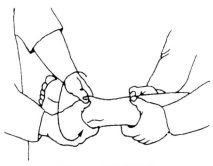

图9-2　环转摇晃法

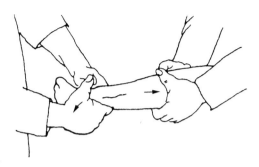

图 9-3 拔伸内翻法

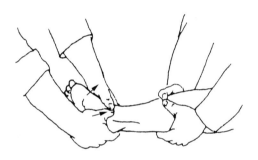

图 9-4 外翻戳按法

(2)外侧韧带损伤:①助手双手握住小腿下段做固定,术者两虎口相对拿住伤足,双手拇指按于外踝伤处,将足环转摇晃 6~7 次。②术者与助手相对拔伸,并将足内翻(图 9-5)。③术者将足外翻,双手拇指在外踝伤处向下戳按(图 9-6)。④用揉捻法在外踝伤处及周围按摩舒筋。

推拿手技二

(1)患者坐于平板床上,医生一手紧握胫腓骨下端,另一手紧握足背,轻轻摇动踝关节,若关节内发出响声,则说明有韧带断裂存在。反之,即做踝关节一般扭伤处理。

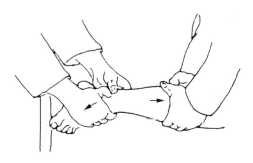

图 9-5　拔伸法

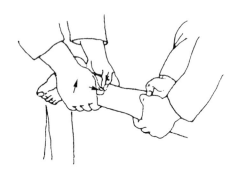

图 9-6　戳按法

（2）患者体位同上，将患足放于正中位，医生一手固定于患足足背，另一手拇指指腹推揉压痛点最甚处，以跗骨窦区为重点，使血肿向周围散开。

（3）医生一手紧握患足足背，一手紧握患足跟踝部，让一助手双手固定患侧膝关节下缘，医生突然用力做踝关节的牵引复位手法，此时可听到清脆的"咔嗒"声，即示踝关节复位。

（4）若踝关节长久疼痛不止，提示陈旧性损伤局部已出现粘连。此时须先点揉痛点，再加用摇踝手法，即术者一手固定踝部，另一手紧握足背,左右各摇动 10 次结束治疗。若是一般的踝关节扭伤,只做前三步手法即可,若是踝关节局部陈旧性粘连,则须四步手法同做(图 9-7)。

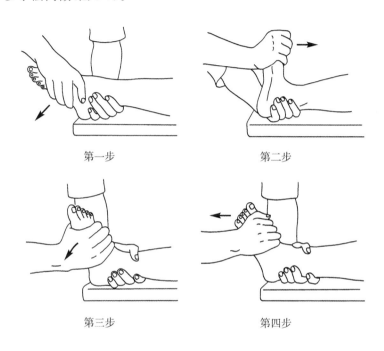

第一步　　　　　　　　　　　第二步

第三步　　　　　　　　　　　第四步

图 9-7　踝关节伤筋理筋手法

推拿手技三:治疗陈旧性踝关节扭伤的手法:患者取平卧位,医生先用拇指点按足三里、阳陵泉、承山等穴位,每穴约 0.5min。然后用拇指与其余四指配合揉捏弹拨小腿前后肌群,并对重点部位重点操作,大约治疗 5min。然后用拇指按捏踝关节周围,重点是下胫腓联合韧带处、外踝前下方及跟腱两侧。手法宜柔和深透,大约 10min。然后以一手拇指与示指轻用力挟持踝关节两侧凹陷中,另一手持握患肢前足部,在稍用力拔伸下做踝关节屈伸、内外翻及环转运动。手法宜平稳和缓,各方向均做数次。最后双手交叉挤压下胫腓关节,依次拔伸患足五趾使发出弹响声后结束手法,约 5min。上述手法隔日 1 次,10 次为 1 个疗程。

2. 针刺治疗　治以疏经通络止痛,活血化瘀为原则。

(1)体针:针刺取穴以病变局部为主,循经取相应经脉的穴位,每次选用 3～5 穴,平补平泻手法,留针 20min。

(2)局部减压法:局部(阿是穴)消毒后,用三棱针刺破皮肤,至肌肉浅层,摇大针孔,让渗出物向外流出给郁滞气血以出路。每 3 日 1 次。

3. 注射治疗　韧带损伤后期,踝关节伤处仍疼痛、肿胀、压痛局限者,可用泼尼松龙 0.25ml 加 2%盐酸普鲁卡因 2ml 做局部痛点封闭,每周 1 次,3 或 4 次为 1 个疗程。

4. 外用药物治疗

(1)中药腾敷:生艾叶、麻黄、桂枝、桃仁、红花、没药、乳香、伸筋草各等份,混合均匀装入袋内,用水浸透放于蒸锅内,蒸热待用。热敷时注意勿烫伤和保湿,每次热敷 20～30min,每日 2 次。

(2)中药熏洗:药用川椒 12g,土元 10g,川芎 10g,当归 12g,延胡索 12g,川牛膝 15g,乳香 10g,没药 10g,艾叶 10g,赤芍 10g,苏木 10g,桃仁 12g,红花 10g,续断 12g。上药加水 2000ml,煎煮 30min,将患处边熏边洗,每次熏洗 20～30min,然后用药渣将患处热敷。注意有皮肤破损者禁用。1 剂药可熏洗 2d,每天早、晚各 1 次,3 剂为 1 个疗程。

(3)中药离子导入:透骨草 100g,鸡血藤 100g,乳香 30g,没药 30g,苏木 100g,血竭 30g,红花 50g,桃仁 50g,川芎 50g,桂枝 30g。将上药加水 3000ml 浸泡 24h,用文火煎沸 40～50min,浓缩至400ml,置冰箱备用。用时将药垫浸湿离子导入治疗,每日 1 次,10d 为 1 个疗程。

(4)其他

①云南白药数克加白酒调成糊状,敷于患足足背肿胀处,隔日

1 次,6 次为 1 个疗程。

②九分散(乳香、没药、麻黄、马钱子各 30g,为末)数包加醋调成糊状,敷于患足肿胀处,隔日 1 次,6 次为 1 个疗程。

③用奇正消痛贴膏或双氯芬酸乳膏治疗急性踝关节扭伤。

④通散酊治疗陈旧性踝关节扭伤,药用生山栀 15g,生大黄 15g,生草乌 10g,朱砂根 15g,桂枝 10g,焙干打成粉,用 75% 的乙醇 1000ml 浸泡 2 周后,滤去药渣,加入冰片 10g,再稀释为 60% 的乙醇浓度即成。用时将药棉蘸取药水搽揉患处,每日 3 次,每次 5~10min,7d 为 1 个疗程,治疗后抬高患肢做踝关节屈伸活动。

5. 内服药物

(1)中药内服:当归 9g,川芎 12g,桂枝 6g,红花 6g,黄芪 15g,穿山甲(代)6g,桃仁 9g,赤芍 12g,牛膝 12g,鸡血藤 30g,泽泻 12g。上药每日 1 剂,加水 300ml,文火煎煮 20min,取汁 100ml,分 2 次口服。

(2)西药:消炎镇痛药仍是治疗该病的有效药物,尽管不可中止病情的发展,但可缓解症状、消除疼痛。还可加用维生素 B_1、维生素 C、维生素 E、补充钙剂等,急性炎症期还可给予抗生素治疗。

(3)其他

①急性期口服云南白药胶囊,每次 4~6 粒,每日 2 次,10d 为 1 个疗程。

②中成药选用三七片、跌打丸、七厘散等。

6. 其他疗法

(1)冰敷:伤后 24h 内就诊者,应立即行患侧踝部冰敷,对于有皮肤擦伤者,先用乙醇对擦伤处消毒,无菌敷料包扎创面,塑料薄膜保护下进行冰敷,直到伤后 72h。

(2)理疗:透热或超声疗法可用于解除亚急性期疼痛,感应电可用于肌肉萎缩,超短波、微波、离子导入、经皮穴位电刺激均有消炎止痛的良效。

(3)超声波疗法:患者取舒适坐位,采用沈阳产-8 型电脑康复治疗仪(超声波、中频叠加治疗仪),将中频电极置于患侧小腿部位,患部涂耦合剂,用超声声头将耦合剂涂抹均匀,选随机治疗处方,功率 $0.75\sim1.5W/cm^2$,中频电流输出以患者耐受为宜,采用缓慢直接接触移动法,每次 $15\sim20min$,10 次为 1 个疗程。

7. 踝关节制动　韧带损伤较轻者,可用绷带或石膏将踝关节固定于韧带松弛位。即外侧侧副韧带损伤将足外翻位固定,内侧侧副韧带损伤将足内翻位固定。韧带撕裂严重者,也可采用石膏托按上述方法固定之,3 周左右拆除外固定。

【功能锻炼】

急性期宜卧床休息,垫高患肢,以促进下肢静脉回流及血肿的消退。外固定期间可练习足趾的屈伸活动和小腿肌肉收缩活动。拆除外固定后,踝关节可做背伸、跖屈及内旋、外旋活动,以预防踝部软组织粘连和恢复踝关节功能。

【预防】

注意踝部保暖,防止感寒受凉,避免踝部重复扭伤。

【典型病例】

例 1:患者,男,21 岁,学生,于 2005 年 5 月 20 日就诊。主诉:患者因打篮球时不慎将左踝关节扭伤 2d,疼痛剧烈。用活血化瘀中药外敷疼痛不减而寻求针灸治疗。查体:左踝外侧轻度肿胀,压痛明显。诊断:左踝关节韧带扭伤。治疗:穴取患侧阳陵泉、悬钟、丘墟、阿是穴,每隔 10min 行针 1 次,留针 30min,配合照射患处60min。起针后疼痛明显减轻,患肢感舒适。3 次后已无不适,可自由活动。

例 2:患者,女,51 岁,2004 年 6 月 17 日因右踝关节外伤后肿痛、活动障碍 40min 就诊。主诉:患者因行走不慎致右足内翻受伤,伤后即感右外踝疼痛,继之出现肿胀、活动障碍。查体:右外踝高度肿胀,压痛明显,内翻右足时,外踝下方疼痛加剧,未扪及凹陷,无皮肤擦伤,韧带无松弛。X 线片排除右踝部骨折。治疗:立即予右踝关节冰敷,并嘱患者冰敷至伤后 72h。用桃红四物汤加味内服治疗,药用桃仁 12g,当归 12g,赤芍 12g,柴胡 12g,红花 8g,川芎 10g,生地黄 15g,枳壳 10g,三七粉(另包冲服)12g,泽兰 10g。水煎温服,每日 1 剂。3d 后,患者右踝部肿胀明显消退,疼痛明显减轻,并可下地轻微活动,2 周后右踝扭伤痊愈。

例 3:患者,男,19 岁,大学生,2004 年 10 月 12 日就诊。主诉:右踝关节疼痛肿胀 2 个月,加重 1 周。2 个月前患者打篮球时右侧踝关节扭伤,足部肿胀,疼痛,行走困难,自搽红花油缓解。每遇运动则疼痛加重。查体:右侧外踝至足背明显肿胀,伴瘀斑,压痛(+),踝屈伸痛(++),活动受限。X 线检查未见骨折。诊断:踝关节软组织损伤。治疗:针刺丘墟、昆仑、阿是穴、阳陵泉、足三里,接 G-6805 型电针仪通电 20min。治疗 2 个疗程后痊愈。

第三节　踝关节错缝

【相关解剖】

踝关节由胫腓骨下端与距骨构成,属屈戌关节,主要功能为背伸和跖屈。踝关节的前后侧关节囊相对比较松弛,关节前后侧韧带也较菲薄软弱,有利于关节的屈伸活动。

【病因病机】

当外力使踝关节过度背伸、跖屈或踝关节内翻扭伤时,出现一过性的踝关节脱位,在关节恢复正常过程中,常可将关节滑膜挤入关节间隙,或关节复位不全,均会造成关节微小错缝,引起踝关节疼痛和功能障碍。本病多见于活动量较大的男性青少年。

【临床表现】

1. 病史　患者大多有明显外伤史,如踝关节扭伤等。

2. 症状　踝关节疼痛、淤血、肿胀、活动时尤甚,行动受限。

3. 体征　踝关节局部肿胀,前后有压痛。踝关节屈伸活动受限,被动活动时,有时可听见"吱吱"响声。患侧下肢不能负重,足跟着地站立时可引起剧烈疼痛。

4. 辅助检查　X线检查有时可见关节间隙的宽度不正常,关节前方或后方的间隙略宽于正常,并可排除踝部骨折。

5. 鉴别诊断

(1)踝关节内外侧韧带损伤:患者有踝关节过度内、外翻病史。疼痛、肿胀、压痛在内或外踝处。内侧韧带损伤,足外翻疼痛加重;外侧韧带损伤,足内翻疼痛加重。

(2)踝部骨折:患者有踝关节过度内外翻病史。内踝或外踝处压痛明显,常可触及骨擦音。双踝或三踝骨折,踝部畸形明显,X线检查可以确诊。

【治疗】

本病的治疗原则是矫正移位,对抗肌肉痉挛,恢复正常解剖生理关系。

1. 推拿手技

(1)推拿手技一:患者取仰卧位,双下肢平伸,医生坐于其患侧。

①推揉踝关节及小腿:医生一手握于患侧小腿后侧,另一手大鱼际置于踝关节一侧,稍加用力后,在向前推动时带动掌下皮下组织做环旋画圈动作。由一侧至另一侧动作深沉和缓,可反复3或4次。然后,以同法操作于由踝关节至膝关节下方的小腿部位,此法可起到舒筋活络的作用。

②点揉腧穴:医生以一手拇指螺纹面置于患者申脉穴上,逐渐用力下按,至最大限度后,配合原地环绕揉动,持续1min左右。然后,缓慢撤力,恢复原状。其他如解溪、昆仑、照海等穴亦如此操作。

③牵引屈伸:一助手双手握住患侧小腿,医生一手握住患者距部,另一手握住足跟部,两者相对用力,对抗牵引,待关节有松动时,则于牵拉中屈伸踝关节,屈伸范围可由小到大,直至关节的最大屈伸限度。操作过程中应逐渐试探用力,不可用力过猛。

④指揉痛点:医生以一手拇指螺纹面置于踝关节处压痛最明

显处,稍加用力后并配合原地画圈动作。先顺时针操作,再逆时针操作,力度不宜过大,以患者能耐受为度。

⑤掌擦足踝:医生一手五指并拢伸直,然后以掌根部着力于踝关节,稍用力下按后,沿直线来回擦动,先内侧,后外侧,用力不宜过大,以局部皮肤潮红、发热为度。

⑥足置中立 U 形石膏外固定,6~8 周后去石膏并进行功能锻炼。

(2)推拿手技二:患者仰卧床上,助手双手固定小腿下段,术者一手握住患侧足前部,另一手托扶足跟部,做拔伸牵引。待关节放松后,在拔伸下做踝关节背伸、跖屈,范围可由小到大,直至将踝关节屈伸至最大限度,即为复位。复位后可令患者负重站立或行走,若疼痛大减或基本无痛,即为复位满意。

2. 体针 早期活血化瘀、行气止痛;中后期舒筋活血、祛瘀止痛。取解溪、昆仑、照海、申脉、太溪、丘墟、商丘、绝骨、阿是等穴位,每次针刺 3~4 穴。

3. 注射治疗 曲安奈德 5mg(0.5~1ml)或者得宝松 1ml、1‰盐酸利多卡因 2~5ml。采取踝关节周围压痛点局部注射,必要时隔周重复 1 次。一般不超过 3 次。

4. 外用药物治疗

(1)中药外敷:将具有活血化瘀、舒筋活络作用的药物(如当归、川芎、桃仁、红花、桂枝等)调和成药膏,均匀涂敷在纱布上,然后将纱布敷于踝关节周围,并用胶布粘牢。一般 2 或 3d 更换 1 次。

(2)中药熏洗:石膏托去除后配合中药熏洗,取桑枝 30g,鸡血藤 30g,归尾 10g,忍冬藤 20g,红花 12g,伸筋草 30g,牛膝 10g,木瓜 10g,泽兰 30g。每日 1 剂,每剂熏洗 2 次。

5. 内服药物

(1)中药:损伤后 1~2 周内,由于筋骨脉络损伤,气滞血瘀,经络受阻,治疗以活血化瘀、消肿止痛,选用三七、桃仁、红花各 12g,

丹参、当归、川芎各 10g,苏木、陈皮各 15g,每日 2 次,口服。3 周以后,肿消痛减,以接骨续筋、补肝肾、养气血为主,选用当归、丹参、川芎、红花、骨碎补、鹿角胶各 10g,杜仲、五加皮、续断、黄芪各 12g,每日 2 次,口服。

(2)西药:必要时选用消炎镇痛药。

6. 其他疗法

(1)热浴疗法:将适量舒筋活血擦洗液倒入洗脚盆中,冲入温开水,然后将患足浸泡于其中 30min 左右,每日 1～2 次。

(2)踝关节制动:韧带损伤较轻者,可用绷带将踝关节固定于韧带松弛位,即外侧侧副韧带损伤者将足外翻位固定,内侧侧副韧带损伤将足内翻位固定。韧带撕裂严重者,也可采用石膏托按上述方法固定。

【功能锻炼】

陈旧性外侧韧带断裂致踝关节不稳或继发半脱位者,可坚持腓骨肌锻炼,垫高鞋底的外侧缘。踝关节制动者解除固定后进行跖屈、背伸及内外翻的功能锻炼。配合搀扶做起蹲动作,促进踝关节功能复位。

【预防】

劳逸结合,适当休息,不可过度负重、跳跃。

【典型病例】

例 1:患者,男,27 岁,工人,于 2006 年 7 月 12 日就诊。主诉:患者不慎从高处坠落,将右踝关节扭伤半天,疼痛剧烈。查体:踝关节局部淤血、肿胀,内踝虚空,足呈内翻、内旋、跖屈畸形,外踝高突。X 线片示下胫腓关节有不同程度的分离,距骨和内踝分离超过 0.5cm,未见骨折。诊断:右踝关节错缝。治疗:在局部血肿内浸润麻醉下,按上述手法操作复位,用石膏固定,解除固定后配合功能锻炼,8 周后复诊,踝关节功能正常,无疼痛,X 线片显示踝穴正常。

例 2:患者,男,45 岁,干部,1988 年 2 月 8 日就诊。主诉:下楼梯时不慎致右踝关节脱位。症见踝部肿胀、青紫(外踝较甚)、疼痛。查体:外踝突出,踝部内翻跖屈畸形,内外踝前下方压痛明显,踝关节跖屈、背伸功能障碍,X线片示距骨向内侧脱位,未见骨折、肌肉钙化征象。治疗:患者平卧、屈膝、踝跖屈。让助手抱住大腿,术者双手握住足跟和足背顺势牵引,并使踝部外翻,同时背屈使脱位整复。生栀子捣烂调醋外敷,外翻背伸90°,短腿石膏托固定。内服健步虎潜丸、五加皮酒(酒兑丸吞下)4周,续服龟龄集4周善后。随访年余,未再复发。

第四节 腓骨长、短肌腱鞘炎及滑脱症

腓骨肌腱鞘炎是由外伤、反复摩擦刺激或行走站立过久,腓骨肌腱在已损伤腱鞘不断滑动下引起的水肿、充血,临床以活动障碍和疼痛为主要特点的疾病。腓骨长、短肌腱滑脱是指腓骨长、短肌腱滑脱至外踝前方而产生临床症状的一种疾病、好发于运动员,是踝关节软组织损伤的一种,临床较为少见。

【相关解剖】

腓骨长肌起于腓骨小头及腓骨上2/3的外侧面和小腿深筋膜,肌束向下移行于长肌腱,经腓骨短肌的后面下行,行于外踝的后方,经腓骨上支持带深面的骨性纤维管弯至足底内侧。腓骨短肌位于腓骨长肌的深面,起自腓骨外侧面下1/3及前后肌间隔。其肌腱与腓骨长肌腱一同下降,先居其内,后居其前,然后行至外踝后方,腓骨上支持带的深面,沿跟骨外侧向前行,止于第5跖骨粗隆。腓骨长、短肌共同行走于外踝后方,进入腓骨肌上、下支持带深面的骨纤维鞘管,深面还有腓骨肌腱滑液鞘,鞘的上、下端在踝尖上、下方各4cm左右,全长8cm,上端为包裹腓骨长、短肌腱的滑液总鞘,自外踝滑车处为绕腓骨长、短肌腱的两个滑液鞘。腓骨长、短肌的作用是使足跖屈和外翻(图9-8)。

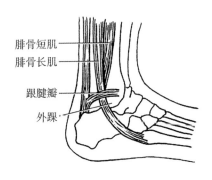

腓骨短肌——
腓骨长肌——

跟腱瓣——
外踝——

图 9-8　外踝解剖示意

【病因病机】

本病的发生常见于运动损伤,如在滑雪、滑冰、踢足球等剧烈运动中,足处于轻度内翻位,当突然受到强大背屈的外力时,引起腓骨肌强烈地反射性收缩,腓骨肌肌腱冲破其上支持带的限制,滑向外踝的前方而致本病。或由于腓骨肌上、下支持带及骨性纤维管韧带发育不良,或慢性损伤产生退行性改变,使韧带变脆,往往在腓骨肌紧张的状态下,足急剧内翻背伸,使腓骨肌肌腱滑向外踝前方而形成本病。

【临床表现】

1. 病史　有明确外伤史,常见于运动损伤,如在滑雪、滑冰、踢足球等剧烈活动中。

2. 症状　急性损伤者,外踝处疼痛、肿胀,可见瘀斑,外踝前方可触及移位的肌腱,压痛明显,行走时呈跛行。慢性期者,外踝部疼痛,轻度肿胀,伸屈足部可听到肌腱滑动的弹响声,并可触及滑脱的肌腱及压痛。

3. 体征

(1)腓骨肌腱鞘炎检查可见外踝后、后上及后下有增粗条索状物,压痛明显;踝关节活动时,触及摩擦感,外翻背伸试验时,局部疼痛加重;可继发腓骨肌腱脱位,滑脱的肌腱在损伤的腱鞘滑动时,有撕裂样疼痛感。

(2)肌腱滑脱早期,外踝处疼痛、肿胀,可见瘀斑,外踝前方可触及移位的肌腱,压痛明显,行走时跛行;后期,外踝部疼痛、轻度肿胀,伸屈足部可听到肌腱滑动的弹响声,并可触及滑脱的肌腱及压痛。将踝关节背伸外翻,可看到或触及条索状肌腱向外踝前方滑移,足跖屈时或用手向后推挤时则肌腱滑回原位。

4. 辅助检查 X线检查显示骨关节结构正常。

5. 鉴别诊断

(1)腓骨肌腱鞘炎:多有足部劳损史或踝部轻微扭伤史。外踝后下方疼痛、肿胀,沿腓骨肌腱走向压痛明显,足背伸外翻活动时无肌腱滑脱现象。

(2)踝关节外侧韧带扭伤:扭伤史明显,外踝前下方疼痛、肿胀,可见瘀斑,压痛点位于腓距前韧带和腓跟韧带部位,外踝部无肌腱滑移现象。

【治疗】

本病的治疗原则是消肿止痛,舒筋活血。

1. 推拿手技

(1)腓骨长、短肌腱滑脱症推拿手技:对新鲜腓骨肌腱滑脱症者,患者正坐,伤足伸出床外。助手双手固定小腿。医生一手握前足,另一手托住后跟,先将其患足置于轻度跖屈内翻位,拇指置于滑脱肌腱处,使足跖屈并轻度内翻,同时用拇指向后推挤滑脱肌腱至踝沟内,然后用小毛巾压住外踝后方,用胶布贴紧,将患足固定在轻度跖屈内翻位4~6周,或于复位后用短腿石膏固定4~6周。

(2)腓骨长、短肌腱鞘炎推拿手技:患者仰卧,膝下垫枕呈屈膝位,或侧卧患侧在上,屈膝屈髋位,小腿下垫枕。在小腿外腓骨长、短肌起始处查找压痛治疗点。医生以拇指指腹点按,采用增力点压法,使患者有酸、困、沉、痛感,不向足踝部放射,局部舒服喜按,松手有轻松感,临床症状可明显减轻。每日1次,每次30min。

2. 艾灸　可用肉桂、丁香各 10g,研细末,鲜生姜洗净切成 2～3mm 的薄片,中间刺成数个小孔,然后把少许药粉撒在疼痛的腱鞘部位,盖上姜片,点燃艾条在姜片上施灸,直至局部皮肤产生潮红、湿润为止。可连灸 3～5 壮,隔日 1 次,5 次为 1 个疗程,连灸 2 个疗程。

3. 外用药物治疗　消肿膏外敷药物:黄柏 50g,苍术 50g,陈皮 30g,香附 30g,姜黄 30g,透骨草 30g,大黄 30g。以上 7 味除黄柏外,其余药粉碎成细末,过 100 目筛,黄柏用水提取 2 次,浓缩成稠膏,药粉、浸膏与黏合剂(蜂蜜)按 1:1:3 混合,调和成均匀膏状。使用时取药膏适量,在纱布上摊平,厚约 0.5cm,敷于外踝后肿痛处,用绷带包扎固定,每日换药 1 次。

4. 内服药物

(1)中药:早期用消肿化瘀散,后期外用腾洗药。

(2)西药:疼痛较重可口服芬必得 0.3g 或 0.6g,每日 2 次。

5. 其他疗法

(1)阻滞疗法:在外踝后、后上及后下最明显压痛点处进针,使针头与肢体成 30°,斜行刺入腱鞘内,回抽无血,可注入镇痛药 5～10ml。

(2)小针刀疗法:患者健侧卧位,患足在上。用手指仔细触摸疼痛性结节的准确部位(可随踝关节的内旋内翻和外旋外翻有轻微的移动感),做好标记。局麻后用直角型针灸刀经该结节远心端刺入皮下,用刀背慢慢向近心端推开该腱鞘上方的脂肪结缔组织。当推过该结节时,立即将刀尖刺入该腱鞘,针尾抬高 45°(防止刀尖刺入腱组织致切割过程中遭受损伤),慢慢地由近端向远端进行切割。狭窄的腱鞘松解后,由原针孔退出针灸刀,放血数滴,盖无菌敷料。

手法复位后,用绷带、纸压垫或石膏将踝关节固定于轻度内翻跖屈位,4～6 周后拆除外固定。

【功能锻炼】

拆除外固定后,逐渐加强踝关节功能锻炼,以防止肌肉萎缩和软组织粘连。

【预防】

1. 穿垫高鞋跟的矫形鞋,活动 5～6 个月后,再恢复正常活动。

2. 注意局部保暖,防止受寒。

【典型病例】

例 1:患者,男,45 岁,干部,2005 年 9 月 1 日以外踝后肿痛 2d 为主诉就诊。主诉:2d 前跑步锻炼后出现外踝后疼痛,继之肿胀,局部外擦红花油等治疗无效。查体:行走呈痛性跛行,外踝后有梭形肿胀,压痛明显,足内外翻试验(＋),腓骨长、短肌功能检查(＋),在小腿外腓骨长、短肌起始处可触到条索状病灶,压之酸、困、痛。踝部 X 线片显示骨关节结构正常。诊断:腓骨长、短肌腱鞘炎。治疗:于小腿外腓骨长、短肌起始处行手法治疗,外踝后肿痛处用消肿膏外敷,每日 1 次。嘱其注意休息,减少局部刺激。5d 后肿痛消失,功能恢复正常。

例 2:患者,男,22 岁,运动员,2000 年 11 月 15 日上午在训练时因冲力过大,足收不住,左踝骤然内翻,背伸位扭伤。当时听到清脆的响声,踝即活动受限。当即来医院就诊。查体:左踝呈背伸位,外踝上方有一纵行条索状肿物,于外踝上方、后方和下方、距腓前韧带均有压痛。诊断为左腓骨长短肌肌腱滑脱。治疗:还纳滑脱肌腱,加压包扎固定。X 线片显示正常。用石膏托固定了近 1 个月,同时配合外敷药、理疗而痊愈。

例 3:患者,男,53 岁。2005 年 3 月因右足扭伤 20min 就诊。查体:右足外踝后侧肿胀,皮下有瘀斑及压痛,抗阻力足外翻时痛尤甚。患足做背伸外翻主动运动时,见腓骨肌腱向外踝前方滑脱。X 线片无骨折征象。治疗:将患足置于轻度跖屈内翻位,使腓骨肌腱回纳至外踝后方之浅骨沟内,用短靴石膏固定 6 周而愈。随访

3个月无复发。

第五节　跟腱下脂肪垫炎

【病因病机】

在踝关节后方、跟腱前方和跟骨上方均被脂肪垫和疏松结缔组织所充填,此脂肪垫在踝关节活动中起衬垫和润滑的作用,但当经常性前足跖屈时,因上述空间的容积变小而缩短,脂肪垫就会遭受跟腱、跟骨和踝后方骨骼的机械压迫和刺激而产生无菌性炎症而发生疼痛。

【临床表现】

1. 病史　跟腱下脂肪垫炎的发生多与职业有关。中老年人及久病气虚者跟腱下脂肪垫吸收变薄,在同样的负重和行走情况下,易发生炎性改变;习惯性跺脚及从高处跌落亦可产生急慢性脂肪垫炎;局部激素治疗亦会促使脂肪垫萎缩而加重病情。

2. 症状　常表现为持续性胀痛,在受压时加重,这是由于脂肪垫组织的病理改变,如肿胀、出血等,使其有限而密封的房内压力增高所致。有时疼痛表现得非常剧烈,可使患者坐卧不宁。

3. 体征　足跖屈时疼痛加重,有时疼痛可向上沿小腿外侧传导。突出于跟腱外的小肿块,表面光滑,边缘整齐,有明显的压痛,当足背屈时肿块和疼痛减轻或消失。患者往往因为足跟不能着地而呈足尖支撑的跳跃状跛行。在跟骨结节处压痛最明显,并发跟骨骨膜炎者,在跟骨两侧也可以有压痛出现。

4. 辅助检查　X线检查显示踝部骨关节结构正常。

【治疗】

本病的治疗原则是活血消肿,通络止痛。

1. 推拿手技　患者取仰卧位,首先以推揉手法推揉跟腱及足跟数次,然后双手提捏跟腱3～5次,医生一手托踝部,一手点按压痛点3～5min,点按的力量应从小到大,然后点压昆仑、太溪、申脉、照海、三阴交、悬钟等穴。弹拨跖筋膜 5 次,最后揉跟腱、足跟数次,以透热为度。每次治疗约 25min,每日 1 次,10 次为 1 个疗程。

2. 体针　针刺取昆仑、太溪、申脉、照海、三阴交、悬钟等穴,毫针泻法,每日 1 次,10 次为 1 个疗程。

3. 注射治疗　脂肪垫炎重者可于脂肪垫内注入小剂量泼尼松龙类药物,加盐酸普鲁卡因封闭,也可找寻痛点注射。每周注射 1 次,一般注射 3～5 次。

4. 外用药物治疗　中药外敷药用急性子、川乌、川芎、白芷、僵蚕、威灵仙、当归等,将上药各等份共为细末,取适量加陈醋调成糊状敷足跟部,外以胶布固定。每次贴敷 24h,隔日 1 次,5 次为 1 个疗程。

5. 内服药物

(1)中药:熟地黄、山药、黄芪各 25g,牡丹皮 10g,陈皮、茯苓、泽泻、麦冬、党参、茱萸各 15g。

(2)西药:疼痛较重时,可使用消炎镇痛药物。

6. 其他疗法

(1)理疗:TDP 功率 300W,局部照射消肿效果良好,灯距 30～40cm,温度以患者自觉舒适为宜,每日照射 1 次,每次 30min,10 次为 1 个疗程。

(2)热疗:以 50%硫酸镁热敷脂肪垫区,消肿效果良好。

【预防】

1. 科学训练,掌握正确的脚部落地技术是其预防的关键,脚部落地时应先前脚掌着地,再后脚跟着地,充分发挥脚弓的弹性,充分利用缓冲力量。

2. 不要穿硬底鞋在坚硬的路面上跑跳,要选择较松软的场地进行训练。

3. 运动前做好充分的准备活动,合理安排负荷量和强度,跑、跳练习不能过于集中,以避免局部负担过重。

4. 在大运动量训练后,要经常按摩、热敷足部,以促进血液循环。

【典型病例】

患者,男,52岁。1986年3月14日就诊,4年前右足跟底硌伤,足跟肿痛,曾多处求医,用过封闭、理疗、温浴、中药内服等法,疼痛始终不愈。患者形体瘦弱,面色略㿠白,舌质红,苔少不润,脉细弱,两尺为著。跛行,右足跟略肿,局部皮色、皮温正常,深浅压痛均明显。X线片显示:足跟骨无骨刺及骨质改变。辨病与辨证:本例症状、体征可排除骨质破坏、骨刺、跟腱炎、周围滑囊炎等足跟痛。诊为跟腱下脂肪垫炎。按中医经络辨证,足跟乃属足少阴肾经循行部位,经络乃运行气血之通路,脏腑之精气靠经络行达肢节、筋脉、肌肉而行濡润之功。今足跟痛、微肿,伴形瘦,舌红,两尺脉细弱,实属肾阴不足之症,拟补肾滋阴法治疗。处方:熟地黄、山药、黄芪各25g,牡丹皮10g,陈皮、茯苓、泽泻、麦冬、党参、茱萸各15g。服上方10剂后,足跟疼痛大减,舌苔略见增多,脉仍无力。继服上方10剂,足跟痛完全消失。随访5个月,未见复发。

第六节 跟腱炎及跟腱滑囊炎

跟腱及其附近的滑囊因外伤、劳损或骨刺的刺激而引起的炎症,称跟腱炎或滑囊炎。临床以疼痛及压痛,行走时足跟不能着地,踝背伸疼痛加剧等为主要特点,可发生在各种年龄,一般男性多于女性。

【相关解剖】

腓肠肌向下移行成肌腱,与其深层的比目鱼肌肌腱相合形成跟腱而止于跟骨结节。跟腱由上而下逐渐变厚变窄,跟骨结节上4cm处开始向下逐步展宽直达附着点。跟腱在邻近肌肉部分有较好的血液供应,而中下部即跟腱止点血液供应较差。跟腱是人体最长和最强大的肌腱之一,成人跟腱长约15cm,跟腱与其表层的深筋膜之间有一种腱周组织,其结构近似滑膜,共 7～8 层。多层之间虽有结缔组织联系,但互不黏合,跟腱周围组织在踝关节屈伸过程中起润滑作用,可避免跟腱磨损。跟腱部滑囊包括位于跟骨后上角与跟腱之间的跟骨后滑囊和位于跟腱与皮下之间的跟腱后滑囊,它们在跟腱活动中起润滑作用(图 9-9)。

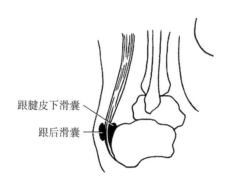

跟腱皮下滑囊

跟后滑囊

图 9-9　跟部滑囊

【病因病机】

主要是由于跖屈活动时(如跳高、跳远等),小腿三头肌突然或反复地剧烈收缩,造成跟腱腱纤维或腱周围组织的牵拉或部分撕裂,或长期收缩牵拉而致局部劳损,造成血供障碍,腱周围组织发生充血、水肿、血管增生、纤维变性、与跟腱发生粘连,致使跟腱水肿、变性,甚至部分坏死。如累及滑囊,也可发生跟腱下滑囊炎。

【临床表现】

1. 病史　患者多有外伤、慢性劳损和感染病史,多见于演员、运动员及活动量较大的青壮年。

2. 症状　跟腱及其周围肿胀、疼痛,站立、行走时只能用脚趾或前脚掌着地而足跟不能着地。早期疼痛主要发生于活动开始时,一旦活动开后,疼痛反而减轻,但猛力跑跳时跟腱紧张可加重疼痛。休息后疼痛可缓减至消失,剧烈运动可复发或加重疼痛。

反复发作后,有发生跟腱、滑囊钙化或骨化的可能。

3. 体征　检查时,可见局部皮色正常或潮红,急性损伤可见跟腱及滑囊肿胀、膨隆,触之有波动感,皮温多增高,跟腱有明显压痛。劳损患者跟腱往往僵硬,可致跟腱变形,其表面能摸到聚结一起的硬块,捻动时"吱吱"作响,跟腱失去韧性,挤捏时缺乏弹性,局部增粗或呈梭形。本病的压痛部位表浅,特别在捻动表面跟腱时疼痛明显。患者足尖抵地后蹬时,可引起抗阻力疼痛。

4. 辅助检查

(1)实验室检查:各常规化验大多正常,有感染性跟腱炎已化脓者,白细胞增高。

(2)X线检查:初期多无异常,病程长而影响行走者,可发现跟骨有骨质疏松的表现,后期跟腱周围可见钙化影。

【治疗】

本病的治疗原则是活血祛瘀,理筋舒络,通经止痛。

1. 推拿手技

(1)手法:以㨰、拿、捏、按、揉、摇、擦等治法。

(2)取穴:照海、昆仑、仆参、丘墟、承山等穴。

(3)操作要求:①以㨰法为主配合踝关节屈伸被动运动。患者取俯卧位,小腿及足踝部垫枕,医生以㨰法自小腿后部承山穴向下㨰至跟腱,手法由轻渐重,由浅及深,以有明显酸胀感为宜,反复3～5次。在㨰跟腱部位的同时,另一手配合踝关节的屈伸活动,屈伸幅度在生理范围内尽量加大。②以提拿法为主治疗方法。患者侧卧,先以轻柔手法按揉小腿腓肠肌及跟腱,然后逐渐加重,再以提拿法施于跟腱3～5次,最后用㨰法使跟腱温热。此法尤适于"筋聚"者,以散其结。③以推揉法为主治疗方法。患者俯卧,医生先以搓揉法使小腿肌腹放松,然后用拇指推揉跟腱局部,手法宜轻柔,主要作用于腱周。上述3种治疗方法均可配合踝关节的摇动,方法是:嘱患者俯卧屈膝90°,踝关节跖屈,以充分放松跟腱,医生一手握足背,一手在小腿后侧先施轻快柔和的拿法,随后握足背之手将踝关节摇动,并慢慢加大幅度使踝关节背屈。术后可热敷或熏洗以提高疗效。

2. 体针　患者俯卧,踝前垫枕,先辅以 5～10min 按摩,再以乙醇常规消毒,用一对 2～3mm 长的毫针,分别于跟腱两侧皮下,由近端向远端平刺入腱周组织(进针点的高低视疼痛部位而定,快速捻转,得气后留针 20min)。其间间歇运针,并配以邻近穴,如选承山、承筋、悬钟、合阳等,1 或 2 穴交替使用。每日或隔日针 1次,7 次为 1 个疗程,疗程间休息 3～5d,再行第 2 疗程。

3. 注射治疗　可在跟腱周围用曲安奈德 15mg 加 2% 盐酸利多卡因 1.5ml、生理盐水 1.5ml 进行注射,每周 1 次,3 或 4 次为 1个疗程。注意勿注入跟腱内,且应控制激素用量和注射频率。

4. 外用药物治疗　可用苏木合剂熏洗患足,亦可用双氯芬酸乳胶外用。

5. 内服药物

(1)中药:可口服养血温经、舒筋止痛药物,如伸筋胶囊、舒筋活血汤等。

(2)西药:消炎镇痛药是治疗该病的有效药物,可用苯丙氨酯 200mg,每日 3 次;或布洛芬 0.2g,每日 3 次,饭后服;或芬必得 0.6g,每日 2 次;也可用维生素 B_{12} 250μg,每日 1 次,肌内注射。

6. 其他疗法

(1)局部热敷或用温热水浸足,每次 15min 左右。

(2)小针刀疗法,患者取俯卧位,双足伸出治疗床边,患踝下放一小垫。常规消毒,铺孔巾,盐酸利多卡因注射液 3～5ml 局部麻醉,将小针刀对准肿胀最严重或压痛最明显的部位,垂直刺入,刀口线与跟腱走行方向平行,在跟腱腱周和筋膜增厚处有硬韧感,将小针刀柄向小腿方向倾斜,与皮肤约成 15°夹角,纵向切割筋膜数次。然后将小针刀柄向足跟部倾斜,同法切割近侧筋膜。纵向切开后,再横向铲剥。出针后压迫 5min。治疗后早期恢复活动,鼓励做踝关节等长、等惯性、等速主动背伸屈曲运动。

【功能锻炼】

急性期局部应适当休息,可将鞋跟垫高或穿高跟鞋,或用黏膏支持带将踝关节固定在略跖屈位,以减少跟腱部的牵扯。2 周后可逐渐进行跑跳练习,但不宜做前脚支撑的动作,最好采用全脚掌着地短距离的慢速跑,逐渐增加速度和距离,1 周后如无反应可逐渐增加一些正规的跑跳练习。患跟腱腱周炎者,容易诱发跟腱断裂,因此伤后训练必须严格控制踝关节过度背伸位的爆发式用力。

【预防】

1. 合理安排运动量,训练前要做好充分的准备活动,尤其在冬天更应注意将跟腱及小腿三头肌充分活动开。

2. 以预防为主,不可过度活动,避免外伤及感染。在鞋后帮内放置海绵垫,减少与跟腱部的摩擦。运动员或演员在训练时要循序渐进,防止突然增大运动量。

3. 平时宜穿带跟的鞋,以减轻对跟腱的牵拉与摩擦。

4. 疼痛明显时应适当休息,足部多给予热敷或熏洗。

5. 训练后要做好整理放松活动,如进行热水浴和自我按摩,以消除疲劳。发现跟腱及周围疼痛要及时治疗,训练时使用黏膏或保护支持带。

【典型病例】

例 1:患者,男,55 岁,农民。5d 前始感左跟腱紧绷不适,次日疼痛,逐日加重,甚至起踵也困难,来院就诊。查体:跟腱皮肤较健侧稍红,呈梭形肿大,腱周皮下有明显捻发感,跖屈抗阻试验阳性,诊断为左跟腱腱周炎。行按摩、运经仪理疗均无明显好转,遂改用针平刺治疗,配以承山穴,留针 20min,间歇行针。1 次针后即感患部轻松舒适,疼痛缓解,但不敢用力提踵。次日觉有轻度疼痛,要求继续针刺,每日针 1 次,共针 3 次,肿痛完全消失,跖屈抗阻试验阴性,局部按压、踏跳均无明显酸痛,恢复正常劳动活动。

例 2:患者,男,16 岁,跳高运动员。左跟腱部疼痛 3 个月。患者于 3 个月前大运动量冬训期间无明显外伤史,渐感左侧跟腱部踏跳、起踵时疼痛,初为运动前或运动后疼痛,准备活动后即消失,逐渐加重致行走时也感疼痛,训练不敢踏跳,严重影响训练。查体:左侧跟腱较硬,两侧缘压痛、起踵痛,踝关节屈伸痛,踝跖屈抗阻(++),诊断为慢性跟腱炎。曾行泼尼松龙加盐酸普鲁卡因局封 2 次,有所缓解,但训练后复发,又经外敷中药、理疗、按摩等均无满意疗效,改用针刺治疗辅以按摩,第 1 次治疗后即感患部轻松舒适,疼痛缓解,继续治疗 4 次,每日 1 次,共 5 次即痊愈,为巩固疗效,又针刺 2 次,恢复正常训练。

【提示】

跟腱炎及跟腱滑囊炎为运动创伤常见病,早期推拿效果满意。推拿对本病的治疗作用主要是促进局部血液循环,加速修复创伤组织,在后期可逐渐松解组织粘连。在推拿治疗同时,应让患者适当休息,运动员须调整训练方案,这有利于提高疗效。若因感染而引起的跟腱炎及跟腱滑囊炎应予抗生素或到外科治疗;如系因跟骨后上结节过分隆凸或顽固的跟腱滑囊炎,推拿治疗无效可考虑手术切除。

第七节　趾长伸肌腱腱鞘炎

趾长伸肌腱腱鞘炎是由踝部伸屈活动幅度及运动次数增多而引起的以局部肿胀、疼痛为主要特点的疾病。

【相关解剖】

趾长伸肌起自胫骨、腓骨、骨间膜,沿胫骨前肌的外缘下降至足背,止于第 2～5 趾的背侧腱膜。骨韧带纤维鞘管,起于小腿横韧带平面,下端平齐第 3 楔骨中点,具有固定肌腱行程、便于肌腱滑动的作用。

【临床表现】

1. 病史　多见于踝部活动较多的人员。

2. 症状　上、下台阶及跑步时疼痛加重,充分休息后疼痛可减轻。

3. 体征

(1)局部疼痛越重,肿胀、压痛及摩擦等症状表现越明显。

(2)屈趾试验阳性:一手按住 2～4 趾末端,以每分钟 70 次左右的频率伸屈运动,踝部趾长伸肌腱部位疼痛显著,为阳性。

【治疗】

1. **注射治疗** 患肢踝关节尽量跖屈,使趾长伸肌腱暴露,在胫前肌腱外侧可触及趾长伸肌腱鞘,选好明显的压痛点或增厚部分,找准后用指甲切按十字标记,以 2.5％碘酊及 75％乙醇消毒阿是穴及周围皮肤。取泼尼松龙混悬液 0.5～1ml 加盐酸利多卡因注射液 1～4ml 混匀,选 5～6 号注射针头或 5 号封闭针头,穿刺时穿刺针与皮肤形成 30°,从消毒好的标记点进针后缓慢提插数次,待有酸、麻、胀等感觉后回抽无血即缓慢注药,并缓慢旋转针筒使药液均匀分布在注射点周围,以消毒干棉球压住针旁皮肤并迅速出针,然后用胶布固定好棉球,嘱患者稍压片刻,2d 内针孔处不能接触水,隔 7d 治疗 1 次,3～5 次为 1 个疗程。

2. **小针刀疗法** 对趾长伸肌腱腱鞘炎粘连症状可用小针刀做松解术。

3. **药物治疗**

(1)中药:早期用消肿化瘀散,后期外用腾洗药。

(2)西药:疼痛较重者可口服芬必得,600mg,每日 2 次。

第八节　踝管综合征

踝管综合征是指因剧烈运动、踝关节反复扭伤等使踝管相对狭窄,胫神经或其终末支在踝管内受到压迫,引起的一种周围神经挤压性综合征,又称跗管综合征。

【相关解剖】

踝管是由深筋膜在踝部附着于内踝尖与跟骨结节内侧突之间

形成的分裂韧带与距骨、距跟关节内侧面、跟骨共同构成的一个骨性纤维管道。在管道内分裂韧带又向深面发出几条纤维隔,形成4 个骨纤维管,由前向后依次通过:①胫骨后肌腱;②趾长屈肌腱;③胫后动脉、静脉和胫神经;④姆长屈肌腱。踝管是小腿后区通向足底的一个狭窄通道,肌腱通过踝管时形成约 90°的弯曲,踝关节背屈时,其屈度可达 110°左右,因此,很容易发生胫神经受压。胫神经出踝管后,分为足底内侧支、外侧支和足跟支,在足底的感觉分布见图 9-10 和图 9-11。

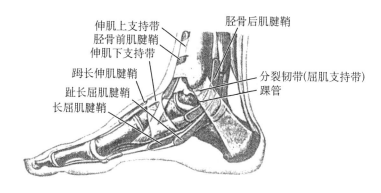

伸肌上支持带　　胫骨后肌腱鞘
胫骨前肌腱鞘
伸肌下支持带
姆长伸肌腱鞘
趾长屈肌腱鞘　　　分裂韧带(屈肌支持带)
长屈肌腱鞘　　　　踝管

图 9-10　踝管解剖

【病因病机】

造成本病的最常见原因是踝关节反复扭伤,足踝部过量活动或突然急剧增加的踝关节活动,踝管内肌腱因摩擦增加而产生腱鞘炎,使肌腱水肿增粗,造成踝管内压力增加,神经受到压迫而产生相应症状。踝管外侧壁跟骨或距骨的内侧部位骨折,形成的瘢痕或骨性增生,亦可减小踝管的容积,使神经受压。另外踝管内产生的神经鞘瘤或姆展肌肥厚,也可使踝管内压力增加而产生神经受压症状。本病的病理变化是踝管内压力增加,使神经受压而发生功能性改变。神经短期受压与缺血可产生分布区的疼痛和感觉

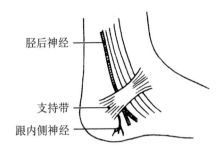

胫后神经

支持带

跟内侧神经

图 9-11　胫后神经与支持带的关系

异常;神经纤维长期持续受压可使肌肉出现萎缩、乏力等。

【临床表现】

1. 病史　有长时间行走,站立过久病史。

2. 症状　主要为内踝处痛,足底烧灼样痛及麻木,踝内侧压痛呈放散性。早期症状轻微,在多走久站后,内踝后下部有轻度麻木及烧灼样痛等异样感,局部有触痛,踝旋前时加剧,故部分患者行走时足呈旋后位。一般经休息后症状减轻或消失,如再多活动,症状又复出现。中期—早期未解除压迫,症状加重,休息时亦有疼痛,甚至从睡眠中痛醒,疼痛可沿小腿内侧向上放射,一般不超过膝关节。足底感觉减退,两点分辨能力明显降低。

3. 体征　行足背极度背伸时,症状加剧。严重者出现足趾皮肤干燥、发亮,汗毛脱落及足底内在肌的萎缩,走路跛行。足底感觉减退,两点分辨能力明显降低。踝管附近出现梭形肿块,叩之可引起明显疼痛,并向足底放射。晚期除上述症状明显加剧外,并出现自主神经营养性改变,尤以跖内侧神经支配区最为显著。皮肤干燥、不出汗、发亮、脱毛、皮色青紫,发冷,甚至产生溃疡。肌肉亦发生萎缩,特别是跟展肌、小趾展肌和第 1、2 骨间肌尤为明显,麻木区域限于跟骨内侧及足底。

4.辅助检查

(1)实验室检查:神经的传导试验可出现不正常的潜伏期或传导迟缓。肌电图检查见跗趾和(或)小趾展肌显示纤颤电位。

(2)X线检查:少数病例X线片可见距骨、跟骨内侧有骨刺形成或骨桥隆凸。

【治疗】

本病的治疗原则是疏经通络,活血祛瘀,行气止痛。

1.推拿手技　治则:舒筋活血,通络止痛。手法:点按、推、揉、弹拨、搓。主穴:阴陵泉、三阴交、太溪、照海、金门穴。操作:患者取仰卧位,患肢外旋,医生用拇指依次点按阴陵泉、三阴交、太溪、照海、金门穴各30s。以一指禅推法于小腿内后侧,自上而下推到踝部,重点在踝管局部,沿踝管纵轴向垂直的方向推2或3遍。在踝管部及周围轻揉5~10min。同时在局部用弹拨法疏理经筋。术者一手托住患者足跟,另一手握住踝部,使踝关节极度背伸外展,跖屈内收及旋转活动,最后在患部及周围施以搓法,以透热为度,结束。治疗时间与刺激量,每日1次,每次20min,手法刺激量以患者能忍受为度。

2.电针　穴取水泉、涌泉、太溪、大钟、照海、三阴交、地机、足三里。用平补平泻手法,涌泉不留针,余穴可留针30min。再以G-6805型电针治疗仪两对电极,接通水泉与照海、太溪与大钟,先连续波,频率选择5,电流强度以患者能忍受为度,留针30min,每日1次,10次为1个疗程。

3.封闭治疗　先在内踝后下方触摸压痛点或麻木触发点,用甲紫做好标记,常规消毒,取2%盐酸利多卡因2ml、曲安奈德40mg、维生素 B_{12} 500μg 混匀,于内踝下方2cm进针,与皮肤成20°朝标记方向刺入,回抽无血液后注入混匀液体,注入后反复揉按患处,使药液充分弥散。每周封闭1次,3次为1个疗程,无效者改手术治疗。

4.外用药物治疗

(1)中药熏洗:治以活血消肿舒筋软坚法。方用艾叶活血汤加醋熏洗。处方为艾叶 30g,三棱 12g,莪术 12g,当归 20g,川芎 15g,伸筋草 15g,透骨草 15g,红花 15g,苏木 20g,刘寄奴 12g,食用醋或白酒 100ml。若红肿明显,加酒大黄 20g;若青紫发冷加白酒 100ml。先煎煮 30min,然后加入醋或白酒再煎 5min,趁热熏洗患处,药冷后再加热,反复熏洗 1h,15d 为 1 个疗程,共治疗 3 个疗程。

(2)中药外敷:红花 30g,血竭 20g,三七粉 30g,川芎 20g,泽兰 20g,制川乌 15g,制草乌 15g,乳香 15g,没药 15g,冰片 5g,以上药共研末备用。使用方法:每次取 5g,用醋调成稠膏状,敷于 8cm×12cm 的医用胶布上,贴在内踝后下部位,用绷带固定,每 3 天换药 1 次。

5.内服药物

(1)中药:初期内服活血止痛散、三七伤药片等;肿胀消退后内服舒筋丸,外用腾洗药。

(2)西药:消炎镇痛药仍是消除疼痛的有效药物,还可加用维生素 B、维生素 C、维生素 E 等。

6.其他疗法

(1)理疗:早期局部可用理疗,如 TDP 照射、低频脉冲电疗等,症状可获减轻或消失。

(2)小针刀疗法:晚期应用小针刀疗法闭合性松解术,可收到显著疗效。患者侧卧于治疗床上,患侧在下,将患足内踝朝上,沙袋垫平稳。在内踝后下缘与足跟骨最后缘画一直线在内踝前缘与跟骨底内侧最前缘画一直线,此两条直线的中间即为分裂韧带,局部常规消毒后,用小针刀在此两条线两端支持带两侧近附着点处,分别部分切断支持带,在支持带两端沿韧带内缘用通透剥离法。然后将足用力背屈几次,术后 24h 热醋熏洗患足,每日 2 次,7d 后不愈,再治 1 次待其恢复,一般治疗 2 或 3 次症状基本消失。可能留有足底轻度不适,这是由于神经压迫过久,还没恢复的缘故。术后嘱患者经常屈伸锻炼和按摩患足部,残余症状自除,又可以防止复发。注意在行小针刀治疗时,一定要在分裂韧带两端严防损伤胫后神经和胫后动脉。

【预防】

早期患者要多休息,穿松软宽大鞋袜,理疗,症状可减轻,个别也可完全消失。若反复发作,非手术疗法无效,要采用手术切开踝管,松解压迫,便可治愈。有骨刺、骨退变或踝管黏液囊肿者应一并切除。可先行非手术治疗,如症状持续,宜手术松解。

【典型病例】

例 1:患者,男,43 岁,2004 年 3 月 10 日初诊。主诉:右踝关节疼痛 2 年。2 年前曾有右足扭伤史,当时自服跌打丸,外用关节止痛膏而缓解,其后病情多次反复,多走多站则疼痛麻木,每遇寒冷则加重,夜间时有痛醒。诊见:患者体胖,右踝关节内侧皮肤干燥、发亮、青紫,皮肤温度降低,肌肉有轻度萎缩,叩击痛明显并放射至足底,纳差,舌淡有瘀斑,苔白,脉沉。X 线片示:距骨内侧有骨刺,并有骨桥隆凸。诊断为右侧踝管综合征。辨证:寒凝经脉,瘀血阻滞。治法:温经活血,舒经软坚。方以艾叶活血汤化裁。药用:三棱 12g,莪术 12g,当归 20g,川芎 15g,伸筋草 15g,透骨草 15g,红花 15g,苏木 20g,刘寄奴 12g,羌活 15g,威灵仙 20g,食用醋 100ml。先煎煮 30min,后加入白酒 100ml。趁热反复熏洗患处 1h,每日 1 次。15d 后患处皮肤有光泽,自觉疼痛症状明显减轻,压之不痛。上方随症加减治疗 2 个月症状消失,病告痊愈,随访 2 年未复发。

例 2:患者,男,47 岁。主诉:2 年前因车祸致右踝关节三踝骨折,于他院行手法复位后石膏固定,待骨折线愈合行走即感麻木疼痛。检查:右内踝压痛明显,胫后动脉可及,足底皮肤感觉麻木,诊为踝管综合征。予以中药熏洗,药物组成:伸筋草 60g,透骨草 60g,红花 20g,牛膝 15g,鸡血藤 20g,川椒 20g,大黄 3g,艾叶 15g,

虎杖 20g,三棱 15g,莪术 15g,海桐皮 20g,地龙 15g,上述中药 5付,每剂加水 3500ml,煎至 2500ml,先熏后洗,每日 3 次,每次 20min,10d 后复诊,踝关节疼痛消失,足底皮肤麻木消失,踝关节活动自如,患者满意。

例 3:患者,男,32 岁。病史:踝关节反复扭伤史,近 2 个月足底内侧及内侧 3 个半足趾麻木及灼痛,久站或多走路加重,有时于夜间发作痛醒而不能入睡,在其他医院按"腰椎间盘突出症"治疗未见好转。查体:内踝触、叩痛阳性,踝关节于前时足底和跖侧足趾放射性疼痛加重,Tinel 征(+),足底感觉、两点辨别觉明显减退,跖内侧神经支配区皮肤干燥、不出汗,有自主神经障碍症状,踇外展肌及小趾展肌,以趾骨间肌轻度萎缩。X 线片可见跗骨后缘轻度增生。肌电图:跖内、外侧神经支配区的足底小肌震颤。治疗:局部用 2.5%利多卡因 2ml 加康宁克通 A 2ml 封闭,每周 1次,3~4 次为 1 个疗程。经 1 个疗程治疗而好转。

第九节　跗骨窦综合征

跗骨窦综合征是以踝部内翻扭伤而引起的以跗骨窦处疼痛、压痛和小腿、足部感觉异常、发抖等为主要症状特点的疾病。

【相关解剖】

跗骨窦由距骨沟和跟骨沟组成。距骨沟位于距骨跖面的中后跟骨关节面之间,由内后斜向前外侧;跟骨沟位于跟骨上面后距骨关节面的前内方。两沟相对组成跗骨窦,窦口位于外踝的前下方,窦内含有骨间距跟韧带、脂肪垫和距跟关节滑膜,并常有一滑囊(跗骨窦滑囊),位于骨间距跟韧带与前距韧带之间。骨间距跟韧带起于距骨沟,止于跟骨沟,连接距跟二骨,其前部的外侧部分特别坚强。连接于距骨颈下外侧和跟骨之间,在足内翻时发生紧张,可防止足过度内翻。

【病因病机】

跗骨窦内含有的脂肪组织相隔而呈前后两组韧带,其中前韧带在足内翻时紧张,故常与踝外侧侧副韧带的前束(即距腓前韧带)在内翻时扭伤中同时受伤。另外踝关节活动频繁,如跗骨窦中脂肪堆积较多,使窦内压力增加,再加上脂肪组织营养差,在频繁活动中易因劳损积累,发生脂肪组织变性,也可引起疼痛等症状,从而引发跗骨窦综合征。

【临床表现】

1. 病史　有明显的踝部内翻扭伤史。

2. 症状　外踝前下方即跗骨窦处疼痛、压痛;小腿发凉、乏力、酸胀等明显感觉异常;跗骨窦处疼痛向足趾放射,伴小腿不自主地抖动;偶有明显跛行,长途行走劳累及受凉症状加重,经久不愈;若在跗骨窦内或窦口处注射局部麻醉药,可使症状缓解,有助于诊断。

3. 体征　外踝前下方有明显压痛,偶有局部水肿。足内翻损伤时,第 4、5 跖骨关节处压痛明显,足外翻扭伤时,第 1 楔骨与第 1 跖骨组成的跗跖关节处压痛明显。进行足的内、外翻时,上述位置疼痛加重。内翻损伤时,注意有无第 5 跖骨基底骨折。

4. 辅助检查　X 线检查无明显异常改变。

【治疗】

本病的治疗原则是舒筋活血,通络止痛。

1. 推拿手技　患者取仰卧位,下肢伸直,医生坐在患足旁。

(1)点按丘墟穴:医生以拇指指腹按于丘墟穴处,缓缓用力按压,以痛为舒,以患者能耐受为度,持续按压约 30s。同法一次按压申脉、金门及阿是穴。

(2)弹推患部:医生一手握住患侧踝部,另一手握空拳,拇指自然伸直,并盖住拳眼(使拇指对着示指第 2 节处),然后使拇指偏峰端着力于患部,此时,医生要沉肩、垂肘、悬腕,运用腕部的往返摆动,带动拇指指尖关节的屈伸活动,使产生的作用力轻重交替,持续不断地作用于治疗部位,时间约 3min。

(3)推揉足背:患者取侧卧位,患侧肢体在上,足外侧朝上,医生站于患侧足旁。医生一手拇指桡侧缘置于患足外下方的仆参穴及阿是穴处,其余四指置于足背以助力,沿足背外侧,经金门、京骨、束骨、通谷穴推揉到至阴处,边推边揉,重点是阿是穴,时间约 3min。

(4)提拉足踝:患者取俯卧位,患侧膝关节屈曲 90°,一助手双手按住患者患侧下肢大腿下端,医生一手置于足跟部,另一手握住足趾。医生双手用力向上提拉,助手用力下压,两者相对用力,拔伸牵引足踝约 30s。

(5)内外旋踝:在上述提拉踝的状态下,医生分别向内或向外旋转踝关节,可带动踝关节旋动,反复操作 3～5 次,以疏通经脉,滑利关节。

(6)分挤足踝:医生双手以掌根部分别置于内、外踝的前下方,其余四指相互交叉,环抱住足跟,两掌相对用力,合力挤压患部,一松一紧,反复交替进行,时间约 3min。

2. 电针　针刺取解溪、昆仑、阳陵泉、丘墟、申脉、金门穴。患者取仰卧位,常规消毒后,选用已消毒的 30 号不锈钢毫针,直刺解溪、昆仑、丘墟、申脉、金门 0.3～0.8 寸,阳陵泉 1.5 寸,针刺采用泻法,得气后留针,并连接 G6805-1 型电针治疗仪,以患者能忍受为度,用连续波通电 15min 后起针,每日 1 次,10d 为 1 个疗程。

3. 注射治疗　抽取 2% 盐酸利多卡因 2ml、醋酸曲安奈德注射液 2mg、山莨菪碱注射液 3mg、维生素 B_{12} 100μg 备用。患者取侧卧位,患侧在上,外踝前缘及第 3 腓骨肌腱外缘之间凹陷处为跗骨窦外口,或在跗骨窦压痛最明显处进行标记,常规消毒铺巾。用 10ml 无菌注射器抽取适量上述混合液,于标记点刺入,缓慢刺入达跗骨窦的基底骨面,患者诉有酸胀感时即达病所,注入适量药液,边注入边缓慢退针,呈扇形注射,注毕用无菌干棉球压迫片刻。

4. 外用药物治疗　早期:外敷消肿止痛药膏;中晚期可配合

中药熏洗,其方组成为:伸筋草 15g,透骨草 15g,五加皮 12g,三棱 12g,莪术 12g,海桐皮 12g,牛膝 10g,木瓜 10g,红花 10g,苏木 10g,煎沸加醋 50ml,先熏洗后烫洗,每次 30min,每日 1 次,连用 10d。

5. 内服药物

(1)中药:骨折挫伤散、三七片、七厘散、跌打丸等。

(2)西药:芬必得,600mg,每日 2 次。

6. 其他疗法

(1)小针刀疗法:患者取侧卧位,患侧在上,外踝前缘及第 3 腓骨肌腱外缘之间凹陷处为跗骨窦外口,或在跗骨窦压痛最明显处进行标记,常规消毒铺巾。局麻后用无菌干棉球压迫片刻,取朱氏针刀,刀口线与跟距韧带纤维方向一致,针体垂直皮肤刺入,直达跗骨窦基底部骨面,顺肌腱走向切割松解,纵行流通剥离,横行铲剥,然后针刀在跗骨窦内向四周切几刀,待针下有松解感时拔出针刀,无菌纱布压迫片刻,创可贴覆盖。

(2)物理疗法:确诊后,患处首先行冷疗,随即包扎固定。出血停止后受伤早期 24～48h 用蜡疗法,每次 20～30min,每日 1 或 2 次;不便打开敷料者可行超短波疗法,微热量,每次 10～15min,每日 3 次。伤后二三天开始按摩及进行踝关节活动。恢复期用超声波疗法,接触移动法,0.8～1.2W/cm^2,每次 3～5min,每日 1 次,7d 为 1 个疗程,治疗 2 或 3 个疗程。

【典型病例】

例 1:患者,男,20 岁,建筑工人,2005 年 4 月 14 日来院就诊。主诉:右踝内翻扭伤 1 个月,酸痛不适,伴足无力。查体:右踝无明显肿胀,皮下无瘀血,外踝前下方压痛(＋),伴足前外放射痛,行走、内翻时疼痛加重,踝外侧韧带未见松弛,足背伸、跖屈功能正常,趾末端血供、感觉好,X 线检查未见外伤性骨折。以上法给予电针治疗 2 个疗程,临床症状消失,活动自如,随访 1 年未复发。

例 2:患者,男,52 岁,工人。15 年前右踝骨内翻扭伤,经用中药熏洗 10 余日,踝部症状消失,但遗留右跗骨窦处疼痛,时轻时重,并感右小腿乏力、发凉、发紧及经常不自主地抽搐,不能参加劳动。查体:右跗骨窦处有明显压痛,X 线片示:距跟关节及跗骨窦无异常。应用普鲁卡因溶液做跗骨窦内封闭,症状缓解。半年后复查,跗骨窦处偶有轻度疼痛,不影响劳动。

例 3:患者,女,46 岁,农民。1 年前因左踝部内翻扭伤,后遗左跗骨窦处疼痛,跛行,左下肢乏力,行走时间越长疼痛越重。左跗骨窦处有明显压痛。用 2% 盐酸利多卡因 5ml,加地塞米松5mg,注入跗骨窦内,疼痛立即消失,但 6 周后又开始疼痛,再次用2% 盐酸利多卡因 5ml,加地塞米松 5mg 注入跗骨窦内,基本不痛不跛,但走远路时仍稍感疼痛。遂用 2% 盐酸利多卡因 5ml 加地塞米松 5mg 行第 3 次封闭后痊愈,随诊,症状未再复发。

第十节　前跗管综合征

前跗管综合征是一种因足背部小腿十字韧带下方腓深神经受累而引起的足部感觉和运动障碍的临床综合征。本征临床发病并不少见,但因对其认识不足而易被漏诊,耽误治疗。

【相关解剖】

小腿十字韧带位于足背部,系小腿深筋膜在足背部增厚所形成。在小腿十字韧带与足跗骨之间,走行着小腿前肌群的肌肉、肌腱、血管、神经等,包括胫前肌腱、伸𝺘长肌腱、伸趾长肌腱、伸𝺘短肌、足背动脉及腓深神经。腓深神经于胫前肌和伸𝺘长肌腱间下行穿过小腿十字韧带,腓深神经运动支支配小腿前肌群的运动,感觉支支配𝺘趾及第 2 趾间隙背部𝺘趾的皮肤感觉。

【病因病机】

前跗管综合征的病因尚不十分清楚,主要有两种学说。

1. 神经受压迫学说　一般认为,前跗管综合征是由于走行于足小腿十字韧带下方纤维骨性管道中的腓深神经受压迫而引起的。如足腓骨的扭伤、骨折及脱位；足部的腱鞘囊肿，小腿十字韧带部位的血肿、水肿，外生骨疣，长距离行走等原因均可导致腓深神经受压迫而出现症状。另外，有人强调，穿紧足鞋和将鞋带系得过紧是本病主要的诱因之一。总之，可以引起足背部小腿十字韧带下方纤维骨性管道绝对或相对狭窄的任何因素均可诱发本病。

2. 神经受牵拉学说　1981 年，国外一些学者对 1 例前跗管综合征患者进行腓深神经手术探查时发现，除腓深神经受到小腿十字韧带压迫外，还可见到该神经外膜与周围组织有病理粘连，从而阻碍了踝关节活动时腓深神经在小腿十字韧带下方的正常滑动过程。他们还对 20 例无明显神经疾病的患者（20－80 岁）的 30 个小腿十字韧带部做了尸体解剖，发现腓深神经在通过小腿十字韧带下方时均被压迫呈扁平状与术中所见腓深神经受压迫程度相似，从而认为，腓深神经受压迫不是前跗管综合征的唯一原因，发病还取决于踝关节活动时腓深神经有否粘连、能否在小腿十字韧带下方自由滑动及能否承受这种运动所产生的神经牵拉。

【临床表现】

1. 病史　本综合征多见于中老年，无明显性别差异。有足踝部扭伤或运动过度等劳损史。

2. 症状　患者自感患足跗部及足背部不适、感觉异常、麻木、疼痛及感觉过敏，以第 1 趾蹼间和拇趾与第 2 足趾相邻侧间皮肤为著。上述症状在足活动时减轻，静止和休息时加重，常在夜间症状加剧。

3. 体征　临床检查可见患足第 1、2 跖骨间背侧皮肤麻木、感觉减退或消失。患足可引出 Tinel 征，常见患足伸趾短肌无力和萎缩。拇趾背伸减弱。在伸肌支持带处用手指或诊锤叩击腓深神经时，出现疼痛并放射至拇趾。踝关节内翻跖屈试验阳性。被动内翻跖屈时上述症状与体征出现或加重。

4. 辅助检查　电生理检查：前跗管综合征患者肌电图特征为纤颤电位，正锐波和高频放电，肌肉呈失神经状态。同时患肢腓深神经的末梢运动潜伏期明显延长,而神经传导速度正常。

5.诊断　凡具有足部不适,特别是腓深神经感觉分布区域感觉异常,伴有或不伴有小腿前肌群无力或萎缩,特别是患足伸趾短肌无力或萎缩者可临床诊断此综合征。患肢腓深神经肌电图示末梢运动潜伏期超过 5.4ms 者可确诊。

6.鉴别诊断　临床上须与末梢神经炎、血栓闭塞性脉管炎、腰神经根损害等病相鉴别。曾有患者误作腓总神经损害而行手术探查。必要时借助 X 线片、肌电图、血液化验等特殊检查做出诊断。

【治疗】

前跗管综合征的治疗以非手术治疗为主。

1.推拿手技　用拨筋法和摇推法,以舒筋活血。

2.针罐治疗　针刺踇长屈肌局部穴位,或跗管区刺络拔罐。

3.注射治疗　用 2％盐酸普鲁卡因(皮试阴性)2ml,加泼尼松龙 12.5mg 做前跗管内注射,每周 1 次,2 或 3 次为 1 个疗程。

4.外用药物治疗　中药熏洗:药用伸筋草 20g,透骨草 20g,海桐皮 15g,木瓜 10g,川芎 20g,红花 15g,艾叶 15g。加水适量,煎沸后,先熏后洗,洗时将足踝部完全浸泡在温热药液中(约50℃),每次约 20min,每日 2 次,1 个月为 1 个疗程。

5.内服药物　常规口服甲钴胺、维生素 B_1、维生素 B_6、地巴唑及口服吲哚美辛类消炎镇痛药。

6.小针刀疗法　于前跗管区找出明显压痛且同时伴有放射痛点,做好标记。常规皮肤消毒,进针点选于标记点足背动脉内侧。用Ⅰ型 3 号朱氏小针刀(长 7cm,直径 1mm)垂直刺入皮下,继续进针通过伸肌下支持带。当患者局部有酸胀感且向足趾间放射时即行纵横疏通剥离 2～3 下,部分切断伸肌下支持带,继续进针达距、舟骨表面后,横行分离,纵行疏通后出针,针眼压迫 5min。剥离时,切记不可靠外,以免伤及足背动脉及腓深神经支配足背肌分支。

【预防】

穿合适的鞋,不要将鞋带系得过紧,夜间睡眠时适当抬高患肢,以减轻足部水肿,及时治疗足部的各种疾病,以避免足背部腓深神经受压迫的诱因。采取上述措施后,一般均可使症状不同程度地缓解。

【典型病例】

例 1:患者,男,66 岁。主诉:右足背持续疼痛、感觉异常并放散到踇趾,症状严重,夜间可痛醒。穿高筒靴、系紧靴带时症状加重。检查发现右足第 1 跖骨间区感觉过敏,第 1、2 趾间皮肤感觉消失。伸趾肌力无减弱,但伸踇短肌摸不到收缩。在右跗管前按压腓深神经处,第 1 趾间区感觉异常。肌电图显示伸踇短肌呈去神经状态且自主活动性降低。腓深神经远段运动潜伏期为 8.2ms。胫前肌无损害,腓骨小头至踝关节段腓深神经传导速度正常。右跗管前处类固醇封闭治疗,每周 2 次,疼痛和感觉异常消失。

例 2:患者,男,34 岁,于 1995 年 11 月 3 日因左踝部切割伤入院。清创时发现踇长伸肌腱断裂,近端收缩未见,将远端与邻近组织缝合。术后 4 个月出现左足背疼痛、麻木,行走后症状减轻。在左踝相当于伸肌的支持带深面可触及结节样物,出现压痛并放射至踇趾,第 1、2 跖骨背侧皮肤感觉减退(伤时该部位皮肤感觉正常),Tinel 征(＋),踝关节内翻跖屈试验(＋)。诊为左前跗管综合征。经理疗和用醋酸曲安奈德局部封闭,每周 1 次,共 2 次,症状消失。

例 3:患者,女,35 岁,某厂洗衣粉成形车间工人。工作须穿高筒水鞋。于 1996 年 9 月 10 日就诊,诉双踝部轻痛、麻木近半年,症状加重半个月,时而夜间痛醒,活动后减轻。见双侧踝关节伸肌上、下支持带处稍肿胀,压痛并放射至踇趾,踇趾背伸减弱,第 1、2 跖骨背侧皮肤感觉减退,Tinel 征(＋),踝关节内翻跖屈试验(＋)。双踝 X 线片正常,红细胞沉降率正常。诊为双前跗管综合征。经理疗和醋酸曲安奈德局部封闭,每周 1 次,共 3 次治愈。给患者改变工种。2 年随访无复发。

第十一节　跟　痛　症

跟痛症是指跟骨结节周围由于慢性劳损所引起的疼痛,除骨折外,凡能引起足跟部疼痛的疾病均属此范畴,为一综合病症,包括跟骨滑囊炎、跟骨骨突炎、跟骨刺、跟骨脂肪垫炎等,本病多见于 40－60 岁的中老年人。

一、跟骨滑囊炎

跟骨滑囊炎为临床较为常见的跟痛原因之一,各种年龄均可发病。跟骨滑囊炎是由于滑囊常被碰伤或过度摩擦而引起的损伤性炎症,临床以滑囊部位肿痛和轻度压痛,行走时足跟着力疼痛加重为主要特点。

【相关解剖】

跟腱附着于跟骨结节附近,有 2 个滑液囊,即跟腱滑液囊与跟骨后滑液囊。跟腱滑液囊位于跟腱附着点平面之皮肤与跟腱之间,此滑液囊有时缺如;跟骨后滑液囊位于跟腱与跟骨构成的三角形间隙内,此系一恒定的滑液囊,以上所述的滑液囊不与踝关节沟通。

【病因病机】

本病多见于女性,因穿鞋不合适或其他急、慢性损伤,压迫或摩擦滑液囊发生损伤性炎症。从病理上可分为外伤性、感染性和慢性劳损性 3 种。外伤性滑囊炎主要是外伤的长期刺激,如长途跋涉、奔跑、跳跃,使跟腱周围受到反复的牵拉、摩擦,从而引起滑囊炎;感染性滑囊炎主要由急、慢性炎症所引起;慢性劳损性滑囊炎则是由于跟腱、滑囊的退行性改变,或穿鞋过窄,反复摩擦,导致滑囊的慢性无菌性炎症,囊壁增厚,囊腔积液而成。

【临床表现】

1. 病史　多见于女性,多因穿鞋不合适或其他急、慢性损伤,压迫或摩擦滑液囊发生损伤性炎症。

2. 症状　足跟下肿胀、疼痛,尤其是早晨起床后开始行走时特别明显,行走时足跟着力则疼痛加重,行走十几米后疼痛缓解,甚至消失。行走过多及劳累后加重,休息后再次行走疼痛如故,尤其是在高低不平的路上行走时症状加重明显。

3. 体征

(1)肿胀:初期部分患者足跟下肿胀、压痛明显,压痛部位较浅。休息时足跟仍有胀痛感。慢性期该处皮肤变厚、粗糙,甚至裂口感染,长途行走疼痛明显。跟腱滑液囊的肿块常位于跟腱轴线或稍偏外侧,相当于鞋帮之后缘处。跟骨后滑液囊小,无明显肿胀,较大时在跟腱两侧可发现肿胀。男性患者疼痛不局限,踝关节背伸时疼痛加重,触压痛明显,有的可有波动等囊性感觉。滑液囊内渗液较多时,侧方透光试验阳性。

(2)肌痉挛:部分患者小腿三头肌痉挛、僵硬,按压小腿时有酸胀疼痛,肌肉紧张度增高。

(3)压痛点:将足跟分成前内、前外、后内、后外 4 部分,压痛点位于前内 1/4 近交点处,局部可有肿胀及痛性筋结。

4. 辅助检查　X 线检查示部分患者的跟骨结节可见骨赘形成,多为鸟嘴状,青年患者无异常表现。

【治疗】

临床治疗多采用服药、封闭、中草药熏洗等,单一治疗效果欠佳。

1. 推拿手法

(1)小腿屈捏拿法:先自腘窝处自上而下进行捏拿法,操作6~10 遍。

(2)痛点分筋法:用拇指尖在足跟痛性筋结处自前向后行分筋法,指尖要稍用力,感到有筋结滑过。此手法为治疗的关键手法,共做 30～50 次。

（3）痛点按压法：用拇指尖在足跟痛点处用力按压，并持续 15s 以上，休息片刻后再行按压，共操作 5～10 遍，按压时以患者能忍受为度。

（4）足跟捶击法：患者膝关节屈曲，足底朝上，医生一手握住前足，另一手握拳，用第 5 掌指关节背侧捶击其足跟痛点处，疼痛重时可用轻捶法或用尺侧捶击，共捶击 30 次。

（5）足部松弛法：对患者全足进行捏拿放松，共做 8～10 次。以上手法，每隔 1～2 日做 1 次，10 次为 1 个疗程。

2. 针灸　选取太溪、照海、昆仑、申脉、悬钟及阿是穴。太溪、昆仑采取相互透刺法，申脉、照海则刺向跟底部，其他穴位常规刺法，并加灸以加强疗效。

3. 注射疗法　足跟部向上，踝关节适当背屈，以便更好地固定和显露滑液囊，使穿刺针与跟腱形成 45°刺入滑液囊内。若封闭跟骨后滑液囊时，则穿刺针从跟骨结节之上跟腱前方侧面刺入囊内，有液体时尽量抽吸干净后，将 1%盐酸普鲁卡因（皮试阴性）2ml，加泼尼松龙 12.5mg，全部注入囊内，后用绷带适当加压包扎 2～3d，每周治疗 1～2 次。

4. 中药熏洗法

（1）方 1：当归 15g，赤芍 15g，牛膝 9g，红花 9g，川椒 15g，艾叶 9g，防风 9g，姜黄 9g，生地黄 9g，海桐皮 9g，伸筋草 30g。先利用热气熏烫，待水温降至可以忍受时，患足置入水中浸泡，至少 30min。每天熏洗 2～3 次。

（2）方 2：白蒺藜 30g，川乌 20g，草乌 20g，海桐皮 30g，羌活 30g，桂枝 20g，延胡索 30g，茄子根 3 个，乳香 20g。放入瓷盆加水半盆煎热后烫洗，每日 2 次，每次烫洗 30min。每剂药用 3d。

5. 内服药物　芬必得，600mg，每日 2 次。

6. 其他疗法　采用上海产微波理疗机，功率 200W，频率为（450±30）MHz，直径 8cm，小圆形辐射器，垂直辐射患部间距

10cm,弱剂量(30~50W),每次从 10min 开始,逐渐增至 15min。15 次为 1 个疗程。

【预防】

本病的发生与长期站立工作和体重有关,因此应加强劳动保护,长期站立工作者应适时休息,活动踝关节和足部,改善局部血液循环。体重超重者应适当减肥,以减轻对跟骨及滑囊的压迫刺激,可以减少本病的发生。

【典型病例】

例 1:患者,女,59 岁,因双足跟疼痛 4 个月余而来就诊。临床检查:患者双足跟肿胀,双足跟前内 1/4 近交点处局限性压痛。X线检查:双足跟骨结节处骨赘形成,为鸟嘴状。用手法加中药外洗,4 次治疗后疼痛大减,6 次治疗后疼痛完全消失。

例 2:患者,男,20 岁,因双侧足跟部疼痛 4 年就诊。4 年前发现双足跟部疼痛,活动受限,逐渐可触及硬结节,近来感双足胀痛明显,经抗风湿等非手术治疗无效。查体:双侧足跟部后外侧可触及一 3cm×2cm 包块,质硬,压痛,不能移动,与皮肤无粘连,表面光滑,踝关节活动受限。局部肤色正常。实验室检查无特殊。X线检查:摄双侧跟骨轴、侧位片,轴位片无阳性发现,侧位片见双侧跟骨处软组织隆起,周边骨质硬化。诊断:跟骨滑囊炎。采用服药、封闭、中草药熏洗等治疗 1 个月后,恢复良好。

二、跟骨下脂肪垫炎

跟骨下脂肪垫因负重、外伤、长途行走或撞击而发生的无菌性炎症称跟骨下脂肪垫炎。跟骨下脂肪垫炎多由于外伤或长途行走,足跟部位外伤引起跟骨下方脂肪组织损伤,以足跟疼痛、充血、水肿、增生为主要特点的疾病。

【相关解剖】

皮肤与跟骨及跟腱之间有弹性脂肪组织的特殊结构。皮下脂肪在弹性纤维形成之致密间隔内,形成许多密闭之脂肪小房。每个脂肪小房与毗邻之小房间被一些弹性纤维隔开,又为螺旋排列及斜行之纤维带加强房壁的弹性纤维向下延伸到足跟真皮内。被斜行及螺旋排列的纤维缠绕在一起的许多弹性脂肪小房,即为跟骨脂肪垫,它起缓冲、承重、减少摩擦的作用(图 9-12)。

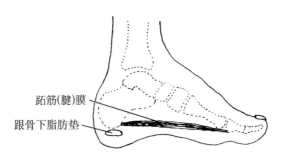

跖筋(腱)膜

跟骨下脂肪垫

图 9-12　跟骨下脂肪垫

【病因病机】

习惯于长期足跟骨用力行走及经常赤脚走路者或经常跺脚者(如乒乓球运动员)、某些工作时的特殊要求(如跳高、跳远运动员的踏跳脚)及一次性猛烈碰击等,都可以使脂肪垫发生水肿、出血、变性等病理改变。大多数情况下,脂肪垫炎并发跟骨下滑囊炎及跟骨骨膜炎。

【临床表现】

1. 病史　本病多发于 40—60 岁女性,尤以肥胖者居多,起病缓慢,发病率较高,常由慢性损伤引起。患者多有外伤或长途行走史。

2. 症状　足跟疼痛,呈间歇性发作。早晨起来或休息后,开始行走时疼痛剧烈,行走后疼痛逐渐减轻。

3. 体征　足跟骨下方有僵硬肿胀,呈弥漫性压痛,无明显压痛点是本症特点之一。

4. 辅助检查　足跟侧位 X 线片可显示部分患者跟骨骨刺或

者跟骨有脱钙现象。

【治疗】

1. 推拿手技　患者取仰卧位,首先以推揉手法推揉跟腱及足跟数次,然后双手提捏跟腱 3～5 次。医生一手托踝部,一手点按跟骨跖下面压痛点 3～5min,点按的力量应从小到大,然后点压昆仑、太溪、申脉、照海、三阴交、悬钟等穴。弹拨跖筋膜 5 次,最后揉足跟数次,擦足跟以足跟透热为度。每次治疗约 25min,每日 1 次,10 次为 1 个疗程。

2. 针灸疗法　针刺治疗取患侧踝部的太溪、水泉、昆仑,简称踝三针。针刺时嘱患者平卧,针刺穴位常规消毒后,用华佗牌一次性无菌针灸针,取 1 寸长毫针,施针时向足跟方向进针,每穴进针深度为 0.5～0.8 寸,以局部产生麻胀感为佳,得气后施平补平泻法,留针 20min,留针期间行针 1 次,每日 1 次,10 次为 1 个疗程。

艾条温灸:留针期间取纯艾条 1 根,点燃后对准疼痛部位,施行雀啄灸,施灸距离以患者有温热感而不灼痛为度,操作 10～15min,灸后局部红润为度。双侧足跟痛者,两侧分别施灸。

3. 注射疗法　患肢外踝在上,将封闭针从跟垫外侧刺入,药用 1.0% 盐酸利多卡因(皮试阴性)5ml,醋酸泼尼松龙 40～50mg,维生素 B_{12} 0.1mg,维生素 B_1 100mg。注药时随时变换深浅度及左右、前后方向,使药液较普遍注入并弥散到全部跟骨下脂肪垫内,每 5 天注射 1 次,4 次为 1 个疗程。每次封闭后均须卧床休息 3～4d,若必须短途行走时,可用前足着地,避免足跟用力。

4. 外用药物　中药外敷:药用急性子、川乌、川芎、白芷、僵蚕、威灵仙、当归,将上药各等份共为细末,取适量加陈醋调成糊状敷足跟部,外以胶布固定。每次贴敷 24h,隔日 1 次,5 次为 1 个疗程。

5. 内服药物　芬必得,600mg,每日 2 次。

6. 其他疗法　小针刀疗法:局部出现粘连僵硬时,可用小针刀行局部松解术。

【预防】

避免剧烈的活动和经常性足跟骨动作,局部保暖。此外,患者在治疗过程中应注意穿鞋要舒适柔软,每晚用温水泡脚或自我按摩足跟部,每日 2 次,每次 10min,有助于提高疗效。

【典型病例】

例 1:患者,女,46 岁,自由职业。2005 年 9 月 4 日初诊。主诉:右足跟部疼痛,行走时加重,3 年余。3 年前无明显诱因始发右足跟痛,日渐加重,不能长时间行走,甚时足跟不敢着地,疼痛呈刺痛,间或有灼热感,曾在其他医院进行理疗、封闭等,治疗后可稍获缓解,但效果不显,今日疼痛加剧,经朋友介绍来我院针灸科治疗。查体:右足跟部无红肿,压痛(+)。X 线片未见异常。诊断:右足跟骨下脂肪垫炎。按上法针灸结合治疗 3 次后,疼痛缓解,治疗 5 次后疼痛明显减轻,走路已无大碍,1 个疗程结束后,疼痛完全消失,行走自如。半年后随访未再复发。

例 2:患者,男,28 岁,1999 年 6 月 18 日初诊。患者 1 周前进行篮球比赛时不慎跌伤足跟,致足跟部剧烈疼痛,自服镇痛药无效而来诊。症见右足跟骨结节处压痛、叩痛明显,局部肿胀,皮温稍高,X 线片示右足跟骨无明显骨质病变。诊为跟骨下脂肪垫炎,予针刺治疗 1 个疗程而愈。随访至今未复发。

三、跟骨骨突炎

跟骨骨突炎多继发于跟骨骨骺炎,骨骺受到损伤和刺激引起骨骺过度生长,使足跟后肿胀、压痛。

【相关解剖】

跟骨由两个骨化中心形成。主要的骨化中心形成跟骨体,副骨化中心形成跟骨骨突,然后在 12-14 岁时与跟骨融合,形成跟骨后部末端。

【病因病机】

病因说法繁多。有人认为由于跟腱牵拉所致,足跟骺骨突与跟骨体相连处的一种慢性劳损,使软组织发生肿胀,同时肌腱抵止处发生牵扯性局部疼痛,运动时尤甚。1912 年,Sever 联系儿童常见的跟骨疼痛与 X 线显示的跟骨骨突密度增高(硬化)、形状不规则等改变,认为是不完善的血液循环导致骨组织的部分坏死。Sever 命名跟骨骨突炎,又称 Sever 病。1948 年,Hughes 完全推翻了跟骨骨突炎的 X 线诊断依据,认为跟骨骨突硬化及形状不规则,骨片形成,都属正常,是跟骨正常负重的结果。目前世界各国仍继续沿用 Hughes 的理论,认为跟骨骨突密度增高,是跟骨正常负重的结果。并且骨突的裂纹和形状不规则,是由于骨突骨化的不同形式造成。权威人士普遍认为 X 线片无法诊断跟骨骨突炎,这使得跟骨骨突炎变成了"跟骨神秘性疼痛"。至于跟骨骨突为什么会硬化,迄今也无人能够给予回答。总之本病与儿童跟骨骨骺的出现与闭合有密切关系。

【临床表现】

1. 病史　多见于 9—12 岁儿童,有过度活动史。

2. 症状　绝大多数患者正常活动不会有任何不适,仅在较大强度跑、跳时诱发。

3. 体征　①足跟后下部充血,轻度肿胀、压痛,走路时脚前掌着地;②运动后加剧,跟腱强力收缩运动试验使上述症状加重;③ 踇趾外展试验使内突的症状加重;④检查时可发现跟腱止点的稍下方有压痛。

4. 辅助检查　X 线片:跟骨骨骺中心显示硬化现象及破裂边缘不规则现象。

5. 鉴别诊断　须与跟骨感染相鉴别,可做红细胞沉降率、血常规检查以资鉴别。

【治疗】

绝大多数患者经休息 1~3 个月,疼痛自行消失。

1. 推拿手法　操作者用大鱼际反复摩擦患者足跟部,可起到活血通络的作用。

2. 针灸　选取太溪、照海、昆仑、申脉、悬钟及阿是穴。太溪、昆仑采取相互透刺法;申脉、照海则刺向跟底部;其他穴位常规刺法,并加用灸法以加强疗效。

3. 注射疗法　患者俯卧,跟骨在上,后上突往往明显隆凸,所以很容易触及其部位及痛点。跟骨结节内外侧突可于跟骨后缘内外侧触及其压痛点,封闭时针尖可稍刺入肌腱附着在骨突处,并将1%盐酸普鲁卡因(皮试阴性)2ml,加泼尼松龙12.5mg,将药液注入此处,每周1～2次。治疗后卧床休息,后跟抬高,其间限制活动。

4. 外用药物　中药熏洗:威灵仙、桃仁、生川乌、生草乌、三棱、莪术、羌活、独活、五加皮、秦艽、茜草、牛膝、透骨草、凌霄花各15g,川芎、血竭各10g,细辛5g,将上述中药以食醋煎20min后备用,趁热先熏患部汗出,然后用毛巾醮药液外敷,待不烫足时伸足入药液内浸泡20～30min,每日睡前1次,每剂药可用3d,15d为1个疗程。

5. 内服药物　芬必得,0.6g,每日2次。

6. 其他疗法

(1)小针刀疗法:患者取俯卧位,足底朝上,用标记笔定点疼痛最明显处。常规消毒皮肤,铺无菌巾,戴无菌手套,局麻后,用针刀于痛点行局部剥离,一般剥离1个最明显痛点即可,术毕用创可贴粘贴,休息2～3d。

(2)固定:可采用胶布后固定(限制足背伸),并垫高鞋后跟。疼痛较重、局部肿胀或较顽固者,可用石膏固定6～8周。

【预防】

跟骨后上骨突炎时尚须垫高足跟后部,以缓解跟腱牵扯性拉力。

四、跟骨软骨炎

跟骨软骨炎又称跟骨软骨病或跟骨骨骺缺血坏死。本病大多发生于骨骺生长活跃的儿童和青少年,发病原因除损伤外,还与解剖异常、骨营养不良、代谢障碍、内分泌系统紊乱及体质因素有关。病理变化为先有骨内压增高与静脉回流障碍,骨髓发生缺血性坏死,最后出现修复与再生。常见发病部位以股骨头、股骨结节、脊柱多见,跟骨少见,且多为单侧发病。

跟骨软骨炎是由于跟骨结节骨骺发生慢性损伤或缺血坏死引起的以跛行、疼痛为主要特点的疾病。

【相关解剖】

幼儿期跟骨后缘多不整齐,跟骨结节的骨化中心可为不规则的分节状或多个骨化中心,形态各异。6 岁前跟骨骺出现几个粟粒大小形状不整的致密骨化点。13 岁前乃成片状或半月状,致密度略高,属于正常生理变异。

【病因病机】

跟骨软骨炎多发生于儿童和青少年,跟骨结节骨软骨发育不良是内因。跟骨结节骨骺有跟腱附着,小腿三头肌长期反复的剧烈运动,通过跟腱作用于跟骨结节骨骺,发生了慢性损伤或缺血坏死,使局部产生了疼痛症状。

【临床表现】

1. 病史　有外伤史,跟骨骨骺发生缺血性改变。

2. 症状　跟骨结节处疼痛,晨起加重,稍活动后好转,过度活动则疼痛加剧,长时间站立及冷水刺激后使疼痛加重,多见于双侧。

3. 体征　不红略肿,皮色正常,跛行习惯,足尖走路,跟骨后端两侧有压痛及叩击痛;跟骨结节处肿大及压痛明显,休息及热敷后症状缓解。

4. 辅助检查　X 线片:跟骨骨骺斑点状密度增高阴影,形状不整齐,有破裂现象,后期显示骨密度减低、萎缩、垢线不规则现象。

【治疗】

1. 推拿手技　医生用大鱼际反复摩擦患者足跟部,可起到活血通络作用。

2. **针灸**　急性损伤不超过 3d 者,针刺为主;3d 以上者,温针灸为主。操作方法:患者取卧位,用 1.5～2 寸长粗针,痛点取穴,斜刺至骨膜,待有明显酸胀或麻胀感后,在针柄上套一段 1～2 寸长的艾卷,从下面点燃,至艾卷自然燃尽后出针,灸时可在针柄下加一小垫,以防烫伤患者,每日或隔日治疗 1 次。

3. **注射疗法**　患者足跟向上,在跟骨后中部跟腱附着处及下部跟骨结节骨骺处为穿刺点,用 1％盐酸普鲁卡因(皮试阴性)2ml 加泼尼松龙 12.5mg 做扇形浸润注射,5d 注射 1 次,3～5 次为 1 个疗程。注射后应卧床休息。

4. **内服药物**　必要时服芬必得,600mg,每日 2 次。

5. **外用药物**　将生南星、生半夏、生草乌各等份碾碎过筛,制成粉剂,装瓶备用。用时取适量用鸡蛋清调匀涂患处,每日换药 2 次。

6. **其他疗法**　可用石膏托固定 2～3 周,去掉石膏后可理疗和热敷数周。

【预防】

本病的发生与运动量过大及训练方法不当有关,故此应加强对儿童和青少年的训练指导及医疗监督,减少其发病率。

【典型病例】

例 1:患者,男,13 岁,学生,1 周前活动后感右足跟疼痛,站立时疼痛最明显,并逐渐加重,2d 后又感左足跟疼痛同右足,在家自服止痛片后无效,于 2006 年 8 月 10 日到我院就诊。入院查:双足背稍肿胀,局部皮温略升高,踝关节均活动自如,双侧足跟处按压疼痛明显。X 线片示左右两侧跟骨分别见 1cm×1.5 cm 和 1.5cm×2cm 的高密度影,边缘较整齐。给予 1％盐酸普鲁卡因 2ml 加泼尼松龙 12.5mg 做痛点封闭,并同时外涂正红花油及口服磺胺甲噁唑等药物抗炎及对症治疗,双侧足跟症状逐渐减轻至痊愈。

例 2：患者，男，21 岁，左足跟后方不明原因疼痛 2 周，经外敷草药、理疗等治疗效果不佳。就诊时左足跟后方无肿胀，但压痛明显，做蹬地用力动作时痛感明显，穿鞋时有挤压痛，无骨质病变。诊断为跟骨结节骨软骨炎，当日行温针灸治疗。第 2 次就诊时自诉疼痛明显减轻，再行 3 次治疗后痊愈。

五、跟骨骨刺

跟骨骨刺是由跟骨结节处发生损伤性炎症等引起的以疼痛为主要特点的骨质增生性疾病。

【病因病机】

因职业关系长期站在硬板地上工作、外伤或扁平足引起纵弓塌陷，致跟腱膜相对短缩，炎症致腱膜和足内在肌挛缩，牵扯其附着的跟骨底面结节的前缘，使之发生损伤性炎症所致。风湿或感染病灶侵袭跟骨结节局部，亦可使该处骨膜破裂及出血，日久发生骨质增生形成骨刺。在临床上有的骨刺较大而不痛，有的骨刺很小反而疼痛剧烈，有的患者双足同时发生骨刺，但一侧不痛另一侧痛，说明是因慢性炎症刺激而引起临床疼痛症状。

【临床表现】

1. 病史　患者多为老年人及长期站在硬板地上工作或外伤及扁平足引起纵弓塌陷者。

2. 症状　患者站立或走路时跟骨底面疼痛，不敢着地，跛行或跷起足尖行走，影响日常生活和工作。疼痛也可沿跟骨内侧向前扩展到足底；休息后开始走路时疼痛明显加重，行走后逐渐减轻。

3. 体征　压痛点在跟下脂肪垫的前方，跟骨内、外侧缘及正下方，触及跟骨刺尖部时，疼痛剧烈，并向前放射。

4. 辅助检查

（1）X 线片：在跟骨结节前方有一尖锐的骨棘，棘尖向前与跖腱膜方向一致。

（2）红细胞沉降率、抗"O"检查均在正常范围内，类风湿因子检查为阴性。

【治疗】

1. 推拿手技

（1）患者俯卧于推拿床上，医生采用推、拿、揉、拨、弹手法沿小腿至足跟部反复推拿 5 遍。

（2）按压患侧肾俞、足三里、委中、承山、昆仑、太溪、阿是穴，每穴 1min，重点按揉足部压痛点。

（3）患肢屈曲、足心向上，医生左手固定患肢踝部，右手持叩诊锤对准跟骨压痛点捶击 5 次，用力适当，以免造成人为损伤。最后轻轻推、摩、揉小腿部及跟部以缓解痉挛造成的疼痛，每日 1 次，5d 为 1 个疗程。

2. 体针加运动　取足跟内侧疼痛、压痛者取神门；足跟外侧疼痛、压痛者取养老；足跟正中、下部疼痛、压痛者取足跟痛点（大陵穴下 0.8 寸），均取患足的同侧穴，双足同病取双侧穴。局部皮肤常规消毒，用 28 号毫针快速进针，得气后用捻转提插泻法。留针 30min，在留针期间进行运动治疗，其方法如下。

嘱患者用足跟着地行走、跺脚，踩在木棒等硬物上由轻到重自行揉压足跟痛点，或者医生以痛为腧，用木棒叩击、压推患足跟，被动运动患部。主动运动宜缓慢，被动运动用力不宜过猛。运动能使针刺部位产生针感，即运动针感。运动以患处温热、出汗为度，此时患者即感足跟部酸软舒适、疼痛消失。隔日 1 次，3 次为 1 个疗程。

3. 注射疗法　患者取侧卧位，膝关节略屈曲，跟内侧在上，封闭针由内侧刺入，直达足底触压痛最明显的跟骨骨刺骨质部，然后将 1% 盐酸普鲁卡因（皮试阴性）2ml 加泼尼松龙 12.5mg，药液注到骨刺周围软组织内，封闭后应卧床休息，每周 1～2 次。

4. 外用药物

（1）中药外敷：威灵仙、急性子各 150g，生乳香 100g，罂粟壳

50g,诸药共碾细粉,过 120 目筛,以调成稠糊状,装瓶密封 3d 即可使用。用药前先将患足在热水中泡 15min 后擦干,再将药糊摊在敷料上,厚 3～5mm,外敷患处,绷带或胶布固定,24h 换药 1 次。

(2)中药熏洗:伸筋草、透骨草、威灵仙、制草乌、皂角刺、蒲公英、白芥子、汉防己、五灵脂、三棱、土鳖虫、苏木、海带、延胡索、川芎各 30g,食醋 200ml。先将中药加水 3000ml 浸泡 1～2h,煮沸后再用小火煎 10～15min 即可,将煎好的药汁连同药渣一起倒进放有食醋的脚盆内,先用热气熏蒸患处,待药液温度适宜时将患足放入药液内浸泡 30min 左右,次日将原药汁加水适量煎煮,照此方法浸泡治疗,每日 1 次,连用 7d 为 1 个疗程。

5. 中药内服 威灵仙 50g,寻骨风 30g,制川乌 10g,川牛膝 30g,穿山甲(代)10g,石见穿 15g,骨碎补 30g,鹿角胶(烊化)10g,制何首乌 15g,每日 1 次,水煎取汁 400ml,分早、晚饭前温服。若气血不足加黄芪、当归;寒湿盛者加附子、苍术;湿热明显者去川乌,加黄柏、防己、薏苡仁;阴虚血热者去川乌,加牡丹皮、生地黄、墨旱莲;肾虚厌食者加核桃肉、巴戟天、鸡内金等。必要时服芬必得,600mg,每日 2 次。

6. 其他疗法

(1)小针刀疗法:患者俯卧于治疗床上,踝关节处垫高,足跟朝上,足跟部常规消毒,铺无菌洞巾,先在压痛最明显处做好标记,用利多卡因局麻后,在标记处进针刀,刀口与足总轴线垂直,针体与足跟底后平面成 45°～60°,针刀深至骨刺尖顶处,行横向切开剥离 3～4 下即可,不能将骨刺铲除,将针刀孔处用无菌纱布覆盖好,术者一手握患者足背使患足过度背屈,另一手向足背方向适宜捶击将按足底挛紧的筋腱数次结束治疗,患者休息 10d。

(2)超声治疗:采用 LY-1 型超声治疗机。患者取坐位,足跟涂加有中草药浸剂的耦合剂。耦合剂成分为羧甲基纤维素、甘油、甲基羟基苯甲酸、蒸馏水。中草药浸剂成分主要是炙马钱、三七、木香、红花、没药、血竭等。声头直径 4.6cm,垂直接触足跟皮肤,在痛点采用连续接触移动法,1W/cm²。每次 8min,每日 1 次,10次为 1 个疗程,疗程间休息 5d。

【预防】

穿中部挖空的软垫鞋,以减少疼痛部受压。

【典型病例】

例 1:患者,男,56 岁,干部,2005 年 9 月 10 日初诊。主诉:双侧足跟疼痛 2 年。检查:双侧足跟压痛明显,X 线片可见跟骨结节前方有一尖锐的骨棘。诊断:跟骨骨刺。治疗:取阿是穴,针刺得气后用鲜姜片 1 块穿过毫针,贴于皮肤上,将艾绒捏成大艾炷置于姜块上施灸;并加针刺太溪、申脉、仆参穴,留针 20min。1 次即感疼痛明显减轻。治疗 6 次,疼痛完全消失,行走自如。

例 2:患者,女,52 岁,农民,1998 年 3 月 25 日初诊。主诉:两足跟酸痛 3 年,加重 1 个月。3 年前无明显诱因而出现两足跟酸痛,在家外敷贴伤湿止痛膏,效果不佳,走路时被迫脚掌持重,从未求医。1 个月前下台阶时不慎右足蹬空跌倒,当时足跟麻痛难忍(以右足为主),不能行走。按跌打损伤治疗 1 个月仍无好转,故来我院就诊。经 X 线足跟摄片诊断为双足跟骨骨刺症(右侧骨刺6mm,左侧 4mm)。按上述中药内服外敷方法治疗 2 个疗程而痊愈。虽然骨刺未能尽消,但停药 1 年后随访未复发。

例 3:患者,女,62 岁,退休干部,2003 年 10 月 12 日初诊。双足跟部刺痛 6 个月,活动受限、行走不便 1 个月。X 线片示:双足跟骨骨质增生,用中西药、针灸、推拿等疗法治疗 1 个月无效。查体:患者体形肥胖、面色暗淡、行走困难,舌质暗红,苔薄白,脉沉弦,诊断为跟骨骨刺。辨证为肾虚寒湿入络,瘀血凝结为患。治以散寒祛湿,温经通络为主。拟方当归 20g,川芎、牛膝、木瓜、钩藤、苍术、白术各 15g,红花、乳香、没药各 12g,麻黄 10g,水煎后内服加外洗。治疗 1 个疗程后症状明显减轻。再用 1 个疗程,临床症状消失,功能恢复,行走稳健,随访至今未复发。

例 4:患者,男,52 岁,右跟骨疼痛 2 年,加重 3 个月。1 年前曾在其他医院做理疗,共治疗 1 个多月,治疗时症状缓解,但停止治疗 1 个月后疼痛又复发。于 2002 年 2 月就诊,查:患者身体正常,体重 96kg,右足跟底部剧痛,不能自行站立行走。右跟骨 X 线片:右跟骨底结节处骨质增生明显,向足尖部呈鹰嘴样。诊断为右足跟骨刺,行小针刀治疗 1 次后治愈。

例 5:患者,女,62 岁,右跟骨疼痛 5 年,加重 6 个月。该患者家住农村,因跟骨疼痛不能正常劳动,在当地卫生院用口服补肝肾、镇痛药物,以及理疗、穴位注射等疗法治疗,治疗时有效,但停止治疗 1 个月后疼痛复发。这样反复治疗多次,总是复发,很是苦恼,丧失了治疗信心。后经人介绍来院治疗。查体:患者身体正常,体重偏重,右足跟部疼痛剧烈,疼痛拒按,右足跟不能着地,局部肿胀。右跟骨侧位 X 线片,右跟骨结节前方有一尖锐的骨刺,骨刺较长,刺尖向足尖方向。诊断为右足跟骨刺,行小针刀治疗 2 次后,临床治愈。

例 6:患者,男,71 岁。1986 年 3 月于行走时感两足跟部疼痛,热敷后症状减轻,但行走时又重现疼痛,并日渐加重,1987 年 4 月于某医院行 X 线拍片,示双侧跟骨后下方跖腱膜附着处有骨刺,骨刺指向足弓,其密度均匀,轮廓锐利清晰,约 1.2cm ×0.6cm,局部软组织和关节囊未见肿胀。诊断为双足跟骨刺,建议手术,患者拒之,求中医治疗。处方:桑椹 20g,女贞子 10g,菟丝子 10g,熟地黄 10g,杜仲 10g,独活 10g,桑寄生 10g,木瓜 10g,防风 10g,秦艽 10g,川牛膝 10g,桃仁 10g,红花 10g,川芎 10g,路路通 20g,白芍 10g,甘草 10g。水煎服,每日 1 剂,并用药渣热敷患处。服 6 剂后疼痛明显减轻,服 12 剂后行走无不适感。随访 10 年未现足跟疼痛。

例 7:患者,男,54 岁,教师,1998 年 1 月 28 日由家人搀扶前来我科就诊。自诉半年前到某医院做两足跟骨骨刺摘除术,术后效果不佳。近期疼痛加剧,不能独立行走,表情痛苦,严重影响日常生活及工作。术前术后拍 X 线片对比,术前示跟骨结节处有一鹰嘴样增生,术后示跟骨结节处增生现象基本消失,近期 X 线片示,跟骨结节处有一高密度骨质阴影,呈鸟嘴样增生。查体:跟骨结节处有明显压痛,并伴有手术瘢痕粘连及硬结,诊断为双足跟骨骨刺。治疗方法:患者采用俯卧位双下肢膝关节向上屈曲 90°,定点、消毒、铺洞巾,注射 2% 利多卡因 2ml,稍许片刻加压分离刺入,纵行切割,横行铲削,针下有松动感时出针。注射混合药物,创可贴敷盖,常规服用抗生素 3d。推拿手技:医生一手使患足过度背屈,同时另一手拇指向足背方向推顶,足弓部像弓弦一样,反复几次。术后嘱患者用力踏踩地面数次,患者经 1 次治疗后临床症状、体征消失,6 个月时拍 X 线片示骨刺基本吸收消失,随访至今无复发。

第十二节　跖神经疼痛综合征

跖神经疼痛综合征系指引起足跖骨部疼痛的各种疾病的统称,又称跖神经痛。主要是由于跖神经的趾间分支,发生局限性退变及其周围纤维结缔组织增生所致的一种足底疼痛综合征。跖痛症是由多种原因导致的跖骨头部位的疼痛,是骨科临床上的一种常见病。跖痛症临床上分为松弛性跖痛症和压迫性跖痛症两型,松弛性跖痛症多见于中老年人,而压迫性跖痛症则多见于年轻人。

【相关解剖】

足部有 2 个足弓,一个是纵弓,由跟、距、舟、第 1 楔骨和第 1 跖骨构成,以跟骨和第 1 跖骨头为负重点;另一个为横弓,也称前跖弓,由 5 根跖骨构成,第 1 和第 5 跖骨头为负重点。足弓均由足部肌肉、韧带、筋膜维持弓形,若因足部骨性结构异常,韧带缺乏弹性或松弛,以及骨间肌与蚓状肌萎缩或失去弹性,在人体承重时即会逐渐产生足横弓塌陷,第 2、3、4 跖骨头下垂,挤压跖神经而发为本病。此外也可由于慢性劳损使足底趾神经受跖骨头之间组织挤压而发生损伤性神经痛,形成跖痛症。

【病因病机】

该症可由多种因素造成,局部慢性机械压迫和缺血,如经常穿高跟鞋或紧窄瘦小鞋;持久站立或行走于坚硬地面。根据不同的致病原因和病理改变,又可有以下具体的临床诊断和病名。

1. 跖痛症　除上述局部慢性机械压迫和缺血等原因之外,偶尔也有因局部滑囊炎所致,神经局限性增厚成为神经痛。

2. 行军足(积累性骨折)　因长期、反复、轻微或强行等原因,引起第2、3跖骨的潜在性骨折、趾间肌痉挛。

3. 第2跖骨头缺血性坏死　蹋外翻、扁平足、痛风等也可引起跖部疼痛。

【临床表现】

1. 病史　患者有足部畸形或体弱多病,好发于中、老年体弱的妇女、非体力工作的男性,或某些消耗性疾病之后,青少年则较少见。

2. 症状　步行时感足跖骨头部有持续性灼痛或阵发性放射痛,休息后可缓解。

3. 体征　疼痛多局限在局部,好发在第3、4跖骨之间;其次为第2、3跖骨间。疼痛常向相应趾端放射。严重者疼痛可向上波及小腿,足部轻度肿胀。若韧带松弛所致者,则侧方挤压跖骨头疼痛减轻,并合并骨间肌萎缩,足趾呈爪形。若压迫性所致者,侧方挤压跖骨头则引起疼痛,上下方挤压跖骨间隙也感疼痛。

4. 辅助检查　X线检查:第1、2跖骨头之间间隙增宽,第1跖骨头内翻。

5. 鉴别诊断　跖骨头骨软骨病:也可出现前足部疼痛、肿胀,但多局限于第2跖骨头,X线显示跖骨头变平、硬化、变形、跖趾关节间隙增宽,可资鉴别。

【治疗】

治疗原则:消除病因,解痉止痛。

1. 推拿手技

(1)患者仰卧,医生双手从两侧握患足,先以拇指和其余四指对挤患足各个跖骨间隙,力度适中,以患者感到酸痛为度,2～3min;然后以双拇指沿足底从足心向足趾方向推按,当拇指推按到第2～4跖骨头下时,稍用力按压,并同时双手向中央推挤,此手法行6～7次,用以恢复足横弓。

(2)患者正坐床边,患足伸出。一助手站在患肢外侧,用双手掌相对,双手拇指在足背,示指在足底,余三指在后兜住足跟,固定患足。医生站在患者前方,双手拇指在足背,余四指在足底,拿住患足,由内向外环转摇晃6～7次,与助手相对用力,向斜上方拔伸。之后将足跖屈,再背伸,同时双手拇指与虎口用力向内推挤并向下戳按,使足跖骨向中间合拢。医生双手拇指再按住跖跗关节部,同样环转摇晃、拔伸戳按跖跗关节,纠正其位移错缝。再以一手握足内侧,另一手依次牵抖各足趾。

(3)最后,点按阴陵泉、足三里、委中、承山、三阴交、太溪、照海、内庭、涌泉等穴,再以擦法使足底发热。手法治疗隔日1次。

2. 隔姜灸 患者取俯卧位,取3分厚鲜姜片,用针灸针密刺小孔后置于涌泉穴上,灸7壮后换一姜片,患足涌泉穴均灸14壮,每日1次,10次为1个疗程。

3. 注射治疗 适用于疼痛局限病例,注射前准确定位,于第3～4跖骨间或第2～3跖骨间端,用7号针头自足背侧进针,穿刺至跖骨的跖侧突破跖筋膜即达第3趾底总神经(第3～4跖骨)或第2趾底总神经(第2～3跖骨)附近,于该处分别注入0.5%盐酸利多卡因(皮试阴性)、曲安奈德40mg混合液3～4ml或用泼尼松龙0.25ml加1%盐酸普鲁卡因2ml,可收到止痛效果,视症状轻重,每周1～2次。

4. 药物治疗

(1)中药:制川乌15g,石楠藤30g,白芷30g,桃仁12g,川芎15g,全蝎(另包,研细末冲服)10g,乌梢蛇20g,伸筋草30g,五加皮

15g,巴戟天 12g,仙茅 10g。寒邪偏重加附子、桂枝各 10g,转筋加木瓜 15g,甘草 40g;伴麻木加熟地黄 15g,当归 12g,何首乌 15g;胀痛加薏苡仁 10g,延胡索 12g,泽泻 15g;口渴加知母 10g,天花粉 12g,水煎服。每日 1 剂,2 周为 1 个疗程。

(2)西药:非甾体抗炎药如帕诺丁 0.5g,口服,每日 1 次。

5. 外用药物

(1)中药外洗:当归、羌活、红花、白芷、防风、乳香、没药、骨碎补、续断、木瓜、透骨草、川椒、黄柏,上药各取 10g,加入大青盐、白酒各 30g 拌匀,装入白布袋内缝妥,煎水熏洗足部,每日 2 次,每次 20~30min。每剂药可用 2d。

(2)局部外用:双氯芬酸乳胶剂。

6. 其他治疗

(1)温热疗法:选择超短波透热(板状电极患足对置,微热量,每次 15min)或特定电磁波(患足照射,灯距 30~40cm,温热感为度)、低频电热电按摩(电极患足对置,耐受量)、热振磁(磁头置于患足,舒适为度)等,每次 20min,每日 1 次,10 次为 1 个疗程。

(2)电脑中频电疗:采用电脑中频治疗仪,电极患足对置,选择相应的处方,电流强度耐受量,每次 20min,每日 1 次,10 次为 1 个疗程。

(3)小针刀:于病变跖骨之间找准压痛点(主要在第 3~4 跖骨之间),背侧或跖侧入路均可。常规皮肤消毒、铺孔巾,局部麻醉,以 4 号针刀刀口线与足纵轴平行,针刀体与皮面垂直刺入,穿过皮肤、皮下组织触及跖骨,再将针刀移至跖间,可触及条束状硬结即为跖骨间深横韧带。将刀身向远端倾斜 45°,紧贴骨皮质稍加用力缓慢向前推进,逆行切断跖骨间深横韧带至刀下有落空感。再调转刀口方向 90°,在原硬结处上下 1cm 切开 2~3 刀,并纵行疏通、横行剥离各 2~3 次,出针,针眼处无菌敷料覆盖。术后口服抗生素 2d,2 周内避免过久的站立和行走,特别是负重行走。

【功能锻炼】

主要是积极训练跖屈肌的肌力及改善步态等。让患者学会足部肌肉收缩的方法,即步行或站立时,训练诸趾向内侧滚动,距下关节内翻,前足用趾腹触地步行。每次 30min,每日 3 次。

【预防】

1. 疼痛较重时,注意休息,减少活动,并抬高患肢;疼痛缓解后,注意进行跖趾关节、趾间关节活动,以增强肌力。

2. 愈后应注意避免长时间步行或站立,长途跋涉或久站后宜休息,以防复发。

3. 用热水泡足,体弱者加强营养,避免穿尖头鞋、高跟鞋,使用矫形鞋(垫)。常用的矫形鞋是低跟、软底、前部宽的鞋,在鞋底相当于跖骨头的后方置 0.5～1cm 高的横垫——跖骨垫支托在跖骨颈上,并在跖痛部的鞋垫上挖空,以减少跖骨头与地面间的挤压,缓解疼痛。

【典型病例】

患者,男,57 岁,工人。因右前足部疼痛 7d,不敢承重行走 3d,于 1999 年 3 月来诊。查体见:双足均有轻度爪形趾,右前足增宽,第 1 跖骨内收,第 2 跖骨头在足底部较为凸出,其下方有坚厚胼胝及疼痛压痛,但无明显红热现象。双足 X 线片示患足骨关节无明显异常。诊断:跖痛症。给予 2% 盐酸利多卡因 3ml,加醋酸泼尼松龙 25mg,混合液于第 2 跖骨头下方注入封闭。封闭后第 3 天局部疼痛完全消失,第 5 天恢复原工作。

第10章 其他易致腰腿痛的常见疾病

第一节 痛 风

痛风是由于嘌呤代谢紊乱和(或)尿酸排泄障碍导致血尿酸增高的一组异质性疾病。随着人民生活水平的提高和饮食结构的改变,痛风的发病率逐年上升。目前我国所有年龄阶段痛风的患病率为 0.84%,其临床特点为高尿酸血症、痛风性急性关节炎反复发作、痛风石沉积、特征性慢性关节炎和关节畸形,常累及肾引起慢性间质性肾炎和尿酸肾结石形成,本病属于中医学的痹证、历节风等范畴。

【病因病机】

痛风是由于遗传性或获得性病因导致嘌呤代谢紊乱和(或)尿酸排泄减少所引起的一组疾病,它是由尿酸钠或尿酸结晶从超饱和的细胞外液沉积于组织所致的一种或多种病变的临床综合征。痛风主要分为原发性和继发性两大类。原发性痛风患者有不到 1% 为酶缺陷所致,如次黄嘌呤-鸟嘌呤磷酸核糖转移酶完全缺乏,其余大多病因不明,此类常伴有高脂血症、肥胖、糖尿病、原发性高血压、动脉硬化和冠心病等。继发性者可由肾脏病、血液病及药物等多种原因引起。

痛风性关节炎是由于嘌呤代谢异常致使体内血尿酸含量升高,血尿酸以尿酸盐结晶的形式沉积于关节及其周围软组织,引起急性无菌性炎症反应,局部表现为红、肿、热、痛及关节功能障碍,临床缓解后常因受凉、感染、外伤等原因复发,目前尚无根治方法。

【临床表现】

1. **病史** 多见于中老年男子,可有痛风家族史,四季均可发病,但以春秋季节多发。午夜起病者居多。常因关节局部的损伤如脚扭伤、穿紧鞋多走路、外科手术、过度疲劳、饱餐饮酒、高嘌呤饮食、受冷受湿和感染等诱发。

2. **症状** 急性痛风性关节炎是原发性痛风最常见的首发症状,好发于下肢关节,典型发作起病急骤,患者可能在上床睡觉时还很健康,但到了半夜因脚痛而惊醒,其疼痛性质为刀割、咬噬样,数小时内症状发展至高峰,关节及周围软组织出现明显的红肿热痛,痛甚剧烈,甚至不能忍受被褥的覆盖。多数患者在发病前无前驱症状,但部分患者于发病前有疲乏、周身不适及关节局部刺痛等先兆。半数以上患者首发于第 1 跖趾关节,而在整个病程中约90%患者第 1 跖趾关节被累及。跖趾、踝、膝、指、腕、肘关节也为好发部位,而肩、髋、脊椎等关节则较少发病。

痛风发作持续数天至数周可自行缓解,关节活动可完全恢复,仅留下炎症区的皮肤色泽改变等痕迹,而后出现无症状阶段,即所谓间歇期,历时数月、数年甚至十余年,多数患者于 1 年内复发,此后每年发作数次或数年发作 1 次,偶有终身仅发作 1 次者,相当一部分患者有越发越频的趋势,受累关节也越来越多,引起慢性关节炎及关节畸形,只有极少数患者自初次发作后没有间歇期,直接延续发展到慢性关节炎。

3. **体征** 初次发病常常只影响单个关节,反复发作则受累关节增多。初起以第 1 跖趾关节多见,继则足踝、足跟、手指、足趾和其他小关节出现红肿热痛,大关节受累时可有关节渗液,并可伴有头痛、发热、白细胞增高等全身症状。反复发作后,可伴有关节周围及耳郭、耳轮、趾、指骨间出现痛风石。

4. **辅助检查**

(1)实验室检查:血尿酸>416μmol/L,尿酸增高,发作期白细胞总数可增高,血沉可加快。

(2)X 线检查:X 线片可见关节周围软组织肿胀,甚至关节附近骨质可见穿凿样、虫蚀样改变等。

【治疗】

1. 针刺

(1)火针:患者取坐位,双足垂地,穴位常规消毒。针刺前给患者解释火针治疗的过程和治疗后的局部反应,以消除患者的恐惧心理,取得患者的信任和配合。选取患病关节局部高度肿胀、充盈、青紫的络脉上,将火针用酒精灯或打火机烧至通红,对准部位快刺速出,深度为 0.9~3cm,并挤压周围使其出血,每次总出血量控制在 50ml 以内。刺入时刺点一定要准确,一针到位。关节局部肿胀明显者,可在患部散刺 1~3 针,使炎性渗出物排出干净。轻症每周 1 次,重症每 2 日 1 次,一般 1~2 次症状可迅速得到控制。

(2)电针疗法:取三阴交、阳陵泉、阴陵泉、足三里、病变局部阿是穴。操作:患者取仰卧位或坐位,局部皮肤用 75% 乙醇常规消毒,用 0.25mm×40mm 毫针快速进针,直刺足三里、阳陵泉、阴陵泉,得气后均接通 G-6805 型电针仪,选用疏密波,强度以患者可耐受为度,留针 30min,每日 1 次,10 次为 1 个疗程。

2. 药物注射

(1)用 3% 碘酊常规皮肤消毒,再予 75% 乙醇脱碘,用一次性 5ml 无菌注射器,抽取曲安奈德注射液 15mg,加 2% 利多卡因注射液 2ml;或醋酸泼尼松龙 125mg,加 2% 利多卡因注射液 5ml,配成混合液刺入阿是穴(痛点最明显处),回抽无回血,缓慢注入药液,注射结束后快速出针,局部用消毒棉球按压 2~3min,以免出血及药液漏出,外敷创可贴,并嘱保持局部干燥 2d。隔 5d 治疗 1 次,2 次为 1 个疗程。

(2)取足三里、三阴交,常规皮肤消毒,用 5ml 注射器接牙科 6 号注射针头,抽取复方当归注射液 2ml,配以 0.9% 氯化钠 4ml,刺入后,待有酸、麻、胀感,回抽无回血后,缓慢注入药液,每穴1ml,然后用干棉球均匀轻按1min。隔日1次,3次为1个疗程。

3. 外用药物

(1)中药外敷:三七散、田七粉、栀子、冰片研末,鸡蛋清调和局部外敷,每日1次。或用止痛消炎软膏外敷患处。

(2)中药外洗:生石膏30g,红花10g,荆芥10g,大黄20g,没药10g,花椒10g,防风30g,伸筋草30g,透骨草30g,续断20g。水煎,温洗患处,每日2次,每次30min。

4. 内服药物

(1)中药:采用辨证治疗方法。风寒湿痹型以祛风通络、散寒除湿为治疗法则,药用羌活、秦艽、当归各9g,桑枝、海风藤、鸡血藤各12g,川芎10g,乳香6g;风湿热痹型以清热化湿、疏风通络为治疗法则,药用生石膏、知母各15g,连翘12g,黄柏、牡丹皮、防己、威灵仙、忍冬藤各10g,桂枝6g;痰浊瘀阻型以燥湿健脾、泄浊祛痰为治疗法则,药用草薢10g,白术10g,苍术10g,半夏12g,泽兰10g,泽泻12g,威灵仙10g,当归10g,桃仁10g,川芎10g,土茯苓12g;肝肾两虚型以温经通络、补肾益肝为法,药用独活10g,桑寄生10g,怀牛膝12g,杜仲12g,续断12g,当归10g,白芍10g,川芎12g,炙甘草4g。每日1剂,水煎分2次口服。

或用清热解毒汤以清热利湿、泻火解毒为主,方药组成:生石膏20g,黄连15g,黄芩12g,黄柏12g,白芍12g,赤芍12g,泽泻10g,大黄6g,白茅根9g。热盛者加玄参、知母,湿盛者加茯苓、白术,肾虚者加菟丝子、枸杞子,血瘀者加血竭、田三七。每日1剂,水煎分2次口服。

(2)西药:药物治疗越早越好,早期治疗可使症状迅速缓解,而延迟治疗则炎症不易控制。常用药物有以下几种。

①秋水仙碱:本药对该病有特效,开始每小时0.5mg或每2小时1mg,至症状缓解或出现恶心、呕吐、腹泻等胃肠道不良反应时停用,最大量以6mg为极限。症状可在6~12h内减轻,24~

48h 内控制。

②非甾体抗炎药

a.吲哚美辛:对关节肿痛有良效,每日剂量为 25～50mg,每日 3 次。胃肠道反应相对较多。

b.布洛芬:疗效较好,不良反应较少,是临床常用于治疗关节肿痛的药物。每日剂量为 1.2～3.2mg,分 3～4 次服用。芬必得系其缓释剂,服法为 300mg,每日 2 次。

c.双氯芬酸:每日总量为 75～150mg,分 3 次服用。

5. 其他疗法

(1)红外线治疗:采用 TDP 治疗仪局部照射,每次 20～30min,每日 1 次,10d 为 1 个疗程。

(2)刺血方法:患者取卧位,将其关节红肿疼痛处常规消毒,用梅花针重叩至皮肤出血,病变范围较大且局部较为平坦者,则应立即加拔火罐,待瘀血出净,取罐,用干棉球擦去瘀血。嘱患者刺血处当日不可见水,以免感染。每周放血 2 次。

【功能锻炼】

痛风患者应注意休息,避免过度劳累。当痛风性关节炎急性发作时,要绝对卧床休息,抬高患肢,避免受累关节负重,可在病床上安放支架支托盖被,减少患部受压,疼痛缓解 72h 后方可恢复活动。有关节畸形者,急性期后应注意功能锻炼以保护其功能,功能锻炼主要以伸展和屈曲锻炼为主。

【预防】

1. 痛风患者饮食控制很重要,避免进食高嘌呤食物,如动物内脏(心、肝、肾、脑)、骨髓、海味、蛤蜊、蟹、蚝、沙丁鱼、酵母等含嘌呤最丰富;鱼虾类、肉类、豌豆、菠菜等也含一定量的嘌呤;蔬菜、水果、牛奶、鸡蛋等则含嘌呤较少。但严格的饮食控制也只能使血尿酸下降 59.5～119μmol/L,故目前多鼓励低嘌呤饮食,综合防治。肥胖患者必须减少热量的摄入,降低体重。宜多饮水以利尿酸排出,每日尿量在 2000ml 以上,慎用抑制尿酸排泄的药物如利尿药、小剂量阿司匹林,严格戒酒。避免过度劳累、紧张、饮酒、受冷、受湿及关节损伤等诱发因素。

2.指导患者保持心情愉快,避免情绪紧张。患者由于疼痛影响进食和睡眠,疾病反复发作导致关节畸形和肾功能损害,常思想负担重,因而出现焦虑、抑郁等情绪。应向其宣教痛风的有关知识,讲解饮食与疾病的关系,并给予精神上的安慰和鼓励,使之能配合治疗。

3.鼓励患者定期进行适度的运动,并指导患者保护关节的技巧。如能用肩部负重者不用手提,能用手臂者不要用手指,交替完成轻、重不同的工作。不要长时间持续进行重体力工作,应经常改变姿势,保持受累关节舒适,若有局部温热和肿胀,应尽可能避免其活动。

【典型病例】

例1:电针加局部注射 患者,男,58岁,2005年9月17日因右足第1跖趾关节红肿灼痛而就诊。检查:右足第1跖趾关节红肿热痛,拒按,压痛明显。舌质红,苔黄腻,脉滑数。实验室检查:血尿酸675μmol/L。诊断:急性痛风性关节炎。即采用针刺右侧足三里、三阴交、太溪、公孙,得气后将针柄与G6805-1型电针仪导线连接,留针20min。后取阿是穴,皮肤常规消毒后,用5ml一次性注射器抽取曲安奈德注射液15mg,2%利多卡因注射液2ml注入阿是穴。1次治疗后,红肿消失,疼痛大减,稍感疼痛。后经3次电针治疗后疼痛消失,关节功能恢复正常,共经5次治疗而愈。嘱多饮水,忌高嘌呤饮食及饮酒,复查血尿酸394μmol/L,1年无复发。

例2:电针加艾灸 患者,男,38岁,于2000年3月26日因左足第1跖趾关节红肿疼痛。3d伴口渴,心烦,溲黄就诊。检查:左足第1跖趾关节红肿灼热,拒按,压痛明显,活动受限,体温38.5℃,舌红,苔黄腻,脉滑数。实验室检查:血尿酸965μmol/L,红细胞沉降率44mm/1h。诊断为痛风性关节炎,中医辨证属湿热痹阻。即采用针刺左侧足三里、三阴交、阳陵泉、阿是穴,配曲池(双)、阴陵泉(双),得气后将针柄与 G-6805 型治疗仪导线连接,留针 30min,出针后针泻八风穴。同时点燃 2 支艾条,依次选曲池、足三里、阴陵泉、阳陵泉、三阴交与阿是穴施温和灸,每穴10min。1 次治疗后疼痛消失,但红肿未见消退,2 次电针加艾条温和灸后红肿消失,关节功能恢复正常。共经 7 次治疗,复查血尿酸正常,红细胞沉降率正常而出院。随访 2 年无复发。

第二节　风湿性关节炎

风湿热是一种常见的反复发作的急性或慢性全身性结缔组织炎症,主要表现以心肌炎和关节炎为主,可伴有发热、毒血症、皮疹、皮下小结、舞蹈病等。

【病因病机】

现代医学认为本病与溶血性链球菌感染或病毒感染有关。风湿性关节炎的主要病理改变是关节滑膜及周围组织水肿,滑膜下结缔组织中有黏液性变、纤维素样变及炎症细胞浸润,有时有不典型的风湿小体。由于渗出物中纤维素通常不多,易被吸收,一般不引起粘连。活动期过后并不产生关节强直或畸形等后遗症。风湿性关节炎属中医痹证范畴,正气不足为发病的内在因素,而感受风、寒、湿之外邪为引起本病的外在因素,主要病机为经络阻滞、气血运行不畅。

【临床表现】

1. 病史　有溶血性链球菌感染或病毒感染史。

2. 症状与体征　典型的表现是游走性多关节炎;常对称累及膝、踝、肩、腕、肘、髋等大关节;局部呈红、肿、热、痛的炎症表现,但不化脓。部分患者几个关节可同时发病,手、足小关节或脊柱关节等也可累及。通常在链球菌感染后 1 个月内发作,因而链球菌抗体滴度常可增高。急性炎症消退后,关节功能完全恢复,不遗留关节强直和畸形,但常反复发作。

3. 辅助检查

(1)血常规:白细胞计数轻度至中度增高,中性粒细胞增多,核左移;常有轻度红细胞计数和血红蛋白含量降低,呈正常细胞性和正常色素性贫血。

(2)抗溶血性链球菌素"O"(ASO):ASO>500U 为增高。

(3)红细胞沉降率(血沉,ESR):加快。

(4)C-反应蛋白:风湿活动期 C-反应蛋白呈阳性,病情缓解时消失。

【治疗】

1. 推拿手技

(1)取穴:以病变关节为治疗重点。常取八邪、阳溪、阳池、阳谷、内关、外关、后溪、小海、天井、曲池、曲泽、肩贞、天宗、八风、商丘、解溪、丘墟、照海、昆仑、太溪、申脉、飞扬、承山、悬钟、阴陵泉、阳陵泉、膝眼、鹤顶、血海、梁丘、秩边、环跳、承扶。

(2)操作手法

①患者取坐位,术者按常规用㨰法在患肢手臂内、外侧施治。从肩至腕部,上下往返 3 或 4 遍。

②接上势,术者循患臂上下循经用拿法,同时重点在肩、肘、腕部配合按、揉曲池、曲泽、手三里、合谷等穴。指间关节做捻法,然后在病变关节施以按揉局部穴位以痛为腧。最后再用揉法施于患肢,并配合被动活动有关关节而结束上肢治疗。时间约 10min。

③患者仰卧,术者一手握住患者踝关节上方,另一手以㨰法从大腿前部及内、外侧至小腿外侧施术,同时被动伸展活动下肢。随即在踝关节处以㨰法治疗,同时伸展内、外翻活动该关节。再循髋、膝关节、踝关节上下先按揉伏兔、梁丘、丘墟、八风等穴。时间约 10min。

④患者俯卧,术者以㨰法施于臀部至小腿后侧,并重点施术于髋、膝关节,然后再按揉环跳、秩边、承扶、承山、委中、飞扬、悬钟、

太溪、申脉、昆仑等穴。时间约 5min。

2. **针灸治疗**　风寒湿痹：关元、气海、神阙；热痹针刺大椎、身柱、曲池。配穴：根据患者不同的病痛部位局部选加循经远端取穴，肩关节痛取肩髃、肩髎、肩贞；肘关节痛取曲池、尺泽、手三里；腕关节痛取阳池、外关、合谷；髋关节痛取秩边、环跳、殷门；膝关节痛取阳陵泉、犊鼻、伏兔、足三里；踝关节痛取上巨虚、昆仑、解溪、太溪、承山。风寒湿痹配合温针灸及拔罐，每日治疗 1 次，10 次为 1 个疗程。

3. **穴位注射**　先将当归注射液吸入注射器内，按常规消毒后刺入上述穴位，提插有针感，无回血后再徐徐将药液注入穴位。切忌注射速度过快。注射完毕后，用消毒干棉球轻揉穴位，每穴 1～2ml，每次选 2～4 穴，隔天治疗 1 次，10 次为 1 个疗程，1 个疗程完成后休息 2d。根据具体情况行下一个疗程。

4. **外用药物**

(1)膏药外敷：用丹参 200g，威灵仙 200g，续断 200g，制川乌 150g，制草乌 150g，乳香 150g，没药 150g，当归 100g，骨碎补 100g，桑寄生 100g，乌梢蛇 100g，土鳖虫 100g，地龙 100g，玄参 100g，延胡索 50g，白芷 50g，天麻 50g，穿山甲(代)150g，红花 50g，血竭 40g，全蝎 30g，麝香 15g，蜈蚣 15g。制备：取麻油 10L 置锅中，微热后先将乌梢蛇、蜈蚣、全蝎、穿山甲等动物药投入，炸至枯黄，再投入丹参、当归、桑寄生等药料炸至表面深褐色、内部焦黄色为度，捞去药渣继续熬炼药油呈滴水成珠。将炼好的药油连锅离火放于平稳处，加入黄丹撒布均匀，并不停地往一个方向搅拌，以防丹沉聚锅底。待药油由棕褐色变为黑褐色时，徐徐倾入冷水中，浸 7d，每日换 1 次水。取膏药团块置锅中熔化，将血竭、麝香等细料药兑入搅匀，取 20g 摊于 15cm×15cm 帆布块上即得。患者用时将膏药裁患处大小，置小火上烤软贴于患处，7d 换药 1 次，4 帖为 1 个疗程。并在医生指导下进行关节功能锻炼。

(2)中药外敷：行痹用黄酒蒸当归尾 30g，秦艽 30g，防风 30g，桂枝 30g,羌活 30g,炒杏仁 20g,黄酒蒸伸筋草 30g,黄酒蒸络石藤 30g,生川芎 90g,生乳香 15g,生没药 15g,共为细末,每次取 100g,用生蜂蜜调成膏状敷于患处,外用纱布包裹固定,每 3 天更换 1 次。湿痹用生薏苡仁 30g,苍术 30g,桂枝 30g,生麻黄 30g,当归 15g,黄酒蒸伸筋草 30g,黄酒蒸络石藤 30g,独活 30g,黄酒蒸威灵仙 30g,生川芎 90g,共为细末,每次取 100g,用食醋适量调成膏状敷患处,外用纱布包裹固定,每 3 日更换 1 次。热痹用桂枝 30g,苍术 30g,黄酒蒸黄柏 30g,栀子 30g,生石膏粉 30g,黄酒蒸桑枝 30g,黄酒蒸络石藤 30g,黄酒蒸忍冬藤 30g,黄酒蒸生地黄 30g,生川芎 90g,共为细末,每次取 100g,用生蜂蜜调成膏状敷患处,外用纱布包裹固定,每 3 日更换 1 次。

(3)中药熏洗:川乌、草乌各 20g,白芷、羌活、独活各 50g,细辛 10g,川芎、桂枝各 30g,威灵仙、伸筋草、透骨草各 60g,水煎熏洗,每日 2 或 3 次,每次 15min,5～10d 为 1 个疗程。

(4)伤湿止痛膏、麝香虎骨膏、狗皮膏外敷:使用时先将皮肤用温水清洗擦干,贴于患处,对橡皮膏过敏、皮肤糜烂有渗液者及外伤合并化脓者,不宜贴用。

5. 内服药物

(1)中药:当归 20g,川芎 25g,赤芍 25g,丹参 30g,威灵仙 30g,黄芪 50g,乌梢蛇 15g,白花蛇 15g,五加皮 10g,全蝎 10g,独活 15g。风气盛者加防风、秦艽;湿邪偏盛者加防己、木瓜、苍术、薏苡仁。寒邪偏盛者加附子、蜈蚣。属热化者减当归、黄芪,加地龙、黄柏、知母,水煎口服,每日 1 剂。

(2)西药:采用消除炎症、控制风湿活动、预防风湿复发等药物治疗。清除链球菌感染,用青霉素钠 800 万 U,加入 0.9％氯化钠注射液 250ml,每日 1 次静脉滴注;抗风湿性治疗,用阿司匹林 0.9g,每日 3 次,饭后口服;免疫抑制药,用胸腺因子 D 注射液 5mg,每日 1 次,肌内注射。

6. 其他疗法

(1)红外线治疗:采用 TDP 治疗仪局部照射,每次 20～30min,每日 1 次,10d 为 1 个疗程。

(2)蜡疗:将蜡袋加温软化后,置于患处,每日 1 次,每次 15～20min。

(3)离子导入:干姜、桂枝、赤芍、当归各 20g,羌活、葛根、川芎、海桐皮、姜黄、乳香各 10g,装入 25cm×15cm 的袋中,缝合置蒸锅内加热至气透出布袋,取出稍降温至 40～42℃,热敷患处加直流电导入。

【预防】

风湿热活动期必须卧床休息,防寒保暖,避免潮湿,劳逸结合。在病情好转后,控制活动量直至症状消失,红细胞沉降率正常。恢复期亦应适当控制活动量 3～6 个月。病程中宜进食易消化和富含维生素及钙质的食物。

【典型病例】

例 1:患者,女,57 岁,2001 年 4 月 20 日入院。患者右膝关节高度肿胀,疼痛难忍似针扎,难以屈伸,行走艰难。并伴有两髋关节疼痛,腰痛,周身倦怠无力,发病 10d。既往有风湿性关节炎病史 25 年。背入病房,表情痛苦,呻吟不止,体形肥胖。查体:右膝关节肿胀明显,不红不热,触痛明显,屈伸不利。抗"O"800U,红细胞沉降率 70mm/1h。用秦艽 12g,防风 6g,川芎 10g,川牛膝 10g,独活 6g,杜仲 12g,当归 12g,茯苓 12g,白芍 10g,细辛 3g,甘草 6g,水煎服,每日 1 剂,每日 2 次,口服,剩药渣熏洗右膝关节。经治疗 1 周后,疼痛减轻,右膝关节稍能活动,肿胀减轻;半个月后,患者能下地,行走 10 余步,根据患者年老体弱加黄芪 50g,党参 25g;2 个月后,关节活动正常,红细胞沉降率 16 mm/1h,抗"O"200U,临床治愈。

例 2:患者,女,47 岁。右肩关节疼痛 2 个多月,近日疼痛加剧,阴雨天及夜间尤甚,穿衣及梳头均感困难,服中西药(药物不详)及理疗效果均不明显,于 2003 年 4 月 21 日就诊。查体:右肩关节有明显压痛,肩部肌肉轻度萎缩,按之有僵硬感,关节活动轻度受限。X 线拍片检查无明显异常发现。抗"O"1200U,红细胞沉降率 78mm/1h。诊断:风湿性关节炎。根据患者病情,采用温针配合穴位注射治疗 5 个疗程后,病痛完全消失,肩部活动恢复正常,查抗"O",红细胞沉降率均正常,随访 1 年未见复发。

例 3:患者,女,36 岁,2001 年 3 月 1 日来我院就诊。患者自诉两膝关节屈伸不利,沉重疼痛难忍,夜间或气候变化时加重 2 年余。查体:两膝关节同时受累,屈伸功能障碍,局部有轻微压痛表现。实验室检查:红细胞沉降率加快,白细胞升高,中性粒细胞增加,抗溶血性链球菌素"O">500U。X 线检查:两膝关节无骨质改变。诊断为:风湿性关节炎。用生麻黄 30g,生乳香 30g,生没药30g,川牛膝 30g,木瓜 30g,羌活 30g,独活 30g,地龙 30g,防风30g,干姜 30g,桂枝 30g,伸筋草 30g,生薏苡仁 20g,生川芎 30g,共为细末,取 100g,用食醋调成膏状敷患处,每 3 日更换 1 次,配合针刺加拔罐,共 6 次而愈,随访无复发。

第三节　类风湿关节炎

类风湿关节炎(RA)是以多关节肿胀疼痛、损害、变形、活动受限为主症的一种疾病。一般认为此病与自体免疫反应有关,属中医学痹证范畴。类风湿关节炎可以发生在任何年龄,但以 30 岁以后多见,女性高发年龄为 45－54 岁,男性发病率随年龄增长而逐渐增加。女性易患本病,女性与男性患病的比例为 3:1。

【病因病机】

类风湿关节炎是一种以关节滑膜为主要靶组织的慢性系统性炎症性的自身免疫性疾病,主要侵犯手足小关节,其他器官或组织,如肺、心、神经系统等亦可受累。主要病理变化为关节滑膜细胞增生、炎症细胞浸润、滑膜翳形成、软骨及骨组织的侵蚀和破坏。

反复关节炎症可导致关节结构的破坏、畸形和功能丧失。类风湿关节炎的病因目前尚未完全清楚。现在多认为遗传、性激素、感染等因素与类风湿关节炎发病有关。

【临床表现】

1. 病史　60%～70%类风湿关节炎患者以隐匿型的方式起病,在数周或数月内逐渐出现掌指关节、腕关节等四肢小关节肿痛、僵硬;8%～15%患者可以在某些外界因素如感染、劳累过度、手术、分娩等刺激下,在几天内发作,呈急性起病方式。发病时常伴乏力、食欲减退、体重减轻等全身不适,有些患者可伴有低热。

2. 症状　典型患者表现为对称性的多关节炎损害。周围小关节和大关节均可受到侵犯,但以指间关节、掌指关节、腕关节及足关节最常见,其次为肘、肩、踝、膝、颈、颞颌及髋关节。远端指间关节、脊柱关节极少受累。病初可以是单一关节或呈游走性多关节肿痛。受累关节因炎症所致充血水肿和渗液,常使关节肿胀、僵硬、疼痛,不能握拳或持重,以晨起或关节休息后更为明显,故称此现象为晨僵。晨僵是类风湿关节炎突出的临床表现,往往持续时间超过 1h 以上,活动后可减轻,晨僵时间长短是反映关节滑膜炎症严重程度的一个指标。休息时疼痛明显,呈持续性酸胀痛是其疼痛特点。

3. 体征

(1)关节肿胀:可以是关节周围软组织炎症、滑膜炎症渗出或滑膜组织增生。关节炎症反复发作或迁延不愈,可使炎症侵及关节软骨、软骨下骨及关节周围组织,最终导致关节肌肉萎缩和关节畸形,严重影响关节功能。

(2)关节畸形:有近端指间关节梭形肿胀、尺侧腕伸肌萎缩,致手腕向桡侧旋转、偏移,手指向尺侧代偿性移位,形成指掌尺侧偏移;近端指间关节严重屈曲,远端指间关节过伸呈纽孔花样畸形;近端指间关节过伸,远端指间关节屈曲畸形,形成鹅颈样畸形;严重者可见掌指关节脱位;肘、膝、踝关节强直畸形等。

4. 辅助检查

(1)实验室检查:本病目前尚缺乏特异性的实验室检查指标,临床上常用的检查方法有下列诸项。

①血常规:病情较重或病程长者,红细胞和血红蛋白有轻至中度降低,贫血大多属正常细胞、正常色素型。

②红细胞沉降率和C-反应蛋白:均为类风湿关节炎非特异性指标,但可作为判断类风湿关节炎疾病活动程度和病情缓解的指标。在类风湿关节炎活动期,红细胞沉降率增快,C-反应蛋白升高,经治疗缓解后下降。

③类风湿因子(RF):70%~80%类风湿关节炎患者可检测到RF阳性。

(2)X线检查:以双手腕、足跗受累最常见。X线表现分为4期。

①Ⅰ期:正常或关节端骨质疏松。

②Ⅱ期:关节端骨质疏松,偶有关节软骨下囊样破坏或骨侵蚀改变。

③Ⅲ期:明显的关节软骨下囊性破坏,关节间隙狭窄,关节半脱位等畸形。

④Ⅳ期:除Ⅱ期、Ⅲ期改变外,并有纤维性或骨性强直。

【治疗】

目前治疗类风湿关节炎的目的是缓解关节症状,延缓病情进展,减少残疾发生,尽可能地维护关节功能和改善患者的生活质量。

1. 一般疗法　急性期全身症状严重,关节肿痛明显,此时应以卧床休息为主,并保持关节于功能位置。在缓解期,应尽可能早开始关节功能锻炼,运动量应量力而行、循序渐进,以避免长期卧床导致的肌肉萎缩、关节强直和关节失用。应适当补充营养,增加优质蛋白和高纤维素食物。

2. 针灸

(1)主穴：风池、风府、风市、足三里、三阴交、内关、公孙、阳陵泉、阴陵泉。

(2)配穴：根据患者受累关节而定。肩关节取肩髃、肩贞、肩髎穴；肘关节取曲泽穴；腕关节取阳池、阳谷、阳溪穴；指关节取八邪穴；膝关节取膝眼、曲泉、膝阳关、阳陵泉穴；踝关节取解溪、昆仑、丘墟穴；趾关节取八风穴；颞颌关节取下关穴。

(3)方法：用 30 号毫针穴位常规消毒。所有穴位均施行捻转补泻手法，每 10min 行针 1 次，留针 30min，每日 1 次，其中足三里、风市、风池、三阴交穴均用艾条灸，灸至局部微红。

3. 外用药物

(1)中药穴位贴敷：白芥子、醋延胡索各 30g，细辛、羌活、乳香、没药各 10g。粉碎过 80 目筛，装瓷缸中备用。临用时取药末(每穴 3g)，陈醋调膏摊于 4cm×5cm 的塑料薄膜或敷料上，贴于腧穴，胶布固定，3h 左右去药，每 10 天贴 1 次，连贴 3 次停药 5d。

(2)中药外洗：生草乌、生南星、生半夏、桑枝、艾叶各 30g，生附子 15g，每日 1 剂，外洗。

4. 内服药物

(1)中药分型论治

①风寒湿阻型：用乌头汤加减。制川乌 10g，麻黄 10g，白芍 10g，生黄芪 30g，桂枝 10g，威灵仙 10g，鸡血藤 20g，甘草 6g。水煎服，每日 1 剂。

②风湿热郁型：用白虎桂枝汤加减。生石膏(先煎)30g，知母 10g，桂枝 10g，海桐皮 10g，防己 10g，桑枝 30g，忍冬藤 20g，生地黄 10g，甘草 5g。水煎服，每日 1 剂。

③痰瘀互结型：用桃红饮加减。桃仁 10g，红花 10g，当归 10g，川芎 10g，威灵仙 15g，地龙 10g，制南星 15g，乌梢蛇 10g，甘草 5g。水煎服，每日 1 剂。

④久痹体虚型：用独活寄生汤加减。独活 10g，防风 10g，秦艽

10g,黄芪 30g,当归 10g,白芍 10g,桑寄生 30g,牛膝 10g,熟地黄 12g,甘草 5g。水煎服,每日 1 剂。

(2)西药:金字塔方案是治疗类风湿关节炎的经典方案,即主张从一线药物开始,不能控制病情,再加用改变病情药物(二线药物),若仍然无效,则选用肾上腺皮质激素。

①非甾体抗炎药(NSAIDs):是治疗的类风湿关节炎的一线药,常用的药物有阿司匹林、吲哚美辛、布洛芬等。通过抑制环氧化酶以减少炎性介质,从而改善滑膜的渗出,达到消肿、止痛的目的。阿司匹林 0.6~1.0g,每日 3 或 4 次。吲哚美辛(消炎痛)25mg,每日 2 或 3 次。布洛芬 0.3~0.6g,3~4/d;芬必得 0.3g,每日 2 次,萘普生 0.2~0.4g,每日 2 或 3 次。双氯芬酸(扶他林)缓释剂 75mg,每日 1 次。吡罗昔康 20mg,每晚 1 次。

②改变病情药物(DMARDs):以往也称二线药物,因这类药物起效时间比较晚,需要 3~6 个月,故又称慢作用药物。目前认为 DMARDs 可以改善患者的症状、红细胞沉降率,及早使用能延缓或阻止关节骨的破坏,减少残疾。柳氮磺吡啶(SSZ)的推荐剂量 1.5~3.0g/d。青霉胺(DP)宜从小剂量开始治疗,缓慢加量至0.25~0.5g/d。金制剂治疗类风湿关节炎的疗效是肯定的,口服金制剂金诺芬,一般剂量为每日口服 6mg。甲氨蝶呤(MTX)治疗类风湿关节炎的疗效是肯定的,用药剂量为 5~25mg,每周 1 次,口服或静脉注射。雷公藤对病情轻、中度的患者治疗效果较好,治疗剂量为 30~60mg/d。

③糖皮质激素:能迅速缓解关节炎临床症状,激素的用量可依据疾病的严重程度和病程而定。

5. 其他疗法　用除痹酊(附子、生草乌、青风藤、八角枫、一枝蒿、川芎、防己、防风各等量,上药加等量的 60%乙醇浸泡)涂抹患处,用 ATP 红外线治疗仪照射加热 30min。

【功能锻炼】

1. 训练关节活动度　受累关节无法充分运动时,给予辅助运动或被动运动,由护理人员或家属协助,如肘膝关节的屈曲、踝的背屈等,以患者仅感稍微疼痛为限。

2. **保持和增加肌力训练**　类风湿关节炎患者由于关节强直、畸形和功能障碍,因此应充分发挥患者的主观能动性,加强功能锻炼,贯彻动静结合、肌筋并重的原则,尽早指导或协助患者行主动和被动训练,训练前最好先行温热疗法;阻力应逐渐增大,活动次数不宜过多,以不致引起疼痛为度。活动后亦不可有明显的疲劳感。一般每日 1 次,每次活动 10 遍。

3. **步行训练**　早期尽量避免负重步行,可以靠双拐、单拐进行负荷步行训练。在步行的基本动作能够完成时,要注意及时纠正不良步态。如按直线行走,前进后退,跨越障碍物,逐渐加快、变速、上楼下楼,以增加下肢的耐久力。

【预防】

1. 在类风湿活动期,嘱患者要减少活动,适当休息,保持良好的睡眠。休息时注意保持关节功能位置,夜间尤为重要。激素治疗期间,应避免活动过度,以防关节炎症加重,甚至恶化。亚急性期主张动静相结合的休息,并要保持良好的体位和姿势,尽可能早地开始功能锻炼。稳定期鼓励患者积极进行恢复关节功能的锻炼,并根据患者的病情和关节功能障碍的程度建议患者适当活动,如打太极拳、散步、慢跑、快步走、下棋等。并交代患者锻炼的原则以不感到劳累为宜,一定不要急于求成,以免关节负荷过重,加重病情。

2. 类风湿关节炎是一种慢性消耗性疾病,嘱患者进易消化、含铁、蛋白质、维生素等营养丰富的食物,如排骨、瘦肉、鸡蛋、西红柿及其他绿叶蔬菜,应少饮茶、咖啡及刺激性饮料。伴有低热者应多饮水。

【典型病例】

例 1:患者,男,53 岁。双足为患,关节强直,肿胀疼痛与气候变化无关,病程 2 年,加重 1 年,脉象沉弦紧数,舌质润湿,舌苔黄腻。实验室检查示:抗"O"800U,类风湿因子阳性,诊断为类风湿关节炎。按上述方法综合治疗 2 个月后复查,抗"O"、类风湿因子恢复正常,关节肿胀疼痛消除,功能正常,2 年后随访无复发。

例 2:患者,女,38 岁。手足、腕、膝、踝关节肿痛 1 年余。患者 1 年前发现关节肿痛,晨僵 3～4h,纳差,大便黏滞不爽。查体:手足近端指(趾)关节对称性肿胀中度,膝关节肿胀中度,四肢活动受限,双手握力减弱,舌黯红,苔白腻,脉滑数。实验室检查:类风湿因子 176kU/L,红细胞沉降率 101mm/1h,C-反应蛋白 60.8mg/L。X 线摄片示:双手近端指关节、腕关节间隙变窄,双小指近端关节间隙消失,右拇指关节异常,骨质密度减低,皮质变薄,右拇指及掌指关节半脱位。诊断:类风湿关节炎。治疗:采用整体与局部、循经取穴相结合。每次选 6～7 穴,每周 1 组交替使用,如关元、足三里、犊鼻、阳陵泉透阴陵泉、丘墟、合谷、腕骨为 1 组,针后加灸。治疗 3 个疗程后,手足、腕、膝、踝关节肿痛基本消失,晨僵时间减为半小时,四肢活动恢复正常,双手握力增强,实验室检查:类风湿因子 86.2kU/L,红细胞沉降率 39 mm/1h,C-反应蛋白 15mg/L。

例 3:患者,女,34 岁。双手指肿痛半年,加重伴活动无力 1 周。患者半年来双手指节疼痛,夜间加重,晨起活动不灵活,伴双手冷 1～2h。近 1 周加重,手指、掌、腕及肘部疼痛且对称,做家务受限,恶风畏寒,大便溏,小便清长,夜尿 2～3 次。查体:双手指关节、掌指关节、腕关节、肘关节中度肿胀,有压痛,触之凉,关节活动受限,握力Ⅱ级。舌质淡,苔白腻,脉弦滑。实验室检查:类风湿因子(+),红细胞沉降率 41mm/1h。X 线摄片检查:指骨、掌骨、桡骨无异常。诊断:类风湿关节炎,中医辨证为久痹(肾阳虚,寒湿阻络)。治疗:取肾俞、关元、命门为主穴,配合局部穴位,每次选穴 6～7 个,温针灸,每周 1 组交替使用。治疗 6 个疗程后,患者双指关节肿胀消除,上肢各关节活动度正常,握力Ⅴ级,能进行家务活动。实验室检查:类风湿因子(一),红细胞沉降率 12 mm/1h。随访 2 年无异常。

第四节 骨质疏松综合征

骨质疏松综合征系由各种原因引起的一组骨病,其特点为单位体积内骨组织量减少,骨皮质变薄,海绵骨骨小梁数目及大小均减少,髓腔增宽,骨荷载功能减弱,从而产生腰背、四肢疼痛、脊柱畸形甚至骨折。骨质疏松症在代谢性骨病中最为常见,是一种重要的老年性疾病。

2002 年我国 40 岁以上中老年人群骨质疏松症的调查显示,总患病率为 16.1%,其中男性 11.5%,女性 19.9%。60-69 岁老年妇女骨质疏松发生率高达 50%～70%,老年男性发生率约为 30%。随着社会人口老龄化,骨质疏松的发生率还会进一步增加。

【病因病机】

1. **遗传因素** 骨质疏松的发生与遗传因素密切相关,家系调查尤其是单卵双生及二卵双生的研究显示,骨量峰值 50%～80% 是由遗传因素决定的,多种遗传基因与骨质疏松的发生有一定的关系。

2. **内分泌因素**

(1)雌激素缺乏:绝经后卵巢功能衰退,卵巢分泌的雌激素水平低落是引起绝经后妇女骨质疏松的主要原因。雌激素缺乏引起 1,25-二羟维生素 D_3 的生成与活性降低,致使肠道对食物中钙质吸收减少;雌激素缺乏使骨对甲状旁腺激素的敏感性增强,使骨吸收增多;雌激素缺乏还可能直接抑制成骨细胞的活性,使骨形成不足。由于骨吸收超过骨形成,导致绝经后妇女特别容易发生骨质疏松,尤其在绝经后 5 年中,有显著的骨量丢失,每年骨量丢失常为 2%～5%,每年骨量丢失超过 3%,称为快速骨量丢失。

(2)甲状旁腺激素(PTH)水平增高:甲状旁腺激素有调节与维持血钙在正常水平的作用。当血钙含量低下时,它能促进破骨细胞的溶骨作用,动员骨中钙质转入血液,使血钙升至正常水平。

老年人肾功能逐渐减退,由肾合成的 1,25-二羟维生素 D_3 的生成少,肠道吸收钙质减少,血钙水平降低,从而刺激 PTH 分泌,促进破骨细胞的骨吸收,以保持血钙稳定。

(3)降钙素水平降低:降钙素由甲状腺 C 细胞分泌,它的作用与甲状旁腺激素相拮抗,有降血钙的作用。它使破骨细胞转入不活动状态,因而抑制骨的溶解破坏,并能促进成骨细胞生成新的骨组织,将钙储存于骨中,如果降钙素缺乏,破骨细胞活性增加,会加速骨量的丢失。女性的血降钙素水平比男性低,绝经后妇女的血降钙素水平比绝经前低,因而认为血降钙素水平降低是女性容易发生骨质疏松的原因之一。

(4)1,25-二羟维生素 D_3 减少:由于老年人室外活动减少,光照少,加之肾功能减退,因而血中 1,25-二羟维生素 D_3 浓度降低,小肠钙吸收降低,血钙水平下降,继发性甲状旁腺功能亢进,PTH 分泌增加,骨吸收增加而致骨量减少。

(5)性功能减退:约 30% 男性骨质疏松由性功能减退引起,睾酮缺乏可引起破骨细胞活性增强,减少降钙素的分泌,并使 1,25-二羟维生素 D_3 合成受损。

(6)肾上腺皮质醇分泌增多症:皮质醇直接抑制成骨细胞的功能,抑制肠钙吸收,促进肾脏排钙,从而造成持续性低钙血症和继发性 PTH 升高,促进骨质吸收。

(7)甲状腺功能亢进症:成骨细胞和破骨细胞活性均增高,骨钙的转换率增加,血钙过高,尿钙排泄量增高,骨质丢失增加。

(8)糖尿病:钙、磷、镁自肾排泄增多,继发性 PTH 分泌增多可促进骨吸收。患者胰岛素缺乏,机体呈负氮平衡,蛋白质分解及骨吸收增加,骨的有机质及无机盐丢失引起骨质疏松。

3. 营养因素 蛋白质缺乏,骨有机质生成不良,新骨生成落后,同时伴有钙缺乏,易导致骨质疏松。

4. 失用因素 爱好体育锻炼者肌肉发达则骨骼粗壮,骨密度高。老年人活动减少及其他各种原因的失用,如石膏固定、瘫痪或严重关节炎,由于不活动、不负重、对骨骼的机械刺激减弱,造成肌肉萎缩,骨形成减少,骨质吸收增加,骨密度降低。

5.其他　类风湿关节炎、长期使用肝素、抗癫痫药物、酗酒、吸烟、咖啡摄入过多,均可引起本病。

【临床表现】

1.病史　多见于绝经后妇女及老年人。

2.症状　骨质疏松较轻时常无症状或仅表现为腰背、四肢疼痛、乏力。

3.体征　骨质疏松严重者机体活动出现明显障碍,日久下肢肌肉往往有不同程度萎缩。可无明显诱因或轻微外伤后发生骨折,骨折的部位以椎体、股骨颈和尺桡骨远端为多见。椎体压缩性骨折引起身高缩短;椎体前部楔形骨折导致脊柱后凸出现驼背;椎体旁侧楔形骨折可导致脊柱侧弯。上述椎体病变如引起胸廓畸形,严重者可影响心肺功能。

4.辅助检查

(1)X线检查:由于骨质疏松发病缓慢,一般需数年以上才在X线上出现阳性发现,主要改变为皮质变薄,骨小梁减少变细,以脊椎和骨盆较明显,特别是胸腰段负重节段。早期见骨密度减低,透明度加大,水平方向的骨小梁吸收变细、少,分支消失,沿应力线保存的稀疏骨小梁呈垂直的栅状排列。一般当X线中出现改变时,骨矿物质的减少已达30%～50%。至后期纵行骨小梁也被吸收,抗压能力明显减退。海绵疏松骨较致密骨更易脱钙,故椎体受椎间盘压迫而形成双面凹陷,也可见脊椎压缩性骨折或其他部位的病理骨折。

(2)骨密度测定:可反映单位体积骨量,对确定早期骨质疏松最敏感,可预测骨折的危险性,是诊断骨质疏松症的主要检测方法,可应用于普查。常用的骨密度检查方法有:单光子吸收法(SPA)、双光子吸收法(DPA)、双能X线吸收法(DEXA)、定量计算机控制断层X线扫描法(QCT)等。

【治疗】

1. 推拿手技　患者取俯卧位,宽衣松带,袒露腰背部,先在肾俞穴处轻揉1min,然后用掌推法在腰背部推拿10min,放松腰背部肌肉。术者两手交叉,指尖在上,用双掌根对挤对按、交叉揉,左右慢拨两侧腰背部5min。按压经穴,取肾俞、志室、膈俞、腰阳关、太溪、涌泉等穴,各按压1min。双手掌各放于背部,大拇指指腹从督脉向膀胱经推,自上向下推5min。双手掌擦膈俞、肾俞、八髎穴各5min,以热透胸腹部。所用手法均由轻到重,缓和持久,切忌用力过猛,以手法结束后患者顿感腰背轻松、疼痛减轻为宜。每日1次,1个月为1个疗程,休息5~7d后再行下一个疗程。

2. 温针灸　取大杼、膈俞、肝俞、肾俞、脾俞、命门、足三里、绝骨、阳陵泉、太溪、关元。根据病痛部位,每次选3~4个主穴,2个配穴,1.5寸毫针针刺得气后,将3cm长的艾段套入针柄点燃,每次起针均以皮肤潮红微痛为宜,每日1次,7次为1个疗程,休息2d进行下一个疗程,最多治疗5个疗程。

3. 药物注射　用黄芪注射液穴位注射。第1组穴位:肾俞、足三里;第2组穴位:关元俞、三阴交。每次每穴1.5ml,每次注射2穴,左右共4穴。选用5ml注射器快速刺入皮下,得气后回抽无回血,即将药液慢慢推入。隔日治疗1次,每次选用1组穴位,2组穴位交替使用。3个月为1个疗程,休息2周后,继续第2个疗程。

4. 中药熏蒸　甘松20g,红花20g,徐长卿18g,伸筋草30g,透骨草20g,威灵仙30g,防风20g,鸡血藤30g,石菖蒲30g,蜂房20g,桂枝20g,松节30g。全身熏蒸,每日1次,1个月为1个疗程,休息5~7d后再行下一个疗程。

5. 内服药物

(1)中药:中医对骨质疏松症的治疗主要体现在补肾、健脾、活血等方面,其中又以补肾为主。方用黄芪20g,白术15g,淫羊藿20g,菟丝子15g,骨碎补15g,熟地黄15g,续断12g,红花10g,鸡血藤 20g,牡蛎 30g,牛膝 12g,或用淫羊藿 15g,肉苁蓉 15g,熟地黄 10g,龟甲 15g,杜仲 30g,补骨脂 15g,续断 15g,怀牛膝 15g,当归 15g,丹参 30g,红花 12g,川芎 10g。水煎服,每日 1 剂,每服 6d停药 1d,连用 6 个月。

(2)西药:现代西医治疗骨质疏松的药物主要有 3 类:第一类为骨转换抑制药,包括性激素、降钙素、异丙氧黄酮等;第二类为骨形成刺激药,包括氟化物、生长激素等;第三类为骨矿化药物,如钙制剂和维生素 D 及其衍生物。

①钙制剂:钙的补充并不能使骨量增加,但能使骨钙停止丢失。成年人每日宜补充元素钙 1000mg,绝经后妇女每日宜补元素钙 1500mg,常用的钙剂为活性钙片(活力钙),可用于预防和治疗钙缺乏症,每片含钙 25mg,嚼服或含服,每次 100mg,每日 3～4次。钙尔奇 D 片,每片含碳酸钙 1500mg,可提供元素钙 600mg;每片含维生素 D_3 125U,可使钙吸收得较完全,每日服 1 次,每次服 1～2 片。

②维生素 D 及其衍生物:维生素 D 是促进人体钙吸收的主要元素,一般用量为每日 2000～5000U。

③性激素:雌激素可减少骨质吸收,可口服尼尔雌醇,每 2 周服 2mg。

6. 其他疗法　营养和体育疗法:由于骨质疏松时骨骼蛋白质和钙盐均有丢失,故适当补充饮食中蛋白质、钙盐和各种维生素,尤其是维生素 D、维生素 C 有一定帮助。应该鼓励体力活动,因为可刺激成骨细胞活动,有利于骨质形成。如因骨痛需暂时卧床,也应鼓励在床上尽可能进行四肢和腹背肌肉的主动或被动运动,防止发生失用性肌萎缩和骨质疏松进一步加重。疼痛改善后,应争取早日起床行走锻炼。

【功能锻炼】

运动方式:采用负重锻炼,如散步、健身跑、爬楼梯和跳舞。运动项目:选择运动项目要有目的性,如登楼梯可预防股骨和髋骨部位骨质疏松,体操训练可预防腰椎骨质疏松所造成的骨折,渐渐增加抗阻能力,是促进骨质疏松逐渐走向恢复的重要方法。运动量:运动强度方面,在不引发疼痛及疲劳范围内,运动强度越大,对骨的应力刺激也越大,也越有利于骨密度的维持和提高。运动时间方面,没有统一的时间标准,但对一般有氧运动来说,运动强度大,时间可短一些,运动强度小,时间可稍长一些。锻炼频率方面,以次日不感疲劳为度,一般采用每周 3 或 5 次为宜。在锻炼的阶段性问题上,坚持长期有计划、有规律地运动,建立良好的生活习惯,对延缓骨钙丢失有一定作用。

【预防】

骨质疏松症应及早预防,自幼即应摄入足够的钙量,注意合理营养,每日进食牛奶 500ml,多吃含蛋白质及含钙丰富的食物,如乳制品、鱼、虾皮、虾米、豆类、海藻类、鸡蛋、骨头汤、粗杂粮、芝麻、瓜子、绿色蔬菜及坚果等,多晒太阳,多运动,增加户外活动,每日户外日晒不少于 30min,有助于建立和维持高水平的骨峰值。忌烟酒,避免使用糖皮质激素、苯巴比妥等影响骨代谢的药物,积极治疗某些慢性病(肾病、肝病、糖尿病等),定期监测骨密度,有利于预防本病。

【典型病例】

例 1:患者,男,40 岁。自诉 2 年来腰背部僵硬酸痛不能久坐,晨起症状加重,稍活动则症减但疲劳后又加重。X 线检查示腰$_{2-5}$骨质增生、骨质疏松。经内服中药、手法按摩、针灸等治疗症状缓解。经治疗 1 个疗程后症状基本消失,随访 1 年无复发。

例 2:患者,女,70 岁。因双侧髋关节及大腿疼痛半年,于 2003 年 8 月 18 日初诊。患者就诊时诉双髋关节及大腿前内侧疼痛半年,疲劳无力,整天卧床,无腰痛及下肢麻木放射痛,并伴有肩背疼痛。舌质红,舌苔薄,脉细。查体:脊柱活动好,无压痛及叩击痛,双侧直腿抬高试验阴性,左下肢滚动试验阳性,"4"字试验阳性。骨盆 X 线摄片(双髋关节)示:退行性变。腰椎 X 线摄片示:

骨质疏松,L_4 和 L_5 似有变形。骨密度检查示:骨质疏松。诊断:骨质疏松症。处方:熟地黄 30g,半夏 12g,陈皮 10g,苍术 10g,炙鸡内金 5g,知母 12g,黄柏 12g,淫羊藿 15g,延胡索 15g,金银花 15g,黄芪 30g,牡丹皮 6g,泽泻 15g,竹三七 15g,先给予 10 剂。2003 年 8 月 28 日复诊,自诉髋部、大腿、肩背处痛楚较前好转,时觉肋弓疼痛。舌苔腻,脉弦。原法有效,加味再进。方用:熟地黄 30g,半夏 12g,陈皮 10g,山药 15g,山茱萸 10g,附子 9g,知母 12g,黄柏 12g,生白术 30g,肉苁蓉 15g,延胡索 15g,鸡内金 5g,远志 15g,莪术 20g,黄芪 30g,竹三七 12g,全蝎粉(冲)1g,蜈蚣粉(冲)1g,续服 30 剂。4 周后随访,症情显著改善,大腿痛基本未作,未用其他药物。

例 3:患者,女,72 岁,退休。因腰痛不能俯仰 2d 于 2004 年 9 月 23 日初诊。患者以往长期有腰背部酸痛史。2d 前坐长途汽车,因车辆颠簸后出现腰背部疼痛加重,转侧不利,腹胀,大便 2d 未解,口干。查体见腰背部压痛,L_1 棘突处有压痛及叩痛,腰部活动不利,X 线摄片提示骨质疏松,L_1 压缩性骨折,压缩约 1/3。舌淡红,边尖偏暗,苔薄白腻,脉细弦。证属肝肾不足,气血瘀滞,督脉受损,腑气不和,治拟活血理气,接筋续骨,佐以通腑。方用:柴胡 6g,枳实 6g,黄芪 12g,当归 9g,川芎 12g,生大黄 9g,生白术 30g,白芍 12g,骨碎补 15g,狗脊 15g,杜仲 15g,延胡索 9g,红花 5g,续断 9g,炙甘草 9g,桃仁 9g,何首乌 9g,地龙 9g,每日 1 剂,先予 7 剂,另予以中药熏蒸。1 周后复诊见少腹部胀痛渐平,大便正常,腰背部仍有酸痛,活动不利,舌淡红,苔薄白腻,脉细弦,继以原法加减治之。方用:黄芪 12g,当归 9g,丹参 9g,川芎 12g,白术 12g,白芍 12g,骨碎补 15g,狗脊 15g,杜仲 15g,青皮 9g,陈皮 9g,延胡索 9g,何首乌 9g,桃仁 9g,红花 5g,续断 9g,炙甘草 9g,地龙 9g,每日 1 剂,续服 14 剂,仍以中药熏蒸。2 周后复诊见腰背部酸痛大减,腰部活动好转,但不耐久坐久站,伴口干。舌淡,苔薄白,脉细,治拟补益肝肾,活血通络。方用:炙黄芪 18g,当归 9g,川芎

9g,续断 12g,狗脊 12g,骨碎补 15g,杜仲 12g,黄精 12g,何首乌 9g,川牛膝 15g,石斛 12g,黄柏 9g,熟地黄 9g,鹿角 9g,茯苓 15g,枸杞子 12g,炙甘草 9g,菊花 3g,再进 14 剂,2 周后腰背酸痛诸症皆平,嘱继续服用密骨胶囊以资巩固,随访半年诸症未作。

参 考 文 献

[1] 姜卫东,杨广宁.电针治疗半月板损伤术后并发症.山东中医杂志,
2006,25(4):257

[2] 王延根.和营止痛汤结合腾药热敷治疗髌下脂肪垫损伤 65 例.吉林中
医药,2006,26(10):34

[3] 吕永安.针灸推拿治疗运动损伤初探.陕西中医,2006,26(9):1128

[4] 扈诗兴.综合疗法治疗髌骨软骨软化症.中国中医骨伤科杂志,2006,
14(6):38

[5] 刘兵,李艳军,刘畅.综合疗法治疗膝内侧副韧带损伤 72 例疗效观察.
海军医学杂志,2006,27(4):357

[6] 帅记焱,程越生,夏斌.针刺配合运动疗法治疗踝关节扭伤疗效观察.广
西中医药,2006,29(6):27

[7] 任伟,葛尊信,张国庆.中西医结合治疗踝关节骨折脱位 78 例.实用中
医药杂志,2006,22(4):226

[8] 郝红梅,王旭.中药外敷配合针灸治疗踝关节扭伤 63 例临床观察.山西
中医学院学报,2006,7(4):29

[9] 雷利生.综合疗法治疗踝关节扭伤.吉林中医药,2006,26(12):36

[10] 杨仁轩.邓晋丰教授诊治膝痹经验.时珍国医国药,2007,18(7):1642

[11] 陈灼彬.封闭疗法结合中药汤剂治疗创伤性髌前滑囊炎 52 例临床观
察.中医药导报,2007,13(1):50

[12] 吉健友,崔明.透刺治疗髌骨软骨软化症 55 例.中国针灸,2007,27
(2):149

[13] 李春梅.扬刺配合刺络拔罐治疗髌下脂肪垫损伤 50 例.中国针灸,
2007,27(4):272

[14] 俞兴根.远端穴位注射加手法治疗髌骨软骨软化症.针灸临床杂志,
2007,23(6):24

[15] 李焕强,张红运.针刀治疗膝部滑囊炎 55 例.科学之友,2007(4):204

[16] 张钧伟.针灸治疗踝关节扭伤 50 例观察.中国社区医师,2007,9
(11):99

[17] 李玉娥,王美容,黄涛.针药并用治疗膝关节创伤性滑囊炎的疗效观察.湖北中医杂志,2007,29(11):53

[18] 杨孟林,华刚,刘守新.中药加针灸治疗膝关节骨性关节炎164例.吉林中医药,2007,27(2):41

[19] 王少伟,李伟居,黄桂忠.中药熏洗配合手法按摩治疗膝关节骨性关节炎100例疗效观察.新中医,2007,39(1):28

[20] 王万骥,刘志芳.综合疗法治疗膝关节骨性关节炎72例临床观察.国医论坛,2007,22(5):27

[21] 王丽红,左艳芳.封闭治疗519例踝关节扭伤体会.局解手术学杂志,2007,16(5):332

[22] 牛壮,高培新.小针刀治疗跟骨刺106例临床体会.北华大学学报(自然科学版),2007,8(2):157

[23] 段玲.针刺放血配合中药外敷治疗踝关节扭伤临床观察.湖北中医杂志,2007,29(8):52

[24] 欧阳莉.针灸配合理疗治疗踝关节扭伤55例.中医外治杂志,2007,16(3):40

[25] 余晓慧.针灸推拿治疗踝关节扭伤的临床观察.中国中医骨伤科杂志,2007,15(2):14

[26] 付知勤,熊淑云,金华.中西医结合治疗踝关节扭伤128例.四川中医,2007,25(9):95

[27] 邹燃,张红星,张唐法,等.电针加穴位注射治疗急性痛风性关节炎疗效观察.中国针灸,2007,27(1):15

[28] 闫滨,李玉明,邓一军,等.电针灸治疗急性痛风性关节炎70例.昆明医学院学报,2007(1):117-118

[29] 胡丰村,陈飞,郑润杰,等.火针点刺放血疗法治疗急性痛风临床观察.中医正骨,2007,19(1):9

[30] 曾伟刚.寒滞肝脉型玉山痛风饮治疗痛风性关节炎120例.中医杂志,2007,48(1):58

[31] 张文义,赵万程.拔罐诊断疗法加中药外敷治疗风湿性关节炎100例.中国民间疗法,2007,15(10):56

[32] 盛辉.类风湿关节炎的中西医结合治疗现状.内蒙古中医药,2007(1):63

[33] 沈华.中医药治疗骨质疏松症近况.吉林中医药,2007,27(1):66

[34] 和宇,顾林海,李祥,等.电针加穴位注射治疗急性痛风性关节炎.现代中西医结合杂志,2008,17(3):383

[35] 刘俊涛.电针围刺法治疗股骨大转子滑囊炎50例.中国实用医药,2008,3(14):158

[36] 乔宗瑞,郭朝堂.手法结合关节囊封闭治疗腰椎关节突关节错缝105例.中国中医急症,2008,17(10):1465-1466

[37] 齐山,王长宏.针刺结合TDP局部照射治疗膝骨关节骨性关节炎120例.辽宁中医杂志,2009,36(12):2165-2166

[38] 周立武.恢刺治疗髂腰韧带损伤70例.中国针灸,2009,29(7):559-560

[39] 付树华.封闭推拿法治疗梨状肌综合征.颈腰痛杂志,2009,30(9):468

[40] 孙远征,李德岩.背部阳经透刺结合电针与西药治疗腰背肌筋膜炎对照观察.中国针灸,2010,30(10):816-818

[41] 王俊文.刺络拔罐治疗急性腰扭伤96例.辽宁中医杂志,2010,37:258-259

[42] 朱敏.腘窝囊肿的研究现状.中国矫形外科杂志,2010,18(7):565-567.

[43] 王秀珍.皮肤针配合拔罐治疗股外侧皮神经炎.中国针灸,2010,30(4):312

[44] 林宪军,王栋.皮内针治疗股外侧皮神经炎.中国针灸,2010,30(10):858

[45] 芮兴国.针刺加叩刺拔罐治疗臀上皮神经炎疗效观察.上海针灸杂志,2010,29(8):515-516

[46] 李世忠,杨晓芬,田永新.针刺配合走罐点刺放血治疗强直性脊柱炎68例.中国针灸,2010,30(3):188

[47] 唐尧.中药外敷配合手法治疗跟痛症76例.新中医,2011,43(5):79

[48] 霍育清,肖祖英.中医药综合疗法治疗腰腿疼116例.中医杂志,2011,52:135

[49] 闫松,丁卫星.一指禅点穴治疗腰背肌筋膜炎炎性水肿65例.实用医学杂志,2011,271:135

[50] 苏敏,何希俊.针刺并埋线治疗肌筋膜疼痛综合征的疗效.中国老年医学杂志,2011,32:4774-4775

[51] 秦胜军.韦氏推拿手法结合药物循经火疗治疗急性腰扭伤的疗效分析.

辽宁中医杂志,2011,38(7):1435-1436

[52] 郭俊海.推拿手法治疗骶髂关节损伤.中国实验方剂学杂志,2011,17(14):317-318

[53] 陈仲.慢性腰肌劳损的修正诊断和对因治疗.广东医学,2011,32(18):2416-2418

[54] 裘胜.密集型温针灸结合中药熏洗治疗强直性脊柱炎体会.辽宁中医杂志,2011,38(4):726-727

[55] 王立童,詹红生.推拿和推拿联合定点斜扳法治疗急性腰扭伤疗效比较.中国运动医学杂志,2011,30(8):745-747

[56] 景绘涛.夹脊穴深刺治疗腰椎管狭窄症疗效观察.中国针灸,2011,31(9):791-794

[57] 林永杰,石恩东,王国伟.放散式体外冲击波结合中频治疗慢性软组织损伤早期疗效观察.中国矫形外科杂志,2011,19(18):1568-1569

[58] 邵志刚,赵修照.定向浮刺加短刺治疗棘上韧带劳损临床观察.中医学报,2011,26(2):247-248

[59] 田国平,张莉莉,王路昌.不同病因导致的急性腰扭伤患者施用腰椎斜扳法疗效观察.颈腰痛杂志,2012,33(3):214-216

[60] 李传波.弹响髋的临床诊断与治疗新进展.中国矫形外科杂志,2012,20(9):826-829

[61] 康南,海涌,苏庆军.多节段腰椎间盘突出症的治疗.首都医科大学学报,2012,33(4):503-507

[62] 廖信祥,邹崇奇,庞贞兰.急性腰扭伤的临床治疗研究近况.内蒙古中医药,2012,1:97-98

[63] 秦汉兴.退变性腰椎不稳的诊治进展.中国矫形外科杂志,2012,20(3):235-237

[64] 陈伟峰.温通针法治疗腰椎管狭窄症远期疗效观察.中国针灸,2012,32(1):17-20

[65] 戴中.针刺治疗膝关节骨性关节炎疗效观察.中国针灸,2012,32(9):785-788

[66] 孙勇,唐开军.针刀配合拔火罐治疗髂腰韧带损伤.中医正骨,2012,24(10):42-43

[67] 周丕琪,余海,谢晶.中西医结合治疗骶髂关节致密性骨炎61例.中国

中医骨伤科杂志,2012,20(10):55-56

[68] 董联合,李芳琴.尺胫针疗法治疗急性软组织损伤 50 例.陕西中医,2012,33(11):1538

[69] 张卫华,李芳琴.尺胫针疗法治疗软组织损伤 100 例.陕西中医,2012,33(3):338-339

[70] 白庆庆.张卫华教授治疗退行性膝关节炎经验.大家健康,2014,8(1):50-51

[71] 张卫华,张培国,李芳琴.尺胫针治疗急慢性软组织损伤即刻效应研究.陕西中医,2014,35(1):75-76

[72] 任昌涛.尺胫针治疗软组织疼痛性疾病的机理探析.大家健康,2014,8(1):141-142

[73] 王毓,董炳耀,李芳琴,等.尺胫针疗法治疗腰部急性软组织损伤 80 例.陕西中医,2014,35(10):1410-1411

[74] 张卫华,马若峰,张培国,等.尺胫针治疗慢性腰肌劳损 60 例.陕西中医,2014,35(9):1230-1232

[75] 张卫华,李田芸,白庆庆,等.尺胫针治疗腰部急性软组织损伤 55 例.陕西中医,2015,36(5):599-601

[76] 王毓,董炳耀,张洲伟,等.应用尺胫针治疗腰部急性软组织损伤的疗效分析.湖北中医杂志,2015,37(8):11-12

[77] 曹雪.尺胫针疗法治疗痛症机理探析.陕西中医,2015,36(7):893-894

[78] 熊昌源,许申明.压腿锻炼、手法弹拨、中药熏洗三联法治疗膝关节骨性关节炎疗效观察.中医正骨,1995,7(3):3-4

[79] 谢利民,张涛.张氏推拿法治疗膝关节软骨退行性疾病的临床疗效评价.中医正骨,2000,12(4):8-9

[80] 韦英才.经筋疗法治疗腰椎骨质增生症临床研究.四川中医,2001,19(9):69-70

[81] 朱立国,于杰,高景华,等.中医正骨推拿手法治疗退行性腰椎滑脱症的临床研究.北京中医,2006,25(10):579-582

[82] 唐杰,张军,孙树椿,等.规范手法治疗第三腰椎横突综合征的临床研究.中医正骨,2011,23(6):3-5

[83] 倪菁琳,口锁堂,陆伟峰.温通针法治疗腰椎管狭窄症临床疗效观察.中华中医药学刊,2012,30(3):612-614

[84] 许天兵,王芹,蒋鹏,等.苍龟探穴针法治疗第三腰椎横突综合征的临床研究.中国中医骨伤科杂志,2013,21(8):28-30

[85] 麦超常,陈莹,王升旭.电针夹脊穴对第三腰椎横突综合征局部压痛影响的临床研究.颈腰痛杂志,2013,34(4):330-332

[86] 梁超,崔家铭,徐斌.温针灸配合新型膝关节艾灸箱治疗膝骨关节炎的临床研究.中华中医药杂志,2016,31(8):3344-3347

[87] 李其友,郭瑾,田华张,等.腹针结合温针灸治疗膝关节骨性关节炎临床研究.针刺研究,2017,42(4):350-353